北京大学口腔医学教材
住院医师规范化培训辅导教材
北京高校优质本科教材
北京大学优秀教材

口腔修复工艺学

Prosthodontic Technology

（第2版）

主　编　周永胜　佟　岱
副主编　王　兵
编　委　（按姓名汉语拼音排序）
　　　　崔宏燕（北京大学口腔医学院）
　　　　葛春玲（北京大学口腔医学院）
　　　　刘建彰（北京大学口腔医学院）
　　　　陶永青（北京大学口腔医学院）
　　　　佟　岱（北京大学口腔医学院）
　　　　王　兵（北京大学口腔医学院）
　　　　王　乔（北京大学口腔医学院）
　　　　王　勇（北京大学口腔医学院）
　　　　徐　宏（北京大学口腔医学院）
　　　　叶红强（北京大学口腔医学院）
　　　　张　磊（北京大学口腔医学院）
　　　　赵一姣（北京大学口腔医学院）
　　　　周建锋（北京大学口腔医学院）
　　　　周永胜（北京大学口腔医学院）
秘　书　王　兵（兼）

北京大学医学出版社

KOUQIANG XIUFU GONGYIXUE

图书在版编目（CIP）数据

口腔修复工艺学 / 周永胜，佟岱
主编 . —2 版 . —北京：北京大学医学出版社，2020.11（2024.8 重印）
ISBN 978-7-5659-2242-8

Ⅰ . ①口… Ⅱ . ①周… ②佟… Ⅲ . ①口腔矫形学－医学院校－教材
Ⅳ . ① R783

中国版本图书馆 CIP 数据核字（2020）第 144726 号

口腔修复工艺学（第 2 版）

主　　编：周永胜　佟　岱
出版发行：北京大学医学出版社（电话：010-82802495）
地　　址：（100083）北京市海淀区学院路 38 号　北京大学医学部院内
电　　话：发行部 010-82802230；图书邮购 010-82802495
网　　址：http://www.pumpress.com.cn
E-m a i l：booksale@bjmu.edu.cn
印　　刷：北京信彩瑞禾印刷厂
经　　销：新华书店
责任编辑：法振鹏　　责任校对：靳新强　　责任印制：李　啸
开　　本：850 mm×1168 mm　1/16　印张：24.25　字数：680 千字
版　　次：2020 年 11 月第 2 版　2024 年 8 月第 2 次印刷
书　　号：ISBN 978-7-5659-2242-8
定　　价：96.00 元

第 3 轮序

八年制口腔医学教育是培养高素质口腔医学人才的重要途径。2001 年至今，北京大学口腔医学院已招收口腔医学八年制学生 765 人，培养毕业生 445 人。绝大多数毕业生已经扎根祖国大地，成为许多院校和医疗机构口腔医学的重要人才。近 20 年的教学实践证明，口腔医学八年制教育对于我国口腔医学人才培养、口腔医学教育模式探索以及口腔医疗事业的发展做出了重要贡献。

人才培养离不开优秀的教材。第 1 轮北京大学口腔医学长学制教材编撰于 2004 年，于 2014 年再版。两版教材的科学性和实用性已经得到普遍的认可和高度评价。自两轮教材发行以来，印数已逾 50 万册，成为长学制、本科五年制及其他各学制、各层次学生全面系统掌握口腔医学基本理论、基础知识、基本技能的良师益友，也是各基层口腔医院、诊所、口腔科医生的参考书、工具书。

近年来，口腔医学取得了一些有益的进展。数字化口腔医学技术在临床中普遍应用，口腔医学新知识、新技术和新疗法不断涌现并逐步成熟。第 3 轮北京大学口腔医学教材在重点介绍经典理论知识体系的同时，注意结合前沿新理念、新概念和新知识，以培养学生的创新性思维和提升临床实践能力为导向。同时，第 3 轮教材新增加了《口腔药物学》和《口腔设备学》，使整套教材体系更趋完整。在呈现方式上，本轮教材采用了现代图书出版的数字化技术，这使得教材的呈现方式更加多元化和立体化；同时，通过增强现实（AR）等方式呈现的视频、动画、临床案例等数字化素材极大地丰富了教材内容，并显著提高了教材质量。这些新编写方式的采用既给编者们提供了更多展示教材内容的手段，也提出了新的挑战，感谢各位编委在繁忙的工作中，适应新的要求，为第 3 轮教材的编写所付出的辛勤劳动和智慧。

八年制口腔医学教材建设是北京大学口腔医学院近八十年来口腔医学教育不断进步、几代口腔人付出巨大辛劳后的丰硕教育成果的体现。教材建设在探索中前进，在曲折中前进，在改革中前进，在前进中不断完善，承载着成熟和先进的教育思想和理念。大学之"大"在于大师，北京大学拥有诸多教育教学大师，他们犹如我国口腔医学史上璀璨的群星。第 1 轮和第 2 轮教材共汇聚了 245 名口腔医学专家的集体智慧。在第 3 轮教材修订过程中，又吸纳 75 名理论扎实、业务过硬、学识丰富的中青年骨干专家参加教材编写，这为今后不断完善教材建设，打造了一支成熟稳定、朝气蓬勃、有开拓进取精神和自我更新能力的创作团队。

教育兴则国家兴，教育强则国家强。高等教育水平是衡量一个国家发展水平和发展潜力的重要标志。党和国家对高等教育人才培养的需要、对科学知识创新和优秀人才的需要就是我们的使命。北京大学口腔医院（口腔医学院）将更加积极地传授已知、更新旧知、开掘新知、探索未知，通过立德树人不断培养党和国家需要的人才，加快一流学科建设，实现口腔医学高等教育内涵式发展，为祖国口腔医学事业进步做出更大的贡献！

在此，向曾为北京大学口腔医学长学制教材建设做出过努力和贡献的全体同仁致以最崇高的敬意！向长期以来支持口腔医学教材建设的北京大学医学出版社表示最诚挚的感谢！

俞光岩　郭传瑸

2020 年 6 月

第 2 轮序

2001 年教育部批准北京大学医学部开设口腔医学（八年制）专业，之后其他兄弟院校也开始培养八年制口腔专业学生。为配合口腔医学八年制学生的专业教学，2004 年第 1 版北京大学口腔医学长学制教材面世，编写内容包括口腔医学的基本概念、基本理论和基本规律，以及当时口腔医学的最新研究成果。近十年来，第 1 版的 14 本教材均多次印刷，在现代中国口腔医学教育中发挥了重要作用，反响良好，应用范围广泛：兄弟院校的长学制教材、5 年制学生的提高教材、考研学生的参考用书、研究生的学习用书，在口腔医学的诸多教材中具有一定的影响力。

社会的发展和科技的进步使口腔医学发生着日新月异的变化。第 1 版教材面世已近十年，去年我们组织百余名专家启动了第 2 版教材的编写工作，包括占编委总人数 15% 的院外乃至国外的专家，从一个崭新的视角重新审视长学制教材，并根据学科发展的特点，增加了新的口腔亚专业内容，使本套教材更加全面，保证了教材质量，增强了教材的先进性和适用性。

说完教材，我想再说些关于八年制教学，关于大学时光。同学们在高考填报志愿时肯定已对八年制有了一定了解，口腔医学专业八年制教学计划实行"八年一贯，本博融通"的原则，强调"加强基础，注重素质，整体优化，面向临床"的培养模式，目标是培养具有口腔医学博士专业学位的高层次、高素质的临床和科研人才。同学们以优异成绩考入北京大学医学部口腔医学八年制，一定是雄心勃勃、摩拳擦掌，力争顺利毕业获得博士学位，将来成为技艺精湛的口腔医生、桃李天下的口腔专业老师抑或前沿的口腔医学研究者。祝贺你们能有这样的目标和理想，这也正是八年制教育设立的初衷——培养中国乃至世界口腔医学界的精英，引领口腔医学的发展。希望你们能忠于自己的信念，克服困难，奋发向上，脚踏实地地实现自己的梦想，完善人生，升华人性，不虚度每一天，无愧于你们的青春岁月。

我以一个过来人的经历告诉你们，并且这也不是我一个人的想法：人生最美好的时光就是大学时代，二十岁上下的年纪，汗水、泪水都可以尽情挥洒，是充实自己的黄金时期。你们是幸运的，因为北京大学这所高等学府拥有一群充满责任感和正义感的老师，传道、授业、解惑。你们所要做的就是发挥自己的主观能动性，在老师的教导下，合理支配时间，学习、读书、参加社团活动、旅行……"读万卷书，行万里路"，做一切有意义的事，不被嘈杂的外界所干扰。少些浮躁，多干实事，建设内涵。时刻牢记自己的身份：你们是现在中国口腔界的希望，你们是未来中国口腔界的精英；时刻牢记自己的任务：扎实学好口腔医学知识，开拓视野，提高人文素养；时刻牢记自己的使命：为引领中国口腔的发展做好充足准备，为提高大众的口腔健康水平而努力。

从现在起，你们每个人的未来都与中国口腔医学息息相关，"厚积而薄发"，衷心祝愿大家在宝贵而美好的大学时光扎实学好口腔医学知识，为发展中国口腔医学事业打下坚实的基础。

这是一个为口腔事业奋斗几十年的过来人对初生牛犊的你们——未来中国口腔界的精英的肺腑之言，代为序。

徐 韬

二〇一三年七月

第 1 轮序

北京大学医学教材口腔医学系列教材编审委员会邀请我为 14 本 8 年制口腔医学专业的教材写一个总序。我想所以邀请我写总序，也许在参加这 14 本教材编写的百余名教师中我是年长者，也许在半个世纪口腔医学教学改革和教材建设中，我是身临其境的参与者和实践者。

1952 年我作为学生进入北京大学医学院口腔医学系医预班。1953 年北京大学医学院口腔医学系更名为北京医学院口腔医学系，1985 年更名为北京医科大学口腔医学院，2000 年更名为北京大学口腔医学院。历史的轮回律使已是老教授的我又回到北京大学。新中国成立后学制改动得频繁：1949 年牙医学系为 6 年，1950 年毕业生为 5 年半，1951 年毕业生为 5 年并招收3 年制，1952 年改为 4 年制，1954 年入学的为 4 年制，毕业时延长一年实为 5 年制，1955 年又重新定为 5 年制，1962 年变为 6 年制，1974 年招生又决定 3 年制，1977 年再次改为 5 年制，1980 年又再次定为 6 年制，1988 年首次定为 7 年制，2001 年首次招收 8 年制口腔医学生。

20 世纪 50 年代初期，没有全国统一的教科书，都是用的自编教材；到 50 年代末全国有三本统一的教科书，即口腔内科学、口腔颌面外科学和口腔矫形学；到 70 年代除了上述三本教科书外增加了口腔基础医学的两本全国统一教材，即口腔组织病理学和口腔解剖生理学；80年代除了上述五本教科书外又增加口腔正畸学、口腔材料学、口腔颌面 X 线诊断学和口腔预防·儿童牙医学，口腔矫形学更名为口腔修复学。至此口腔医学专业已有全国统一的九本教材；90 年代把口腔内科学教材分为牙体牙髓病学、牙周病学、口腔黏膜病学三本，把口腔预防·儿童牙医学分为口腔预防学和儿童口腔病学，口腔颌面 X 线诊断学更名为口腔颌面医学影像诊断学，同期还增设有口腔临床药物学、口腔生物学和口腔医学实验教程。至此，全国已有 14 本统一编写的教材。到 21 世纪又加了一本殆学，共 15 本教材。以上学科名称的变更，学制的变换以及教材的改动，说明新中国成立后口腔医学教育在探索中前进，在曲折中前进，在改革中前进，在前进中不断完善。而这次为 8 年制编写 14 本教材是半个世纪口腔医学教育改革付出巨大辛劳后的丰硕收获。我相信，也许是在希望中相信我们的学制和课程不再有变动，而应该在教学质量上不断下功夫，应该在教材和质量上不断再提高。

书是知识的载体。口腔医学教材是口腔医学专业知识的载体。一套口腔医学专业的教材应该系统地、完整地包含口腔医学基本知识的总量，应该紧密对准培养目标所需要的知识框架和内涵去取舍和筛选。以严谨的词汇去阐述基本知识、基本概念、基本理论和基本规律。大学教材总是表达成熟的观点、多数学派和学者中公认的观点和主流派观点。也正因为是大学教材，适当反映有争议的观点、非主流派观点让大学生去思辨应该是有益的。口腔医学发展日新月异，知识的半衰期越来越短，教材在反映那些无可再更改的基本知识的同时，概括性介绍口腔医学的最新研究成果，也是必不可少的，使我们的大学生能够触摸到口腔医学科学前沿跳动的脉搏。创造性虽然是不可能教出来的，但是把教材中深邃的理论表达得深入浅出，引人入胜，激发兴趣，给予思考的空间，尽管写起来很难，却是可能的。这无疑有益于培养大学生的创造性思维能力。

本套教材共 14 本，是供 8 年制口腔医学专业的大学生用的。这 14 本教材为：《口腔组织学与病理学》《口腔颌面部解剖学》《牙体解剖与口腔生理学》《口腔生物学》《口腔材料学》《口腔颌面医学影像学》《牙体牙髓病学》《临床牙周病学》《儿童口腔医学》《口腔颌面外科学》《口腔修复学》《口腔正畸学》《预防口腔医学》《口腔医学导论》。可以看出这14本教材既有口腔基础医学类的，也有临床口腔医学类的，还有介于两者之间的桥梁类科目教材。这是一套完整的、系统的口腔医学专业知识体系。这不仅仅是新中国成立后第一套系统教材，也是1943年成立北大牙医学系以来的首次，还是实行8年制口腔医学学制以来的首部。为了把这套教材写好，教材编委会遴选了各学科资深的教授作为主编和副主编，百余名有丰富的教学经验并正在教学第一线工作的教授和副教授参加了编写工作。他们是尝试着按照上述的要求编写的。但是首次难免存在不足之处，好在道路已经通畅，目标已经明确，只要我们不断修订和完善，这套教材一定能成为北京大学口腔医学院的传世之作！

张震康

二〇〇四年五月

第 2 版序

牙体缺损、牙列缺损或缺失的修复是由两大部分工作组成的，首先由口腔修复医师进行疾病的诊断和修复的设计，尔后由口腔修复技师根据医师的设计，制作相应的修复体。口腔种植修复和颌面部缺损的赝复治疗也是如此。因此，各类口腔颌面部缺损的修复不仅需要医师的正确诊断和精心设计，还需要技师的精美加工，方能达到预期的目的，由此足见口腔修复工艺的重要。

近年来，口腔修复相关的新理论、新材料、新工艺不断涌现，特别是数字化技术和口腔种植技术的广泛应用，使传统的"镶牙"发生了革命性变化。口腔修复工艺已由传统的全程手工操作发展为手工操作与数字化技术相结合，甚至发展到全程数字化技术操作。口腔修复工艺学的内容变得越来越丰富，口腔修复工艺学的教育和人才培养也变得越来越重要。

我国的口腔修复工艺学教育起步较晚，但发展较快。2005 年在一些口腔医学院校开始了四年制的本科教育，2009 年开始培养研究生，2017 年设立了博士培养点。相应地，需要有与其相配套的口腔修复工艺学的教科书。2014 年，周永胜教授和佟岱教授主编了第一版《口腔修复工艺学》教材，经过 6 年的应用，证明其既系统全面又切实可用，成为口腔医学技术专业的重要教材，为北京大学和我国口腔医学技术人才的培养做出了重要贡献，从而获得师生们的一致好评，先后被评为北京大学优秀教材和北京高校优质本科教材。

第一版教材的出版至今已有 6 个年头，其间口腔修复工艺学进入快速发展阶段，理论和实践均发生了重大变化。鉴于此，周永胜教授和佟岱教授组织北京大学口腔医学院的老师进行了教材的再版修订，使其适应口腔修复工艺学快速发展的形势和口腔医学技术人才培养的需要。

第二版《口腔修复工艺学》保留了前版的编写风格，以修复体类型为主线进行编写，内容包括了固定修复工艺、可摘局部义齿修复工艺、全口义齿修复工艺、种植修复工艺等，也包括了口腔修复工艺技术的管理。数字化技术在口腔修复工艺学中的应用代表了该学科重要的发展方向，本版继续对其进行了独立章节编写。这既传承了经典，也紧跟当代口腔修复工艺的最新发展趋势，利于学生在掌握三基的基础上，及时了解和掌握最新的学科发展动态，使其毕业后能够很快地适应口腔修复工艺技术的发展步伐和管理。教材内容翔实，图文并茂。为了提高学生阅读英文文献及国际交流的能力，章末编写了英文小结及专业术语解析。此外，每章还设有"进展与趋势"部分，让学生快速了解口腔修复工艺学的进展及未来发展趋势。

该书不仅适用于正在就读口腔医学技术的本科生和研究生，而且对从事口腔修复工艺的技师和从业人员都是一本难得的专业参考书，谨将其推荐给大家。我国的口腔医学发展需要一大批高水平的口腔修复工艺从业人员，希望更多的高水平人才不断成长，在我国产生一批又一批理论和技术都扎实、富有"工匠精神"的口腔修复工艺大师，以推动口腔修复工艺学的快速发展。

中华口腔医学会会长
北京大学口腔医学院教授　　俞光岩

二〇二〇年六月

第1版序一

由北京大学口腔医学院周永胜、佟岱两位教授主编的《口腔修复工艺学》清样摆在我的面前，他们请我为之作序。实际上对口腔颌面外科以外的其他口腔医学专业，我仍然是一个十足的外行，说什么都难以说到点子上。但是盛情难却，我只能说一点认识与体会。

大家都知道，口腔修复学是口腔医学的重要组成部分。随着科学技术的不断进步，数字化口腔医学技术的应用，口腔新材料的不断问世，这门古老的口腔医学分支学科日新月异地改变着自己的面貌，取得了巨大的进步与发展！但是无论应用什么新技术、新材料，口腔修复学都离不开口腔修复工艺学，口腔修复医生的诊治理念、修复设计方案，最终还是要由修复工艺技师们的劳动予以体现。我们最终给患者戴入口腔中牙齿缺损缺失部位的修复体是由口腔修复工艺技师完成的，它的制作水平、工艺水平、质量如何，都在一定程度上决定了我们整体口腔修复治疗的水平。正在发展中的口腔种植，同样离不开口腔修复工艺技师的工作，种植修复体的制作水平，同样决定了整体口腔种植治疗的水平。因此中国的口腔修复学的进步与发展、中国口腔种植学的进步与发展，决不能忽视口腔修复工艺学的进步与发展！事实上，我国的口腔修复工艺学与西方一些发达国家之间尚存在较大差距，这也在某种程度上制约了我国口腔修复学和口腔种植学的发展。因此培养高水平口腔修复工艺技师的工作意义重大，刻不容缓，不容忽视！

周教授、佟教授主编的这本《口腔修复工艺学》主要是为口腔医学技术专业的本科生教学而编写的。全书以修复体类型为章节的主线进行编写，共计十一章。内容包括了固定义齿修复工艺、可摘局部义齿修复工艺、全口义齿修复工艺、数字化技术在口腔修复工艺学中的应用等。为了学生易于阅读与理解，本书使用了大量图片，尽力做到图文并茂、通俗易懂。每章都编写了英文小结及部分英文术语的名词解释，全书还设置了中英文专业词汇索引，对同学们熟悉相关的英文专业词汇、阅读英文专业书籍和文献将会有所帮助。每章中的"进展与趋势"对学生了解口腔修复工艺学的发展趋势、开阔视野都将有所裨益。

口腔修复工艺学涉及口腔修复学、口腔种植学、𬌗学、口腔材料学、生物力学、工艺美术学、计算机科学等多个学科，是一门知识更新极快且综合性及实用性极强的学科，对学生来说学好这门功课并非易事。同样对长期从事口腔修复工艺工作的技师们来说，也仍然需要不断学习，不断更新自己的知识与技术，因此这本书既是本科生的教科书，也是一本很有参考价值的工具书。

我愿意向正在就读"口腔修复工艺"的学生们和已经从业的口腔修复工艺师们推荐这本教材。我相信大家都会从中受益！

中国口腔医学的发展需要一大批高水平的口腔修复工艺技师！现在还在学习中的学子们中间必将产生一批高水平口腔工艺修复大师！这既是现实的需要，也是我们的希望！让我们从学生时代立志努力学习，扎实掌握口腔修复工艺学的基本理论、基本技能，在我们的临床实践中不断熟练运用这些基本理论和技术，并不断学习吸收学科发展的最新知识，这样的一批大师级口腔修复工艺技师一定会为我国口腔医学事业的发展增添新的光辉！做出你们应有的贡献！

中华口腔医学会会长

王　兴

二〇一四年十一月四日于北京

第1版序二

新版《口腔修复工艺学》将要出版了！主编周永胜教授请我写序，作为一名口腔修复科的老医生、一位常年需要和修复工艺技师打交道并共同完成每一件修复体的专家来说，这是无法推卸的责任，也是深感荣幸的工作。

人们常说，口腔医学是一门科学加艺术的学科。为何称为"艺术"？其中很大原因是口腔医学的一个分支"口腔修复工艺学"确实是在以艺术的眼光和艺术的手段来体现口颌面部各类修复体的逼真、和谐和美丽。口腔修复的科学理念是通过修复技师的精美加工来实现的。在追求生活品质的现代社会，爱美之心，人皆有之，每一位口颌面部有缺损的患者都希望有体现个体的修复体重塑完美。因此，"口腔修复工艺学"之重要是不言而喻的了。

随着社会的文明进步，随着科学技术的发展，"口腔修复工艺学"也和口腔医学的其他学科一样，得到长足发展。新版《口腔修复工艺学》顺应学科发展，充实、增加了很多新内容，比如：种植义齿的工艺学、计算机辅助设计和制造技术应用等；在内容编排上也做了很大改动，使之更切近教学内容安排和实际工作程序；增加了很多精美的图片，符合这门实践性很强的学科的需要，会使读者更容易理解。

主编周永胜教授是北京大学口腔医学院修复科现任主任，在繁忙的医疗、教学、科研和管理工作中花大量业余时间组织编书、亲自撰写并修改文稿。另一位主编佟岱主任医师是现任口腔修复技工室主任，以他丰富的临床经验和技工工艺学的教学经验，组织编写此书。更有十余名在临床和技工工作的中青年骨干，加入编书、拍照、绘图，保证该书的质量。相信该书的出版，将为口腔修复工艺学的教学提供更好的教材，也会进一步促进我国口腔修复工艺学的新发展。

中华口腔医学会口腔修复学专业委员会顾问

北京大学口腔医学院修复科

冯海兰

二〇一四年十一月于北京

第 2 版前言

《口腔修复工艺学》一书出版已经 5 年有余，成为口腔医学技术专业本科生的主要教材，受到师生的肯定。但是我们也发现了一些不足。为使这本教材更加好用，我们组织编委进行修订，期望修改错误和不足，使教材更加贴近教学实践。

本书承袭了上版的结构和内容，共分十一章，以修复种类为主线进行章节的编写。本书非常强调"三基"内容的编写，以利于学生规范掌握口腔修复工艺学的基本知识、基本理论和基本技能。对一些进展较快的内容和技术，我们进行了重写，如数字化口腔修复工艺，以使学生们能迅速跟踪口腔修复工艺的最新进展和未来趋势，使学生在实习和毕业后能够很快地适应口腔数字化技术的发展和应用。本书涵盖了口腔修复工艺多方面的知识，包括固定修复工艺、可摘修复工艺、种植修复工艺、颌面缺损修复工艺以及义齿加工单位管理、医技交流等内容。我们希望此书不仅可以作为一本实用的教科书，还希望它能够成为口腔技师、义齿加工单位管理者以及口腔修复医师手边常用的参考书。

本书的另一特点是，我们将在后期添加常用口腔修复工艺技术的数字视频材料；如果条件具备，我们也将配套虚拟教学内容，以丰富本教材的教学效果，大家可以拭目以待。

本书的第 1 版曾被评为"北京大学优秀教材"和"北京高校优质本科教材"。我们将再接再厉编好此书。我们希望此书能够继续成为通俗易懂、广大师生和技师都喜欢的优秀教材。但由于我们的水平有限，教材难免还有瑕疵。恳请广大师生、读者批评指正，以利我们及时勘误，使之成为一本传承之作。

周永胜　佟　岱
二〇二〇年三月

第1版前言

本书主要是为口腔医学技术专业本科生教学而编写的。口腔修复工艺学是口腔医学技术专业本科生学习的主干课之一。它是一门交叉学科，涉及口腔修复学等口腔临床学科，殆学、口腔材料学等口腔基础学科以及冶金学、工艺美术学、计算机科学等其他学科，是一门知识更新极快且综合性及实用性极强的口腔临床学科，其对学生的理论学习及实践能力均有严格的要求。

本书分十一章，以修复体类型为主线进行章节的编写。其中固定修复工艺、可摘局部义齿修复工艺、全口义齿修复工艺是重点内容，也是临床最常见的工作内容，应与口腔修复学课程结合起来学习。因为计算机辅助设计与制作技术或数字化技术在口腔修复工艺学中的应用越来越广泛，因此，该方面的内容也在本书中详细介绍，希望学生能够了解这些前沿内容。由于殆垫、牙周夹板的制作与可摘局部义齿相似，该内容放于可摘局部义齿修复工艺章节中。本书尽量多地使用图片，希望达到图文并茂、通俗易懂的效果。同时，每章编写了中英文小结及部分英文术语的名词解释，全书还设置了中英文专业词汇索引，希望同学们熟悉相关的英文专业词汇，为阅读英文专业书籍和文献打下基础。每章中的"进展与趋势"能够帮助学生了解口腔修复工艺学的发展趋势，利于开阔视野。另外，在编者中，除了有富有多年教学和实践经验的技师外，还加入了工作在教学和临床一线的中青年口腔修复学教师，体现了医技交流。

本书的内容未包含口腔正畸工艺等其他专业的工艺学内容。但是，口腔修复工艺学的内容和实践构成了其他专业工艺理论和实践的基础，其他专业相关的工艺学内容可以参考《口腔正畸学》《儿童口腔医学》等教材。

本书的编写得到冯海兰、韩科、彭东等老师的指导；书中的部分图片由北京大学口腔医学院绘图室的林冠华、王迪老师和北京大学人民医院口腔科许永伟医师绘制；部分仪器设备的图片由德国贝格有限公司、德国沃兹曼有限公司授权使用；本书的工作秘书王文静技师付出了大量的努力；在此对他们的支持和帮助表示衷心的感谢！

我们希望通过大家共同的努力，能够使《口腔修复工艺学》一书成为通俗易懂的、广大师生喜爱的优秀教材。但因我们的专业水平有限，难免有许多疏漏及不足之处，希望全国同行及各位读者批评指正，以利我们今后修订和改进。

周永胜　佟　岱

二〇一四年八月

目　录

第一章 绪 论

Introduction

第一节 口腔修复工艺学的定义、范畴及学科特点
Definition，Category，and Disciplinary Characteristics

一、口腔修复工艺学的定义

口腔修复工艺学（prosthodontic technology）是口腔医学的一个重要分支，也是口腔修复学科的一个重要组成部分。它以物理学、化学、材料学、冶金学、精密加工、计算机科学、工艺美术学等有关知识为理论基础，以口腔修复学、口腔解剖生理学、殆学、口腔材料学、口腔生物力学、口腔医学美学等知识为专业实践基础，用符合生理的方法制作冠、桥、义齿等各种修复体，也是一门研究各类修复体设计、制作的工艺性学科。

口腔修复工艺技术是口腔医学临床工作中的重要技术类型。随着口腔修复学、口腔材料学和口腔设备器械学等学科的发展，口腔修复工艺技术所涉及的范围更加广泛，业务内容也日益丰富。这也要求从业人员必须掌握更多的科学知识和实践技能。

二、口腔修复工艺学的范畴

口腔修复工艺学的范畴包括固定修复工艺学、可摘修复工艺学、种植修复工艺学、颌面缺损修复工艺学、数字化修复工艺学等部分。从广义来讲，一些口腔修复工艺学教材也把口腔正畸矫治器制作工艺等内容纳入其中；但从狭义或严格意义来讲，口腔正畸矫治器制作工艺等内容应属于整个口腔工艺学（stomatological technology，dental technology）范畴。但在传统上，因口腔修复工艺占据了口腔工艺学的主要部分，口腔修复工艺又是学习口腔正畸等工艺的基础。因此，把口腔修复工艺简单地理解为口腔工艺的情况仍然比较普遍。本书将重点介绍狭义的口腔修复工艺学内容。

口腔修复工艺学与口腔修复学关系密切，但也有着不同的特点。历史上，口腔修复工艺学一直隶属于口腔修复学科范畴。由于口腔修复工艺学学科力量较为薄弱，师资力量和人才培养层次有待进一步提高。因此，在很长一段时间内，口腔修复工艺学科的人才培养、师资力量和学科建设将依赖于口腔修复学科。但是，随着口腔修复工艺学本科教育甚至研究生教育的不断深入开展，随着其人才培养层次的提高、师资力量的成长，口腔修复工艺学科必将走向成熟与独立。

三、口腔修复工艺学的学科基础

口腔修复工艺学以口腔修复学（prosthodontics）、口腔种植学（oral implantology）、口腔

正畸学（orthodontics）等口腔临床医学学科为实践基础，以口腔材料学（dental materials）、口腔解剖生理学（oral anatomy and physiology）、𬌗学（occlusion）、口腔生物力学（oral biomechanics）等口腔基础医学学科为理论基础；相关学科基础还包括牙体牙髓病学（cariology and endodontics）、儿童口腔医学（pediatric dentistry）、牙周病学（periodontics）、口腔预防医学（preventive dentistry）、口腔颌面外科学（oral and maxillofacial surgery）等口腔医学学科。广义来讲，其学科基础还包括材料学、计算机科学、美学、工艺美术学、物理学、化学、数学等。

四、口腔修复工艺学的学科特点

1. 口腔修复工艺学是一门交叉学科，依赖多学科的共同发展　口腔修复工艺学具有广泛的学科基础，依赖于口腔修复学、𬌗学、口腔材料学、工艺美术学等多学科的共同发展，所以，该学科是一门交叉学科，需要口腔技师（dental technician）掌握较广泛的学科知识和专业技术。尤其是随着科技的发展，材料学、工艺学、计算机和网络技术日新月异，其学科交叉的特点更加突出，知识更新的速度更快，对口腔技师掌握新兴知识和技术的要求更高。因此，其学科交叉和知识更新较快的特点要求在口腔修复工艺学人才培养方面进一步提高层次和要求。

2. 口腔修复工艺学与口腔修复学、𬌗学、口腔解剖生理学、口腔医学美学密切相关，需要实现生物学、生物力学和美学原则的综合统一　口腔修复工艺学是一门主要以人工材料制作各种修复体来修复口腔及颌面缺损的学科，其工作任务决定了该学科与口腔修复学、口腔种植学、𬌗学、口腔解剖生理学等密切相关。其制作的各种修复体需要与口腔颌面部组织协调并能行使功能。因此，它既要符合生物学原则，也要符合生物力学和美学要求。只有这样，制作出的修复体才能获得长期理想的修复效果。

3. 口腔修复工艺是技术和艺术的统一体，要求具有良好的实践能力　口腔修复工艺学具有多学科交叉的特点，其技术操作涉及的知识和技术范围广，是实用性、综合性和技术性结合在一起的一门综合学科。所制作的修复体不仅要求是一件精美的艺术品，而且更难的是要与口腔的组织和生理功能相协调，真正获得舒适美观的长期效果。因此，口腔修复工艺对操作的技术性和艺术性要求高，工艺操作难度大，对口腔技师的知识背景及实践技能均提出很高的要求。

4. 口腔修复工艺学人才培养和临床工作任务艰巨　《第四次全国口腔健康流行病学调查报告》（2018年出版）显示，35～44岁、55～64岁和65～74岁组存留牙齿数分别为29.6颗、26.3颗和22.5颗；35～44岁、55～64岁和65～74岁组的牙周健康率分别为9.1%、5.0%、9.3%。不同年龄组的口腔修复情况分别为：35～44岁年龄组，在过去12个月内的就医率仅为19.8%，有67.7%的人牙列完整（不包括第三磨牙），18.6%有未修复的缺失牙，3.0%有非正规义齿，无牙颌率小于0.01%，在有缺失牙的人群中，修复的比例为59.7%；55～64岁年龄组，在过去12个月内的就医率仅为20.0%，有33.8%的人牙列完整（不包括第三磨牙），38.9%有未修复的缺失牙，9.6%有非正规义齿，无牙颌率为1.1%，在有缺失牙的人群中，修复的比例为61.5%；65～74岁年龄组，在过去12个月内的就医率仅为20.5%，有18.3%的人牙列完整（不包括第三磨牙），47.7%有未修复的缺失牙，13.1%有非正规义齿，无牙颌率为4.5%，在有缺失牙的人群中，修复的比例为63.2%。与10年前的第三次全国口腔健康流行病学调查数据相比，我国整体口腔健康水平和口腔修复情况有所改善，但仍然存在很多问题，如整体的就医率、缺牙修复率都有待提高，大量非正规义齿还需我们努力去改变。因此，我们面临的临床工作任务繁重而艰巨，而且这种局面将会持续很长一段时期。由于我国培养口腔修复工艺学人才的规模和层次均不足，所以，我们需要尽快培养大批具有一定专业水平和业务能力的口腔技师，以适应我国口腔修复发展的需求以及人民群众对美好生活的需要。当前我国的口腔健康水平和口腔修复工艺人才的现状均表明，努力提高口腔修复工艺学人才培养的水平和效率将是一项长期的、极其重要的任务。

第二节　口腔修复工艺学的发展历史
Developing History of Prosthodontic Technology

在成熟和独立的口腔修复工艺学学科建立以前，口腔修复工艺学隶属于口腔修复学专业或学科，其发展历史与口腔修复学的发展历史密不可分，融合在一起。直到现代，随着口腔修复工艺学各类专业教育和高等教育的逐步发展，以及我国独立的口腔修复工艺行业组织的成立，口腔修复工艺学正在逐步发展成为一门独立的专业或学科。

一、世界口腔修复工艺学历史

口腔修复工艺学的发展有着悠久的历史。公元前 2600 年，在埃及出土的文物中即可见到眼鼻耳等颌面赝复体的实物。公元前 1000 年左右，古埃及、叙利亚等地的墓葬中已看到颌骨上有用金属丝结扎而形成的修复体。公元前 400 年—前 300 年期间，腓尼基人用金丝将两个去除牙根的天然中切牙结扎于两侧邻牙上，形成了早期的固定桥修复体。上述证据表明，人类早在数千年前就开始了口腔修复的尝试。

1728 年，法国著名牙医——"牙医学之父"Pierre Fauchard 出版了世界首部牙科专著《外科牙医学》，标志着牙医学学科的开始。他首先把对口腔修复体的认识写进他编撰的医学书籍中。1746 年，金冠首次被巴黎的 Mouton 提及。1789 年，美国开国元勋华盛顿总统的牙医 Greenwood 为他做了第一个金制基托的义齿。1796 年，卡环固位的可摘局部义齿开始得到应用。1840 年，世界第一个传授牙医学知识的学院——巴尔的摩牙科学院正式建立，从此牙医学正式进入大学教育中。此后，口腔修复工艺学进入快速发展时期，下列有关牙科陶瓷应用的历史即可印证上述发展历程。Pierre Fauchard 等于 18 世纪后半叶开始将陶瓷引入牙科领域，但由于其强度差，一直未得到真正的应用；1873 年，Beers 创造了瓷甲冠（porcelain jacket crown）的概念；1886 年，Land 制作了第一个铂箔（platinum foil）基底瓷甲冠，被誉为全瓷修复的开始；1950 年，白榴石的发展促进了此后瓷粉配方的改进，为未来金属烤瓷工艺的发展带来希望；1958 年，第一个用于贴面修复的牙科陶瓷 Ceramco 诞生；1962 年，Wenstein 等研制成功烤瓷熔附金属（金属烤瓷）工艺，并申请了专利，之后该技术得到了快速的发展并持续应用至今，成为一种长期成功率非常高的修复体；1965 年，McLean 和 Hughes 发明了含 40%～50% 氧化铝晶体的铝瓷基底瓷甲冠；之后，系列的全瓷系统如铸造陶瓷、粉浆涂塑玻璃渗透全瓷、热压铸全瓷、可切削陶瓷，致密氧化铝、氧化锆等高强度氧化物多晶陶瓷不断引入口腔修复工艺领域，该学科的发展有了新的飞跃。

在可摘义齿及颌面缺损修复工艺方面，19 世纪以前，口腔修复治疗以全口义齿、可摘局部义齿居多，当时的工艺较为落后。19 世纪中叶开始用橡胶制作义齿基托。1851 年，Nelson Goodyear 使用硬质的硫化橡胶制作义齿基托，此种情况一直持续到树脂的发明。进入 20 世纪，该方面进入快速发展期。1924 年 George W. Stryker 首次将树脂作为义齿基托材料；此后，丙烯酸树脂材料的发明为可摘义齿的修复带来了重大发展，树脂人工牙、树脂基托沿用至今。20 世纪 60 年代，硅橡胶的发明为颌面缺损修复带来了重大的改进，硅橡胶柔软、耐用、可配色等特征使其目前仍为主要的颌面缺损修复材料。

在种植修复工艺方面，20世纪60年代，种植修复技术开始起步。1982年在加拿大多伦多的临床牙科骨结合（osseointegration in clinical dentistry）学术会议上，国际口腔种植学界正式肯定了Brånemark教授提出的骨结合学说，该理论的提出为后来种植义齿的长足发展奠定了坚实的基础。基于种植修复的口腔修复工艺学也应运而生，并促进了整个行业的快速发展。

在数字化口腔修复工艺方面，20世纪70年代，计算机辅助设计与计算机辅助制作技术（computer-aided design and computer-aided manufacture，CAD/CAM）开始被工业界应用，20世纪80年代开始引入口腔修复领域并成功地进行了临床应用。CAD/CAM是将光电子、计算机信息处理、自动控制机械加工技术和三维打印技术等用于制作嵌体、全冠、固定桥等修复体的一门修复工艺。截至目前，已有数十种制作修复体用的CAD/CAM系统面世，能够制作嵌体、贴面、全冠、固定桥、可摘义齿、种植义齿、颌面赝复体等。随着科学技术的进步，数字化口腔修复工艺的应用范围将越来越大，本学科及未来的人才都要不断地去适应这样的发展趋势。

二、中国口腔修复工艺学的发展史

（一）中国口腔修复工艺专业的发展

据考古发现、文学描述和史学记载，我国口腔修复工艺具有悠久的历史。公元前200年，中国出现了金属基底层上涂漆的面部修复体。南宋诗人陆游所著《岁晚幽兴》反映了当时已有专门从事镶牙的医生的史实。楼钥著《攻媿集》，其中的《赠种牙陈安上文》记载"陈氏术妙天下，凡齿之有坠者，易之以新，才一举手，便使人保编贝之美"，说明陈氏的修复技术的高超。马可·波罗于13世纪曾记载了中国某地区使用金箔包牙的风俗，这些牙齿包镶得十分逼真，说明当时修复工艺的精湛。Kerr与Roger（1877年）首先报道中国人用象牙、兽骨雕刻成牙，用铜丝或肠线结扎在真牙上修复缺牙。上述记载说明，当时我国修复工艺水平达到了一个相当高的水平。

但是在近代，我国口腔医学的发展较为缓慢，口腔修复工艺也受此影响，并未得到较快的发展。新中国初期，承担修复体加工的机构主要是城镇中的"镶牙馆"，多数"镶牙馆"兼营照相业务，叫作"照相镶牙馆"，为分散的个体经营。我国只有少数的口腔医学系（原牙医学系、牙症医院等）或少数几家综合性医院的口腔科具有技工室或制作室，这里可以培养少数的口腔修复技师，他们也以师徒相承的方式培养屈指可数的学生。

在20世纪50年代，口腔修复工艺主要的业务是胶连可摘义齿、有缝冠桥、锤造冠桥及中低熔合金铸造修复体，虽然条件简陋，但工艺可谓精湛；在20世纪七八十年代，临床上可以看到当时制作的铸造3/4冠、固定桥依然边缘密合，功能行使良好。此后，国产牙科镍铬合金、钴铬合金等高熔合金的研发和应用为我国口腔修复工艺的发展做出了贡献；在当时的国情下，上述工作不仅节约了大量的贵金属，而且钴铬合金支架义齿也得到了发展。此后的"文化大革命"时期，口腔修复工艺工作基本处于停滞状态。在上述相当长一段时间内，口腔修复医师与口腔修复技师的分工不明确，修复体工艺制作很多是由修复医师完成的，也有技师出门诊接诊患者并完成全部义齿的制作。

20世纪80年代之前，义齿加工集中在口腔医院和综合医院的口腔科，多半以"技工室"的形式存在，加工的义齿仍以胶连法制作的全口义齿、可摘义齿以及锤造和简单铸造加银焊焊接的固定义齿为主。20世纪80年代以后，我国口腔修复工艺专业迎来了快速发展时期。借着改革开放的契机，口腔修复的新理论、新设备、新材料、新技术、新工艺引入我国，从而带动了口腔修复工艺专业的快速发展。瓷修复技术、钛铸造技术、精密附着体技术、种植义齿修复技术、CAD/CAM技术等代表口腔修复工艺学最新发展水平的技术，在我国各地口腔医疗机构中迅速得到普及。口腔修复工艺专业的迅速发展，使义齿制作方法有了多种选择。口腔临床医师根据患者口腔情况，选择最佳的修复设计方案。承担义齿制作任务的"制作室"或"加工中心"也必须随之进行细化的专业分工，即按不同的制作工艺流程形成不同的专业组，以满足临床医师、口腔修复工艺水平发展对义齿制作质量的要求。

20 世纪末到 21 世纪初，随着我国民营经济的发展，基于口腔修复工艺加工的特点，许多民营（企业型）或商业性运营的义齿加工中心不断诞生。部分医院、诊所等医疗机构通过契约委托的方式让民营或商业性加工中心承接修复体加工业务。由于这些加工中心在运营方面具有较高的灵活性，在设备和技术更新方面及时，使得它们成为我国口腔修复工艺技术发展的重要力量之一，与从属于专科口腔医院等医疗机构的加工中心形成了相互补充、共同发展的局面。

（二）中国口腔修复工艺学的教育及学术历史

较早时期，我国口腔修复技师的培养尚无规范的教育体系，多以师徒传承的方式。直到我国建立了正规的口腔医学教育之后，这一状况才逐步得到改变。据记载，1913 年，华西牙症医院开办了第一个两年制的口腔修复技工训练班。之后，较大规模的正规教育始于 20 世纪 70 年代初期和中期，北京医学院口腔医学系、四川医学院口腔医学系等口腔医学院校开始系统培养口腔技师队伍。以北京医学院口腔医学系为例，1972—1975 年，该校从在校初中毕业生和"上山下乡"知识青年中招收了 4 届技工中专班专门学习口腔修复工艺，由此开始了我国口腔修复工艺学的正式教育。这一批青年技术员后来成为了我国口腔修复工艺方面的中坚力量，在口腔修复、口腔修复工艺的医教研方面发挥了重要作用。在同一时期，我国还有十几所卫生学校也相继开设了口腔技工工艺专业（中专），为我国口腔修复技师的培养做出了重要的贡献。20 世纪 80 年代，原北京医科大学口腔医学院、四川医学院华西口腔医学院、上海铁道医学院口腔医学系等院校先后开设了三年制口腔技师大专班，当时培养的学生目前均已成为我国口腔修复工艺专业的学科骨干。1990 年第四军医大学口腔医学院也开设三年制口腔技工工艺专业。2005 年北京大学、四川大学等积极申报四年制口腔医学技术专业本科教育（理学学位）并获得教育部批准。之后，四川大学口腔医学院、大连医科大学口腔医学院、佳木斯大学口腔医学院、北京大学口腔医学院等相继正式招收了本科生（理学学位或医学学位）。2009 年起，四川大学、北京大学还相继培养了少数的研究生；此后，北京大学还在医学技术的一级学科下自主设置口腔医学技术二级学科培养博士、硕士研究生。高等教育体系的初步建立标志着我国口腔修复工艺学教育迈上了一个新的台阶。当然，除了学校的学历教育之外，各口腔医学院系技工加工中心也为基层或下级医疗机构提供了大量的毕业后教育、在职进修教育等终生教育的机会。同时，各大口腔医学院校也派出技师骨干赴欧美、日本等发达国家进修学习先进工艺学知识和技术，培养了一些师资力量。

口腔修复工艺学教材和专著的出版为规范口腔修复工艺技术、培养口腔修复工艺学人才和队伍贡献了力量。较早时期，口腔修复工艺学的内容是在口腔修复学教科书中讲解的。其中，虽有一些院校曾编写口腔修复工艺学的讲义或简易教材，但少有出版。进入 20 世纪 90 年代，教材或专著才逐步出版，主要的出版物包括华西医科大学（现四川大学华西医学中心）赵云凤编写的《口腔矫形工艺学》（1992 年）、上海第二医科大学（现上海交通大学医学院）樊森编写的《口腔矫形技术工艺学》（1993 年）、第四军医大学（现空军军医大学）吴景轮编写的《口腔修复实用技术》（1999 年）、四川大学于海洋编写的《口腔固定修复工艺学》（2006 年）和《现代牙科技师手册》（2007 年）、北京大学韩科与彭东编写的《口腔修复工艺学》（2009 年）和周永胜与佟岱主编的《口腔修复工艺学》（2014 年）等。除此之外，一些重要译著的引进出版以及用于中专、大专口腔修复工艺专业教育的教材或专著也为该学科的发展奠定了坚实的基础。

1988 年，中华医学会口腔科学会口腔矫形技术组成立。1996 年 12 月，中华口腔医学会正式成为与中华医学会并列的一级学会。1998年10月，中华口腔医学会口腔修复工艺学专业委员会（二级学会）也正式成立。专业学术组织或行业学会的成立标志着该学科的成熟度进一步得到提升。但是，口腔修复工艺学目前本身的学术力量不强，其师资力量、技师的专业水平仍有待进一步提高。因此，联合全国口腔修复工艺技术力量积极开展高水平的学科教育迫在眉睫。

第三节　口腔修复工艺学的现状和发展趋势
Present Status and Disciplinary Prospects

一、口腔修复工艺学的现状

（一）学科基础薄弱，学术和教育水平亟待提高

在很多发达国家，口腔修复工艺学在20世纪早期即已成为了一个单独的学科，在牙科学校的教育中已经成为了一个独立的体系，具有独立的教材和教育体系，培养了很多具有良好的教育背景和精湛技艺的口腔修复工艺大师。而在我国，开设口腔修复工艺学本科教育的院校凤毛麟角；真正能承担理论授课的师资匮乏，师资的学术水平、研究能力、外语水平均不能满足教学要求，同时，教材编写滞后，对口腔修复学科的依赖性很强。虽然口腔修复工艺学作为一门专业，其从业人员较多，但作为一门学科，其师资力量、人才培养的规模和层次、学术发展水平等均存在严重的不足，要想发展成为一门独立的二级学科尚需时日。在学科建设方面，口腔修复工艺学将在相当长一段时间内依赖口腔修复学科。因此，通过进一步发展和加强高水平的高等教育，努力培养未来具有竞争力的师资队伍和专业人员迫在眉睫。

（二）从业人员素质参差不齐，结构层次不合理，技术认证势在必行

我国口腔修复工艺从业人员的学历教育层次以中专教育为主，最高学历主要为大专学历，只有极少数为大学本科或硕士研究生学历。此外，仍有大量无专业资格的从业人员。因此，其从业人员的素质参差不齐，结构层次不够合理。以"口腔修复体制作工国家职业技能标准"为资格认证标准，积极全面推进从业技师资格的认证，对规范从业人员的资质和结构层次，对我国口腔修复工艺学的发展具有重大意义。

（三）公立和民营义齿加工机构的定位需进一步明确

目前，我国义齿加工机构主要包括两种：从属于口腔医院、综合医院等医疗机构的义齿加工中心（或技工室），以及民营（企业型）或商业性运营的义齿加工中心。前者不仅肩负人才培养、学科建设等教学研究工作，还承担了大量的义齿加工工作；后者主要以承担义齿加工工作为主。对于前者，尤其是口腔专科医院的义齿加工中心，其人才培养、学科建设的角色只能加强，不能削弱；而对于后者，一些高水平、大规模的民营加工中心，也可以适当发挥其毕业后教育的作用。但是，无论对于何种义齿加工机构，口腔修复体的加工模式都可以采用两种方式：集约化、流水线生产方式和个性化精品生产模式。对于从属于医疗机构的加工中心，由于技师需要承担教学研究任务，同时，他们具有与医师在椅旁交流的优势和便利，适宜完成复杂病例和个性化病例，应该大力发展高端的个性化精品生产模式，同时再根据加工的规模辅以流水线、集约化的生产模式。而对于民营或商业性运营的义齿加工中心，若其规模较大，则应以流水线、集约化的生产模式为主；对于复杂、精品等高端修复，它们仍然可以采用个性化的精品生产模式。目前建立的高级技师工作室即为此种方式。

（四）建立现代完善的质量管理体系尚需时日

对于从属于医疗机构的义齿加工中心（技工室或修复制作中心），修复体质量的控制、全流程的管理、安全生产等环节均存在一定的不足。因此，应尽快建立完善的质控体系，推进全流程管理和质量控制。对于商业性运营的义齿加工中心或定制式义齿加工企业，国家针对现有定制式义齿加工企业实施的生产许可证和产品注册等规范化管理对于提高其修复体质量和管理水平具有重要的作用。但是，不同地区管理定制式义齿加工企业的严格程度不同，监察力度不同；当某地区管理不严时将导致管理缺位，致使义齿加工企业以次充好，并陷入价格的恶性竞争，损害患者的利益，扰乱正常的行业发展。因此，可以学习国外经验，尽快成立统一的行业协会进行规范管理和行业自律，尽快完善从业人员的技术认证和生产材料的注册管理，促进本行业的健康稳定发展。

二、口腔修复工艺学的发展趋势

（一）加强学科建设，完善口腔修复工艺学的教学体系和模式

口腔修复工艺学的发展现状以及日新月异的知识技术更新为未来口腔修复工艺学的发展提供了机遇，同时也提出了更高的要求。当前，该学科应该以促进本科教育为目标，逐步提高人才培养的层次，为未来学科的发展积蓄师资力量。同时，提高专业学历教育水平也有利于改善从业人员的专业素质，对加快行业的质量效益和行业发展具有长期的促进作用。

除了发展学校不同层次的学历教育之外，建立完善的口腔修复工艺学多层次教育体系也迫在眉睫。口腔修复工艺学的发展与新材料、新技术的发展密切相关，技师队伍的毕业后教育、职业培训也应与时俱进，保持及时的更新。因此，对于毕业后的技师或从业人员，除通过技术认证确定他们的职业资格外，还应促进系统的、规范的终生教育体系的建立，以使患者的口腔健康得到充分保证。

（二）通过质量管理体系的完善，促进集约化、流水线工作模式的发展

集约化、流水线工作模式有利于提高工作效率，体现工作的规模效益，是未来的一种重要的工作模式。国家应不断完善相关质量管理体系和标准，通过严格定制式义齿加工企业的管理水平和质量控制，促进行业质量的不断提高。

（三）重视个性化加工，突出精品意识

随着老龄化人口的增加以及患者对于生活质量提高的要求，复杂病例、多学科合作病例、高端精品修复病例越来越多。这些病例的完成越来越需要完善的医技交流及团队合作。而个性化加工在此方面有着天然的优势。因此，建立高端精品的个性化加工模式，以此种模式培养出一批高级和大师级技师，并以此种模式体现技师的工作价值，是发展口腔修复工艺学的另一个重要方式。该方式对于口腔修复工艺学高端人才的培养、师资力量的建立具有重要意义。

（四）紧跟高科技发展的趋势是发展口腔修复工艺学的必然

口腔修复工艺学是随着口腔修复学、口腔种植学、口腔材料学、计算机科学等学科的发展而发展起来的，因此该学科也会随着这些学科的不断发展而进一步发展。当前和未来，科技发展的速度将会进一步加快，数字化、精密化、智能化等新的、技术含量更高的技术和设备将以更快的速度广泛应用于义齿加工领域。因此，本学科应紧跟高科技发展的步伐，与时俱进，促进学科的发展。

进展与趋势

　　伴随我国口腔医学院校不断地加强人才培养的层次和规模，促进师资队伍的建设，我国口腔修复工艺学的发展正面临着重要发展机遇。以此带来的从业人员专业素质的提高必然促进行业的质量效益和经济效益的提升。除此之外，我国还建立了多层次的口腔修复工艺学毕业后教育和职业培训体系，正在加快技师或从业人员的职业资格认证等相关体系的建立，这将大大促进本学科的健康快速发展。在学科和行业发展中，医疗机构附属的技工加工单位和商业化运行的技工加工企业将并存，并各自履行责任，共同促进学科和行业的发展。两种类型的加工单位都需要加强质量管理体系的完善。在此两种类型的加工单位中，集约化、流水线工作模式和个性化精品加工模式将并存发展。前者更加强调工作效率和规模效益，后者更注重发挥技师个人能动性，更有利于疑难病例和综合复杂病例的解决。口腔修复工艺学与其他学科、整体科学与技术的发展密切相关，伴随其他学科和科技的飞跃发展，口腔修复工艺学科及其从业人员应不断更新知识体系，紧跟高科技发展步伐，共同促进该学科和行业的发展。

小　结

　　本章讲述了口腔修复工艺学的定义、范畴、学科基础、学科特点，并对口腔修复工艺学的历史、现状和发展趋势进行了详细的阐述。随着学科的发展和科技的进步，该学科未来具有光明的前景。

Summary

　　This chapter described the definition, category of prosthodontic technology. As a developing discipline, its supporting knowledge and theories, and discipline characteristics were also introduced. In this chapter, the history, the current status, and future development of prosthodontic technology were detailedly discussed as well. With the developing of this discipline and advancement of science and technology, prosthodontic technology has a bright future.

Definition and Terminology

　　口腔修复工艺学（prosthodontic technology）：Prosthodontic technology is a discipline that studies and teaches how to use dental materials to manufacture an artificial replacement to restore the defected teeth, lost teeth, damaged or lost jaws, and defected maxillofacial organs.

　　口腔工艺学（stomatological technology, dental technology）：Stomatological technology is a discipline that studies and teaches how to use dental materials to manufacture an artificial replacement to restore the defected teeth, lost teeth, damaged or lost jaws, and defected maxillofacial organs, or to fabricate an orthodontic appliance to treat malocclusion, and so on.

（周永胜　佟　岱）

第二章　口腔修复的医技交流

Communication between Prosthodontists and Technicians

第一节　医技交流概述
Overview

一、医技交流的目的

口腔修复体（prosthesis）由口腔修复医师与口腔修复技师（prosthodontic technician）（简称为医技）共同完成，所以口腔修复的成功在很大程度上依赖于医技之间良好的交流与合作。即双方共同的努力、协同和配合是实现成功修复的基础和要求，同时保证口腔修复的长期成功又是口腔修复医师和技师共同的努力目标。

由此可见，医技交流就是口腔修复医师和修复技师为制作良好的修复体及保证修复体的长期成功，在修复体制作的各个环节就修复体制作的各个方面进行的沟通行为，是保证修复体制作成功非常重要的因素。

虽然医技交流对保证修复体的成功非常重要，但是这个问题仍然没有得到医技的足够重视，目前在此方面仍然存在一些问题，具体表现在：①医技的协作不够完善，医技之间的职责没有很好厘清，医技之间相互指责的情况仍然存在。②随着学科的发展和经营模式的转变，临床与技工室的分离普遍存在，医师与技师的分工和工作变得更加独立，减少了交流的机会。③随着整个社会的节奏越来越快，医师和技师各自工作的节奏也随之加快，医师和技师存在疏于或来不及交流的局面。在很多情况下，技师在修复体制作过程中面对的仅是一副模型，其对患者口腔的实际情况以及患者的要求知之甚少，医师也没有传达必要的信息，甚至没有明确的设计，而技师也没有向医师提出要求。

同时，口腔修复技术的进步又使得医技交流的必要性越来越突出。首先，病例的复杂性越来越高，患者的要求越来越高，对医技交流的必要性提出了更高的要求，需要医技交流的内容和合作达到更高的层次才能满足临床要求。其次，新技术、新材料的应用促进医师和技师双方的工作条件、工作模式发生转变，这些转变对医技交流提出了更高的要求，同时也促进医技交流模式的转变。如比色仪的出现改变了比色的方式，而这种比色的结果和方式如何完全无误地传递给技师，技师又如何在制作中准确地表达这些信息，就要求医技交流的模式发生改变，对医技交流的内容和工作条件都提出了更高的要求。再次，数字化技术的广泛应用也对医技交流的模式提出了新的要求等。随着社会的进步，数字化、信息化将成为未来医技交流的主要模式，如何充分发挥网络、视频等数字传输方式来传递信息，对未来医技交流既提供了便利，又提出了更高的要求。

医技交流的目的包括：①通过医技双方坦诚的合作和交流，厘清双方的责任；消除医技之间各自掌握信息不全的局面，既避免技师不了解患者的临床情况，也避免医师不了解修复体制作工艺的流程、难点及预期效果；利于相互及时地发现和纠正修复、制作过程中的问题。②通过医技双方的精诚合作，共同提高应对复杂和综合修复病例的水平，共同促进对新材料、新技术的应用，共同提高医技交流的层次和效率。最终的目标是使医技双方能够最大程度地发挥各自的优势，共同使患者的长期修复效果达到理想水平。

二、医技交流的层次或类别

口腔修复工作的基本流程是：口腔修复医师接诊患者，与患者充分沟通，明确患者的主诉和要求，并根据口腔检查结果为患者设计修复方案，告知患者修复类型、不同修复方案的优缺点、修复费用、修复后的效果和预后等，通过充分的医患交流确定最终的修复方案和设计类型。然后医师才能开始为患者实施诊疗，如牙体预备、制取印模，灌制模型，制取咬合记录，比色，书写修复体设计单（加工委托书），传递模型、咬合记录和修复体设计单至义齿加工部门。技师按照修复医师的修复体设计单（加工委托书）上的设计方案、日程制作完成修复体，然后将修复体传回临床，并由医师为患者试戴修复体。在整个过程中，技师没有或很少与患者接触，对患者的口腔情况没有直观认识。如何让技师制作的修复体能很好地适合患者的口腔情况，满足患者的要求呢？这就需要修复医师和修复技师有充分的交流，以便将医师的设计思想和设计方案在修复体上很好地再现出来。在整个过程中，工序步骤多，误差出现不可避免，医师、技师在整个工序过程中相互发现问题、相互协调沟通是修复体成功制作和保证长期行使功能的重要手段。

以上程序可以反映出，在修复体的制作过程中，参与交流的三方应包括医师、技师和患者，其中医师、技师之间的交流占据重要的地位，它是保证修复设计、治疗方案正确、合理地传递并得到成功实施的关键。

医技交流的重要性不言而喻。其层次或类别可以从以下几个方面概述。

（一）以交流的阶段划分

1. 修复诊断和设计阶段的医技交流　在修复诊断和设计阶段邀请技师参与病例的修复设计，可以提前避免制作过程中的困难，并预防可能发生的医疗纠纷，这已成为现在医技交流的重要内容。尤其是随着美学修复、疑难修复、综合修复病例越来越多，患者的要求也越来越高，新技术、新疗法的应用越来越频繁，在修复诊断和设计阶段邀请技师参与设计更具有重要的价值，为后续的修复制作以及长期的成功奠定了坚实的基础。如美学修复中，邀请技师提前参与美学设计，为患者提前制作诊断蜡型、诊断饰面，有利于在后期达到预期的美学效果，提高修复的质量和效率。

2. 修复和制作过程中的医技交流　此阶段的医技交流是经典的医技交流类型。在此阶段，技师拿到了医师传递过来的模型、咬合记录、修复体设计单等，或者医师已经拿到技师完成的修复体。此阶段进行的医技交流利于克服制作或试戴中的难点或不足，但是一旦发现重大问题，往往会造成返工重做的情况，医技的工作效率不仅受到影响，严重者还会导致医患之间的纠纷。

3. 修复体复查阶段的医技交流　修复体试戴完成后，为了保证修复体的长期成功，定期复查是必要的。复查阶段修复体出现的问题或疑问也需要医技交流，共同解决问题。尤其是种植修复的广泛开展，种植修复复查阶段发现的上部结构的缺陷、再修复等都需要密切的医技交流，以避免新问题的出现。

当前，由于医技的分工独立以及加工模式的转变，医技双方更多使用的是修复和制作过程中的交流；而随着医疗技术的进步、医技交流手段的改进，修复前以及修复完成后的医技交流也显示出重要性。因此，全程医技交流必定成为常态化。

（二）以交流的能动性划分

1. 主动型医技交流　无论医师还是技师，当他们发现任何一方提供的模型、设计方案或者修复体制作存在疑问或不足时，主动邀请对方参与解决问题；或者在修复前、制作前主动邀请对方参与修复设计；制作中主动邀请对方参与修复或制作过程的把关，即为主动型医技交流（active communication）。

2. 被动型医技交流　与主动型医技交流对应的是被动型医技交流（passive communication）。被动型医技交流是技师或医师不去主动避免发生问题而处于被动接受的角色，对于修复和制作中发现的疑问或问题不进行思索或反馈，仅机械地按步骤制作，对于后续的问题留待对方去处理，此种交流层次或类型应当避免。

3. 交互式医技交流（mutual communication）　比主动型医技交流更为积极，建立在医技双方长期的合作基础之上，彼此形成了交互式的伙伴关系，医技双方彼此主动邀请对方参与修复和制作过程的设计、过程质量把关等，是医技交流的最高层次。

（三）以医技交流的合作方式划分

1. 个体伙伴式交流方式　在长期的医技交流合作中，医技双方既建立了良好的合作工作关系，彼此也建立了良好的友谊，医技双方彼此了解各自的工作特点，在工作中能默契地、交互式地开展合作，并高质量地完成修复体的制作和修复。此种方式在医疗机构附属的技工室或加工中心更为常见；在精品化加工模式中，此种交流方式也较为多见。此种交流方式对于复杂病例、综合病例的修复具有一定的优势。

2. 契约式交流方式　在商业流水线的工作模式中，如在商业化的技工加工中心，此种模式较为常见。技师以修复体设计单（或义齿加工单）为依据进行加工，期间技师可能会通过电话或其他方式与医师进行交流，但医师和技师之间没有形成长期的伙伴式的合作关系，此时，医师和技师的关系更多的是建立在修复体设计单（工作授权书）的委托加工上，更像契约式的合作关系。

三、医技交流中医师和技师的责任和义务

有关修复医师和技师在修复过程中应负的责任，在一些发达国家一般都有明确的法规来限定，如美国牙科协会（American Dental Association，ADA）对医师和技师的责任和义务有明确的规定。在我国，虽然目前还没有具体的条款来限定修复医师和修复技师的责任，但仍有行业内约定俗成的规则来划分两者各自应负的责任。在整个医疗过程中，医师是占据主导地位的，而且在整个疗程中承担主要责任和压力。这不仅因为医师接受更长时间的教育，还因为医师能直接地接触患者，更容易了解患者的情况和要求，而且医师对患者的修复效果承担直接责任。当然，技师在此过程中也具有一定的优势，因为他们能直视模型，比医师观察口腔内的情况更直接、更容易，且技师更了解工艺制作的过程与工艺材料的性能，具备为修复体制作提供合理建议的条件和优势，因此技师有义务为医师和修复治疗的成功做出上述贡献。同时，虽然技师不直接面对患者，但在医疗过程中也应承担间接的责任。

口腔修复医师和技师有共同的工作目标，即满足患者的口腔修复要求，使口腔修复治疗获得长期稳定的良好效果。但在整个修复过程中，修复医师和技师承担着不同的责任，彼此间应相互负责，承担各自的义务。

（一）医师应对技师承担的责任

1. 在必要的情况下，主动邀请技师参与修复设计，了解患者的口腔状况和要求。

2. 通过义齿加工单（修复体设计单）等书面委托的方式向技师提供患者的姓名、性别、年龄等基本信息；书面指示修复体制作的细节，包括修复体的设计、材料类型、工艺类型、比色结果、应该达到的要求及注意事项等；书面指示应清晰、简洁、易懂，不产生歧义。

3. 医师应提供经过规范预备和正确设计的模型，应提供清晰准确的印模、模型，稳定和正确的咬合记录，利于技师清晰地鉴别预备体边缘的位置、义齿边缘伸展的范围，以及确定咬合关系、上𬌗架等。

4. 对于复杂病例和特殊病例，必要时医师应提供照片、视频等其他有利于工艺制作的信息。

5. 当技师对医师提供的模型、信息有疑问时，医师应及时通过口头或书面的形式给予咨询、意见或必要的修改，保持沟通的顺畅。

6. 医师向技师提供的模型等物件应遵循医院感染控制的要求进行适当消毒处理，在传递过程中应防范模型或物件的损坏，避免影响精度。

（二）技师应对医师承担的责任

1. 在必要的情况下，主动参与修复设计，主动向医师咨询患者的口腔状况和要求。

2. 严格按照义齿加工单（修复体设计单）的设计及要求进行制作，在未与医师沟通的情况下，不能随意更改修复体的设计和降低制作的标准。

3. 技师应提供经过规范操作和正确制作的修复体，在修复工艺操作过程（prosthetic laboratory procedures）中时刻遵守修复体加工质量管理的规范；有义务提醒医师在试戴修复体时的注意事项。

4. 在试戴修复体阶段应配合医师调改修复体外形、颜色等，保证修复体的按时、成功试戴；在修复体完成后的复查阶段，技师有义务继续配合医师做好修复体的复查修理等。

5. 对于医师提供的照片、视频等其他信息应合理地保存，不能丢失或导致患者信息的泄露，必要时应及时归还给医师。

6. 当技师对医师提供的模型、信息以及修复体设计存在疑问时，应主动、积极地与医师沟通、咨询，必要时提出修改的建议，有义务保持医技沟通的顺畅。

7. 技师向医师提供的修复体及模型等物件也应遵循医院感染控制的要求进行适当消毒处理，在传递过程中应妥善保管，防范模型、修复体或物件的损坏，避免影响修复体精度。

四、医技交流的方式

医技交流的方式多种多样，通常包括以下几种方式：设计单的医嘱、面对面的交流、电话沟通、网络交流等。

医师和技师通过义齿加工单（修复体设计单）的交流是目前最常用的交流方式。一般是医师将自己的设计和要求写在设计单上，设计单随同患者的模型、咬合记录、必要的照片一起转送给技师；技师将制作中发现的问题和有疑问的地方写在设计单上，医技双方通过设计单上的文字进行沟通。该交流方式较为节省时间和人力，但沟通的互动性不强，常常需与其他交流方式并用。

医师和技师面对面的交流是最直接、最原始的交流方式。当医师和技师相距较近时通常采用此种方式；对于具有特殊要求或综合、疑难的病例，也通常需要面对面的交流。由于这种交流方式以面对面的讨论形式进行，医技双方可以发挥各自的长处，交流更充分，因此沟通效果最佳。但此种交流方式的时间成本较高，通常在医疗机构附属的技工室或加工中心以及在以精品加工为主的加工模式中采用。

医师和技师通过电话沟通的交流也是目前较多的交流方式。医技双方通过电话沟通的方式效率较高，互动性较强，可作为其他交流方式的重要补充。

医师和技师通过网络的交流也逐渐成为一种重要的医技交流方式。电子邮件、微信等传输图像、病例资料方便快捷，网络视频既可用于传输患者的信息，也可与网络电话等一起作为医技互动交流的方式。网络交流方式与通过设计单上的交流方式协同配合，几乎可以使医技双方达到面对面交流的水平。但是，通过网络传输的数字照片可能因拍照的误差、相机的质量等导致颜色失真。因此，在美学修复中，面对面的交流效果仍然最佳。

五、医技交流的技巧

无论是医技交流的哪个阶段，均要保持良好的医技关系和医技沟通，并建立互信的关系。要达到该目标，医技交流时双方均需注意一定的沟通艺术。

1. 医技双方始终坚持"以患者为中心""以修复成功为标准"的优质服务理念，良好医技交流的前提是双方首先应建立彼此共同的工作目标。

2. 医技双方应相互尊重，并处于相互信任的平等交流的位置。

3. 医技双方对修复体制作及试戴过程中的不顺利，甚至返工，不应采取相互指责的态度；双方应本着为患者服务，努力提高医疗质量的心态，对待对方的要求、质疑甚至是误解应采取心平气和的态度。

4. 注意医技交流中语言沟通的技巧，多使用称赞性或鼓励性的语言，避免因语言不当伤害双方的互信。

5. 医技双方均应视医疗质量、医疗规范、医疗安全为彼此工作的共同标准，共同提高医疗质量和促进医疗安全管理，杜绝侥幸心理，此为良好医技合作、医技互信的基础。

6. 以医学科学实事求是的精神对待医技合作中出现的质量问题、返工问题，对待问题不回避、不推诿，共同寻找原因，共同促进问题的解决和共同提高，最终的目标是保证患者修复治疗的长期成功。

7. 医技交流的语言通俗易懂；修复体设计单的书面指示或说明应简洁、清晰；对患者的口腔状态及特殊情况应让技师全面知晓；对于在制作过程中的注意事项，医师应尽到告知义务；对于在修复、制作、试戴过程中可能出现的困难和疑问，应让对方知晓并共同寻找最佳的解决方案。

第二节 不同类型修复的交流内容
Communication Contents for Different Prostheses

在修复体制作过程中，医技交流的重要性不言而喻。虽然交流方式多种多样，但其交流内容具有一定的规律性和特征性。具体到每一类型的修复体，其交流内容会有不同。本节就不同类型修复体制作过程中需要交流的具体内容进行阐述。

一、固定修复医技交流的特点和内容

固定修复的主要内容是铸造冠桥和瓷类修复，它们的医技交流有其各自的特点。

铸造冠桥是固定修复中工艺相对简单的类型，医师在设计单上要标明使用的金属类别，对咬合不稳定的患者须附上稳定的咬合记录，有些特殊的病例设计还要注明边缘的位置、桥体的形态；技师如发现模型有不完善的地方，如牙体预备量不够、预备体有倒凹、边缘不清晰、咬合记录不稳定等，需要将这些情况反馈给临床医师并寻求恰当的解决方案。

瓷类修复是固定修复中较复杂的修复种类，患者的口腔情况可能比较复杂，或者患者可能有很高的美学要求，此类修复体所需要的医技交流内容会相对复杂一些，一般包括以下内容：

1. 瓷修复类型及结构　需要明确患者选择的瓷修复种类是烤瓷熔附金属修复还是全瓷修复；如选择烤瓷熔附金属修复，则须明确选择何种金属合金作基底冠，金瓷结合线的位置如何放置；如为全瓷修复，则须明确选择何种全瓷类型，是铸瓷修复还是氧化锆全瓷修复，是采用双层（bilayered）瓷结构修复还是单层（monolithic）瓷结构修复。

2. 比色及美学特殊要求　医师在临床进行比色后，应将选择的色卡号标注在设计单上；对于牙色表现特殊的病例，还应采取分区比色的方式，并在设计单上标注牙面不同分区的比色结果。对于美学要求高的病例，对牙齿的半透明特征、表面特征色、表面质地、磨耗程度、笑线高低等也应加以标注，以便技师能准确地制作。必要时，还可附上患者的牙齿照片；所提供的牙齿照片在拍摄时应在对应牙齿旁放置与牙齿颜色近似的比色卡，并要求将比色卡的色码同时投照在照片中，以供技师参考。

3. 咬合记录　对于咬合关系不稳定的病例，医师应随模型附上咬合记录，以便于技师按照患者口内的咬合情况进行制作。

4. 特殊病例　有些特殊的病例，医师还需要注明边缘位置、桥体形态等内容。

5. 检查及反馈　技师在接到模型后应检查模型，以判断预备量是否足够、预备体有无倒凹、边缘是否清晰、咬合记录是否准确、修复种类及比色标注是否明确，如有问题需要及时反馈给临床医师。

二、可摘局部义齿修复医技交流的特点和内容

对牙列缺损进行可摘局部义齿修复的病例，医技交流的内容包括以下几个方面：

1. 修复种类　明确是选择铸造支架式局部义齿还是胶连式局部义齿；选择什么种类的金属合金制作铸造支架式局部义齿也需要明确。

2. 修复设计　主要通过设计图来反映。设计图的画法要规范，义齿的各部分结构要清晰明确，必要时需要加上文字说明或标注。

3. 人工牙齿的颜色和形态　为了满足患者的要求，提高修复体质量，很多人工牙都有不同的颜色与形状供选择，修复时医师需要标注出合适的人工牙型号和比色。

4. 咬合记录　如为游离端缺失或其他咬合不稳定的情况，需要医师附上稳定的咬合记录；前牙缺失较多时，咬合记录还应记录合适的前牙丰满度、标志线、𬌗平面等；当上下颌牙齿对合不佳时，咬合记录还应记录合适的垂直距离和正中关系位。

5. 检查及反馈　技师在接到模型后应检查模型，以判断牙体预备量是否足够、基牙及余留牙有无过大倒凹、设计图是否明确、咬合记录是否准确、修复种类及人工牙颜色和形态标注是否明确，如有问题需要反馈给临床医师。

三、全口义齿修复医技交流的特点和内容

全口义齿制作时医技交流的内容包括以下几个方面：

1. 全口义齿𬌗型和基托种类　全口义齿的人工牙有不同的𬌗型，既有传统𬌗型，也有不同种类的改良𬌗型，需要医师在设计单上标注出来；另外，医师还需要标注出全口义齿基托种类，是树脂基托还是铸造基托，如为铸造基托，还需要标注出铸造合金的种类、铸造基托的范围等内容。

2. 人工牙的颜色和形态　医师需要标注出与患者脸部肤色及外形协调的人工牙颜色及型号。

3. 咬合记录　医师需要随模型附上患者的咬合记录；咬合记录要求稳定，清晰记录𬌗平面、垂直距离、正中关系位、前牙丰满度、标志线等。

4. 检查及反馈　技师在接到模型后，应检查模型的范围是否足够进行制作，还需要检查上述医嘱是否明确，咬合记录是否稳定和恰当，如有不足，需及时与医师沟通。

四、种植修复医技交流的特点和内容

种植义齿既可能是种植体支持/固位的单冠、固定桥，也可能是种植体固位/支持的覆盖义齿，情况比较复杂，需要沟通的内容非常多，除上述各类修复体需要沟通的内容以外，还需要交流沟通种植义齿的特殊内容，包括：

1. 种植系统的名称和种植体的型号、直径，种植体的穿龈高度等应分别标注。
2. 由于种植修复是较复杂的修复类型，往往涉及多个流程。因此，医师和技师在每个流程的转接过程中都要对需要特殊注意的内容加以额外标注和说明。

五、特殊修复医技交流的特点和内容

除了以上所述的修复类型之外，口腔修复中还存在许多特殊的修复种类，如精密附着体修复、颌面缺损修复、颞下颌关节紊乱病的修复治疗、牙周病的修复治疗等。由于这些修复种类各有独特的要求，其医技交流的特点和内容将在各自的章节中加以叙述。

第三节　修复体设计单或工作授权书
Written Instruction or Work Authorization

一、修复体设计单或工作授权书概述

修复体设计单（简称设计单，又称义齿加工设计单、义齿设计卡、技工设计单等）（图 2-1）是医师给技师的书面指示（written instruction）。同时，它还有工作授权书（work authorization）的职能，兼有技工室（修复制作中心或义齿加工中心等）订单（dental laboratory work order, dental lab prescription）的功能；在一定程度上，设计单可帮助医师监督和指导技师的制作工作。修复体设计单具有合同文件性质，需要医师和技师规范填写、认真核对并保存。

修复体设计单是一种有效的、常见的医技交流方式。在一定程度上，好的修复体设计单有利于保证修复治疗的质量。因此，良好的设计单应该具备以下几项功能：

1. 为技师制作提供清晰、明确的指示和指导，并利于医师和技师之间的交流。
2. 设计单可作为保证修复体质量的证据和要求。
3. 设计单利于清晰划分医师和技师的责任，可用于保护医技双方的利益，在医技双方发生纠纷时，可作为证据文件。
4. 设计单可为患者提供保护，防止非法行医。

二、修复体设计单或工作授权书表达的信息

在修复体的制作过程中，通过修复体设计单进行的医技交流方式最为常见。这就要求设计单能够准确地反映患者的情况、医师的设计和要求以及技师的意见或建议。一般来说，设计单应能够表达如下信息：

1. 义齿加工单位的信息　包括义齿加工单位的名称、地址、电话、联系人等基本信息，这些信息能方便义齿加工委托单位及委托人（口腔修复门诊及医师）顺利地联系到义齿加工单位和联系人，以在必要时方便传达自己的意见。

2. 义齿加工委托单位和委托人（口腔修复门诊及医师）的信息　包括单位名称、电话及医师的姓名与电话，以方便技师与医师联系。

3. 患者的一般信息　这些信息包括患者的姓名、性别、年龄、电话及脸型、牙型等。

4. 患者口腔内缺失牙齿和组织的信息　这一部分在设计单的设计部分得到体现。

5. 医师的设计要求　这一部分体现在医师的设计图及医嘱中。一般来讲，设计单上都印有牙列图，医师的设计是画在牙列图上的。对缺失牙齿、不同的修复种类及修复部件的表

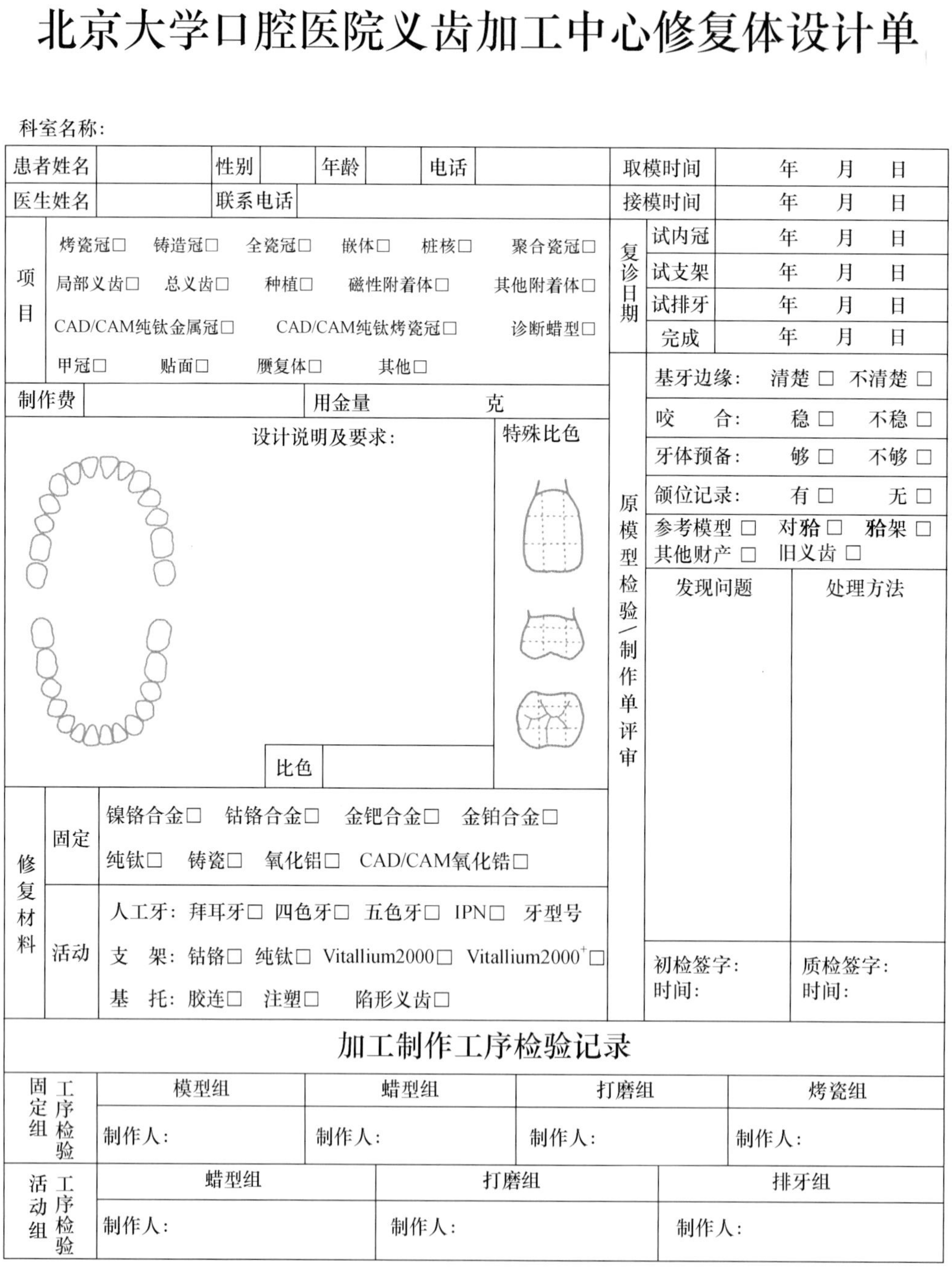

北京大学口腔医院义齿加工中心修复体设计单

科室名称:

患者姓名　性别　年龄　电话　取模时间　年　月　日

医生姓名　联系电话　接模时间　年　月　日

项目：烤瓷冠□　铸造冠□　全瓷冠□　嵌体□　桩核□　聚合瓷冠□　局部义齿□　总义齿□　种植□　磁性附着体□　其他附着体□　CAD/CAM纯钛金属冠□　CAD/CAM纯钛烤瓷冠□　诊断蜡型□　甲冠□　贴面□　赝复体□　其他□

复诊日期：试内冠　年　月　日；试支架　年　月　日；试排牙　年　月　日；完成　年　月　日

制作费　用金量　克

设计说明及要求:　特殊比色　比色

原模型检验/制作单评审：基牙边缘: 清楚□ 不清楚□；咬　合: 稳□ 不稳□；牙体预备: 够□ 不够□；颌位记录: 有□ 无□；参考模型□ 对殆□ 殆架□ 其他财产□ 旧义齿□；发现问题　处理方法；初检签字: 时间:　质检签字: 时间:

修复材料：
固定：镍铬合金□　钴铬合金□　金钯合金□　金铂合金□　纯钛□　铸瓷□　氧化铝□　CAD/CAM氧化锆□
活动：人工牙: 拜耳牙□　四色牙□　五色牙□　IPN□　牙型号；支　架: 钴铬□　纯钛□　Vitallium2000□　Vitallium2000+□；基　托: 胶连□　注塑□　陷形义齿□

加工制作工序检验记录

固定组工序检验：模型组 制作人:　蜡型组 制作人:　打磨组 制作人:　烤瓷组 制作人:

活动组工序检验：蜡型组 制作人:　打磨组 制作人:　排牙组 制作人:

图 2-1　修复体设计单（样例）

述，目前虽没有明确的条文规定，但医技双方有一些行业内约定俗成的表述法，基本上是不会发生误解的，但遇有特殊的设计，医师须在图上附以文字说明，必要时医师还应在设计单的医嘱位置写上对修复体设计的说明和详细要求，包括选择牙齿的颜色与形状、特殊的桥体设计类型、特殊的金瓷结合线位置等。另外，设计单应提供修复项目和使用材料栏，以便医师选择、勾画。

6. 修复体完成的时间及费用　设计单上应留有写明修复体完成时间的位置，医师将修复体计划完成的时间记录在这里。一般来说，修复体的完成时间需要比患者来院复诊时间至少提前一天，以保证患者来院时修复体已经完成并存放于修复门诊，以不耽误患者试戴修复体。另外，医师也要清楚地填写修复体的制作费用，以便合理体现委托加工的劳动报酬。

7. 列明随模型附带的其他物品的清单　有时，医师及门诊在将模型送到义齿加工部门时，还会附上患者的咬合记录、照片、附着体、种植基台、患者的旧义齿等，设计单上专门保留位置以方便医师记录附带物品，方便模型及修复体的交接人员逐一核对，避免发生差错。

8. 质量控制　体现过程质量的检查并列出质量审核人。

9. 技师的建议及提醒　当义齿加工部门收到消毒的模型后，会检查模型是否规范、清晰，核对附带的咬合记录是否准确、附带品是否无误等；接受工作的技师也会再次检查这些内容；此外，还会查看设计是否合理、模型上的牙体预备体是否清晰无误。在制作过程中也可能会出现新的问题，技师有义务将制作过程中出现的疑问或问题形成建议和提醒记录在设计单上的指定位置，以供临床医师参考。

10. 修复体制作的技师姓名　为便于义齿加工委托单位和委托人（口腔修复门诊及医师）与技师沟通，也便于将修复体制作责任落实到技师身上、控制修复体质量，修复体制作的技师姓名也要标注在设计单上。

11. 设计单的形式　应该利于医师和技师保留副本，利于区别原件和复写件。

总之，修复体设计单不仅具有工作指示功能，还具有医技交流的功能，医技双方要充分使用好设计单的这些功能，共同制作出适合于患者并让其满意的修复体。

进展与趋势

口腔修复的成功依赖于医师与技师之间良好的交流与合作。即双方共同的努力、协同和配合是实现成功修复的基础，同时保证口腔修复的长期成功又是口腔修复医师和技师共同的努力目标和相互依存的根本保证。随着口腔修复学、口腔修复工艺学的进一步发展，学科之间的独立分工会更加明确，医师和技师的责任及义务也会更加明晰，但相互依存的程度不会因为学科的进一步独立而减弱。学科的分工和医技之间责任的进一步明晰对医技交流提出了更高的要求。医技双方应充分认识和利用修复体设计单的交流功能，也要注重在修复诊断、设计阶段的医技交流，技师的提前参与将促进修复质量的提高。未来，异地义齿加工的模式会越来越常见，医技交流的方式将更依赖远程的交流模式，如电话、网络等交流方式；但未来的科技发展会促进医技交流方式的进一步改善，网络传递患者的数字化信息将进一步提高医技交流的质量。但不可否认的是，因为面对面的医技交流是目前最能准确传递信息的交流方式，在各类精品修复、多学科复杂病例修复、美学修复中仍然具有重要的价值。总之，未来的医技交流方式更加注重交互式交流，更加注重修复诊断、设计早期的交流，更加注重双方平等的合作关系，医技双方将在"为患者服务""提高医疗质量"的共同目标下获得双赢。

小　结

本章讲述了医技交流的目的、重要性、类别、方式和医技交流技巧，介绍了医技双方的责任和义务，并对不同类型修复体的医技交流内容、修复体设计单以及医技交流的未来发展趋势进行了详细的阐述。口腔修复是一个医技合作才能完成的工作，只有双方通力合作，才会使修复获得长期的成功，最终使患者受益。

Summary

This chapter focused on the knowledge regarding the communication between prosthodontists and technicians. The objectives, importance, classification, methods, and attention items of communication between prosthodontists and technicians were fully described. The responsibilities of prosthodontists and technicians were respectively introduced and fulfilling the respective responsibilities of both sides will facilitate the communication. In this chapter, the work authorization, the developing trends of prosthodontist-technician communication were detailedly discussed as well. A successful prosthodontic treatment or oral rehabilitation is based on the mutual, frank, and impartial communication between prosthodontists and technicians. The smooth prosthodontist-technician collaboration will ensure the long-term success of prostheses.

Definition and Terminology

口腔修复体（stomatological prosthesis or dental prosthesis）：Prosthesis is an artificial body part, such as a leg, a heart, or a breast implant. The stomatological prosthesis or dental prosthesis is an artificial replacement used to restore the defected teeth, lost teeth, damaged or lost jaws, and defected maxillofacial organs.

口腔修复技师（prosthodontic technician）：Prosthodontic technician is an important part of the prosthodontic care team. They work cooperatively with prosthodontists by following detailed written instructions and using with dental materials to manufacture prostheses such as crowns, veneers, fixed bridges, removable partial dentures, complete dentures, implant dentures, and maxillofacial prostheses that replace damaged or missing teeth, and restore the damaged maxillofacial organs and tissues.

修复工艺操作过程（prosthetic laboratory procedures）：The manufacturing steps for a dental prosthesis that do not require the presence of the patient for their completion.

（周永胜　佟　岱）

第三章　口腔修复工艺的常用设备与器械

Equipments and Instruments for Dental Technology

口腔设备与器械（或工具）是医疗技术装备中的组成部分，在国际上称为牙科设备与器械，可分为口腔修复设备、口腔颌面外科设备、口腔影像成像设备等。本章所介绍的口腔修复工艺设备与器械是口腔修复设备与器械中重要的组成部分。通常将比较简单、以手工直接操作的工具称为"器械"（instrument），而将结构功能比较复杂、借助电气动力工作的机器称为"设备"（equipment）。在口腔修复体加工中，两者之间没有截然的分界线，往往交替、互补使用。在很多情况下，设备的开发是为了更好地控制加工精度、提高效率、减轻劳动强度、保护和防止对技师的各种伤害，而器械的使用更多的是为了弥补现代化设备的不足、满足各种特殊需要、体现义齿个性化的特点。

第一节　口腔修复工艺的常用设备与使用
Equipments and Their Usage in Dental Technology

口腔修复工艺学技术包括模型翻制与灌注技术、模型观测技术、蜡型制作技术、包埋与铸造技术、打磨抛光与研磨技术、烤瓷技术、排牙技术、焊接技术和数字化加工技术等。口腔修复工艺学的常用设备是与这些技术密不可分的，用于制作和加工各类修复体。按其加工特点与制作工艺的过程可分为：成模设备、胶连聚合设备、金属铸造设备、瓷修复设备、打磨抛光设备以及修复体数字化加工设备等。

一、口腔修复工艺常用设备的特点

口腔修复工艺学是一门关于口腔修复体的设计、制作的学科，它的主要任务是完成各类义齿在制作时的设计与加工，这就决定了这项工作具有连续性与精确性的特点。因此，用于义齿设计和加工的设备必须满足安全、稳定、精密、环保等工作特点。另外，口腔修复工艺学所使用的设备品种多样，多数具有旋转、高温、精密切削，以及附带有正负压力等使用特点，所以这些设备在工作时常有耗能高、产热高与噪声较大等现象。因此，需要设备生产企业能不断地研制开发出环保节能性更高、安全性能更高、稳定性更高以及操作更简便、效率更高的设备，同时也希望义齿生产部门要多考虑从业人员的安全与健康，为广大技师提供更好的工作环境和条件。

二、口腔修复工艺常用设备的分类与使用特点

（一）成模设备

1. 琼脂复模机（agar mixer） 又称为琼脂搅拌机（图3-1），用于复制石膏模型及耐火材料模型。琼脂搅拌机由温度控制系统和电动搅拌系统构成，主要装置包括琼脂锅、加热线圈、温控表、浇铸口、电源开关（红色）、低温保温开关（蓝色）、解冻搅拌开关（绿色）等。

琼脂复模机的工作形式可分为四个状态：解冻状态、加热搅拌状态、风扇降温状态及保温循环状态。其整个程序完成需要3～4 h。琼脂搅拌机的使用特点是，要求每次应放入足量的琼脂材料（一般不少于3 kg），否则会产生糊锅现象。琼脂复模机在开始加热时，首先将一部分切成小碎块的琼脂固体块放入锅内，待锅内琼脂开始液化后再陆续、分次加足材料。琼脂搅拌机加热上限一般定为93℃左右，当机器达到预设温度后风扇自动启动开始降温。当琼脂温度下降至45℃左右时，琼脂搅拌机进入恒温循环状态，此时将复制模型型盒上部开口对准浇注口，启动开关后流动的液态琼脂缓慢灌注入型盒内。水平静置约1 h后，可打开型盒并取出模型形成琼脂的阴模，此时可根据需要及时灌注耐火材料或其他材料。

使用琼脂复模机必须严格按说明书规定的方法进行操作才能保证复制模型的准确性。另外，琼脂复模机属于电源加温式医疗器械，应注意防电、防烫，复制模型要防止杂质的混入，每次使用后的琼脂复模机和琼脂材料应清洁干净，琼脂块密封后放入冰箱内低温保存，并要定期更换。同时，还要特别注意翻制材料分为两种：耐火材料和石膏材料，两者之间不能混用。

2. 硅橡胶复模机（silicone duplicating unit） 用于复制各种模型。硅橡胶复模与用琼脂材料复模相比具有简便、省时、更精准及阴模保持期长、可在一定时间内反复多次复制模型的特点。但是由于硅橡胶材料价格较高，更多在制作具有高附加值的义齿时使用。

硅橡胶复模机（图3-2）的结构一般由硅橡胶容器装置、真空泵系统、混合搅拌浇注系统组成。其使用方法较为简单，首先将模型置于特定的型盒中，然后启动浇注开关，硅橡胶经搅拌均匀充分混合后注入型盒中。复模型盒静置约1 h后硅橡胶凝固，脱模后即可灌注模型材料进行复模。硅橡胶复模机的使用与维护保养特别要注意浇铸口区域的卫生与清洁，以免堵塞或杂质的混入。

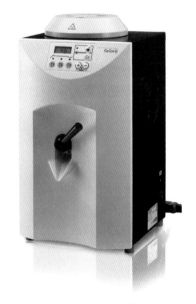

图3-1　琼脂复膜机

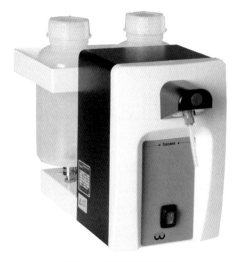

图3-2　硅橡胶复模机

3. 真空搅拌机（vacuum mixer）　用于耐高温包埋材料和石膏材料的搅拌与混合，混合物在真空状态下可进行充分搅拌，并能防止气泡混入，以保证用石膏灌注的模型或包埋材料包埋的铸件的精密度。

真空搅拌机的结构主要由真空发生器、搅拌器、程序控制模块等部件组成（图3-3）。其使用方法是：打开电源开关，首先设定搅拌时间和抽真空时间，然后按比例取出粉和液依次放入搅拌罐中。经过手动搅拌 15 ～ 30 秒后将搅拌罐与真空搅拌机连接。先启动搅拌时间器，再启动真空时间器（真空度在 10 秒内可升至 0.7 MPa，搅拌器在 3 秒后达到高速转动），通常设定的时间为 1 分钟，取下搅拌罐后可进行灌注工作。真空搅拌机的使用与保养要注意：根据搅拌材料的数量多少来选择搅拌罐的型号，注意搅拌罐装的混合物不宜超过标志线。另外手动搅拌要充分，不能有干粉存在，以免抽真空时造成真空吸管道的堵塞；要定期清洁真空管的过滤丝网；为了确保材料的纯净度，每一种工艺材料要使用单独的搅拌罐。

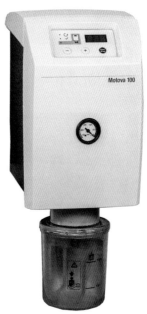

图 3-3　真空搅拌机

4. 模型修整机（model trimmer）　又称模型打磨机（图3-4），是技工室修整模型的专用设备。该机器分为湿性、干性和干湿两用模型修整机型，以湿性模型修整机最常用。模型修整机的结构主要由电动机和传动部分、供水系统、砂盘及模型放置台四个部分组成，其外壳通常为铝合金材料。

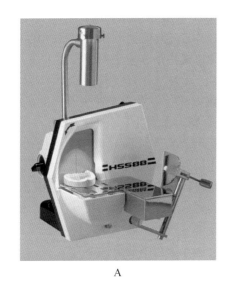
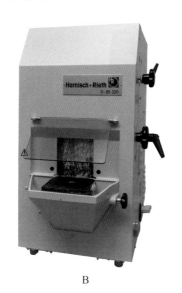

A

B

图 3-4　模型修整机

A. 干湿两用石膏模型修整机；**B.** 干磨机

当模型修整机接通电源后，电动机转动并带动砂轮运转，供水系统同步启动，自来水喷射到转动的砂轮上起到清理和降温的作用。操作时要用手把持住模型并置于模型台上，当模型与转动的砂盘接触后，达到修整模型形状的目的。模型修整机在使用过程中应注意：使用前应检查砂盘有无松动、裂痕或破损；湿磨时在未通水源前不能使用；待砂盘运转平稳后，再进行模型的修整；操作时切勿用力过大，以免损坏砂轮和模型；在修整耐火材模型时需要使用专用的砂盘。

5. 模型舌侧修整机（model arch trimmer for inner side）　用于固定义齿模型制作中模型舌侧的修整，以获得标准的宽度，便于插钉和分割模型等后续工作（图3-5）。

6. 模型切割机（model sectioning machine）　适用于石膏、包埋材料及塑料的精确切割，并且针对任意一种材料都可以选择和控制与之相适宜的切片类型与转速，以确保高效、精准的切割效果。模型切割机一般由主机和调节轴、激光装置、模型工作台、切割片、照明系统、吸尘装置等组成，是一种具有高切割功效的电锯（图3-6）。模型切割机具有操作安全可靠，环境污染小，锯面光滑，加工方便、准确等特点。一般锯口只有0.2 mm宽，锯片为烧结的金刚石材料，并具有吸尘设备接口，可改善工作环境，同时还设有灯光照明。

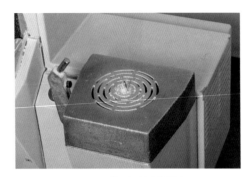

图3-5　模型舌侧修整机

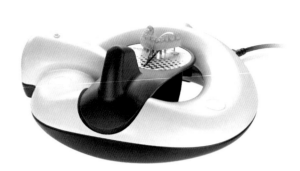

图3-6　模型切割机

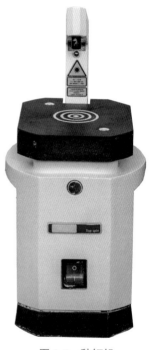

图3-7　种钉机

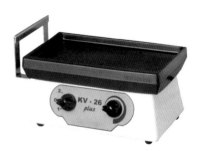

图3-8　振荡器

模型切割机在使用过程中应注意：必须严格遵照厂家提供的使用说明进行操作，切割机在安装和使用时必须保证机器处于水平位置，并且有足够的稳定支撑；切割模型前要确认切割盘是否固定，并注意对手、眼睛的保护。

7. 种钉机（laser drill machine） 又称可卸式代型打孔机（图3-7），是制作固定义齿模型可卸式代型时在石膏模型上打孔的专用设备。种钉机由激光发生器、模型工作台、打孔系统等部分组成。

种钉机的使用方法：打开激光发生器和电机的电源开关，将工作模型置于模型工作台上，此时激光束在基牙面形成光斑。在使用种钉机时，首先使激光束与需要打孔的位置重合，然后双手轻按工作模型使工作台面向下发生移动，并保持相对位置不变，与此同时电机也开始启动，当模型工作台向下不能再移动时，磨头即完成对工作模型的打孔工作，整个过程通常只需要1～2秒。种钉机的日常维护与保养应注意定期卸下工作台板清除内部石膏碎渣；定期更换钻头。

8. 振荡器 是灌注模型和包埋铸圈时使用的专用设备（图3-8）。振荡器主要由主机、振动盘、振动幅度调节装置等构成。在灌注模型或包埋时，通过振荡器的振动促使模型材料或包埋材料顺利、逐步灌入并排除气泡，达到理想的灌注效果。

9. 压力器 又称致密压力器。压力器是在铸圈包埋和翻制模型时使用的加压设备，其目的是增加灌注材料的致密度、减少气泡的产生。压力器的使用方法：将刚刚包埋完成的铸圈或灌注完成的阴模放入压力器中，在2.5个大气压的条件下保持5～10分钟后取出。

（二）赋型设备

1. 浸蜡器（wax dipping pot） 又称沾蜡器（图3-9），主要是制作固定义齿基底冠蜡型时使用的专用设备。在浸蜡器的盛蜡池中装有专用的底层冠蜡材料，可通过电位器对盛蜡池的工作温度进行调节，从而获得精确的温度控制。其温度一般设置为 90℃，通常基底冠的整个沾蜡过程在几秒钟内完成，并可获得精确的底层冠蜡型厚度，一般在 0.3～0.5 mm。采用这种材料和方法制作的基底冠具有操作方便、省时省力的特点；采用此法制作的蜡型具有收缩小、致密度强、蜡型厚度更易控制等优点。

2. 蜡池（waxing cup） 主要在可摘局部义齿制作时使用（图 3-10）。根据需要通过电热加温装置调节蜡池中蜡材料的温度，以方便蜡型的堆积和塑形的操作，缩短操作时间。

3. 电热滴蜡器（electric wax carving pen） 常在冠桥蜡型和铸造支架蜡型制作中使用，主要用于蜡型的堆积、熨平的操作，具有减轻技师劳动强度、省时省力的特点。电热滴蜡器有不同的粗度和长度，呈流线型，其末端逐渐变细并具有一定的弯曲度（图 3-11）。

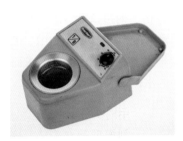

图 3-9 浸蜡器

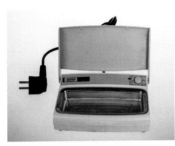

图 3-10 蜡池

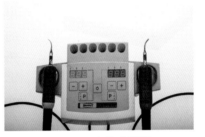

图 3-11 电热滴蜡器

4. 电热蜡勺（electric wax spatula） 又称为烫蜡器（图 3-12），常在排牙和制作基托蜡型等工序中使用。主要用于蜡型材料的软化、堆积、塑形、熨平等操作。

5. 电磁波加热器 当金属器械进入电磁波加热器的凹型开口内时，通过电磁感应产生电磁波，使金属器械达到加热的目的。

6. 吹风机 利用吹风机对修复体或材料表面进行处理，使其达到加热、烘干、脱水的目的。

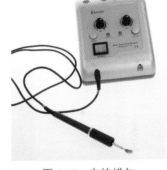

图 3-12 电热蜡勺

（三）胶连聚合设备

1. 冲蜡机（wax scalding unit） 主要作用是利用电加热，以沸水形式加热型盒并去除蜡质，获得干净的型腔或模型（图 3-13）。冲蜡机主要由加热装置、压力泵、喷淋装置以及温控器组成。冲蜡机具有两种使用功能：其一，可控制水浴温度和时间软化蜡质使型盒顺利打开；其二，可采用手动、自动喷淋方法去除型盒及模型上的蜡质，有的冲蜡机还具有型盒加热（树脂成型）功能。

冲蜡机中的热水可通过循环泵经过滤后重复使用，达到省时、节能的效果。冲蜡机在使用前应检查水箱内循环水的水位及其清洁度，并定期清洁内

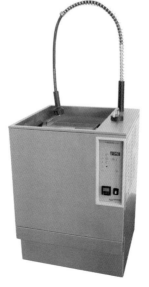
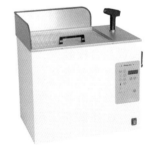

图 3-13 冲蜡机

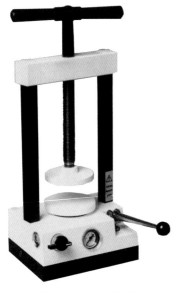

图 3-14　型盒压力器

部。进行冲蜡操作时应避免烫伤，佩戴橡胶手套。

2. 型盒压力器　又称为型盒压榨机（图 3-14），是制作可摘义齿时在型盒装胶后用于充分压迫及固定型盒的机械。主要类型包括人工螺旋加压式、油压式和电机式型盒压榨器。其使用方法是将装胶完成后的型盒放在压榨器上，当机器逐渐加压后，多余的树脂即从型盒上下的接触面缝隙中挤出，使塑料义齿达到相应制作要求与精度。

3. 加热聚合机（heat curing unit）　又称煮盒机（图 3-15），是采用电加热的原理对装胶完成后型盒内的甲基丙烯酸树脂进行热处理，完成树脂聚合、成型的一种机器，主要由加热装置、温度控制装置两大部分组成。加热聚合机可分为水浴加热聚合机和电加热聚合机，目前多采用水浴加热的加热聚合机，通过这种方法聚合后的树脂理化指标更趋于稳定、韧性强、颜色更均匀、更加耐用。加热聚合机在使用时温度和时间的控制要根据各种树脂的不同要求而定。另外，采用水浴加热方法时水箱内的水位要高于型盒。

4. 光固化树脂聚合机（light curing unit）　通过光导纤维管输出均匀的、波长为 380～500 nm 的无闪烁光，使各种光敏复合树脂、瓷聚合体迅速被固化，形成树脂牙和树脂基托（图 3-16）。

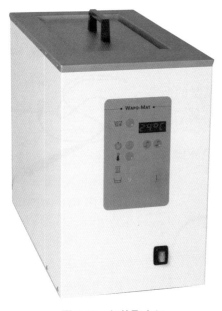

图 3-15　加热聚合机

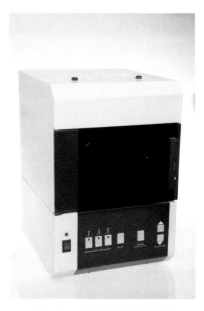

图 3-16　光固化树脂聚合机

5. 注塑设备（injection equipments）　包括树脂调拌机和注塑机（图 3-17）。树脂调拌机又称摇胶机，它的作用是将树脂材料充分混合、调拌、均匀塑化成熔融状态。注塑机包括注射装置与合模装置，它采用高压注射装置将树脂材料注入密闭的型盒中，经热处理后形成全口或局部义齿的基托；合模装置为型盒提供足够的合模力，以防止在压力的作用下被打开。注塑机还配有压力表，保证在标准 6 个大气压的条件下完成注胶和树脂的聚合。

6. 压膜机　用于制作各种厚度骀垫，以保护颞下颌关节和防止夜磨牙对牙齿造成的伤害（图 3-18）。目前压膜机在义齿的美白、正畸和种植义齿的制作中也有广泛的应用。

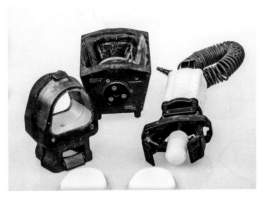

图 3-17 注塑设备

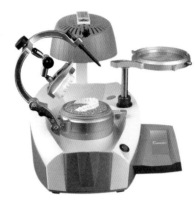

图 3-18 压膜机

7. 隐形义齿压注设备 又称为隐形义齿注塑设备（图 3-19），是可摘局部义齿中制作隐形义齿的专用设备。隐形义齿压注设备包括压注器、材料处理炉、型盒加热灯和专用型盒四个部分。在隐形义齿材料压注前，首先将上下型盒打开，设置好温度和时间后使用型盒加热灯对其进行加热，待材料处理炉将注塑材料和金属压注管同时加热完成后，关闭并锁死型盒，使用压注器将树脂注入型盒内，并持续加压 1 分钟，待树脂冷却后取出隐形义齿。

（四）熔模除蜡设备

熔模除蜡设备（preheating furnace）又称为预热炉、茂福炉、箱型电阻炉或电烤箱（图 3-20）。熔模除蜡设备由炉体、炉膛和发热元件组成，主要用于铸圈的加温。熔模除蜡设备的温度控制系统有温度指示、定温调节、热电偶和电源四部分组成。温度控制器能在 0 ~ 1000℃范围内进行调节，从而达到控制温度的目的。功能先进的熔模除蜡设备由电脑程序控制，可在液晶显示屏上显示温度及时间。有些熔模除蜡设备设有排烟和蜡烟处理装置，有利于节能和环保。

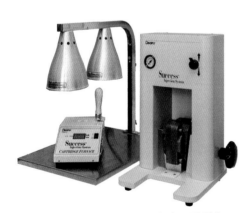

图 3-19 隐形义齿压注设备

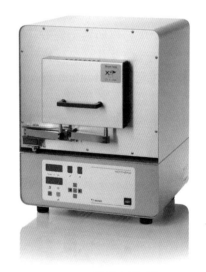

图 3-20 熔模除蜡设备

（五）铸造设备

1. 离心铸造机（centrifuge casting machine） 是口腔修复科常用的精密铸造设备，可分为高频离心铸造机和中频离心铸造机（图 3-21）。主要用于各类齿科用高熔合金，如钴铬合金、镍铬合金的熔化与铸造，以获得各类铸造支架、冠桥和嵌体。离心铸造机的冷却系统可分为风冷式和水冷式两类。

离心铸造机主要由高频或中频的振荡装置、铸造室及滑台、箱体系统等部分组成，其外形

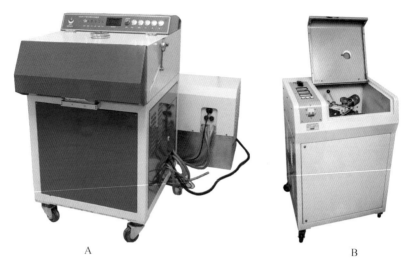

图 3-21　离心铸造机

A. 中频离心铸造机；**B.** 高频离心铸造机

可分为柜式机和台式机两种。在使用时应保持设备清洁和干燥，每次铸造后铸造仓内必须清扫干净，不准存放任何工具和杂物。

2. 真空压力铸造机（vacuum casting machine）　是一种新型的铸造机，它由计算机控制，可自动或手动完成各种齿科用中熔或高熔合金的铸造（图 3-22）。根据熔金和铸造的原理，可将真空加压铸造机分为直流电弧加热离心铸造机和高频加热加压吸引铸造机。真空压力铸造机在真空加压下完成合金的熔化和铸造，使用真空压力铸造机的铸件理化性能更稳定、铸件质量更高。

真空压力铸造机的安放位置应与周围物体有一定的距离，以利于设备的通风。每次使用前应检查真空度，以防铸造失败；铸造仓内若有残渣，须完全清除；每周须检查熔圈的冷却片、熔圈的带状线缆及其终端。

3. 钛铸造机（titanium casting unit）　主要由旋转体、动力部分、供电系统、真空系统、氩气系统及电控系统组成（图 3-23）。其工作原理是在真空环境和氩气保护下，直流电弧对坩埚中的金属加热使之熔融，然后借助铸造压力使熔融的金属充满铸腔完成铸造。铸造机在使用时要注意及时修正或更换电弧电极，调整和清洗坩埚；注意氩气瓶的压力，及时更换氩气瓶；铸腔内的耐热密封垫圈若损坏，应及时更换；要经常检查过滤器是否清洁，及时清扫旋转槽内异物。另外，金属钛具有优越的生物相容性、耐腐蚀性、良好的机械性能、密度小、价格低等

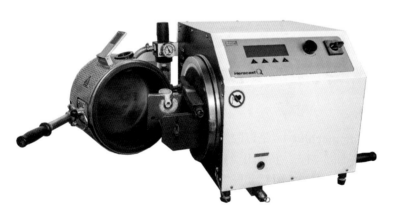

图 3-22　真空压力铸造机

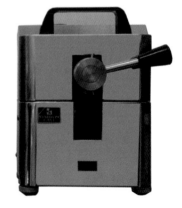

图 3-23　钛铸造机

优点，是一种理想的口腔修复材料。但是由于钛金属的熔点高、在高温下化学性能活泼、极易被氧化，而且熔化后的钛液流动性差、惯性小，会导致金属钛铸造性能不良。

4. 铸瓷炉 是适用于铸造瓷块的全瓷修复设备，可完成全瓷冠、桥及瓷贴面的铸造成形（图3-24）。该机铸造的陶瓷修复体具有牙体密合度好、硬度、透明度、折光率与釉质类似的优点，完全达到了全瓷修复体在物理学和美学上的要求。

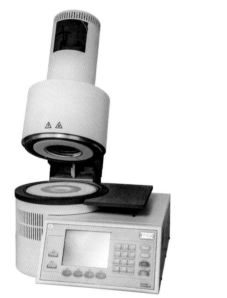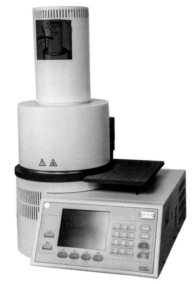

图 3-24 铸瓷炉

铸瓷炉的结构主要有瓷炉基座、铸瓷室、炉盖、彩色触摸屏、压力装置、控制系统、温度自测装置、冷却装置、真空泵等。其操作方法是：首先选择所需的程序，然后打开瓷炉罩，将预热好的铸圈、瓷块用推杆装入炉腔，按开始键后程序自动进行，当程序完成后炉盖自动打开并伴有提示音。有的铸瓷炉设备兼顾铸瓷与烤瓷功能。

在铸瓷炉工作过程中注意不能碰铸瓷杆，不要将任何物品放在炉盖上。通风口应随时保持干净并无障碍，炉盖的通风装置不能受到任何阻碍，否则会导致铸瓷炉过热。每天在使用设备前，要用柔软的干布清洁石制衬圈、炉盖的密封圈和瓷炉基座以保持设备清洁，经常清理炉腔杂物，保持炉腔干净，便于材料烧结，并定期检查瓷炉温度。

（六）喷砂设备

喷砂抛光机（sand blaster）简称喷砂机（图3-25），通常与吸尘设备配套使用，该机主要用于清除口腔修复体铸件表面的残留物，使其达到光洁和清洁的目的（物理抛光）。喷砂机通常分为手动、自动和笔式喷砂机三种类型。口腔专业用喷砂抛光机通常都是干式喷砂机；由一般结构系统、介质动力系统、管路系统、除尘系统、控制系统和辅助系统等组成；主要部件包括滤清器、调压阀、电磁阀、压力表、喷嘴、吸砂管、转篮、定时器和工作仓等。

喷砂抛光机外形是一箱体结构，工作仓与外界呈密封状态，防止粉尘外溢，排气口设有过滤布袋，使排出的空气洁净。箱体内工作仓有照明灯，在箱体正面设有可视玻璃窗，可以通过窗口观察工作仓内的喷砂情况。喷砂抛光机在使用时需要严格控制喷砂时间、喷砂压力和喷砂距离等，同时还应注意对铸件薄弱区域的保护。使用喷砂机过程中产生的噪声与粉尘，应采取必要的防护措施，喷砂抛光机通常与吸尘装置设计呈联动状态，以保证工作环境的清洁。手动型和自动型喷砂机所使用的喷砂材料可进行循环使用；为了避免对铸件表面的重复污染，笔式型的喷砂材料不做循环使用。喷砂机的具体使用方法如下：

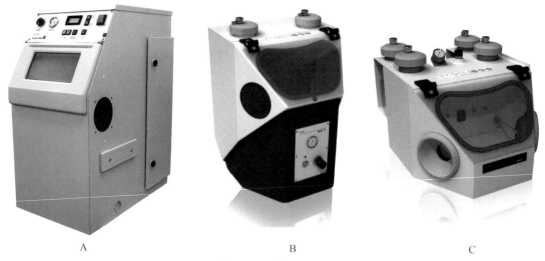

图 3-25　喷砂抛光机

A. 自动型喷砂机；**B.** 手动型喷砂机；**C.** 笔式喷砂机

1. 自动型喷砂机　可以同时对数个铸件进行喷砂（图 3-25A）。将铸件放入转篮后关闭喷砂室，设定喷砂时间，一般不能超过 20 分钟。喷嘴口一般正对着盛有铸件的转篮，通过转篮的转动完成对铸件表面的喷砂过程。采用此方法喷砂后的铸件，其表面通常会有未清除的包埋材或氧化膜，此时需要再使用手动型喷砂机进行定点清除。

2. 手动型喷砂机　喷嘴通常设置在喷砂室的正上方，喷砂时需双手佩戴橡胶手套握住铸件同时伸入喷砂室内。通常选用脚闸控制开关，通过玻璃视窗观察铸件的喷砂效果，随时选择喷砂位置以完成喷砂过程（图 3-25B）。

3. 笔试喷砂机　又分为单笔式、双笔式和多笔式喷砂机（图 3-25C）。笔式喷砂机属于相对精细的喷砂设备，使用时双手分别把持喷砂笔和铸件，可透过视窗口随时观察铸件表面的粗化、抛光处理，以及氧化膜、油脂、杂质的清理过程和程度。

（七）烤瓷设备

烤瓷设备又称瓷修复设备，主要是指用于制作各种烤瓷冠的烤瓷炉（porcelain furnace）。烤瓷炉的结构由炉腔、加热装置、电流调节装置、调温装置及真空调节装置五部分组成（图 3-26）。目前临床常用的烤瓷材料有两种，即熔点为 1090 ～ 1200℃的中温烤瓷材料和871 ～ 1066℃的低温烤瓷材料。使用烤瓷炉时烤瓷冠不能与炉腔内壁接触，否则会发生粘连，应尽量将烤瓷冠放在炉台的中央位置。烤瓷炉要保持清洁，最好保证在一个相对清洁的环境内进行，以避免杂质的混入；另外，还要定期对烤瓷炉进行除湿处理及使用程序、炉温、真空度

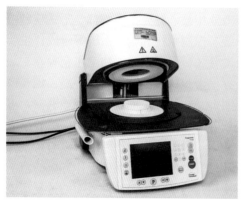
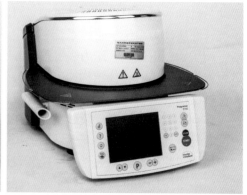

图 3-26　烤瓷炉

的校准。

（八）打磨抛光设备

打磨抛光设备是口腔修复工艺设备中的重要组成部分，主要用于修复体在加工过程中的一系列打磨、切削、抛光和清洗，使修复体满足各种生理要求和美观要求。

1. 技工用微型电机（laboratory handpiece） 又称技工用打磨手机，简称微型电机或打磨手机（图 3-27），它是口腔专业打磨抛光重要设备之一，也是技工室基本设备之一。该机具有体积小、转速高、噪声低、转动平稳可靠、携带方便等特点，其功能主要用于修复体的修整、打磨和抛光。技工用微型电机主要由微型电动机、打磨手机和电源控制器三部分组成。

技工用微型电机在使用时通常采用两种方法手持打磨手机，即笔握法（又称执笔法）和掌握法（又称掌拇指法）。技工用微型电机在使用前应检查机器的旋转方向和转速。旋转方向一般设定为正转（打磨工具为顺时针转动）；转速的设定与选择打磨工具的形状、大小和打磨对象有关。对于设有调速旋钮和转速液晶显示屏的微型电机，可直接根据打磨工具和打磨对象设置转速，例如：使用树脂切盘切割铸道时转速设定不超过 11 000 转 / 分；使用钨钢车针修整修复体形状时转速设定在 30 000 ～ 35 000 转 / 分；使用橡皮轮进行抛光时转速设定在 8000 ～ 10 000 转 / 分。技工用微型电机在使用时要掌握支点，打磨压力要适中。一般是左手持被打磨件、右手持打磨手机；从身体外侧向身体内侧用力。每次准备打磨时，要从低速开始，用力要均匀，且不宜用力过大。车针或砂轮杆若有弯曲切勿使用，因为即使微小的弯曲都会造成手机在高速旋转时产生剧烈抖动，既影响打磨工件的质量，也缩短轴承寿命，甚至对操作者造成伤害。使用较大直径的砂轮或切盘时一定要降低转速，避免针柄弯曲、砂片飞裂、破坏修复体、损坏机器或伤害工作人员等现象的发生。当砂轮有破损和裂纹时也不要使用，避免发生危险。

打磨工具要根据打磨对象进行选择，打磨工具车针柄粗度应符合国际标准（针柄直径为 2.35 mm），使用时打磨工具的车针柄要插到三瓣簧的底部，通常车针柄暴露在三瓣簧以外不超过 10 mm。

2. 金属切割打磨机（metal cutting polishing machine） 也是技工室的专用设备之一，主要用于铸件的切割和义齿的打磨、抛光等（图 3-28）。金属切割打磨机具有性能稳定、体积小、价格便宜及操作简便等特点，使用时一般配有吸尘装置。

金属切割打磨机在切割金属工件时，必须注意砂片的圆周速度，如砂片的圆周速度过快，则因离心力的作用易发生砂片的飞裂；在切割金属时不可用力过大或左右摆动，否则会导致砂片折断或破裂；另外，操作者不能直接面对旋转的砂片，一般要佩戴面屏或安装有机玻璃挡板，以免发生意外。

3. 气动涡轮手机 又称高速涡轮手机，俗称雕牙花机，多在固定义齿制作中做精细修整用（图 3-29）。气动涡轮手机的工作原理是利用压缩空气对风轮片施加推力，使其高速旋转，有的气动涡轮手机还设有喷水装置。

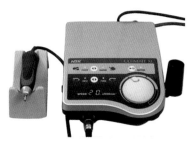

图 3-27　技工用微型电机

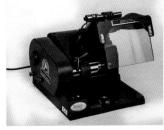

图 3-28　金属切割打磨机

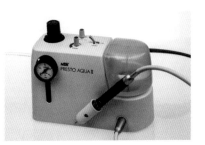

图 3-29　气动涡轮手机

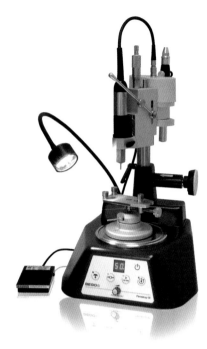

图 3-30　平行观测研磨仪

4. 平行观测研磨仪（parallel milling machine）　是对模型、蜡型、修复体进行观测、研磨、钻孔等操作时使用的设备（图 3-30）。

平行观测研磨仪由底座、垂直高度调节杆、水平移动臂、研磨机、模型观测台（云台）、工作照明灯控制系统及切削杂物盘等部件组成。一般的平行观测研磨仪具有以下功能：

（1）具有模型观测仪所有的功能。

（2）通过电磁阀可在底座上锁定模型观测台和水平臂的位置保持不动。

（3）可控制垂直高度调节杆在固定的垂直区域内做上下移动。

（4）在研磨机上安装各种磨头可进行套筒冠、带状卡环、种植义齿等研磨操作。

（5）在垂直高度调节杆上换各种夹持器时可安装各类附着体装置。

5. 超声清洗机（ultrasonic cleaner）　即超声波清洗机，又称超声振荡器，是利用超声波空化冲击效应，对小型器械、口腔修复体、特别是具有复杂几何图形的义齿及部件表面污物层进行分散、剥离和乳化等处理，从而达到清洗目的（图 3-31A）。超声清洗机的主要结构包括清洗槽、换能器和电源三部分。

超声清洗机通常设有定时和振荡程度控制开关，被清洗的物品要保证没于清洗槽的液体中，清洗时可根据具体情况选择蒸馏水、清洗液或其他替代液体。通常超声清洗机具有加热功能（设置溶液温度一般不超过 45℃）使清洁效果更佳。超声清洗机的使用方法：首先将装有被清洗物的篮筐或小桶放入清洗槽中；然后打开开关，根据需要调整振荡强度和设定清洗时间。使用超声清洗机的注意事项包括：清洗前要检查清洗液是否位于清洗槽的水位线，清洗液不宜过满或过少；清洗槽中的清洗液要保持清洁；根据被清洗物品的具体情况选择清洗液，不能使用易燃的溶液及发泡洗涤剂；小型物品必须装在篮筐里面进行清洗；清洗物不建议清洗时间过长；因为使用过程会产生噪声，建议超声清洗机安放在单独房间。

6. 蒸汽清洗机（steam cleaner）　又称热蒸汽清洗机（图 3-31B），是用于清洗附着于模型、口腔修复体和其他清洗物表面的残渣、印记、少量蜡质和油脂等的专用设备，主要结构由蒸汽机主机和水容器两部分组成。

蒸汽清洗机的使用：首先按水容器内部注水标志线的高度添加蒸馏水或软化水，关闭水箱

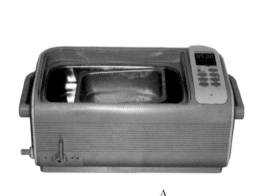

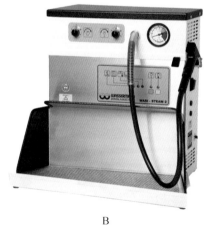

A   B

图 3-31　A. 超声清洗机；B. 蒸汽清洗机

盖，打开设备加热开关，蒸汽清洗机的预设温度一般为 150～160℃，整个加热过程大约需要 20 分钟；然后按要求调节压力开关，压力设定通常为 6 bar 以内。使用时一只手固定好被清洗物，另一只手握住喷枪口并对准被清洗物，保持好安全距离后启动喷枪开关，从喷枪口释放出的热蒸汽喷射到被清洗物表面，达到清洁的目的。

当蒸汽清洗机显示缺水时，设备要停止使用，关机后待水容器中压力显示为安全数值时（或呈冷却状态时）再进行加水和加热。

7. 电解抛光机（eletrolytic polisher） 简称电解机（图 3-32），是利用化学腐蚀原理对金属铸件表面进行电解抛光（又称化学抛光），电解抛光既提高了铸造件的表面光洁度，又不损坏铸造件的几何形状。该机具有效率高、加工时间短、表面光泽度好等优点，是口腔修复工艺的重要设备之一。

电解抛光机主要由电解抛光箱及加温装置、电流调节及时间控制系统组成。电解抛光机在电流电场的作用下，通常铸件中凸起的部分比凹下的部位被电解速度要快、电解程度要高，也就是说往往在铸件的边缘和末端的位置被电解的程度要高于其他部位。

电解抛光机使用时根据铸件的大小合理选择电流的大小和设定抛光时间；注意铸件与正极的连接是否良好，电源电压要保持稳定，防止电解电流忽大忽小；铸件的金属必须全部没入电解液中；电解抛光机中的电解液要定期更换；电解液有强烈的腐蚀性，应避免遗撒和皮肤接触，还应定期检查电解槽有无破裂等现象发生；电解机在使用时电解液中会生成气泡产生有毒有害气体，应单独安置在有气体净化处理装置、通风良好的封闭场所（或柜）内。使用后的电解液要由专业部门统一收集和处理，不能随便倾倒和处理。

8. 义齿抛光机（dental laboratory lathe） 又称打磨抛光机，简称抛光机（图 3-33），是用于树脂或金属材质的修复体打磨和抛光的重要设备，该机一般体积较大，通常还配有吸尘装置和照明设备。义齿抛光机在使用时要根据打磨材质和工序的特殊需求，选择研磨或抛光材料及相应配套的打磨抛光工具。义齿抛光机主要由动力系统、照明系统和吸尘系统组成。

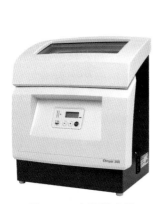

图 3-32 电解抛光机

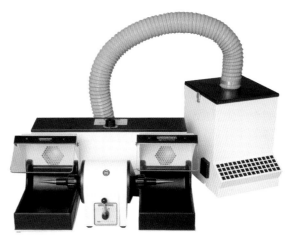

图 3-33 义齿抛光机

义齿抛光机在使用时，根据打磨材质和打磨工序的需要，选择研磨或抛光材料以及相应配套的打磨抛光工具，如布轮、毡轮、棕刷、钢刷等；打磨抛光工具通常以顺时针旋转的方式安装到抛光轴上，安装一定要牢固，以免进行打磨抛光操作时因受力而脱落；打磨抛光时需要双手握住修复体，修复体与打磨工具的接触位置通常是打磨工具靠近身体侧偏下方的 7 点位置。义齿抛光机的使用应注意保护打磨抛光物不被打磨工具缠绕、不丢失、不损坏、手指不受伤；需佩戴帽子和护目镜；定期清理吸尘袋和表面玻璃罩；定期检查吸尘装置和检测抛光轴，如有磨损需及时更换。

（九）焊接设备

1.口腔科点焊机（dental spot welder） 简称点焊机（图3-34 A），适用于金属材料间的焊接，主要是利用电流通过金属时产生的电阻热来进行熔焊，常应用于修复体中卡环、支托、支架及各类正畸矫正器中金属件间的焊接。点焊机外观为箱形体，主要结构由点焊电极、控制开关、焊接电路等组成。

点焊机在使用时，首先根据金属焊件的形状和厚度选择和确定电极和电压值，检查和确定电极触点、焊接面要无氧化膜，若有可用细砂纸磨除将电极磨光，以保证焊接时接触良好；按下按板将焊接件放在两电极间，缓慢松开按板使上下电极压紧焊件，同时注意调整两极对焊件的压力；控制焊接按钮或脚控开关，当电表上的数值降至"0"时焊接完成。点焊机应放置在平稳、干燥的工作台上，要经常保持设备清洁；在停止使用期间必须切断电源，并将电极转至非定位位置，避免电极损坏；检修设备时，应将储能电容放电后再进行，避免发生触电。

2.口腔科激光焊接机（dental laser welding machine） 简称激光焊接机（图3-34 B），是现代口腔制作室的必备设备之一，主要用于金属的焊接，在固定义齿、可摘义齿、精密附着体义齿、种植义齿的制作和修理中广泛应用。该设备的应用有利于提高义齿的适合性、更节约材料、降低义齿制作成本、有利于环保。激光焊接机主要由脉冲激光电源、激光发生器、工作室以及控制和显示系统四部分组成。

激光焊接机是通过激光发生器脉冲、发出激光，该激光在导光系统和控制系统作用下，以一定能量、频率、焦点直径聚焦于焊点上，熔融附近合金和焊金而完成焊接过程。激光焊接机在使用时，根据焊接合金种类和焊接面的面积预设程序，例如选择焊接功率、焦点直径、脉冲时间、激光频率等；将焊件放入工作室后，调整目视镜并通过目视镜直视焊件；根据激光发射头的位置调整焊接面的位置，控制触发开关开始焊接。激光焊接机使用的注意事项及保养内容包括：设备需要开机预热5分钟方可使用，设备在关机前需等待冷却扇至少停止工作5分钟，并避免短时间内多次开关机；设备应有接地线保护，工作时不要打开机箱，以免触电发生意外；为了达到良好的焊接效果，焊接时需要氩气保护；直视放大镜应保持干净，若无自动护眼装置应戴激光防护镜；定期检查冷却系统或真空排气系统工作是否正常，定期更换冷却液（等离子水或蒸馏水）；每次工作后工作室内应清洁干净。

3.红外线焊接机 组成部分主要包括：电源组件系统、主控单元系统和发热单元系统，具有焊接后不产生气泡，焊接缝区域合金流动均匀，焊接强度高，不易产生形变的特点（图3-34 C）。该设备的工作原理是通过将红外线光源所产生的红外线聚焦至焊接点，使焊金融化流入焊接面

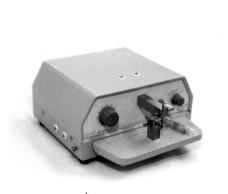
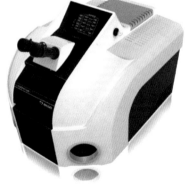
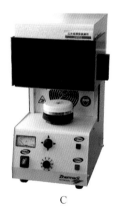

A   B   C

图3-34 口腔科激光焊接机
A. 口腔科点焊机；**B.** 口腔科激光焊接机；**C.** 红外线焊接机

进行渗透性焊接。红外线焊接机可针对固定义齿中的冠桥断裂焊接，铸造支架义齿中的卡环断裂及连接体的焊接和正畸类义齿中的带环与弓丝的焊接等。

（十）环境净化设备

环境净化设备包括吸尘设备、废气处理设备、空气清洁设备和污水处理设备。

1. 吸尘设备　是通过负压吸引的原理，将工作场所产生的粉尘等污染物及时地通过管道集中收集、沉淀。目前在技工室使用的吸尘设备主要分为中央集中吸尘系统、箱式和台式吸尘器。采用中央集中吸尘系统的设备因其体积大和工作噪声等原因需要配备独立存放空间，它具有吸尘效果好的特点，同时也存在安装困难和占用面积较大的缺点。箱式吸尘器体积较小，安装方便，但因与工作技师在同一空间，工作时有一定的噪声，且清理污物时可能产生二次粉尘污染。目前使用的箱式吸尘器主要以静音吸尘器为主（图 3-35）。

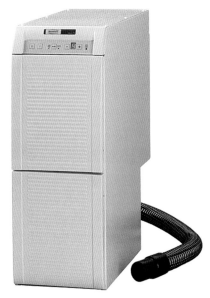

图 3-35　静音吸尘设备

2. 废气处理设备　是针对铸圈升温除蜡和铸造工序产生的蜡烟、3D 打印设备产生的废气等有害气体和气雾进行收集，并经过过滤、除味等处理后，再将无害化的废气排出的设备。它可以有效降低或避免有些义齿加工工序对环境的污染。

3. 空气清洁设备　在技工室的应用主要包括新风供给设备和空气消毒净化设备。其中，空气消毒净化设备通过采用紫外线、光触媒、静电吸附等手段对室内空气、烟尘等进行净化处理，以保护工作人员的健康。

4. 污水处理设备　在技工室的应用主要是对含有石膏和包埋材等材料的污水进行沉淀和净化，再将无害化处理后的废水排出的设备。该设备一般通过采用多级沉淀池、过滤网等措施来完成对污水的处理。

（十一）空气压缩设备

空气压缩设备是为义齿加工单位提供高压空气的设备。主要由空气压缩机（简称空压机或气泵）、储气罐、冷干机和过滤器等组成（图 3-36）。在义齿加工单位，使用高压气体的工位

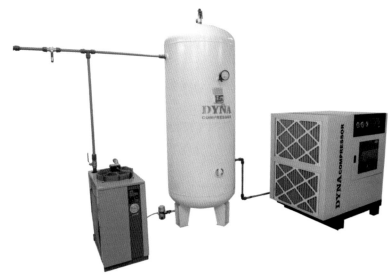

图 3-36　空气压缩设备

主要包括技工操作台、铸造机、注塑机、数字化切削设备等。由于该设备会产生高温和较大的噪声，必须安放在宽敞、独立的空间。

（十二）数字化加工设备

数字化加工设备包括 CAD 设备、CAM 设备和后处理设备三个组成部分。目前，数字化加工设备可涉及的领域有固定义齿、可摘义齿、种植义齿、颌面缺损修复体等；可加工的材料有氧化锆、复合树脂、玻璃陶瓷、金属等；可制作的修复体种类有嵌体、贴面、全冠、固定桥、个性化基台、种植桥架、金属支架、总义齿和数字化种植导板等。详见本书第十章。

1. CAD 设备 主要指数字化义齿制作过程中的扫描和设计设备，通常包括模型扫描仪、计算机和设计软件（图 3-37 A）。其设计过程主要是：模型扫描仪对工作模型或印模进行扫描获取数字化数据，计算机使用各种设计软件对扫描数据进行处理，依据各种修复体制作原则设计出修复体，并将设计数据输出传送到 CAM 设备中。

（1）模型扫描仪：又称为牙颌模型扫描仪（图 3-37 B），可配合扫描软件对印模或者工作模型进行扫描获取牙颌模型的三维数据。模型扫描仪现多采用非接触式扫描方法，模型扫描仪一般由扫描仓、扫描底座、3D 传感系统、冷却系统和校准工具组成。模型扫描仪的扫描精度受设备的机械装置、扫描原理和软件数据运算整合能力的影响。日常工作中，扫描仪在使用前要预热，以免影响扫描精度；扫描仓要注意保证干净整洁、无灰尘，粉尘不仅会影响扫描精度，还会导致驱动模块中齿轮或丝杠的磨损；另外，模型扫描仪工作环境的空气湿度不能过大，避免机械部件生锈；模型扫描仪要定期进行校准和保养。

（2）计算机：通过扫描仪获取数字模型后，根据义齿的制作要求，借助各种设计软件在电脑中完成固定义齿、种植义齿、铸造支架等修复体的设计，设计文件通常以"STL"格式输出。

（3）设计软件：模型扫描仪扫描时需要各种相应的扫描软件配合，用以处理经扫描获得的数字模型。例如固定义齿冠桥设计软件、铸造支架设计软件、全口义齿设计软件、种植上部修复体设计软件、种植导板设计软件等。

2. CAM 设备 主要是指数字化义齿制作过程中的数控加工设备，通常包括计算机、切削设备和 3D 打印设备。其过程主要是：CAM 设备中的计算机接收到从 CAD 设备中传出的修复体设计数据，经过相应操作后将数据信息分别传输到切削设备或 3D 打印设备中，最终完成相应材料修复体、支架、蜡型、导板等的制作。

（1）数控切削设备：又称为减材设备（图 3-37 C、D、E），是采用数控加工技术对已具有一定形状的某种固体坯料，借助各种车针以铣和磨的形式进行切削与研磨完成修复体的制作。数控切削设备由数控系统、切削系统、冷却系统、取送料系统、供气系统和废料收集系统组成，其中数控系统根据控制的运动轴数量可分为三轴、四轴、五轴等设备。通常针对复合树脂和氧化锆等材料采用"干切削法"加工，而对陶瓷和金属等材料采用"湿切削法"加工。切削设备的安放要经过各轴系的水平校准，在日常使用时应注意切削仓、车针夹具、对刀点、吸尘、切削冷却液等的清理和检测，并定期要对设备进行整机保养和校准。

（2）三维打印设备（3D 打印设备）：属于增材设备（图 3-37 F、G）。3D 打印设备采用分层叠加打印技术，系由计算机控制按顺序将材料逐层打印并堆积成型的设备。目前 3D 打印设备可对复合树脂、树脂蜡型、钴铬金属和纯钛金属等材料进行打印。3D 打印设备主要由数控系统、成型打印系统、取送料系统、废料处理系统、环境保护系统等组成。3D 打印设备是高度自动化控制的精密成型设备，设备要放置稳固、保持清洁、通风防潮；同时要注意避免触

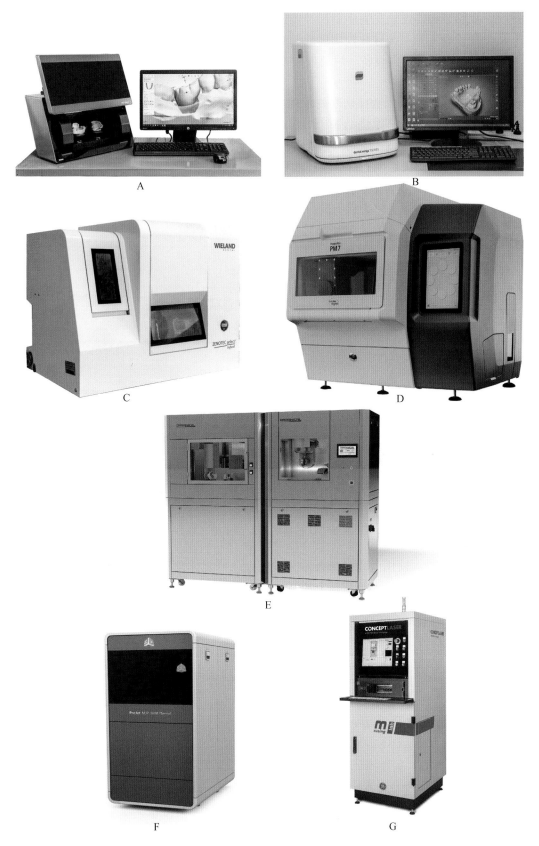

图 3-37　CAD/CAM 设备

A. CAD 设备（左图为扫描仪）；**B.** CAD 设备（左图为扫描仪）；**C**、**D.** 桌上型数控加工设备；**E.** 立式数控切削设备；**F**、**G.** 3D 打印设备

电、灼伤、皮肤过敏等现象发生。

3. 后处理设备　是对经过数控切削或3D打印加工手段完成的氧化锆、金属、树脂或蜡型等材料的修复体进行处理的设备。后处理设备包括结晶炉、热支撑去除炉、应力释放炉、线切割机和平面研磨机等设备。

（1）结晶炉：是对采用数控切削技术加工完成的氧化锆等软质可切削材料的修复体雏形，进行再次烧结使之致密的高温烧结炉（图3-38A）。它的最高温度可达到1600℃，目前主要是对软质氧化锆材料进行结晶。结晶炉主要由程控系统、烧结系统、排风系统组成，使用时通常配备稳压电源。结晶炉要定期进行炉温校准和更换加热棒。

（2）热支撑去除炉：是对采用三维打印技术完成的树脂类导板、模型、𬌗垫等修复体的支撑装置材料（主要成分为树脂蜡）进行处理的专用设备。热支撑去除炉通常由温控系统、排风系统和炉腔组成，一般工作温度为70℃左右（图3-38B）。

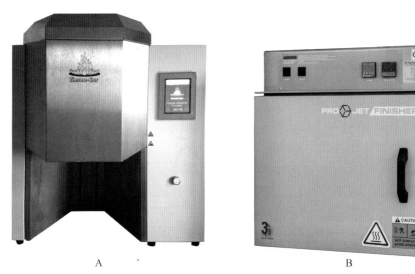

图3-38　A.结晶炉；B.热支撑去除炉

（3）应力释放炉：使用激光融覆技术完成的金属修复体及支撑装置内部往往存在一定的内应力，如不将其释放就从工作基板上切下，该应力会导致金属修复体的形变，该应力可通过高温处理而释放消除，用于该操作的高温设备即为应力释放炉，一般工作温度在1100℃左右。

（4）线切割机：是将经过了应力释放的采用激光融覆技术完成的金属冠桥、支架等修复体及其支撑装置从工作基板上切割下来的专用设备。通常由程控系统、切割系统、机电系统、润滑系统组成。

（十三）物品清洗及消毒、灭菌设备

1. 物品清洗机　是对在义齿加工过程中使用的铸圈、模型底座、铸造底座等器械进行清洗的专用设备（图3-39）。物品清洗机主要由清洗系统和循环过滤系统等组成；物品清洗机的使用可以降低技师劳动强度、提高工作效率和质量、增加器械的使用寿命。

2. 消毒、灭菌设备　目前义齿加工单位常用的消毒、灭菌设备是臭氧紫外线消毒柜（图3-40），是针对工作模型、印模托盘、设计单及修复体等进行消毒的专用设备。臭氧紫外线消毒柜每次消毒的工作时间为1个小时以上；臭氧紫外线消毒柜需要在单独的房间存放并注意通风；紫外线灯管每周需用酒精纱布擦拭，并定期进行紫外线强度检测，当低于70毫瓦/平方厘米时需要更换紫外线灯管。

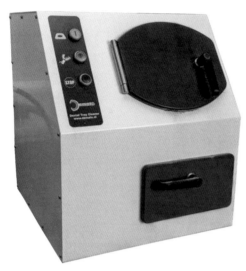

图 3-39　物品清洗机

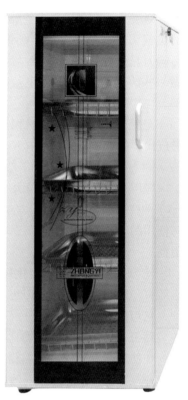

图 3-40　消毒柜

第二节　口腔修复工艺的常用器械与使用
Instruments and their Usage in Dental Technology

在义齿制作过程中，不仅需要使用口腔修复工艺的常用设备，还需要使用一些口腔修复工艺的器械，尤其是手工器械的使用仍是必不可少的，在有些方面，使用手工器械完成的工作甚至是一些高科技设备所难以替代的。

一、口腔修复工艺常用器械的特点

在日常工作中，每一位技术成熟、具有丰富实践经验的口腔技师，往往都拥有一套适合自己、通常是经过自己切身体会、精心调改、用起来得心应手的手工器械。技师按工作需要使用手工器械与现代化机器设备，实现患者修复体的个性要求。因此，要求从业人员所使用的一系列器械是准确的、精密的、合理的和经济耐用的。除此之外，在技工室常用的一些器械还具有一定的特殊性和配属性，需要与某种特定仪器设备连接后才能发挥其应有的作用，例如铸造用的包埋圈、坩埚、各种车针磨头等。

二、口腔修复工艺的常用器械分类

口腔修复工艺的常用器械可分为赋型工具、弯制工具、切削打磨工具、剪切工具、观察测量工具、调拌类器械、各种容器、𬌗架等。

（一）赋型工具

赋型工具通常由雕刻工具、烫蜡勺、滴蜡器等工具组成（图 3-41）。

1. 雕刻工具　由金属制成的雕刻工具又称为雕刻刀，属于"冷加工"工具。这种工具具有锐利的尖或刃，其形态各异，硬度也不尽相同。使用金属雕刻工具时一般不能做加热处理，以免影响刀具的锋利度。另外，每位技师的雕刻理念、技法和手法不同，可对成品雕刻刀的形状做一些改动。雕刻刀在用途上具有明显"分工"，根据雕刻对象和需要的不同大致有四种类型。

（1）雕蜡型刀：是针对蜡进行加工成形时使用的雕刻工具。一般用于雕刻冷凝状态下的蜡，形成需要的牙体外形或基托形状等。

（2）雕石膏刀：用于雕刻石膏类的雕刻工具，此种雕刻刀比较锋利，金属的硬度也相对较高。一般用于技师雕刻石膏牙培训。

（3）塑瓷刀：又称回切刀，是在烤瓷牙制作过程中，当瓷堆塑完成后需要对牙冠进行"回切"时使用的工具。此种刀极薄，多呈三角形，具有良好的弹性和韧性，有的回切刀的刀片可进行更换。

（4）烤塑刀：是使用光固化树脂材料堆塑树脂牙时使用的一种雕刻工具。其形状细长，末端一般有一定弯曲，比塑瓷刀更厚一些，具有更好的弹性和韧性。由于烤塑刀的表面经过特殊处理，它与树脂具有较好的分离作用，宜于树脂的塑形。

2. 烫蜡勺　通常具有圆钝的"勺型"轮廓，根据工作需要的不同，其勺的大小、薄厚及深浅各异。在使用时需要先进行加热，完成蜡型的的堆积、烫软和熨平。在特殊情况下，小型的烫蜡勺可兼具雕刻刀的作用，对冷凝状态蜡型表面进行"凹面、根面"等形状的修整。

3. 滴蜡器　主要用于牙冠形态的堆积和铸造支架的蜡型制作。滴蜡器呈流线型，具有一定长度及曲度，末端逐渐变细，其横断面为圆形。

4. 吸蜡器　主要在反切法处理固定义齿蜡型或排牙时使用，其主要特点是蜡型在修整过程中不会受到任何外力而发生变形。吸蜡器可分为固定义齿用和可摘义齿用两种类型，每种类型还分为大、中、小三种型号。固定义齿用吸蜡器为水滴型，中间有一个切口，有利于固定义齿蜡型形态的精细修整；可摘义齿用吸蜡器为长方体状，中部有几道切口，有利于基托蜡型形态快速的修整。在操作时，当加热后的吸蜡器接触蜡型表面时，多余的蜡即被吸到切口中，然后将吸蜡器放到吸水纸上，含在吸蜡器中的蜡迅速被吸水纸吸走，如此反复操作从而达到修整蜡型形态的目的。

5. 烤瓷毛笔　有很多种型号，主要在制作烤瓷冠桥堆积湿润的瓷粉、修整"瓷泥牙"形态、烤瓷冠上色时使用（图3-42）。技师可根据工作性质、工作经验和习惯选用不同形状、大小和硬度的毛笔。烤瓷毛笔每次在使用后，要用清水冲洗干净并妥善保管以便下次使用。

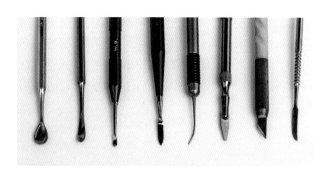

图 3-41　部分赋型工具

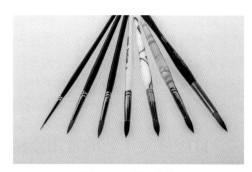

图 3-42　烤瓷毛笔

6. 树脂毛笔　主要用于成形塑料和自凝树脂材料的堆积和成形。其使用方法是首先用树脂毛笔吸润单体，然后蘸取适量的树脂粉，最后将毛笔末端形成的树脂糊膏堆积到相应的位置。树脂毛笔在每次使用后，要用单体将毛笔清洗干净。

（二）弯制工具

弯制工具又称冷弯工具和技工钳，是口腔技师重要的手工器械之一，其主要作用是将金属构件（钢丝、预制金属杆等）弯制成需要的特定形状。根据金属构件的外形和加工目的设计了许多形式的弯制工具，常用的有尖嘴钳、平头钳、半圆钳、刻断钳、杆钳等（图3-43）。

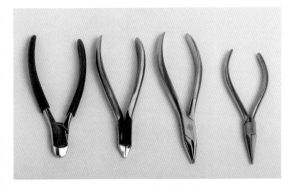

图3-43　弯制工具

1. 尖嘴钳（pointed-nose plier）　又名尖头钳和弯丝钳，其形状和结构特点是：钳喙部短而尖，接触面平滑，其背侧为圆锥形或棱锥形。尖嘴钳主要用于弯制可摘局部义齿中的卡环和正畸矫治器弓丝中的细小弯曲。

2. 平头钳（flat nose plier）　其形状和结构特点是：钳喙部扁而平，接触面有齿纹，其背侧为半圆或菱形。平头钳主要用于将弯曲的钢丝调整平直，或是夹持固定住一段距离的钢丝，保证其形状不发生变化而弯制改变游离一段钢丝的形状。

3. 半圆钳（loop forming plier）　又名日月钳，其形状和结构特点是：钳喙较长，一侧钳喙为圆柱形，另一侧钳喙为新月形。当半圆钳的钳喙互相对合时可使钢丝形成一定的弯曲，所以半圆钳的主要作用是弯制和改变钢丝的曲度。

4. 刻断钳（cutting plier）　又名切断钳，用工具钢制成，其形状和结构特点是：钳喙形状似剪，但比较宽和厚。刻断钳主要用于切断钢丝。

5. 三叉钳（adjusting plier）　又名三头钳，其形状和结构特点是：一边钳喙为单喙而另一边是双喙，当钳喙互相咬合时可使金属丝在短距离形成较大的弯曲。三叉钳主要用于弯制可摘局部义齿中的卡环。

6. 杆钳（bar bending plier）　又名大三头钳，其形状和结构特点类似三叉钳，只是尺寸较大、较粗壮。杆钳主要用于弯制预成金属连接杆，但随着铸造技术的成熟，杆钳发挥的作用越来越小。

7. 梯形钳（youngloop bending plier）　其形状和结构特点是：钳喙较短，一侧钳喙由直径不同的三个圆柱构成梯形，另一钳喙为棱锥形，在其腹侧有三条横行沟槽，与对侧钳喙的圆柱相对应。梯形钳主要用于弯制正畸矫治器的构件。

8. 鹰嘴钳（contouring plier）　又名弯边钳，其结构特点为钳喙弯曲形似鹰嘴，钳喙腹侧为光滑的曲面。主要用于固定义齿制作中弯曲预成金属冠颈缘修整、白合金片成形等。

9. 三用钳（combination plier）　又名三德钳，其形状和结构特点是：钳喙头端窄尖，当钳喙中段对合时可形成钳孔，钳喙在近铰链轴处较宽大并有锋利的刃口。三用钳的作用主要是：其喙尖部用于弯制卡环，中部用于固定钢丝，后部则用于切断钢丝。

（三）打磨工具

切削打磨器械主要用于将基本成形的口腔修复体或其他类型装置进一步精确地定形和抛光。这些器械需要与电动或气动设备连接，例如同技工用微型电机、数字化加工设备、精密研磨仪和抛光机等设备连接后使用。切削打磨器械依其直径、材质可分为各种切盘、磨头、车针、钻、绞刀和抛光轮等种类。

1. 切盘（cutting discs）　为圆而薄的切割片，要通过轴柄与各种打磨机相连接。切盘按制作材料和用途可分为砂纸片、树脂砂片、表面覆有金刚砂粒的金属切盘等（图3-44）。切盘的主要作用是切断工件，直径越大的切盘切割效率越高，但在旋转时会造成线速度过大而不宜控

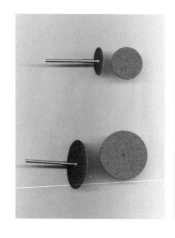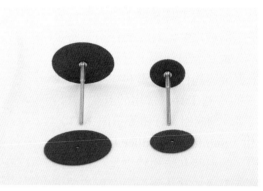

图 3-44　切盘

制。薄而锐的切盘可修整修复体人工牙邻面外展隙和卡环与基牙邻接部位等狭窄缝隙，这种切盘极易损坏。根据不同种类切盘的作用大致可分为：树脂砂片用于切割铸道、砂纸片用于树脂基托与固位体之间连接处的修整、薄的树脂砂片和金属切盘用于固定义齿冠桥形态的修整。

2. 钢钻（steel burs）　总体轮廓为圆柱形或圆锥形，表面具有不同刃棘花纹，并通过固定的柄连接到技工用微型电机上。根据制成钢钻的材质和形状的不同，可用于研磨不同种类金属、树脂和石膏材料（图 3-45）。

3. 金刚磨头（diamond stones）　也称为金刚砂磨头，一般是用粘接剂将碳化硅、金刚砂、氧化铝颗粒粘接固定在打磨工具表面（图 3-46）。同样，磨头有固定的柄可连接到技工用微型电机上。金刚磨头可用于金属、树脂和陶瓷材料的研磨。

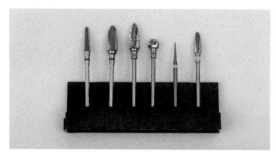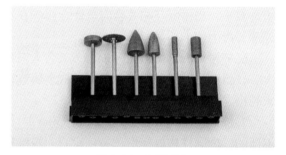

图 3-45　钢钻　　　　　　　　　　　　　　　　图 3-46　金刚磨头

4. 车针（diamond points、diamond burs）　其总体轮廓为小直径的圆柱形或圆形（图 3-47）。常用的有球钻、裂钻、倒锥钻等。车针有固定的柄连接到技工用微型电机上，主要用于对修复体细节形态的修整。

5. 精密研磨设备的专用工具　详见图 3-48。

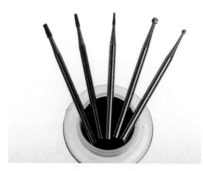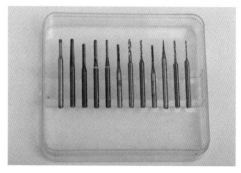

图 3-47　车针　　　　　　　　　　　　　图 3-48　精密研磨设备的专用工具

（1）钻：用于在金属构件上打孔。

（2）铰刀：用于钻孔壁光洁度的提高。根据铰刀头的轮廓分为无锥度铰刀、锥度铰刀、圆头铰刀和平头铰刀，根据刀刃的形状可将铰刀分为棘皮齿铰刀、直齿铰刀和螺旋齿铰刀。

（3）锪钻：刀刃的工作部分仅局限于钻的端部，常用的锪钻有倒角锪钻和平面锪钻，分别用于加工倒角和研磨平面。

6. 数字化加工设备的专用工具　是指用于修复体数字化加工设备上的专用切削、研磨工具，根据其材质和加工材料的不同可分为切削工具和研磨工具。

（1）切削工具：是钨钢材质的螺纹车针，可针对软质氧化锆、非贵金属、复合树脂等材料进行切削加工。切削工具可分为粗切削工具、细切削工具和精细切削工具。

1）粗切削工具：大致分为直径 3.0 mm、直径 2.5 mm 和直径 2.0 mm 的圆头柱形车针，其主要功能是能切削出修复体的大致形态，但表面纹路粗糙。

2）细切削工具：主要是直径 1.0 mm 的圆头柱形车针，能切削完成修复体完整形态、表面光滑、沟窝点隙欠清晰。

3）精细切削工具：主要由直径 0.6 mm 和直径 0.5 mm 的尖头锥形车针组成。可进一步完善修复体表面的沟窝点隙以及其他精细解剖结构。

（2）研磨工具：表面有金刚砂镀层的车针，可针对玻璃陶瓷材料和树脂陶瓷复合材料进行研磨加工。同样，研磨工具可分为粗研磨工具、细研磨工具和精细研磨工具。

1）粗研磨工具：大致分为直径 3.0 mm、直径 2.5 mm 和直径 2.0 mm 的圆头柱形车针，其主要功能是能研磨出修复体的大致形态，但表面纹路粗糙。

2）细研磨工具：主要是直径 1.0 mm 的圆头柱形车针，能研磨完成修复体完整形态、表面光滑、精细部位欠清晰。

3）精细研磨工具：主要由直径 0.6 mm 和直径 0.5 mm 的尖头锥形车针组成。可进一步完善修复体表面的沟窝点隙以及其他精细解剖结构。

7. 研磨和抛光轮工具

（1）橡皮轮（rubber abrasives）：由碳化硅、氧化铝的粉末以及金刚砂结合到橡胶里制成各种厚度、大小的轮状、柱状和炮弹状的橡胶磨头，主要用于对修复体各种复杂部位表面的研磨和抛光（图 3-49）。

（2）抛光轮（buff wheel）：一般是用多层软质材料叠合制成的圆形轮或炮弹轮，根据制作材质和打磨对象的不同可分为布轮、粘轮和绒轮（图 3-50）。较小直径的抛光轮可通过轴柄连接到技工用微型电机上，较大直径的可在抛光机上使用。抛光轮主要用于对修复体作表面的处理，在使用时还要结合多种研磨和抛光材料。

（3）毛刷轮（bristle wheel）：为木质且铁芯的轮状毛刷，有大小两种型号（图 3-51）。毛刷轮配合多种研磨和抛光材料使用后效果会更好，可对修复体表面，特别是狭窄的缝隙和起伏较大的部位研磨和抛光，根据打磨对象的不同，毛刷轮有多种硬度、材质和颜色。

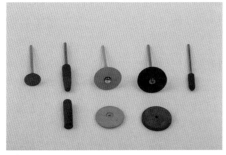

图 3-49　橡皮轮

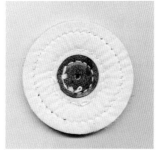

图 3-50　抛光轮

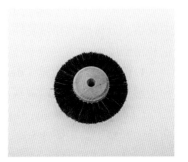

图 3-51　毛刷轮

（4）钢刷：为大小两种型号的金属刷，结合研磨和抛光材料主要针对各种钴铬支架的表面做初步的研磨处理。

8. 夹持器（tongs）　其钳柄部通常有锁紧结构装置，根据其形状、材质和夹持方法（内侧夹持和外侧夹持）的不同有多种分类（图3-52）。夹持器使用范围包括：在手不能触及的高温和各种不利的环境下；需要长时间把持的工件；加工狭窄、微小体积的工件。

（四）剪切工具

1. 石膏剪（plaster rippers）　主要用于简单修整石膏模型和从石膏中分离出修复体，其结构特点为剪刀刃弯曲成环状，刃锋有锯齿，闭合时只有剪刀的尖端相对或存有一定的间隙（图3-53）。石膏剪的两柄内侧一般安装弹簧片，以便使其经常处于开启状态。

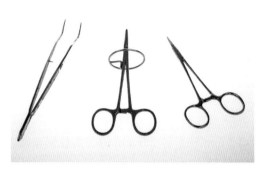
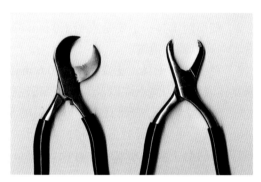

图3-52　夹持器　　　　　　　　　　　　　　　　图3-53　石膏剪

2. 技工凿（dental chisels）　又称气凿，主要用于可摘义齿树脂成型后的开盒和铸圈的开圈。其形状各异，主要有铲形和锥形两种（图3-54）。

3. 技工手锯（die and model saw）　又称模型分割锯，简称石膏锯（图3-55），主要用于分割石膏模型、制作固定义齿的可卸式代型。

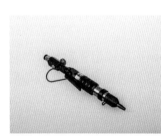
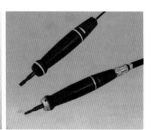
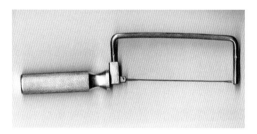

图3-54　技工凿　　　　　　　　　　　　　　　　图3-55　技工手锯

（五）观察测量工具

观察测量工具（the instruments for observing and measuring）是口腔技师在制作修复体过程中观察、分析模型和修复体的各个细节的必要工具，方便技师的操作，有利于提高修复体的质量和精密度。

1. 口腔技工放大镜（dental lab magnifier）　可将模型和修复体放大2～10倍，使口腔技师能够更细致、清晰地观察和操作。

（1）头戴式放大镜：用头帽或眼镜框方式固定，一般可放大2～5倍，是口腔技师方便、简易的观察工具（图3-56）。

（2）台式放大镜：常用的台式放大镜一般可放大8倍，分固定式和可移动式（图3-57）。

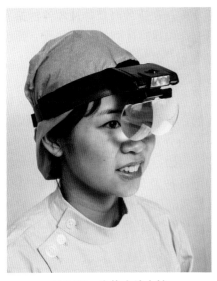

图 3-56　头戴式放大镜

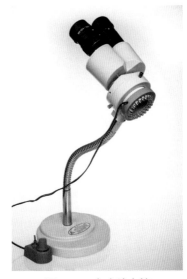

图 3-57　台式放大镜

其目镜有单镜片式和双目镜式两种，有些台式放大镜在物镜周围还设有照明系统，方便技师的观察与操作。

2. 长度测量装置

（1）测量尺：口腔技师在分析模型和制作修复体的过程中，经常需要测量两点间的距离和一些角度，在日常生活中的各类尺子或各种专业测量尺都可以使用（图 3-58）。目前，有些厂家将修复工艺中一些经常用到的数值和曲线轮廓制作在尺子上，制成各种口腔专用距离和角度测量尺、美学比例测量尺等，方便了技师的观察、测量与操作。

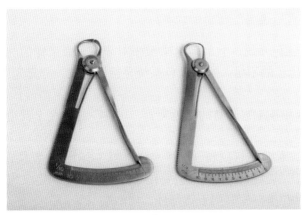

A

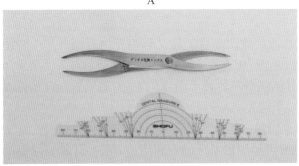

B

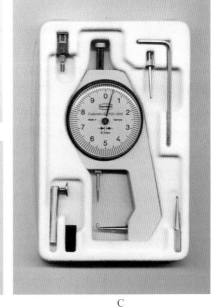

C

图 3-58　测量尺

A. 钢尺和蜡尺；**B.** 软尺和黄金分割尺；**C.** 千分尺

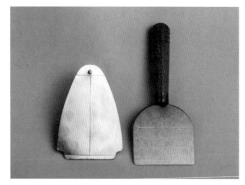

图 3-59　排牙板

（2）排牙板：在排牙时技师使用各种排牙板、平面板，方便检查和观察牙列的各种曲线、弧度及倾牙齿的倾斜角度（图 3-59）。

3. 比色系统

（1）比色板（shade guide）：是由口腔材料生产商统一制作的、基本覆盖可能出现的各种牙齿色泽，并按照特定色阶分布排列的色块组合（图 3-60）。通过规定符号，例如：用字母和数字来表达和描述牙齿或基托的颜色特征及色彩。方便了医师和患者之间、医师和技师之间的信息交流，以及技师在修复体制作过程中色彩的校正。比色板可分为陶瓷牙比色板、复合树脂牙比色板和树脂基托比色板。可参见《口腔修复学》第 3 版相关章节。

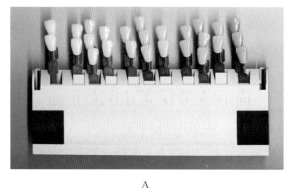
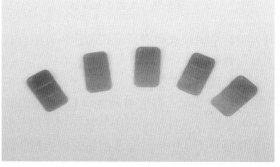

A　　　　　　　　　　　　　　B

图 3-60　比色板
A. 陶瓷牙比色板；**B.** 复合树脂基托比色板

（2）电子比色系统：主要是指光电比色系统，它的信息来源于对牙齿表面采样的测量数据，利用光传感器代替眼睛来弥补视觉比色的不足。这类比色系统包括测色仪、分光光度计、计算机选色与配色系统。

（3）手持环形 LED 比色灯：是临床和技工室简易的比色装置，可在一定程度上营造出自然光的条件，方便观察患者及人工牙的颜色。

4. 模型观测仪（dental surveyor） 又称为平行仪和卡环描画仪（图 3-61）。其基本结构包括观测架、观测台（云台）和平行测量工具。模型观测仪主要用于观测模型、确定义齿就位道、确定和选择固位体及连接体的种类和位置、安装附着体部件、切削蜡型等。

（1）观测架：由底座平台、固定在底座平台上的垂直支持臂、可水平移动的水平臂和可升降移动的垂直臂组成。

（2）观测台：用于固定模型，能随意改变倾斜角度，故又称为万向观测台。一般观测台的下方与观测架的底座连成一体，有的观测台可以在底座平台上平行移动和取下。

（3）平行测量工具：有多种类型，其柄部形状各异（图 3-62）。可被固定在可动垂直臂末端的卡具上。最常用的有以下几种：

1）金属分析杆：为细长的直圆柱形金属棒，用于观测基牙、牙槽嵴的倒凹情况。

2）碳标记杆：与模型基牙轴面接触时可绘制出基牙的观测线，与模型牙槽嵴接触时可绘制出牙槽嵴的高点线。

3）倒凹尺：为细长的直圆柱形金属棒，由于其头端的直径增大而形成圆盘状，依据头端比金属棒半径增大的幅度，有 0.25 mm、0.50 mm 和 0.75 mm 三种常用规格的倒凹量规。倒凹

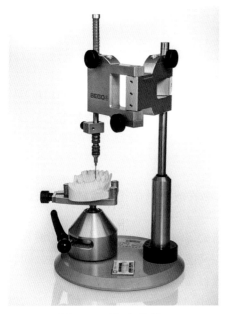

图 3-61　模型观测仪

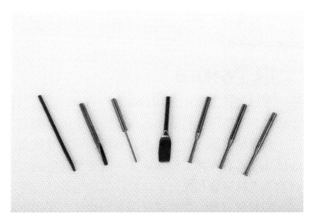

图 3-62　平行测量工具

尺的功能是通过定量和标记，从而设定卡臂尖的位置。

4）蜡型成形刀：又称刻蜡刀，其侧面或下方有刃，用于刮削蜡型以获得特定的平行轴面。

5）锥度量规：头端缩窄呈锥状，常用的锥度量规有 2° 和 6° 两种规格。用于测量和获得特定的聚合角度。

5. 称重装置与容积量具　口腔技工室经常使用一些价值昂贵的的材料，或是需要按照精确比例配制混合的材料，在这些情况下都应该使用称重装置或容积量具。

（1）天平（balance）：量程较小，左右各有一个秤盘，使用麻烦，一般可精确到小数点后一位，常用于贵金属和少量固体材料的称重。

（2）电子秤（electronic balance）：精度高，量程较大，使用方便。精确度可到小数点后三位，主要用于贵金属和数量较大固态材料的称重。一般电子秤要安放在一个相对密闭的环境中使用。

（3）容积量具：为带有刻度的容器，主要用于粉状材料和液态材料的体积测量，或用于按照特定比例配制混合的材料。

6. 其他辅助工具　包括单反照相机和计算机等，可辅助技师拍摄和传输数码照片，用来进行医技交流。

（六）调拌类器械

一些口腔材料平时以固态和液态或以胶状剂的形式储存。口腔技师经常需要将两种材料均匀地调拌混合，使之发生化学反应等，此时使用的器械被称为调拌类器械（mixing instruments）。

1. 调拌刀（spatula）　由不锈钢或碳钢制成，刀面平滑，边缘圆钝无刃，依据被调拌材料的性质、体积而采用不同大小、形状、材质的调拌刀（图 3-63）。用于树脂、粘接剂等黏性较大、体积较小的材料调拌时，多使用较小的不锈钢调拌刀；用于体积较大的印模材料、模型材料和包埋材料

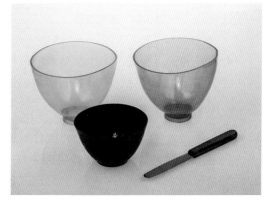

图 3-63　调拌刀与调拌碗

调拌时，多使用柄部为木制或塑料制的较大调拌刀；用于烤瓷材料调拌时，常用玻璃或玛瑙等材料制作的调拌刀。

2. 调拌碗　根据使用场合的不同也有多种型号和材质以供选择，如橡胶碗、玻璃碗、塑料碗等（图3-63）。

3. 漏斗和吸管　主要向容器内倾倒液体，以及在调拌过程中少量添加液体成分时使用。

4. 调拌板　可分为调拌玻璃板和调拌纸板。主要在调拌硅橡胶印模材、复合树脂、瓷泥、粘接剂时使用。

（七）各种容器

在口腔技工室中使用的容器（container），具有更有效地装纳和保存各种器材和材料、易于取放、保持环境整洁和提高工作效率的功能。

1. 器械容器　种类繁多，利用不同尺寸的盒、抽屉、格架等收纳各种技工器械。器械容器的设计要具有人体工程学意义，既要节省空间、便于取放，又能保护某些器具的准确性，同时有利于人身健康和安全。口腔技工台也算是一种大型的器械容器（图3-64）。

2. 材料容器　要根据其用量与性质，采用不同材质、尺寸的盒、抽屉、箱、桶等安放。例如：液体材料的容器需要防止渗漏；对于具有挥发性、刺激性材料的容器要密封，防止泄漏；一些需要避免光照、高温的材料采用特殊设计的容器；一些体积小、型号多、价值较高的口腔技工材料（如人工牙、精密附着体、种植义齿加工辅助件、贵金属等），往往选择扁平状抽屉为装纳容器，并在表面粘贴标签，以方便找取。

3. 模型容器　又称工件容器（图3-65），用于盛放修复体设计单、工作模型、咬合记录、修复体的半成品构件和完成的修复体。模型容器是修复体在技工室内部各个工序间的交接和与临床信息之间传递必不可少的工件容器。因此，这种容器往往要有一定体积以便装纳修复体半成品、咬合记录、𬌗架等。

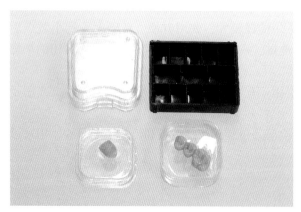

图3-64　器械容器

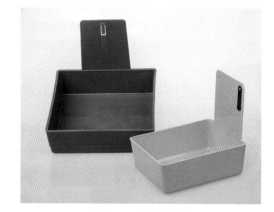

图3-65　模型容器

4. 清洗和消毒容器　用于模型和修复体等物品的清洗、消毒和保存。清洗和消毒容器应具有一定的耐热、防腐蚀、防渗漏的密封结构和理化性能。

（八）型盒和型盒夹子

1. 包埋型盒　又称煮盒，是将制作好蜡型的修复体借助石膏或琼脂材料进行包埋、除蜡后填入丙烯酸树脂类材料，并在特定的条件下完成聚合，使其具有理想的理化性能的一种装置。包埋型盒根据装胶形式的不同分为开放式包埋型盒和闭合式包埋型盒。

（1）开放式包埋型盒：可分为上下两个部分，填胶后将两部分型盒关闭并放入型盒夹子中（图 3-66）。

（2）闭合式包埋型盒：在型盒的一侧留有树脂的注入道和排溢道，填胶时型盒处于闭合状态。按照工艺不同，填胶的形式可分为自流方式和电动加压方式（图 3-67）。

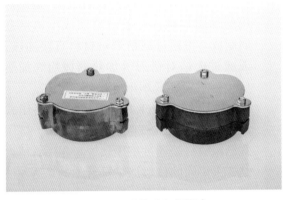

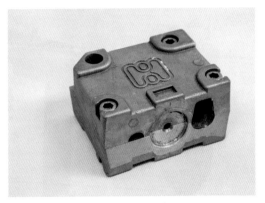

图 3-66　开放式包埋型盒

图 3-67　闭合式包埋型盒

2. 复制型盒　可分为适用于琼脂材料的复制型盒和适用于硅橡胶材料的复制型盒（图 3-68）。

3. 热处理型盒夹　俗称煮盒夹子（图 3-69），通常可安装 2 ～ 3 个型盒。热处理型盒夹一

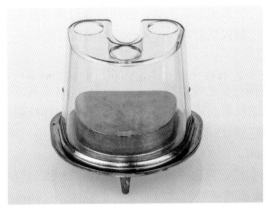

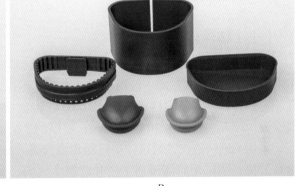

A

B

图 3-68　复制模型、翻制耐火模型用的型盒
A. 琼脂材料用复制型盒；**B.** 硅橡胶材料用复制型盒

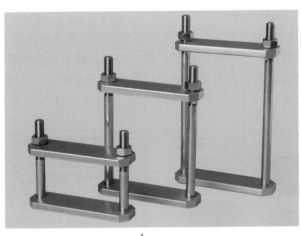

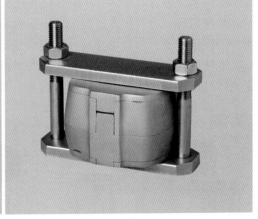

A

B

图 3-69　热处理型盒夹
A. 煮盒压力夹子；**B.** 装有型盒的煮盒压力夹子

般为螺旋机械结构，用以维持包埋型盒的压力状态，保证树脂完成聚合过程中形态的稳定。

（九）加温器械

加温器械（heating instruments）针对一些器具进行加温处理，以便使其达到塑形的目的。

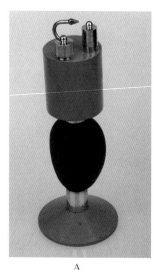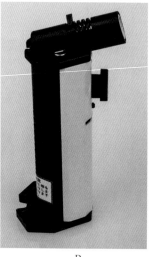

图 3-70　喷灯

A. 挤压式酒精喷灯；**B.** 枪式丁烷气喷灯

1. 酒精灯（alcohol burner）　是最常用的加温器械，一般由玻璃或不锈钢金属制成。可通过酒精灯对材料直接加热，或通过火焰对蜡刀等加热器械灼烤加热后接触材料完成塑形等操作。

2. 喷灯（torch）　有两种，即挤压式酒精喷灯和枪式气喷灯（图 3-70）。挤压式酒精喷灯是通过挤压软气囊驱动酒精火焰，火焰瞬间接触加工材料（主要是各种蜡）形成光滑表面。枪式气喷灯是用内置的压缩气体驱动丁烷气火焰，这种器械还具有焊接功能。

3. 液化石油气火焰　通过管道将液化石油气通入技工室的技工桌上，再通过点燃装置形成火焰；技师可通过调节开关控制火焰的大小，其作用与酒精灯类似。

（十）铸件包埋器械

1. 铸造圈（casting rings）　是用于铸件蜡型外围包埋的成形圈，起到加固包埋材及其成形作用（图 3-71）。铸造圈一般由塑料、橡胶、不锈钢材料制成，可重复使用。塑料和橡胶圈具有一定弹性，外形呈圆柱或马蹄形，不锈钢圈一般呈圆柱形。铸圈的型号有大、中、小三种，高度为 70 mm，直径在 50 ～ 90 mm，壁厚约 2.0 mm。

采用无圈铸造工艺时选择塑料圈和橡胶圈进行包埋，当包埋材完全凝固后可将铸圈与包埋材料分离；当采用有圈铸造工艺时选择金属圈，金属圈将与包埋材形成一个整体，直到铸造完成。

2. 铸造座（crucible formers）　又称铸造底座（图 3-72），一般由塑料或橡胶材料制成，其直径和形状与铸造圈相匹配，在固定义齿和铸造支架蜡型的包埋时使用。大致分为圆形和马蹄形的片状底座，以及圆形并中部有圆锥形突起的底座。

3. 浇口杯　主要在铸造支架蜡型等包埋时使用（图 3-73）。浇口杯的外观呈圆锥形，其顶端与主铸道相连，一般由塑料或蜡制成。塑料浇口杯可重复使用；蜡制浇口杯通常是自制的，一次性使用。浇口杯是连接铸圈内部与外部的通道，所有的铸造材料将从这个甬道进入铸圈，完成铸件的铸造。浇口杯锥顶的开口度一般设计在 45° ～ 60° 之间，其角度过大或过小都会引

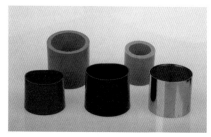

图 3-71　铸造圈

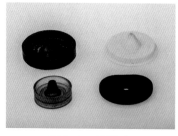

图 3-72　铸造座

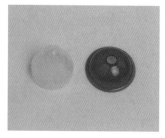

图 3-73　浇口杯

起铸造的失败。

（十一）殆架

一般在制作修复体时需要一个能模拟人体咀嚼器官的结构和功能的机械装置，这样在石膏模型上制成的义齿戴入口腔后才能够与机体达到形态和功能的协调。这种机械装置被统称为殆架（articulator）。此外，殆架可在对患者进行咬合分析、口腔医学教育等情况时使用。

以殆架对个体下颌位置与运动模拟的等效程度为标准，可将殆架分为简单殆架、半可调式殆架和全可调式殆架三种类型。

1. 简单殆架（simple articulators） 最基本构件包括上颌体、下颌体和旋转轴（图3-74）。简单殆架可以围绕旋转轴模拟开闭口运动，但由于其旋转轴不是由个体的铰链轴转移而来，开闭弧与人体的开闭口轨迹不能重合。有些简单殆架可以沿平均值髁导做前伸和侧方运动，也与人体的实际下颌前伸、侧方运动有一定差别。

（1）一次性简单殆架（disposable articulators）：用塑胶制成上颌体和下颌体，这样的殆架能重复牙尖交错的位，轻巧、易操作，适用于个别冠的修复体制作（图3-75）。

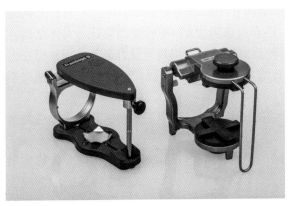

图3-74 简单殆架

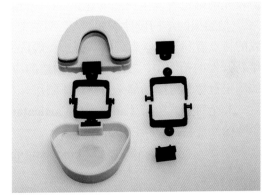

图3-75 一次性简单殆架

（2）单向开闭简单殆架（simple hinge articulator）：用金属制成上颌体和下颌体，两者之间用横轴连接，并用一个螺丝调节上、下颌体间的垂直距离。这样的殆架能重复牙尖交错殆位，适用于个别冠桥、简单的可摘修复病例。

（3）弹簧简单殆架（spring articulator）：结构类似于单向开闭简单殆架，在侧柱顶端有弹簧结构，上颌体和下颌体之间在一定范围内可做多方向的运动，适用于个别冠桥的修复体制作。

（4）平均值简单殆架（average-value articulator）：两侧各具有一个固定的侧柱，在侧柱顶端有按照经验值设计倾斜角度的髁导结构，上颌体和下颌体之间可沿此髁导结构模拟下颌的前伸运动（两侧同步滑动），或在做侧方运动时一侧髁导锁住做单纯旋转，另一侧髁导滑动（图3-76）。一些平均值简单殆架的前方还设有切导杆和切导盘，形成较稳定的三角制导结构。平均值简单殆架的固定髁导斜度通常为25°左右，固定切导斜度通常为10°左右，这与个体的下颌运动实际情况往往有差距，适用于简单的固定冠桥和可摘局部义齿病例。

2. 半可调式殆架（semi-adjustable articulator）

结构特点是：具有可以扭转调节方向的侧柱，用于调节侧方髁导斜度，可调节范围为0°～20°。在

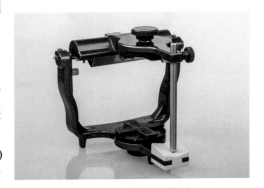

图3-76 平均值简单殆架

侧柱顶端有可以扭转调节倾斜角度的髁导结构，用于调节前伸髁导斜度，可调节范围为 −40°～80°。前方设有切导杆和切导盘，形成稳定的三角制导结构，切导斜度可调节范围为 −20°～40°（图3-77）。

半可调式𬌗架通常都配备面弓，能将实测或按经验平均值定位的患者铰链轴位置转移到𬌗架上，从而使牙列模型在𬌗架上的开闭弧与患者的铰链开闭弧相吻合。通过描记仪测值及前伸颌位记录，可将患者的前伸髁导斜度转移到𬌗架上，形成与患者个体特征相近的前伸髁导。在大多数半可调式𬌗架，非工作侧侧方髁导斜度值是根据Hanau经验公式由前伸髁导斜度值推算确定的，且工作侧髁球多采用锁定成原地旋转的构造设计，其旋转角度受非工作侧髁导的制约。这些构造使半可调式𬌗架具有能重现个体正中关系位和铰链开闭弧的性能，同时也能近似地模拟个体的其他各种下颌运动特征。

较早期开发的𬌗架往往将实施髁导功能的髁槽置于𬌗架的下颌体，髁球则位于𬌗架的上颌体。这种构造与人体的颞下颌关节解剖结构恰相反，被称为"Condylar"型𬌗架（简称"C"型𬌗架），也被称为"non-Arcon"型𬌗架；反之将髁导置于上颌体者称为"Arcon"型𬌗架（简称"A"型𬌗架）。分析表明，"C"型𬌗架在利用开闭改变垂直距离时，前伸髁导斜度会较先前确定者发生一些变化，"A"型𬌗架则不会因开闭影响前伸髁导斜度，因而有人认为"C"型𬌗架的结构设计不如"A"型𬌗架合理，还有人认为"A"型𬌗架的设计与人体结构一致的特点有利于初学者理解掌握。一般认为这两种𬌗架的实际应用效果没有显著差别，但在近年新开发的𬌗架中，"A"型髁导构造的应用确有增多的趋势。半可调式𬌗架可用于各种类型的固定冠桥和可摘局义齿修复体制作。

3. 全可调式𬌗架（adjustable articulator） 结构比半可调式𬌗架更复杂，其优于半可调式𬌗架的性能特点包括以下几个方面：

（1）有配套的运动面弓（kinematic face bow）记录患者的下颌三维运动特征并转移到𬌗架上。

（2）𬌗架的髁间距可调，以模拟个体的颅颌宽度特征。

（3）𬌗架具备形成曲线髁导的可能性，以准确模拟机体的髁道特征。

（4）双侧髁导结构可相互独立地进行调整，以表现个体工作侧髁突的侧移等运动特征。

全可调式𬌗架可用于多个牙齿的固定冠桥修复（咬合重建）、总义齿以及需要做精密的咬合分析的病例（图3-78）。

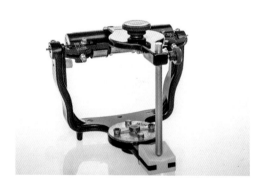

图 3-77　半可调式𬌗架

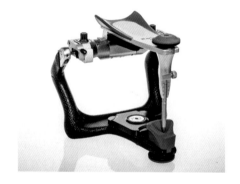

图 3-78　全可调式𬌗架

（十二）其他器械

1. 安全防护装置

（1）护目镜（safety glasses）及面屏：用于保护技师的眼睛和面部免受碎屑、粉尘、强光等物质的侵袭。护目镜包括透明护目镜和防止强光刺激的茶色护目镜（图3-79）。

（2）口罩（mask）：技工室使用的口罩种类有很多，主要用于预防吸入有害气体或粉尘。

（3）手套（gloves）：技工室使用的各种手套既能保持操作时的洁净，又能避免操作者的手受到物理或化学的伤害与刺激。

2. 日常使用的常规工具　这类工具的特点不是口腔修复工艺专业所特有的，还经常涉及其他领域，如锤子、镊子、探针、毛刷、毛笔等工具。

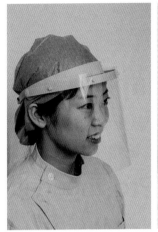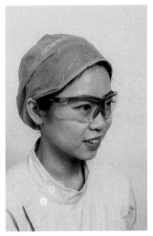

图3-79　护目镜和面屏

进展与趋势

设备与器械的进步对口腔修复工艺的发展至关重要。未来，口腔修复工艺的设备与器械将突出以下发展特征：自动化、数字化、精细化、个性化等。自动化体现在设备与器械的集成化更高，对人工的依赖更少；数字化体现在修复体数字化加工技术相关的设备与器械将得到广泛的开发和应用，从修复体设计、制作到数字化制作相关材料的发展都将对传统的加工工艺产生强有力的冲击；精细化和个性化体现在日益增加的精品化工艺加工需求上，在精品化工艺加工方面，能体现技师经验和个性化制作技术的设备和器械将具有很好的前途，此方面器械和设备的改良和进步将突出发挥技师的工艺知识和技能，这是自动化和数字化技术无法替代的。

小　结

本章主要介绍了口腔修复工艺中常用设备与器械的种类及其使用方法，也从设备和器械的角度阐述了关于加工各类修复体的特点及其相互之间的工序联系，从而反映了口腔修复工艺学的发展与进步。口腔修复工艺设备和器械的更新与进步对口腔修复工艺的发展具有重要意义。

Summary

This chapter introduces the equipments and instruments often used in dental technologies. It also describes the making procedures of prostheses in terms of the usage of the equipments and instruments. The development and improvement of these equipments and instruments will benefit the development and advancement of dental technologies a lot.

（王　兵　佟岱和义）

第四章　固定修复工艺

Dental Technology for Fixed Prosthodontics

第一节　固定修复的工艺流程
Working Process of Dental Technology in Fixed Prosthodontics

　　固定修复包括临床检查与设计、牙体预备、印模与模型、修复体制作、修复体戴用与维护等多个步骤，每一环节都关系到修复的成败。在固定修复的完整过程中，医师与技师相互配合，都在一定质量标准的前提下共同为口腔修复医疗质量负责。医师的责任是提供正确的临床设计和医嘱，提供良好的牙体预备和高精度的印模，提供良好的咬合关系记录，确保正确地试戴并做好术后复查维护工作。技师的责任是正确地处理模型并制作高质量的修复体。在上述过程中，医技双方对彼此工作的流程应有清晰的认识。

　　固定修复中，主要的修复体类型包括铸造类金属修复体、烤瓷熔附金属修复体、全瓷修复体等，不同的修复体类型可能对应不同的修复工艺流程，同一修复体可能包括不同修复工艺或者同一修复工艺适用于多种修复体类型的某一步骤（图4-1）。

一、铸造类金属修复体的工艺流程

　　铸造类金属修复体的工艺流程包括：灌注超硬石膏模型→模型修整与工作代型制备→修复体蜡型制作→包埋与铸造→开圈→打磨→抛光→清洁→临床试戴与粘接→复查与维护。

二、烤瓷熔附金属修复体的工艺流程

　　烤瓷熔附金属修复体的工艺流程包括：灌注超硬石膏模型→模型修整与工作代型制备→修复体蜡型制作→包埋与铸造→开圈→打磨基底冠、桥→喷砂、清洗→预氧化→烤瓷→修整修复体外形→加瓷、上釉→临床试戴→上色、上釉→粘接→复查与维护。

三、金属烤塑修复体的工艺流程

　　金属烤塑修复体的工艺流程包括：灌注超硬石膏模型→模型修整与工作代型制备→修复体蜡型制作→包埋与铸造→开圈→打磨基底冠、桥→喷砂、清洗→烤塑→修整修复体外形→需要时添加树脂、上光上亮→临床试戴→上色、上光、上亮→粘接→复查与维护。

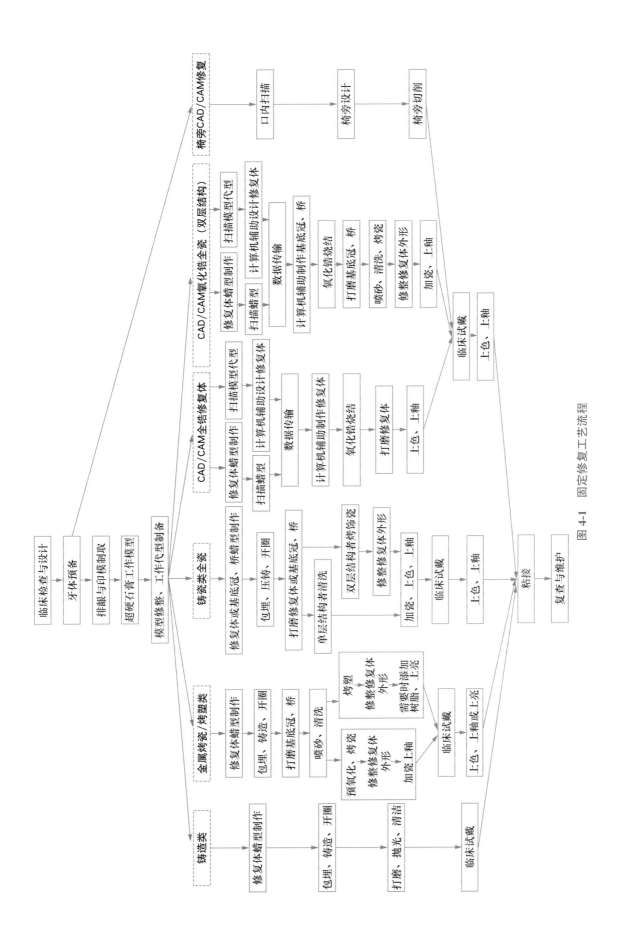

图 4-1 固定修复工艺流程

四、全瓷修复体的工艺流程

（一）铸瓷修复体的工艺流程

铸瓷修复体的工艺流程包括：灌注超硬石膏模型→模型修整与工作代型制备→修复体或基底冠、桥蜡型制作→包埋与热压铸→开圈→打磨基底冠、桥→喷砂、清洗→烤瓷→修整烤瓷修复体外形→加瓷、上釉（全解剖形态铸瓷修复体在喷砂清洗后直接上色上釉）→临床试戴→上色、上釉→粘接→复查与维护。

（二）CAD/CAM 氧化锆全瓷修复体的工艺流程

氧化锆全瓷修复体的工艺流程包括两种情况：

1. 单层结构（monolithic）全锆冠的修复工艺流程　灌注超硬石膏模型→模型修整与工作代型制备 ⟨扫描模型→计算机辅助设计修复体 / 修复体蜡型制作→扫描蜡型⟩ →数据传输→计算机辅助切削制作修复体→氧化锆烧结→打磨修复体→清洗→修复体上色、上釉→临床试戴→上色、上釉→粘接→复查与维护。

2. 双层结构（bilayered）氧化锆全瓷修复体制作工艺流程　灌注超硬石膏模型→模型修整，工作代型制备 ⟨扫描模型→计算机辅助设计修复体基底 / 修复体基底冠、桥蜡型制作→扫描蜡型⟩ →数据传输→计算机辅助制作基底冠、桥→氧化锆烧结→打磨基底冠、桥→喷砂、清洗→烤饰瓷→修整修复体外形→加瓷、上釉→临床试戴→上色、上釉→粘接→复查与维护。

固定修复模型
和代型的操作
演示

第二节　固定修复的模型和代型
Cast and Die in Fixed Prosthodontics

模型是口腔牙列及相应软硬组织的精确复制。获得精确的模型并对模型进行正确的修整是进行高质量修复体加工的基础。

一、模型的分类与要求

由于口腔情况复杂，加上修复体加工程序多，要求精度高，因此修复体的制作一般在口腔外用间接法制作。口外间接法制作要求用模型复制并呈现出口腔内的状态，此时，修复体即可在口腔复制体 - 模型上操作。因此，模型需正确地呈现基牙、牙列、缺牙间隙及其他口腔内的软硬组织的形态。

（一）模型的分类

根据模型（cast）的作用不同，可分为诊断模型、记存模型和工作模型。

1. 诊断模型（diagnostic cast）　通常指的是在患者初诊时制取的模型，供医师和患者讨论制订治疗方案和设计；也可用于制作诊断蜡型，用于对修复治疗美学及功能等方面的设计，以利于直观表达预期效果等。

2. 记存模型（recording cast）　通常是在治疗前、中或结束后取制的模型，用来记录和对比治疗效果。

3. 工作模型（working cast）　是用于制作修复体的模型。做固定修复体时，工作模型通常需要被分割成牙列模型、基牙代型和底座三个部分。其中代型（die）指的是单个预备体的模型，用于后续蜡型、修复体的制作。

根据代型是否可摘下及复位，工作模型可分为代型可卸式（removable die）工作模型和代型固定式工作模型。

（1）代型可卸式工作模型（working cast with a removable die）：也称分割复位式工作模型。它在固定修复体制作中应用最广泛。因代型可以摘下和复位，非常利于制作良好的修复体蜡型。该法仅灌注一次工作模型（底座模型灌注不包括在内）。因工作模型需分割，若代型制作过程中出现误差导致其不能良好就位，或代型就位后不稳定，均可影响修复体制作的精度。

（2）基于个别代型技术的工作模型（working cast with a separate die）：制取橡胶印模后，需两次灌制形成两副工作模型——第一次先用超硬石膏灌注包含整个修复体区域的局部模型（sectional cast），此模型用来制作代型；第二次再用超硬石膏灌注整个工作模型。将第一个局部模型修整成基牙或患牙的个别代型（separate die），首先在个别代型上制作蜡型，然后转移至整个工作模型上修整最终的邻面与咬合形态，最后再转移回代型上完成最后边缘的修整。该法不需要特殊的设备，但因蜡型需在分离的个别代型和工作模型之间转移，容易导致蜡型变形损坏，质量不易控制，目前已少用。

（3）代型固定式工作模型：仅灌注一次工作模型，代型与工作模型不分割也不分离，是一个整体，此工作模型即为代型固定式工作模型。因代型不能卸下和复位，此工作模型不利于制作邻面，不利于修整蜡型边缘，不利于获得良好的轴面外形，因此仅适用于制作桩核。

（二）工作模型的要求

1. 模型牙槽嵴区域和底座应有足够的厚度，以满足其强度要求；同时，要求模型整洁、光滑。

2. 牙列包括缺牙区剩余牙槽嵴要完整且无变形，整个牙列的𬌗面无石膏瘤子或缺陷，与修复相关区域的牙齿轴面无缺损。

3. 上下颌模型之间咬合关系稳定，必要时有正确的𬌗记录保持咬合关系。

4. 能准确复制预备体及相应牙齿的形态和结构。

5. 能准确再现与修复体制作相关的部位的软硬组织外形。

6. 工作代型要能顺利摘下，也能正确就位，在模型底座上稳定无松动。代型与牙列模型及各个代型间的位置关系也要求正确且稳定。

二、模型材料

模型是由口腔印模所灌注的，灌注模型的材料称为模型材料。模型材料包括熟石膏（plaster of Paris）、普通人造石（dental stone）、高强度人造石（high strength dental stone）或超硬石膏（ultrahard stone）等（参见《口腔材料学》第3版）。理想的模型材料必须具备良好的流动性、可塑性，要求表面硬度高，耐高温高压，体积稳定，精确度高，凝固时间适当，压缩强度大，与印模材料不发生化学变化，易脱模，操作简便。为了加强模型的耐磨损性能，近年出现了树脂模型材料（如环氧树脂、多聚氨基甲酸酯等），其应用也在逐渐增多。

三、模型的灌注与修整

口腔印模的精确度直接关系到修复体的精确度，同样，灌制精确的合格模型也关系到修复体的制作精度。因此，灌制模型是各种修复体制作中非常重要的步骤。

（一）灌注模型

1. 清洗印模　去除残存在印模上的唾液、血液等异物。

2. 检查印模的完整性和精确性　包括检查预备体边缘部位是否光滑清晰、连续完整，轴面、𬌗面等部位是否有气泡出现，邻牙或任何可能影响制作精度的部位是否完整等。

3. 印模消毒

（1）浸泡消毒：适用于不吸水的硅橡胶印模。常用的消毒液包括次氯酸钠、聚维酮碘（碘伏）、戊二醛等，浸泡时间为10分钟。

（2）喷雾消毒：适用于各类印模，最常用的为聚维酮碘喷雾剂，对印模的尺寸稳定性和精确度影响较小。

4. 印模的表面处理

（1）亲水化（hydrophilic）处理：对于疏水型（hydrophobic）印模材，应用模型表面活性剂喷湿印模表面可改变电荷分布，增加印模的湿润性和灌注性能，利于模型材料流进细小间隙。

（2）静置时间：加成型硅橡胶在凝固后至少半小时内会有氢气产生并释放，若制取印模后马上灌注，会导致模型表面出现很多蜂窝状气泡。因此，对于加成型硅橡胶材料，应在室温静置至少半小时后才能灌注，以使氢气彻底释放。

5. 去除表面浮水　轻轻甩动或用气枪将印模表面的浮水去除。

6. 调和模型材料　为保证模型质量，应严格控制粉、液的混合比例，采用真空调拌机调拌模型材料。方法是将称量好的超硬石膏和适当比例的水（水、粉比需参考说明书上的参数）放入调拌机专用容器中，先用调和刀将水和石膏紧贴容器的壁顺同一方向搅拌，进行初步浸润，再盖上调和容器的盖子，放置于真空搅拌机上，调整时间为40秒（抽真空加搅拌），结束后取下调和容器放置在振荡器上充分脱泡，调好后的石膏浆即可用于灌注模型。

灌注模型材料时需从印模的一个方向注入（图4-2A），若从两个方向灌注模型材料，在模型材料的结合处易产生气泡（图4-2B），灌注时用振荡器边振荡边缓缓灌注，完成模型灌注后将灌注面朝上放置（图4-2C）。

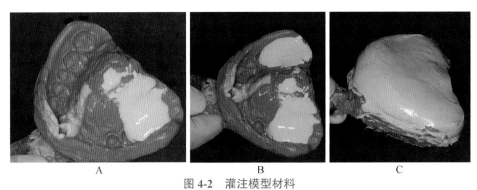

图4-2　灌注模型材料
A. 从一个方向灌注；**B.** 从两个方向灌注；**C.** 完成状态

（二）模型的修整

石膏固化后，以基牙的牙颈部下方约15 mm为界，用模型修整机磨除模型的底部，使其成平面（图4-3A、B），用钨钢车针等磨除上颌模型的腭侧及下颌模型的舌侧（唇颊侧必要时也应适当修整）（图4-3C），使之成为仅有牙列的马蹄形模型（图4-3D），修整时还应使修整面略向底部微微聚拢，当模型底座形成并制备代型后，利于代型取下（图4-3E）。修整完成的模型应达到相应标准（图4-4）。

四、模型的质量标准

（一）固定修复模型的基本标准

模型应满足如下要求：

1. 工作模型选择超硬石膏灌注，要求尺寸稳定、精确度高、表面光滑清晰、无缺陷、机械强度大，要能准确反映口内解剖组织的形态细节。

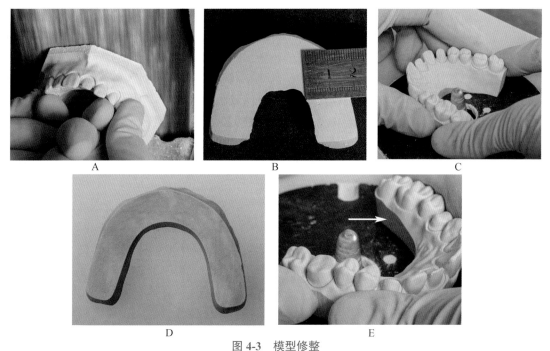

图 4-3　模型修整

A. 模型底部修整；**B.** 模型底部修平后，确保底部足够的宽度；**C.** 磨除模型舌侧或腭侧
D. 修整后形成标准的马蹄形模型；**E.** 修整面略向底部聚拢（箭头），避免影响后续代型的取下

2. 修整完的模型底面要与假想𬌗平面平行，厚度（牙龈缘或缺牙区牙槽嵴顶至模型底部的厚度）至少为 15 mm，底部颊舌或唇舌向宽度为 10 ～ 15 mm，尤其下前牙区的预备体处石膏模型底部宽度不应少于 10 mm，否则易发生模型折断（图 4-4）。

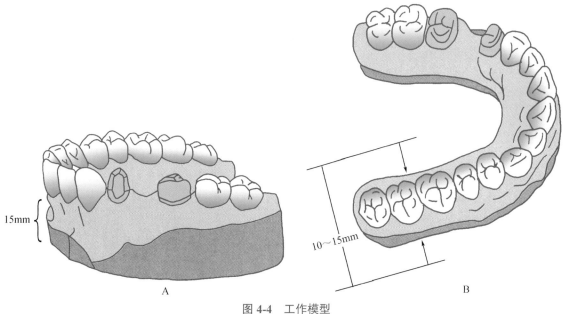

15mm

10～15mm

图 4-4　工作模型

A. 模型最薄部位及底部的要求；**B.** 底部宽度

3. 邻牙无缺损或断裂，对𬌗牙清晰完整，咬合关系良好且稳定（或𬌗记录正确）。
4. 代型修整完成后，应保证能够精确复位，在就位后稳定不动，并且不妨碍上𬌗架。

（二）固定修复预备的标准及要求

对于任何一种固定修复体来说，临床的牙体预备质量对预后有至关重要的影响。修复医师虽然对此高度重视并受过严格训练，但是在口腔内视野受限、印模表达不够直观的情况下，仍有可能出现各种缺陷。因此，技师需要了解各种固定修复体牙体预备的基本要求，并从模型反映的情况对牙体预备、印模制取做一次全面的检查，发现问题应与医师联系并磋商解决方案。

从工作模型评价固定修复体牙体预备质量的主要因素包括：

1. 修复体的设计　一般情况下，技师仅需执行医师的医嘱即可；但技师也应对修复体的设计有充分的理解，必要时需与医师沟通。主要依据缺失牙的部位、数量、咬合、技工加工单等情况检查修复体的设计（包括基牙数量、位置、支持、抗力、固位、美观、所选材料、设计形式等）是否符合工艺制作要求。

2. 牙体预备的一般情况　主要检查预备体的固位形、抗力形是否足够，邻牙是否完整（有无在预备时被损伤的情形）等。如预备体聚合度过大或𬌗龈距过短等固位明显不足、邻牙明显受损且未修整抛光等，都应与医师沟通如何处理。

3. 就位道　对于刚性的基牙和修复体来讲，修复体就位过程中涉及的所有轴面至少应当相互平行才能确保顺利就位。如果存在倒凹则修复体不能就位，否则通过调整基牙外形或修复体后的就位会损害边缘的密合性和适合性。检查的方面包括：冠预备体有无倒凹、固定桥基牙的共同就位道、邻牙的倾斜对就位的影响、铸造桩核根管的就位道等。

4. 边缘质量和可辨性　在工作模型上，边缘的位置、形状以及与牙龈的界限应显示清晰，预备量应足够且边缘具有良好的连续性；此外，边缘的形状或类型应符合相应的修复体类型，如金瓷冠唇侧边缘的形态、预备量影响边缘的强度和美观等。

5. 咬合空间及𬌗关系　预备体咬合间隙应充足，与修复体类型相适应；应检查对𬌗牙的不良咬合或𬌗曲线是否进行了必要的调整，是否制取了必要的咬合记录等。

6. 轴面预备量　轴面预备量应足够，尤其对于前牙唇面，没有足够的预备量无法保证瓷修复体的美学性能。

（三）固定修复体的质量标准

制作完成的修复体应符合以下标准：

1. 修复体外观无明显瑕疵，正确恢复被修复牙齿的解剖外形，与邻牙协调，与对侧同名牙对称，表面高度抛光，颜色符合设计要求。

2. 修复体在工作模型上试戴时能够顺畅就位，无近远中向或颊舌向翘动。修复体边缘与工作模型上的预备体边缘形态密合，无悬突，无缺损。

3. 修复体与邻牙接触区的位置、大小合适，与邻牙接触的松紧度适当，形成自然的外展隙形态。

4. 修复体与对𬌗牙的覆𬌗覆盖关系正常或与原有𬌗关系或𬌗曲线适应，牙尖交错咬合接触广泛均匀，无早接触，前伸及侧方咬合时无𬌗干扰。

总之，当修复体在患牙上就位后，与预备体边缘密合且间隙应小于 50 μm，有一定的固位力，与邻牙的接触松紧合适，咬合关系良好，美观效果符合要求。最终当修复体粘接在患牙上后，应发挥良好的咀嚼、发音、美观等功能，可抵抗咬合力而不至脱位或破损，并长期维护患牙及周围组织的健康。

五、工作模型代型系统

（一）工作模型代型系统介绍

根据制作技术的不同，目前应用的工作模型代型系统可分为个别代型技术、代型钉技术、Di-Lok 代型钉托盘技术、DVA 代型技术及 Zeiser 代型技术等。其中 DVA 代型技术及 Zeiser

代型技术需要特殊设备，应用很少。各种代型技术系统的特点对比见表4-1。本章主要介绍
Pindex系统代型钉和Di-Lok代型钉托盘技术。

表4-1 工作模型代型系统的特点对比

代型系统		模型灌制次数	代型稳定性	蜡型制作特点	是否需特殊设备	特点
个别代型技术		一般2次；代型所用模型和工作模型为2个模型	工作模型不切割，不存在稳定性问题	代型和工作模型间转移操作多次，易破坏蜡型	不需要	代型与工作模型是分离的，经济、简便
代型钉技术	单钉固位技术	工作模型+底座分次灌模	欠稳定，代型可能旋转	易操作；若代型不稳，易影响蜡型的准确性	不需要	最简单的代型钉技术，经济
	双钉固位技术（Pindex系统）	工作模型+底座分次灌模	双钉固定代型，稳定	易操作	需打孔机	目前最常用，较经济
Di-Lok代型钉托盘技术		工作模型+底座分次灌模	稳定	易操作	需要专用托盘	较经济，有时复位较困难，代型根部体积大，不利于操作
DVA代型技术		一次灌模，可补偿石膏膨胀	稳定	易操作	需要精密打孔机、特质底板	精度高，欠经济
Zeiser代型技术		一次灌模，可补偿石膏膨胀	稳定	易操作	需要精密打孔机、特质底板	精度高，欠经济

（二）Pindex系统代型钉技术

Pindex系统通过使用打孔机制造出非常准确的可卸代型的工作模型，是应用较广的一种
方法。主要步骤如下：

1. 用常规方法灌注工作模型，将石膏堆积到超过托盘边缘20 mm处，以保证有足够的厚
度进行后续打磨修整。

2. 待模型材料硬固后从印模中脱出并进行修整，用模型打磨机去除模型的尖角，然后打磨
模型底部，直至模型底面变得光滑平坦，与殆面基本平行（只有模型的底面是一个平面才能
保证打出的孔是平行的），从底面到预备体的边缘线不能低于15 mm。用模型打磨机修整模型
周边多余的石膏，去除腭盖及舌侧的石膏（模型颊舌侧的宽度为10～15mm），使之呈马蹄形
（图4-3，图4-4）。

3. 将模型放到打孔机的平台上预备代型钉孔。打孔机上方发出的光束与由下向上打孔的钻
头尖端成一条直线，可借助此光斑确定打孔位置。每个基牙预备体、剩余牙槽嵴和口内余留牙
位置分别用两组代型钉。

4. 待代型钉孔位置确定后启动钻机，在模型上用铅笔标记指示光斑点的位置，再轻轻按触
模型，在模型底部打出一个浅的位置标记点，检查选择的打孔位置是否合适，如合适就在此光
斑点的位置钻出形状、深度适宜的孔。

5. 将代型钉头端插入预备好的孔中并用粘接剂（氰基丙烯酸乙酯瞬间胶黏剂或502胶）粘接。

6. 粘接剂完全固化后，将配套的代型钉鞘套在代型钉外面，封蜡和钉帽平齐。

7. 在模型底部超硬石膏表面涂布一层分离剂（separating agent）。

8. 调拌第二层用的超硬石膏，一部分超硬石膏涂抹在代型钉鞘周围，一部分超硬石膏灌注
在塑料底座盒里，在石膏尚具有良好流动性时将模型翻转，底部向下放进塑料底座盒，使两部

分石膏得以融合为一体。待底部超硬石膏呈半凝固状态时，用蜡刀卡在底座边缘，水平刮掉唇颊侧及舌侧多余石膏。

9. 待第二层超硬石膏完全硬固后，将模型从塑料底座盒中脱出，修整边缘。

10. 从𬌗面方向用模型锯分割模型、分离代型，然后在代型钉鞘开孔处推动代型钉，使两层模型整体分离开，代型钉留在代型中，代型钉鞘留在底座层。接下来就可以修整代型（图4-5）。

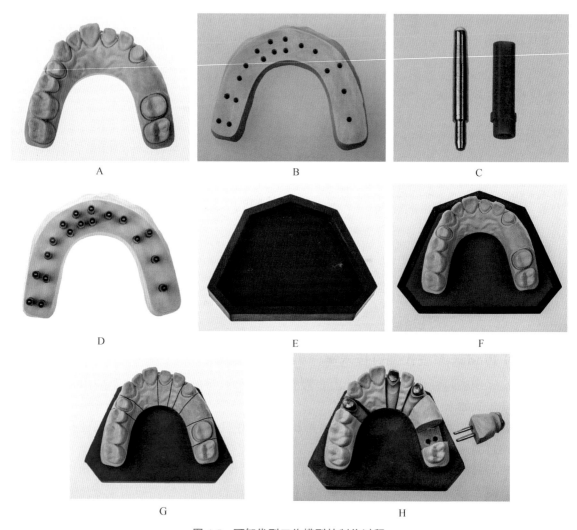

图 4-5　可卸代型工作模型的制作过程

A. 工作模型𬌗面观；**B.** 工作模型底部钉孔制备完成；**C.** 代型钉与钉鞘；**D.** 代型钉及钉鞘固定完毕；**E.** 塑料底座
F. 底座石膏灌注完毕；**G.** 底座脱出后，代型已锯开；**H.** 代型修整完毕，形成可卸代型工作模型

（三）Di-Lok 代型钉托盘系统

1. 灌注模型，模型灌成 U 型，高度达到 2.5 cm。

2. 用砂轮修整模型的颊舌侧，在确保没有干扰的情况下将模型放入 Di-Lok 托盘中。

3. 在模型底部切出水平向横沟，以帮助固位。

4. 在托盘内放置调好的硬石膏浆，将浸泡过水的模型放入，去除溢过模型边缘和托盘边缘的石膏，直至石膏凝固并干燥（图 4-6A）。

5. 拆开托盘，通过敲击模型基底前部使模型与托盘分开（图 4-6B、C）。

6. 用锯条锯开预备体的两侧，用车针对代型边缘终止线以下部分进行修整。

7. 托盘彻底清洁后，将代型和模型的其他部分重新组合放入托盘，把托盘锁结在一起（图 4-6D）。接下来即可在代型上开始蜡型制作等后续步骤。

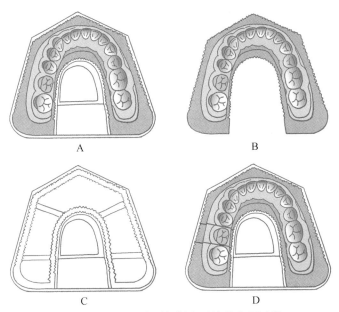

图4-6 Di-Lok代型钉托盘系统的应用过程

A. 模型与Di-Lok托盘系统；**B.** 模型与托盘分开后的模型部分
C. 模型与托盘分开后的托盘部分；**D.** 代型锯开和修整后重新就位于Di-Lok托盘

六、工作代型的预备和修整

模型分割后工作代型周围留有被复制的牙龈形状，需要修整代型以去除显示牙龈形状的石膏部分。步骤为：

1. 用桃形或大球形钨钢钻沿颈缘下方2 mm处做初步形态修整（图4-7），磨除相当于牙龈部分的石膏，向根方修整的石膏宽度大约1 cm；若向根方修整太窄，则不利于雕刻刀的操作，不利于蜡型颈部边缘的制作（图4-8）。

2. 用球钻及锐利的工艺刀在不损坏牙体预备龈边缘形态的前提下，修整预备体下方颈缘处细小多余的石膏，使预备体边缘暴露出来（图4-9）；修整完成后的边缘线根方应呈光滑的圆凹面，代型在边缘线根方

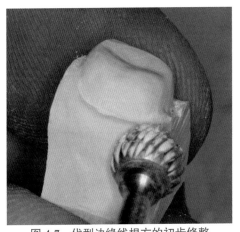

图4-7 代型边缘线根方的初步修整

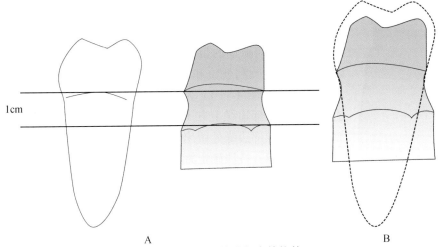

图4-8 代型边缘线根方的修整

A. 约1 cm的根方修整区；**B.** 形成根形，利于蜡型轴面突度正确恢复

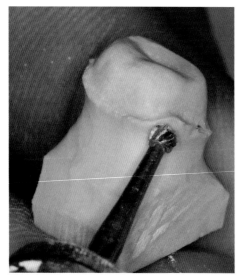

图4-9 小球钻精修代型边缘线根方

稍稍凹下有利于器械操作和观察边缘密合度；同时边缘线根方应修整出与天然牙牙根形态相似的外形，以利于形成正确的轴面外形（图4-8，图4-10）。代型修整后，牙体预备的终止线应清晰、连续。

七、蜡型制作前工作代型的准备

1. 标记边缘 为了利于分辨边缘的精确位置，应先使用彩色笔标记代型的边缘终止线（finish line）。彩色笔的颜色应与后续使用嵌体蜡的颜色形成鲜明对比；避免使用普通的石墨铅笔，因为石墨铅笔易磨损代型的边缘，其颜色不利于边缘线的分辨，同时，余留的石墨具有抗焊媒性，可能会影响铸件边缘的完整性。

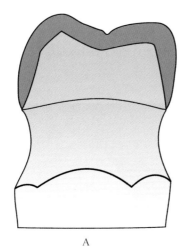
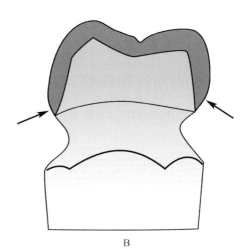

图4-10 代型边缘线根方修整的外形与修复体轴面蜡型的关系
A. 正确；**B.** 错误（导致轴面突度过大）

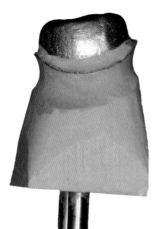

图4-11 代型间隙剂涂布

2. 在代型上涂布石膏硬化剂 硬化剂（hardening agent）一般为低黏度的氰基丙烯酸乙酯瞬间胶黏剂（或502胶），涂布硬化剂的目的是进一步增加工作代型的强度。石膏硬化剂涂布在石膏代型边缘线上、下2 mm的范围内。

3. 涂间隙剂 石膏硬化剂干燥后在代型上均匀涂布间隙剂（spacer）。涂间隙剂的目的是在修复体和基牙之间形成适当的间隙，以便修复体能顺利就位和容纳适当厚度的粘接材料，理想的厚度为20～40 μm（图4-11）。为了保证边缘的密合性，涂布间隙剂的方法是从代型颈部边缘上方1.0 mm处开始沿着颈部向切端或殆面方向涂布，确保颈部边缘处留出1 mm的未涂布区域。

4. 上殆架 按照确定好的颌位关系上殆架。

5. 涂分离剂 工作代型表面、前后邻牙及对殆牙表面涂布蜡型分离剂，需使用不含酒精的分离剂，分离剂涂布应尽可能薄。

完成上述步骤即可开始蜡型操作。

固定修复熔模
或蜡型制作的
操作演示

第三节 固定修复熔模或蜡型制作
Manufacturing of Fired Mold or Wax Pattern

铸造工艺（cast）是将金属熔化后浇铸成一定形态构件的方法和过程，通常包括焙烧铸圈、熔化金属、向型腔注入金属、冷却凝固、脱模清理等步骤。通过上述工艺过程，即可获得所需形状和性能的铸件（castings）。根据造型材料的不同，铸造工艺可分为砂型铸造、金属型铸造、熔模铸造等。目前口腔界广泛应用的铸造工艺是熔模铸造，属于精密铸造技术。熔模铸造工艺是用易熔材料（蜡或塑料等）先制成可熔性模型（熔模或蜡型），通过耐火包埋材料将其包覆并经过高温焙烧完全去除熔模材料而形成型腔，再通过向型腔注入熔融金属而得到铸件的过程。由于经熔模铸造工艺获得的铸件具有较高的尺寸精度和表面光洁度的特点，熔模铸造也被称为熔模精密铸造。

熔模（fired mold）是用来形成耐火型腔的可熔性模型，由铸造蜡、可熔性树脂或塑料等易熔材料制作而成，是金属修复体铸件的雏形。用于制作熔模的模材要求具有重量轻、低熔点、焙烧后不留痕迹、尺寸精度和稳定性好、表面光洁度好、强度好等特点。良好的模材是铸造型腔制作和获得良好铸件的前提条件。模材一般用蜡或树脂等材料配制；主要用蜡配制的模料称为蜡基模材，主要用树脂配制的模材称为树脂基模材；前者熔点较低（60～70℃），后者熔点稍高（70～120℃）。用蜡基模材制成的熔模称为蜡熔模或蜡型（wax pattern）；用树脂模材制成的熔模称为树脂熔模（resin pattern）。在口腔修复工艺制作中，蜡熔模或蜡型被广泛应用。因此，本书以蜡熔模或蜡型技术为基础来介绍熔模铸造技术。基于蜡型制作的熔模铸造技术又被称为失蜡铸造法（lost-wax casting）。失蜡铸造法是用蜡制作熔模形成铸件雏形，通过包埋蜡型形成型腔外壳，再经过焙烧将其中的蜡型熔去而制成型腔，再向型腔注入熔融金属而获得铸件的方法（图4-12）。因此，失蜡铸造法工艺成功的前提是制作精确的蜡型。

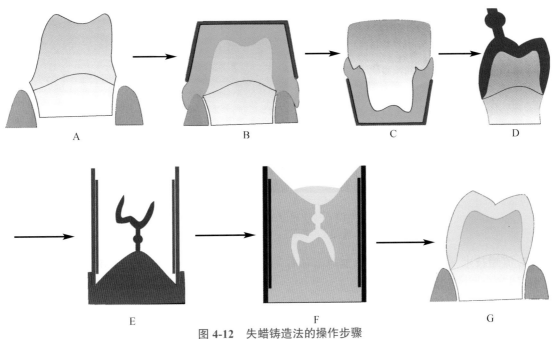

图4-12 失蜡铸造法的操作步骤
A.牙预备体；**B.**取印模；**C.**灌注模型；**D.**蜡型制作；**E.**包埋；**F.**铸造；**G.**铸造修复体试戴

一、蜡型制作的工具和材料

制作蜡型的器械工具和材料包括酒精灯、电蜡刀、熔蜡器、蜡型雕刻器械、貂毛刷、嵌体蜡、代型分离剂、棉缎等（图 4-13A）。

蜡型堆塑器械根据用途可以分为三类：加蜡器、雕刻器和抛光器。在 PKT 系列（由 P.K. Thomas 专门为加蜡法设计）雕刻器械中，1 号和 2 号是加蜡器；3 号是精修𬌗面的抛光器；4 号和 5 号是雕刻器。在后续蜡型的堆塑中，PKT 系列及其他器械的用途概括见表 4-2。

表 4-2　PKT 系列及其他蜡型堆塑器械的用法

器械	蜡型步骤
PKT 1 号	蜡锥、轴嵴、三角嵴、牙尖嵴、边缘嵴的加蜡；蜡型边缘的重新再熔
PKT 2 号	同 PKT 1 号，与 1 号相比主要用于加少量蜡
PKT 3 号	𬌗面沟、窝的光整和平滑
PKT 4 号	轴面轮廓的平整雕刻，蜡型边缘重新加蜡后的修整雕刻
PKT 5 号	𬌗面各尖嵴的圆滑和精修（refining）
河狸尾形磨光器（beavertail burnisher）	蜡型边缘重新再熔后的加蜡和边缘精修磨光

二、蜡型堆塑的基本技术、基本方法

（一）蜡型堆塑的基本技术

在堆塑蜡型时，经常会使用浸蜡、流蜡、滴蜡和雕刻等基本技术。

1. 浸蜡技术（dipping the die in molten wax）　将嵌体蜡在恒温熔蜡器（图 4-13B）内按照熔点熔化后，把代型沿 45° 角浸入，快进慢出，一般一次进出即可达到 0.5 mm 左右厚度的蜡型。待其冷却后用雕刻刀将粘在代型颈部边缘线倒凹区以下的蜡去除。去除多余蜡时注意不要破坏石膏代型的边缘。浸蜡技术可重复操作，直至达到足够的蜡层厚度；第二次浸蜡时要等到首次蜡层先冷却，并要控制速度以防止前面的蜡层变软熔化。

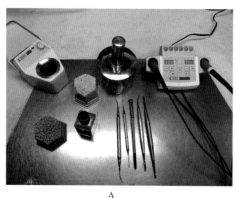 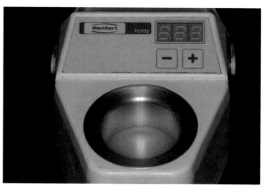

图 4-13　制作蜡型的器械工具和材料
A. 制作蜡型的器械工具和材料；B. 熔蜡器

2. 流蜡技术　用蜡刀将嵌体蜡加热至具有流动性，添加到所需部位，并可在嵌体蜡凝固之前引导其流动并塑形，直至定形。

3. 滴蜡技术　是通过熔化蜡棒末端使其滴注到嵌体窝洞或全冠代型表面的方法。该法适用于体积较大的嵌体或全冠蜡型制作。

4. 雕刻或回切技术　是指将堆积到代型上的蜡用雕刻刀部分地修整去除，使蜡型接近目标形状的塑形技术。

前三者主要属于加蜡技术，雕刻或回切技术主要属于减蜡技术。

（二）蜡型堆塑的基本方法

1. 根据是否在口内直接操作，蜡型堆塑分为直接法和间接法两种。

（1）直接法：是在患者口内预备体基牙上直接形成蜡型的方法。此法省去了取印模、灌注工作模型、制备代型等操作步骤，避免了上述步骤带来的误差。其优点是蜡型或熔模准确；缺点是占用椅位时间过长，在口内操作会造成患者的不舒适感，技术操作较间接法的难度大。该法仅适用𬌗面嵌体、前牙铸造桩核等简单制作情况。

（2）间接法：该法是通过取印模、灌注工作模型，将患者口内的患牙及其位置关系转移至口外，在工作模型上制作蜡型或熔模。其优点是患者占用椅位时间短，操作方便等。缺点是因要取印模、灌注工作模型等技术操作，可能会造成误差，但是通过使用优质的材料和熟练技术，可减少误差的产生并制作出精确的高质量蜡型。

2. 根据𬌗面堆塑方式的不同，蜡型堆塑可分为正蜡法和负蜡法。

（1）正蜡法：也称加蜡法、功能性蜡型法等。该法主要是把牙冠各组成部分依据解剖特点依次通过加蜡的方法完成蜡型的制作；正蜡法适宜于全冠、高嵌体等涉及𬌗面整体缺损的修复体制作。

（2）负蜡法：也称减蜡法、蜡型雕刻法、蜡型回切法等。该法是先通过浸蜡、流蜡等技术在代型上形成大于最终蜡型形态的蜡块，然后在蜡块上通过雕刻、回切技术形成修复体最终的蜡型。负蜡法一般适用于嵌体等小修复体的制作，目前较少应用。

三、蜡型制作的基本步骤

1. 用合适的加蜡技术在工作代型上堆塑出基底蜡层，形成合适的蜡型组织面。
2. 用正蜡法或负蜡法在基底蜡层基础上堆塑具有合适解剖形态和𬌗面功能的蜡型。
3. 精修蜡型颈部边缘。
4. 修整和抛光蜡型。
5. 检查和确认牙尖交错𬌗、前伸𬌗和侧方𬌗运动中的接触关系、高点或干扰。可用薄层咬合纸、咬合指示粉（occlusion indicating powder）[如硬脂酸锌（zinc stearate）粉或粉末蜡]检查咬合高点或干扰，调改咬合高点或干扰点。

四、蜡型制作的基本要求及注意事项

（一）蜡型制作的基本要求

1. 蜡型厚度　是保证蜡型铸造成功、保证铸件强度的基础。非贵金属合金（non-precious alloy）及贵金属合金全冠（crown）蜡型的最小标准厚度为 0.5 mm；非氧化锆全瓷修复体全冠蜡型最薄处不能小于 0.6 mm（烤瓷熔附金属内冠及全瓷内冠的制作要求及方法参考后面相关章节）。

2. 基本外形　全冠蜡型组织面应光滑，没有气泡和浸蜡痕；蜡型表面要光滑平整，不能有尖角锐边或悬突；烤瓷基底内冠颈缘要按预备的肩台或边缘形状做出蜡型，同时应保证肩台或边缘位置有更多的瓷层空间。

3. 轴面外形及邻面接触关系　观察所修复牙的牙体长轴是否恢复正确；观察各轴面外形高点、突度及邻面的接触区恢复是否恰当。

4. 边缘检查　需在放大镜下观察蜡型颈缘，确保边缘密贴吻合，厚薄均匀，以颈缘线为视角从龈端向𬌗方水平观察时边缘应圆滑连续，没有飞边和缺陷。

5. 咬合关系　蜡型与对𬌗牙的咬合接触关系应均匀、无早接触点，在前伸和侧方咬合接触状态下无干扰。

（二）蜡型制作的注意事项

1. 用于制作蜡型的嵌体蜡应按要求使用，不得使用非冠桥铸造专用蜡。嵌体蜡、铸造蜡不得污染，不得与其他蜡混合使用。

2. 使用合适的蜡型雕刻器械或工具（表4-2）。

3. 加蜡时，温度不宜过高，以恰好熔融为准；修改时，蜡刀等器械温度不宜过高，以免产生内应力而导致熔模或蜡型变形。

4. 避免局部蜡型过薄，以免造成局部铸造缺陷或导致局部强度不足。

5. 蜡型制作时应防止在铸造时出现飞边。

6. 铸道（sprue）尽量安插在对咬合面影响较小的蜡型最厚处，放置铸道时不得损坏原有的蜡型形态，尽量使用较粗的铸道，以同时起到储金球或储金库（reservoir）的作用。

五、轴、𬌗面蜡型的解剖特点及要求

了解轴、𬌗面蜡型的解剖特点及要求对于正确地堆塑和制作蜡型至关重要。本节蜡型的堆塑内容主要以后牙蜡型的堆塑为对象进行叙述，关于前牙蜡型制作主要参考金属烤瓷冠制作部分。

（一）轴面外形（axial contours）

1. 颊舌侧轴面外形　颊舌侧轴面外形影响牙龈组织的健康。正常突度的轴面外形有利于食物流经牙龈时对牙龈产生"按摩"作用，同时也不易引起颈部食物残渣和菌斑的堆积；过凸的轴面外形或轴面凸点偏龈则会造成牙龈缺少食物流经的"按摩"作用，也会使颈部易于堆积食物残渣和菌斑；轴面突度不足可能会因食物的直接冲击而引起牙龈的"创伤"。因此，在蜡型堆塑时应形成合适的轴面外形和突度（图4-14）。后牙颊舌面外形高点因上下颌位置和牙位的不同而略有不同（表4-3，图4-15），在堆塑轴面外形时需注意。此外，邻牙颊舌面的外形突度可为蜡型颊舌面外形突度的恢复提供参考（图4-16）。在制作蜡型时，修复体的外形应与牙齿原轴面外形相移行，平滑交接（图4-17）。

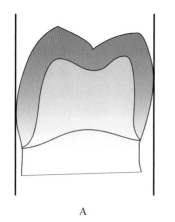

A　　　　　　　　　　　　B

图4-14　全冠轴面突度
A. 正常突度；**B.** 突度过大

表 4-3　后牙颊舌面外形高点的位置及较釉牙骨质界处的根面外形超出的距离

	颊面	舌面
上颌后牙	牙冠颈 1/3（0.5 mm）	颈 1/3（0.5 mm）
下颌第一前磨牙	牙冠颈 1/3（0.5 mm）	中 1/3（0.5 mm）
下颌第二前磨牙	牙冠颈 1/3（0.5 mm）	中 1/3（0.75 mm）
下颌磨牙	牙冠颈 1/3（0.5 mm）	中 1/3（1.0 mm）

注：括号内的数据为外形高点较釉牙骨质界处的根面外形约超出的距离

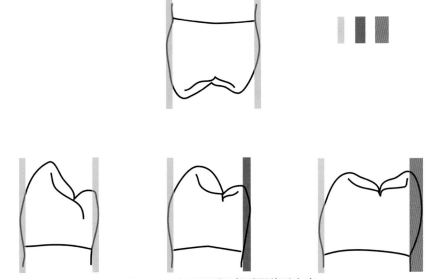

图 4-15　上下颌后牙颊舌面外形突度
浅绿色代表 0.5 mm，蓝色代表 0.75 mm，红色代表 1 mm

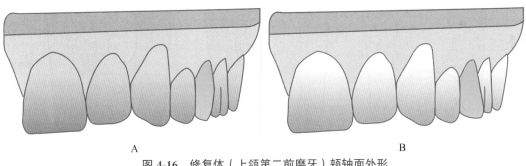

图 4-16　修复体（上颌第二前磨牙）颊轴面外形
A. 与邻牙协调；**B.** 与邻牙不协调

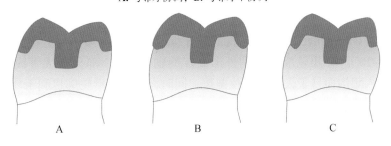

图 4-17　修复体与牙齿原轴面外形的关系
A. 移行连续，正确；**B.** 形成悬突，不正确；**C.** 外形不连续，不正确

2. 邻面轴面外形或邻面接触区　前牙邻面接触区（proximal contact）靠近切缘部位，接触区的切龈径大于唇舌径；后牙接触区的位置在颊舌向、殆龈向上不同牙位略有不同（表 4-4），

但其颊舌径一般大于𬌗龈径。在恢复邻接区轴面外形时，应注意恢复其正常的位置、适宜的接触面积和松紧度。

表 4-4　后牙邻面接触区的位置

	上颌第一 / 第二磨牙邻面接触区	其余后牙邻面接触区
颊舌向	中 1/3	中 1/3 偏颊侧
𬌗龈向	中 1/3	𬌗 1/3

外展隙（embrasure）是环绕邻面接触区四周并向四周展开的空隙。在接触区的蜡型制作中，应注意形成适当的外展隙。依据位置不同，外展隙分为唇或颊外展隙、舌外展隙、𬌗外展隙、龈外展隙（也称邻间隙，interproximal space）。合适的唇或颊外展隙、舌外展隙、𬌗外展隙有利于食物的排溢，减少食物嵌塞的可能；后牙舌外展隙一般较颊外展隙略大；若颊舌向接触区过小，会使得颊舌外展隙过大并易导致食物嵌塞，而颊舌向接触区过大则不利于食物排溢（图 4-18）。后牙邻面接触区𬌗龈向的接触区大小影响𬌗外展隙和龈外展隙的大小（图 4-19）。合适的𬌗外展隙利于食物排溢；龈外展隙一般较平或微凹，形成对牙间乳头的支持而不产生压迫，平面的龈外展隙外形还利于牙线的清洁，过小的龈外展隙将可能压迫牙间乳头并引起炎症，过大的龈外展隙则不利于支持牙间乳头，易出现黑三角间隙（前牙主要影响美观，后牙则易导致食物或菌斑堆积）。

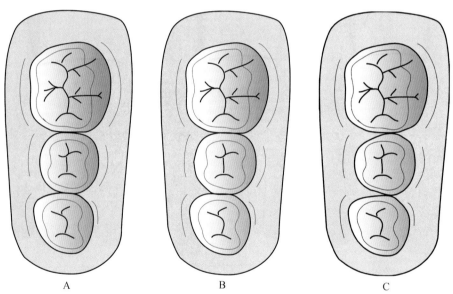

图 4-18　后牙邻接区颊舌向的接触关系
A. 正确；**B.** 接触区过大；**C.** 接触区过小

3. 穿龈轮廓（emergence profile） 指的是牙齿或修复体从龈沟向上接触牙龈缘的那部分轴面形态（图 4-20）。穿龈轮廓延伸到外形高点的轴面龈 1/3 部分形成直线。该直线形轮廓有利于牙刷毛进入龈沟而易于去除该部位菌斑；同时，该直线形轮廓也利于牙周探针的检查和探诊。

（二）𬌗面形态

理想的𬌗面形态（occlusal morphology）的堆塑是蜡型制作的关键。𬌗面形态塑造时，需要再现牙尖、三角嵴、边缘嵴、窝、沟的形态。其中了解功能尖、非功能尖与对𬌗牙的接触关系是堆塑𬌗面形态的基本要求。根据牙尖交错位（intercuspal position）时功能尖与对𬌗牙𬌗接触关系，𬌗型（occlusal pattern）主要分为两种：尖-窝型（cusp-fossa occlusion）（图 4-21A）

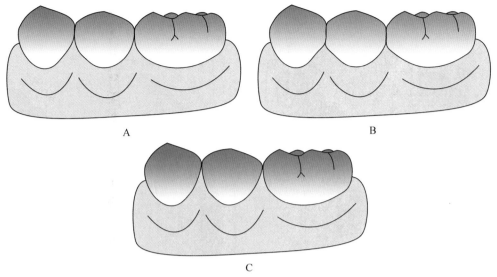

图 4-19　后牙邻接区𬌗龈向的接触关系
A. 正确；**B.** 接触区过大；**C.** 接触区过小

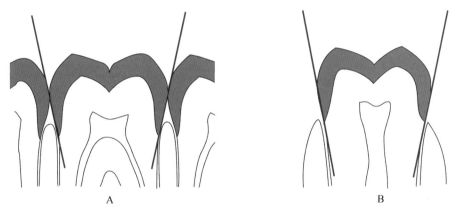

图 4-20　穿龈轮廓
A. 邻面的穿龈轮廓；**B.** 颊舌面的穿龈轮廓

和尖-边缘嵴𬌗型（cusp-marginal ridge occlusion）（简称尖-嵴型，图 4-21B）。了解𬌗型的解剖特点和接触关系对于蜡型𬌗面形态的正确堆塑非常关键（图 4-22），尤其对于正蜡法。

尖-嵴𬌗型是单牙对双牙的接触关系，功能尖与对𬌗牙的边缘嵴及𬌗面窝接触（图 4-22A、C），在天然牙的咬合中常见，可用于大多数修复体的𬌗面形态设计，但此𬌗型因功能尖与边缘嵴接触而有易导致食物嵌塞和牙齿移位的不利情况。尖-窝𬌗型是单牙对单牙的接触关系，

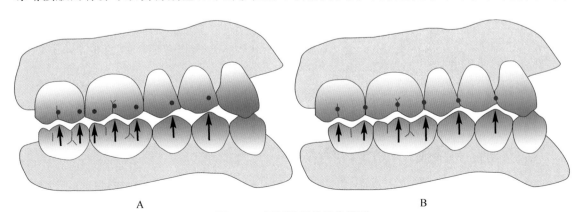

图 4-21　不同𬌗型的牙尖排列
A. 尖-窝𬌗型；**B.** 尖-边缘嵴𬌗型

功能尖与对𬌗牙𬌗面窝接触（图4-22B、D），在天然牙的咬合中少见，可用于全口𬌗重建修复体的𬌗面形态设计。

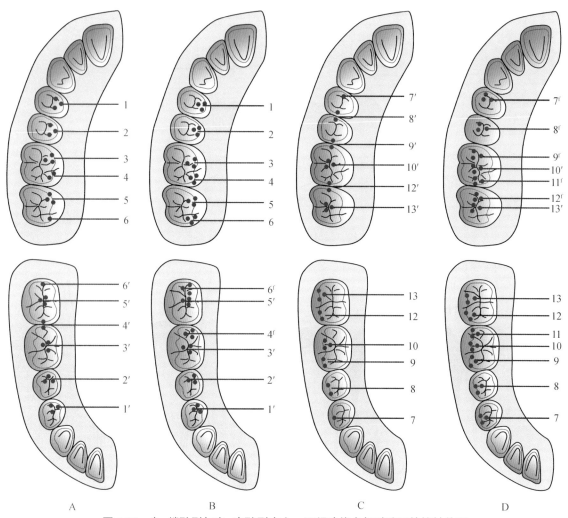

图4-22　尖-嵴𬌗型与尖-窝𬌗型中上、下颌功能尖与对𬌗牙的接触关系
A. 尖-嵴𬌗型上颌舌尖与下牙的接触关系；**B.** 尖-窝𬌗型上颌舌尖与下牙的接触关系；
C. 尖-嵴𬌗型下颌颊尖与上牙的接触关系；**D.** 尖-窝𬌗型下颌颊尖与上牙的接触关系

1. 上颌第一前磨牙舌尖；2. 上颌第二前磨牙舌尖；3. 上颌第一磨牙近中舌尖；4. 上颌第一磨牙远中舌尖；5. 上颌第二磨牙近中舌尖；6. 上颌第二磨牙远中舌尖；1′. 下颌第一前磨牙远中窝；2′. 下颌第二前磨牙远中窝；3′. 下颌第一磨牙中央窝；4′. 下颌第一磨牙远中边缘嵴和第二磨牙近中边缘嵴；4ᶠ. 下颌第一磨牙远中窝；5′. 下颌第二磨牙中央窝；6′. 下颌第二磨牙远中边缘嵴；6ᶠ. 下颌第二磨牙远中窝；7. 下颌第一前磨牙颊尖；8. 下颌第二前磨牙颊尖；9. 下颌第一磨牙近中颊尖；10. 下颌第一磨牙远中颊尖；11. 下颌第一磨牙远中尖；12. 下颌第二磨牙近中颊尖；13. 下颌第二磨牙远中颊尖；7′. 上颌第一前磨牙近中边缘嵴；7ᶠ. 上颌第一前磨牙近中窝；8′. 上颌第一前磨牙远中边缘嵴及上颌第二前磨牙近中边缘嵴；8ᶠ. 上颌第二前磨牙近中窝；9′. 上颌第二前磨牙远中边缘嵴及上颌第一磨牙近中边缘嵴；9ᶠ. 上颌第一磨牙近中窝；10′. 上颌第一磨牙中央窝；11ᶠ. 上颌第一磨牙远中窝；12′. 上颌第一磨牙远中边缘嵴及上颌第二磨牙近中边缘嵴；12ᶠ. 上颌第二磨牙近中窝；13′. 上颌第二磨牙中央窝

注1：尖-嵴型𬌗中，下颌第一磨牙远中尖通常无功能，下颌第二磨牙无远中尖；尖-窝型𬌗型主要用于𬌗重建修复，下颌第二磨牙颊尖包括三个牙尖，但远中尖无功能

注2：相同数字表示相互接触的关系（如4与4′呈接触关系）；数字标f上标时，如4ᶠ表示尖-窝𬌗型与尖-嵴𬌗型不同的接触点（如在尖-嵴𬌗型中，4与4′呈接触关系；而在尖-窝𬌗型中，4与4ᶠ呈接触关系）

六、后牙轴、𬌗面蜡型的堆塑方法

　　后牙轴、𬌗面蜡型的堆塑主要采用负蜡法和正蜡法两种方法。前牙蜡型的堆塑与后牙略微不同，但原理相似，后牙蜡型的堆塑方法可以作为借鉴，但具体的方法需参考烤瓷熔附金属全冠章节的内容。

（一）负蜡法

负蜡法也称减蜡法、蜡型雕刻法、蜡型回切法等。该方法的过程包括：①把代型浸泡在已熔化的蜡中，或把软化后的蜡直接压贴在代型上，或采用滴蜡等加蜡技术形成大于最终解剖形态的蜡块；②在该蜡块上通过回切、雕刻等减蜡的方法形成最终牙冠的形态。该方法的缺点包括：①在蜡型内部会有较大的应力残留，在铸造后有可能造成铸件变形，影响就位或影响边缘密合性等；②不利于功能牙尖、嵴的定位和形成；③浪费嵌体蜡材料。目前该法已较少采用。

具体步骤包括：

1. 形成基底蜡层 在代型及邻牙的邻面涂布蜡型分离剂，用浸蘸或压贴等方法制作基底蜡层。该层的组织面不能留下皱褶、缺陷，内壁应光滑；轴壁应稍厚，待蜡完全冷却固化后，雕刻牙冠的轴面外形，修改牙颈部的形态。

2. 取对𬌗牙𬌗面的咬合印迹 在对𬌗牙的𬌗面涂布分离剂，烫软蜡型𬌗面的蜡，与对𬌗牙咬合，在蜡型上留下对𬌗牙𬌗面的印迹。

3. 雕刻主沟 在蜡型的𬌗面刻入主沟的行走线，粗略地划分各个牙尖所占的比例，沿主沟雕刻𬌗面形态。

4. 大致完成𬌗面形态 通过雕刻大致完成𬌗面形态，然后用咬合纸等检查与对𬌗牙的𬌗接触关系，用蜡添加不足之处。此时，还需粗略地完成牙冠的轴面形态及邻接点。

5. 修改蜡型的牙颈部 从代型上取下蜡型，沿龈边缘切除宽度约为 2 mm 的蜡型龈边缘，去净蜡屑后，戴回蜡型，沿边缘加蜡。在制作蜡型过程中，龈边缘易变形并影响修复体颈部边缘的密合。因此，重新加蜡并修整蜡型颈部是必不可少的步骤。

6. 精修蜡型 在𬌗面上雕刻副沟、三角嵴等，完成最终𬌗面形态，同时检查并精修调整牙冠的轴面形态及与对𬌗牙的𬌗接触状态等。

7. 完成 蜡型抛光及完成。

（二）正蜡法

正蜡法也称加蜡法（wax-added technique）、锥状加蜡法、蜡桩技术、功能性咬合蜡型成形法（functional waxing）等，是目前蜡型堆塑的主要方法。该方法的过程包括：①根据牙冠解剖形态和功能特点定位牙尖、三角嵴、边缘嵴等的位置、方向；②按照尖嵴的位置和方向加蜡，形成最终牙冠的形态。该方法的优点包括：①因逐渐少量加蜡，蜡型内部不会有较大的应力残留，完成蜡型后变形小，利于提高铸造的精度；②利于功能牙尖、嵴的定位和形成，咬合面的堆塑更加符合咬合功能的要求。E. V. Payne 最先倡导和发明尖对嵴加蜡法（cusp-marginal ridge waxing technique），H. C. Lundeen 随后使用颜色蜡（color-coded waxes）改良了此方法。此后 P. K. Thomas 设计出尖对窝加蜡法（cusp-fossa waxing technique）。正蜡法堆塑蜡型步骤详述如下。

1. 形成基底蜡层 将代型在蘸蜡器中浸蘸形成一薄层厚度均匀、组织面光滑的基底蜡层，去除边缘多余的蜡，将代型就位于模型上。

2. 轴面外形的堆塑

（1）构筑接触区：除了上颌第一、二磨牙邻面接触区通常位于颊舌向正中位置外，后牙邻面接触区都位于邻面中部稍偏颊方的位置（图 4-18）。在接触区的塑形时，不仅要恢复接触区的位置，还要恢复其大小和形态，并形成合适的外展隙形态（图 4-19）。

（2）轴嵴（axial ridge）的形成：在颊侧或舌侧形成颊轴嵴或舌轴嵴，由轴嵴确定牙冠颊、舌侧的轴面外形突度。进一步与邻面的蜡型连接融合，形成光滑一致连续的外形。

3. 𬌗面蜡型的堆塑 一般在轴面形态基本完成后才开始进行𬌗面塑形，其优点是利于𬌗面堆塑过程中确认牙尖的颊舌向位置。𬌗面蜡型的堆塑按照尖–边缘嵴、尖–窝两种𬌗型分别进行介绍。

（1）尖-边缘嵴𬌗型的𬌗面蜡型堆塑：在尖-边缘嵴𬌗型中，功能尖接触对𬌗相邻一对牙齿𬌗面的边缘嵴或中央窝。该𬌗型在天然牙列中常见，多数修复体𬌗面蜡型的堆塑适用于此类型。

1）上颌后牙𬌗面蜡型的堆塑：第一，在颊尖部位放置蜡锥（cone），位置尽量靠近颊侧（图4-23A）。上颌颊尖蜡锥的长度应依据患者前伸𬌗和侧方𬌗工作侧的要求决定。对于尖牙保护𬌗，应保证在侧方运动时蜡锥尖恰好不触及对𬌗牙并与邻牙牙尖的高度协调。对于组牙功能𬌗，应保证在侧方运动时蜡锥尖端恰好与对𬌗牙接触，并与邻牙牙尖共同形成工作侧的接触关系。第二，在颊尖蜡锥的颊侧加蜡形成颊轴嵴（由牙尖顶伸向牙颈部的轴面上的纵形隆起），与原有靠龈方的轴嵴移行并形成颊面的轮廓（图4-23B）。加蜡时应注意不能使蜡锥的尖端熔化破坏，加蜡应从蜡锥的下方向蜡锥尖端缓缓转动蜡成形。第三，堆塑颊尖三角嵴（triangular ridge）（图4-23B），在塑形时应注意：①三角嵴呈凸形以形成𬌗接触点；②及时用咬合显示粉或咬合纸检查三角嵴上的𬌗接触，确保在牙尖交错𬌗和侧方𬌗运动时无高点或干扰。第四，形成颊尖的近、远中牙尖嵴（cusp ridges）（图4-23C）。在塑形时应注意：①牙尖交错𬌗时牙尖嵴的斜面不能与对𬌗牙接触；②在前伸和侧方𬌗时近、远中牙尖嵴无干扰。第五，舌尖蜡锥的堆塑（图4-23D）。在近远中方向上，蜡锥应与其对𬌗牙𬌗面相应的窝或边缘嵴对齐（图4-22A），如上颌前磨牙舌尖的蜡锥通常位于牙齿𬌗面近远中方向稍偏近中的位置；磨牙的近中舌尖蜡锥在近远中方向上应位于下颌同名牙两个颊尖之间，在颊舌方向上应位于对𬌗牙颊舌径的中心。应注意，当用咬合显示粉（如硬脂酸锌粉）显示蜡锥在牙尖交错𬌗的咬合接触时，蜡锥首先应无早接触点，并且其接触点应出现在蜡锥顶部靠下的侧面上，而非尖顶。第六，堆塑舌尖近中牙尖嵴、远中牙尖嵴（图4-23E），用咬合显示粉检查并消除牙尖交错𬌗时的高点以及前伸、侧方𬌗时的干扰。第七，堆塑舌轴嵴并形成舌侧轴面整体的外形，同时在舌尖上堆塑三角嵴，三角嵴应呈凸形并与对𬌗牙尖形成接触点（图4-23F）。第八，将颊尖的近中、远中牙尖嵴和舌尖的近中、远中牙尖嵴相连接形成边缘嵴，其高度以与对𬌗牙尖形成接触且无高点为准（图4-23G）。第九，加蜡连接三角嵴和相邻牙尖嵴或边缘嵴形成辅助解剖形态，如沟、副沟等，并用器械精修（refine）和光滑（smoothen）蜡型（图4-23H）。

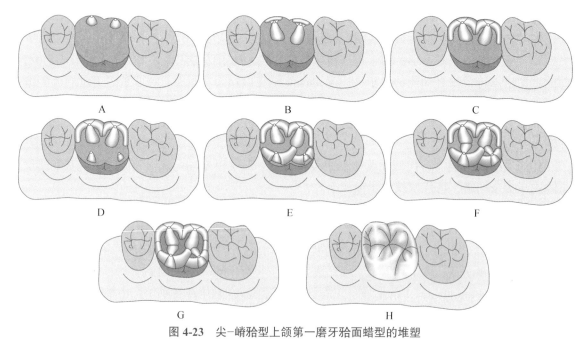

图4-23　尖-嵴𬌗型上颌第一磨牙𬌗面蜡型的堆塑

A. 颊尖蜡锥的位置和形状；**B.** 颊轴嵴和三角嵴的堆塑；**C.** 颊尖近中牙尖嵴和远中牙尖嵴的堆塑；**D.** 舌尖蜡锥的位置和形状
E. 舌尖近中牙尖嵴和远中牙尖嵴的堆塑；**F.** 舌轴嵴和三角嵴的堆塑；**G.** 近中和远中边缘嵴的堆塑；**H.** 精修和光滑𬌗面蜡型

　　2）下颌后牙𬌗面蜡型的堆塑：在下颌后牙𬌗面蜡型的堆塑时，第一，要进行功能尖－颊尖蜡锥的堆塑（图 4-24A）。需要注意的方面包括：①在近远中方向上，颊尖蜡锥应与其对𬌗牙𬌗面相应的窝或边缘嵴对齐（图 4-22C），如下颌第一磨牙近中颊尖的蜡锥通常位于上颌第二前磨牙和第一磨牙之间，最终咬合在上颌第二前磨牙的远中边缘嵴和第一磨牙的近中边缘嵴上。②在颊舌方向上，应使蜡锥对应于对𬌗牙颊舌径的中心，如下颌前磨牙的蜡锥一般位于下颌前磨牙𬌗面颊 1/3 与舌 2/3 的交界处，此时的位置正好使蜡锥对应于对𬌗牙颊舌径的中心；对于下颌磨牙，蜡锥颊舌向的位置需根据上颌牙的窝或边缘嵴的位置略调整。③下颌颊尖的高度以与对𬌗牙边缘嵴或窝相接触且无高点和无干扰为准。④在牙尖交错𬌗时，蜡锥首先应无早接触点，并且其接触点应出现在蜡锥顶部靠下的侧面上，而非尖顶。⑤尖－嵴型𬌗型中，下颌第一磨牙远中尖无功能，下颌第二磨牙无远中尖；所以对于下颌第一磨牙，不用刻意去雕塑远中尖。此与下颌第一磨牙的天然解剖形态略有不同。第二，是形成颊轴嵴（图 4-24B）。塑形颊轴嵴时需注意：①从蜡锥顶端到其基底部加蜡形成轴嵴，与其龈端方向的原轴面的轴嵴移行并形成颊面的轮廓。②注意需用咬合指示粉检查其在牙尖交错𬌗和侧方𬌗时无早接触或干扰。③加蜡还应注意防止蜡锥的熔化或破坏。第三，堆塑颊尖的近中牙尖嵴和远中牙尖嵴，将这些嵴相连形成颊面以完成颊侧外形（图 4-24C）。注意检查和消除在前伸和侧方𬌗时近中、远中牙尖嵴的干扰。第四，堆塑颊尖三角嵴。三角嵴的基底部形成𬌗面中央沟；三角嵴应呈凸形并与对𬌗牙尖形成接触点（图 4-24D）。第五，下颌舌尖（非功能尖）蜡锥的堆塑（图 4-24E）。堆塑舌尖时应注意：①舌尖应放置于𬌗面尽量偏向舌侧的位置。②为避免磨牙的工作侧干扰，在近远中方向上，近中舌尖和远中舌尖的蜡锥应尽量分开。③下颌前磨牙𬌗面的舌尖蜡锥应放于偏近中或偏远中的位置以避免在工作侧时形成干扰。④下颌舌尖高度应低于颊尖，保证形成合理的𬌗曲线，避免形成侧方𬌗干扰，如在天然牙，下颌第一前磨牙和第二前磨牙的舌尖分别较其对应的颊尖短 3.3 mm 和 2.0 mm。⑤需在𬌗架上检查其侧方𬌗工作侧的咬合状态，应确保下颌舌尖与上颌相应牙位的外展隙或沟发挥功能而不产生干扰。第六，在舌尖的舌侧堆塑舌轴嵴，与先前轴面塑形时形成的舌轴嵴移行并形成舌侧轮廓。第七，堆塑舌尖三角嵴（图 4-24F）。其基本要求是：三角嵴的基底部之间形成𬌗面中央沟；嵴的基底较牙尖顶宽；嵴呈凸形以便与对𬌗牙尖产生接触点；与对𬌗牙尖形成三点接触状态（tripod contact）。第八，堆塑舌尖近中牙尖嵴和远中牙尖嵴（图 4-24G）。需用咬合显示粉检查并消除牙尖交错𬌗时的高点以及前伸、侧方𬌗时的干扰。第九，将颊尖、舌尖的近中、远中牙尖嵴相连形成边缘嵴，边缘嵴高度以与对𬌗牙尖形成接触且无高点为准（图 4-24H）；但下颌前磨牙和第一磨牙近中边缘嵴的高度或外形无特殊限制，只要其外形与相邻结构外形协调即可，因为它们与对𬌗牙不形成接触。第十，加蜡连接三角嵴和相邻牙尖嵴或边缘嵴形成辅助解剖形态，如沟、副沟等，并用器械精修和光滑蜡型（图 4-24I）。

　　（2）尖－窝𬌗型的𬌗面蜡型堆塑：在尖－窝𬌗型的𬌗面堆塑中，上下后牙的功能尖要求与对𬌗牙的𬌗窝形成接触关系。由于它是一种理想𬌗型，在天然牙列中较为少见，仅被用于固定𬌗重建修复中。

　　在此𬌗型𬌗面蜡型的堆塑中，应注意的要点包括：①因本𬌗型主要用于固定𬌗重建修复中，且此𬌗型是单牙对单牙的𬌗接触关系，因此应同时进行上下颌相对同名牙的蜡型堆塑，同期完成上下颌相对两个象限的蜡型。②每个功能尖与对𬌗牙的𬌗面窝产生三点接触，其中的牙尖顶不与对𬌗牙产生接触且无磨耗的特征。③上颌、下颌功能尖对𬌗于对𬌗牙齿颊舌向的中央部位，𬌗力以牙长轴方向传递。④功能尖和非功能尖之间的高度应合适，应形成合适的横𬌗曲线（Wilson 曲线）和纵𬌗曲线（上颌补偿曲线、下颌 Spee 曲线），避免在前伸𬌗、侧方𬌗运动中产生干扰。⑤此𬌗型堆塑所采用的塑形顺序，也可用于尖－边缘嵴𬌗型堆塑中，通过调整功能尖的位置及其与对𬌗牙的接触关系，即可达到尖－边缘嵴𬌗型的要求。

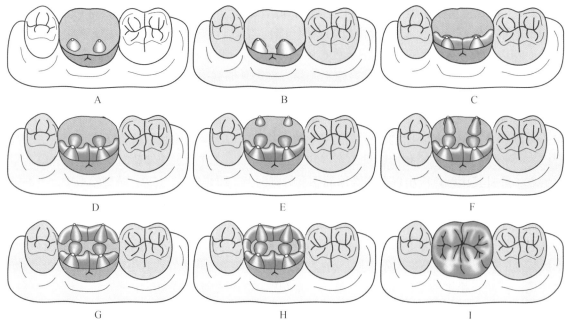

图 4-24　尖-嵴𬌗型下颌第一磨牙𬌗面蜡型的堆塑
A. 颊尖蜡锥的位置和形状；**B.** 颊轴嵴的堆塑；**C.** 颊尖近中牙尖嵴和远中牙尖嵴的堆塑；**D.** 颊尖三角嵴的堆塑；**E.** 舌尖蜡锥的位置和形状；**F.** 舌尖三角嵴的堆塑；**G.** 舌尖近中牙尖嵴和远中牙尖嵴的堆塑；**H.** 近中和远中边缘嵴的堆塑；**I.** 完善𬌗面蜡型

在尖-窝𬌗型的𬌗面堆塑中，第一，应定位和堆塑功能尖（图 4-25A、B），具体步骤包括：①为使下颌颊尖对𬌗于上颌牙的𬌗面窝中，下颌颊尖蜡锥应置于下颌颊舌向的约 1/3 处，在近远中方向上应使其对应于上颌相应的窝（图 4-22D）。②在颊舌向上，上颌舌尖的蜡锥对应对𬌗下牙的中部；在近远中方向上，上颌磨牙近中舌尖蜡锥应尽量偏远中放置（图 4-22B）；当做非工作侧侧方运动时，上颌磨牙的近中舌尖蜡锥应经过下颌磨牙的远中颊尖蜡锥和远中尖蜡锥之间（对应下颌第一磨牙远中颊尖与远中尖之间的远中颊沟）。第二，定位和堆塑非功能尖（图 4-25C、D），具体要求包括：①上颌颊尖蜡锥和下颌舌尖蜡锥一般较相应功能尖短。②上颌前磨牙颊尖蜡锥的长度若因美学因素要求可适当加长；在工作侧侧方运动时，上颌前磨牙颊尖蜡锥应经过下颌前磨牙颊尖蜡锥的远中。③下颌舌尖蜡锥的位置尽量靠舌侧放置，下颌磨牙的近中、远中舌尖的位置应尽量离开。第三，添加牙尖嵴（cusp ridge）（包括近中牙尖嵴和远中牙尖嵴）和边缘嵴（marginal ridge）（图 4-25E、F）。基本要求包括：①上颌牙从近中开始添加牙尖嵴和边缘嵴，下颌牙从远中开始添加牙尖嵴和边缘嵴。②𬌗面最高点是牙尖蜡锥的顶部，边缘嵴必须低于牙尖顶。③牙尖顶和边缘嵴的边界应尽可能地清晰。④由牙尖嵴和边缘嵴所围成的𬌗面部分的颊舌径大约等于该牙总体颊舌径的 55%。⑤用咬合显示粉（如硬脂酸锌粉）显示咬合接触关系，当闭合𬌗架时，要求边缘嵴与对𬌗牙牙尖之间的部位紧密接触。⑥在𬌗架上做侧方运动，初步检查并消除边缘嵴和牙尖在侧方运动中的干扰。第四，完成轴嵴（由牙尖顶伸向牙颈部的轴面上的纵形隆起）和三角嵴。具体步骤和要求包括：①以上颌舌尖蜡锥为基础堆塑上颌后牙舌侧轴嵴（图 4-25G），并以此为基础形成后牙舌轴面最终外形轮廓；依照相同方法完成上颌颊侧轴嵴的堆塑。②以下颌颊尖蜡锥为基础堆塑下颌后牙颊侧轴嵴（图 4-25H），并以此为基础形成后牙颊轴面最终外形轮廓；依照相同方法完成下颌舌侧轴嵴的堆塑。③用蜡填补轴嵴和轴面外形间的缺隙并平滑外形（图 4-25I、J）。④堆塑上颌牙每个牙尖的三角嵴；嵴的基底部之间形成𬌗面中央沟；嵴的基底较牙尖顶宽；嵴呈凸形以便与对𬌗牙尖产生接触点（图 4-25K）。用相同的方法堆塑下颌牙三角嵴（图 4-25L）。⑤在𬌗架上做牙尖交错位和前伸、侧方运动，检查各部位的咬合并消除早接触点和干扰。第五，外形的精修，通过加蜡将三角嵴和相邻牙尖或边缘嵴连接形成辅助解剖形态，包括发育沟、副沟等，并消除所有缺陷或不足（图 4-25M、N）。

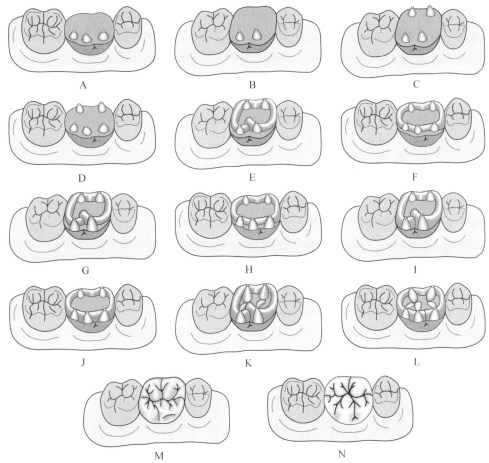

图 4-25　尖-窝殆型上、下颌第一磨牙殆面蜡型的堆塑

A. 下颌颊尖蜡锥的位置和堆塑；**B.** 上颌舌尖蜡锥的位置和堆塑；**C.** 上颌颊尖蜡锥的位置和堆塑；**D.** 下颌舌尖蜡锥的位置和堆塑；**E.** 上颌边缘嵴和牙尖近、远中边缘嵴的堆塑；**F.** 下颌边缘嵴和牙尖嵴的堆塑；**G.** 上颌舌尖嵴的堆塑；**H.** 下颌颊尖嵴的堆塑；**I.** 与轴面外形融合；**J.** 与轴面外形融合；**K.** 上颌殆面各牙尖三角嵴的堆塑；**L.** 下颌殆面各牙尖三角嵴的堆塑；**M.** 完善上颌第一磨牙殆面蜡型；**N.** 完善下颌第一磨牙殆面蜡型

　　殆面堆塑基本完成后，还应该用咬合显示粉涂布殆面，在殆架上仔细检查牙尖交错殆、前伸殆、侧方殆时各牙尖、嵴的接触情况，有无早接触点和殆干扰。检查中应注意的方面包括：①在牙尖交错殆时，形成尖-窝接触，牙尖顶部附近与窝内应形成三点接触（tripod contacts）。②在工作侧运动中，上颌前磨牙颊尖一般经过下颌同名牙颊尖的远中；为了避免形成侧方殆干扰，下颌前磨牙的颊尖远中颊斜面上应形成相应的小凹陷（即 Thomas 切迹）（图 4-26）。③在工作侧运动中，上颌磨牙的近中颊尖应通过下颌磨牙的颊沟；上颌磨牙的远中颊尖应通过下颌磨牙的远中颊沟。④上颌磨牙近中舌尖通常有两个三角嵴，两个三角嵴之间有一条沟，称为 Stuart 沟（图 4-27），该沟始于中央窝，指向近中舌方向。在非工作侧运动时，下磨牙远中

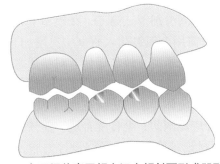

图 4-26　在下颌前磨牙颊尖远中颊斜面形成凹形切迹

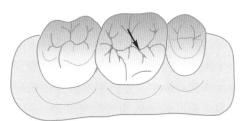

图 4-27　Stuart 沟

颊尖在向近中舌方向运动时需以 Stuart 沟为通道方向，从而避免在侧方运动时产生接触和𬌗干扰。⑤当做非工作侧侧方运动时，上颌磨牙的近中舌尖应通过下颌磨牙的远中颊尖的远中区域，此处应形成相应的沟或凹陷，在下颌第一磨牙远中颊尖与远中尖之间有天然的远中颊沟，可满足此要求；因此在尖-窝𬌗型中，对于下颌第二磨牙，也应形成三个颊尖和远中颊沟的形状，而不是通常的两个颊尖的情况，此与下颌第二磨牙天然𬌗面解剖形态略有不同。

4. 边缘的重塑　蜡型边缘形成和精修过程（margin finishing）非常重要，它是保证修复体边缘密合、所修复患牙牙周健康、修复体长期成功的关键因素之一。在前述的蜡型堆塑步骤中，不可避免会造成整体蜡型（包括边缘）的应力存在，上述操作不可避免地会引起边缘蜡型精度的降低，因此在完成蜡型前需要再重塑边缘蜡型。具体步骤和注意事项包括：①从工作代型上取下蜡型并将它放回刚刚重新涂过润滑剂的代型上。②要保证指示代型边缘的红色标记线仍然明确，未受磨损或破坏。③在蜡型边缘重新塑形前，用河狸尾形抛光器平滑蜡型整个轴面，去除粗糙或不光整的部位。凹陷的区域应通过加蜡填平后再平滑表面的做法。④环蜡型边缘周径，用器械重新熔化整个边缘以上 1 ～ 2 mm 范围的蜡，应确保蜡完全熔化到代型上，避免形成内表面的缺陷；待熔化的边缘蜡型凝固后会形成沿蜡型边缘的 1 ～ 2 mm 宽的凹陷或外表面呈现不连续的缺损表现。⑤加蜡消除边缘区的凹陷，并去除多余的蜡，修整并抛光完成边缘。⑥建议使用放大镜观察蜡型边缘的密合性；同时，取下代型，从蜡型龈端向𬌗方水平向观察边缘的密合性。

5. 蜡型抛光与完成　蜡型的最终完成（finishing）可以使用如下方法：①𬌗面沟的擦拭抛光可用镊子夹住蘸了代型润滑剂的小棉球来完成。②蜡型表面可先用蘸了代型润滑剂的棉卷擦拭一遍，接着用干的棉卷轻轻擦拭湿的表面直至光滑，擦拭过程要避免边缘区的损坏，同时应彻底去除代型润滑剂，否则会造成铸件表面的粗糙。

七、桩核及某些特殊修复情况的蜡型制作要求

一些修复体不涉及𬌗面的塑形，如间接法桩核制作（主要指铸造桩核），其蜡型制作具有一定的特点；一些修复体在应用于特殊情况时，在蜡型的塑形方面需要特殊的考虑，如用于可摘局部义齿基牙的全冠修复体的蜡型制作等。

（一）桩核

间接法制作的桩核系统包括铸造一体化桩核、CAD/CAM 一体化纤维桩核、CAD/CAM 一体化氧化锆桩核等。在上述修复体制作过程中，目前都涉及桩核蜡型的制作（当然，后两者在未来可能不需要桩核蜡型制作，可通过扫描口内根管或模型，直接进行数字化修复设计与制作）。依据使用根管数目的不同，桩核蜡型可分为单根管桩核蜡型、多根管分裂桩核蜡型的制作等。

1. 单根管桩核蜡型的制作方法　多用于前牙（图 4-28）。第一，检查工作模型，确认根管内壁无倒凹，预备根管的直径或粗细符合根桩强度的需求（一般预备的根管周径为牙齿周径的1/3）。第二，工作模型的处理，如涂布模型分离剂或代型润滑剂等。第三，在模型上先制取完整桩形状的蜡型，确保达到工作长度，根桩蜡型制作时需用金属钉插入蜡型中央增加其强度，使其取出时蜡桩表面光滑无缺损、无折断。第四，制作核的蜡型。核与邻牙、对𬌗牙之间要留出足够的修复空间，以满足最终修复体的厚度、强度、结构、美学等方面的要求；核与冠根部剩余牙体组织应密合，颈部边缘部分应预留适合于最终修复体要求的边缘宽度的空间，未来最终修复体的边缘应与牙体组织接触；核形成的轴壁部分应无倒凹，聚合度合适。前牙桩核制作时，为了提高美学或功能修复效果，可用硅橡胶印模材记录修复前或最终设计的唇舌侧和切端形态等，上述记录可作为指示或参考用于调整核蜡型的高度、唇舌面突度和预留空间等。第

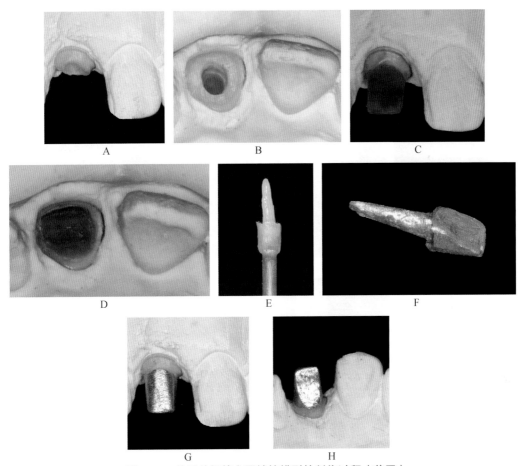

图 4-28 前牙单根管金属桩核蜡型的制作过程（前牙）

A. 桩核预备完成（唇面观）；**B.** 根管及根面形态；**C.** 桩核蜡型完成（唇面观）；**D.** 桩核蜡型完成（𬌗面观）
E. 根桩、核蜡型（与铸道相连）；**F.** 桩核铸造完成；**G.** 桩核完全就位（唇面观）；**H.** 桩核完全就位（舌面观）

五，蜡型完成后放置铸道，进行包埋铸造和打磨，使金属桩核在工作模型上就位并进一步调整核的外形，使其符合最终修复体修复空间、强度等方面的要求。

2. 多根管分裂桩核蜡型的制作方法 该法用于后牙。其制作方法和步骤（图 4-29）基本同单根管桩核蜡型。但需注意：①首先选择主根管制作主根桩。主根管一般是最粗、最长、固位效果最好的根管；在主根管制作的主根桩一般与核为一体铸造。②辅根桩的制作。若选择成品塑料根桩，只需在制作主根桩和核蜡型的同期插入辅根管，在整体蜡型完成后小心取出成品塑料根桩、主根桩和核蜡型；成品塑料根桩的使用方法分两种：一种是与主根管桩蜡型同期铸造；另一种是用与塑料根桩配套的成品金属根桩（可带螺纹或为光滑柱状，若为带螺纹成品桩，要求放入根管后对根管壁无应力作用）替代，无需铸造。主根桩和核上形成的孔道将在粘接桩核时用于插入辅助根桩。若直接选择成品辅助金属根桩（此时必须为光滑柱状，无螺纹，否则取不出），只需在制作主根桩和核蜡型的同期插入辅根管，在整体蜡型完成后小心取出成品金属根桩即可，无需铸造此部分，同样，主根桩和核上形成的孔道将在粘接桩核时用于插入该成品辅根桩。若无成品根桩可用，建议先用合适直径的蜡线制作辅根桩蜡型，铸造后即成为辅根桩，然后按照前述步骤制作主根桩和核的蜡型，包埋铸造。③各根桩蜡型的要求、核的要求同单根管桩核制作方法。

（二）特殊全冠蜡型的制作

以可摘局部义齿基牙的全冠修复体蜡型制作为例，一些特殊情况下，全冠蜡型的制作需做相应的调整。可摘局部义齿的基牙若需要全冠修复，其蜡型制作需注意：①按照义齿设计在

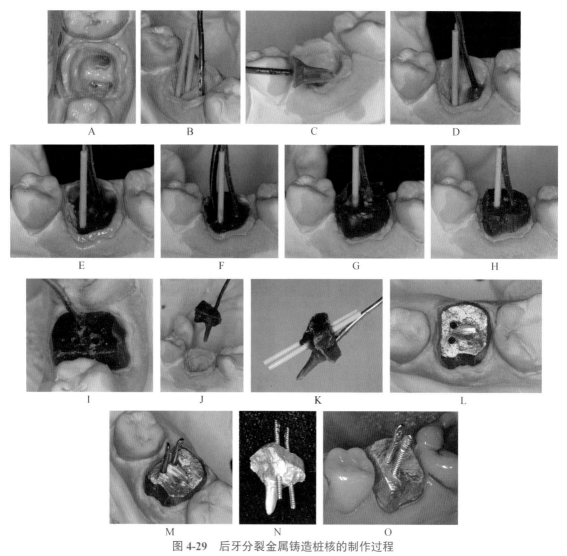

图 4-29　后牙分裂金属铸造桩核的制作过程

A. 涂模型分离剂；**B.** 试成品塑料辅桩及主根管桩蜡型增强金属丝；**C.** 先取出主根管桩蜡型（金属丝起增强蜡型作用）并检查完整性；**D.** 放回主根管桩蜡型并使其完全就位；**E.** 髓腔内加蜡；**F.** 髓腔内加蜡连接辅助根桩，保证各处连续无缺陷；**G.** 核蜡型的堆塑；**H.** 核蜡型完成；**I.** 成品塑料根桩顺利取出；**J.** 主根管桩及核蜡型完整取出；**K.** 成品塑料辅根桩可顺利在核蜡型中复位（该塑料辅根桩不用铸造）；**L.** 主根管桩及核蜡型铸造完成，用与成品塑料辅根桩配套的成品金属桩插入并检查其就位；**M.** 在模型上试戴主根管桩及核；**N.** 在模型上插入成品金属辅根桩；**O.** 整体桩核在口内患牙上就位

全冠𬌗面相应部位形成合适外形和深度的𬌗支托凹或隙卡沟等。②若全冠为金属烤瓷冠或烤塑冠，𬌗支托凹和隙卡沟等承受外力较大且频繁受力或摩擦部位应制作为金属面，卡环接触的颈部区域可形成金属颈环，避免饰瓷或烤塑层崩裂。③全冠轴面外形应特殊设计，使倒凹区分配更合理，利于相应类型卡环获取适当的固位力。

第四节　固定修复铸造技术
Casting Technique for Fixed Prosthodontics

一、固定修复铸造技术概述

当蜡型制作完成后，需要通过包埋和铸造的方法使蜡型（或熔模）转变成最终的修复体铸件。上述过程采用的是铸造技术（casting）。其过程包括将已经塑形好的蜡型包埋

（investing），通过失蜡（lost wax）技术在包埋材料中形成一个空腔（mold），然后将最终用来制作修复体的材料熔化，使其进入空腔并凝固定形，初步形成修复体的外形。铸造技术在口腔修复体制作过程中被广泛应用。此过程主要由三个步骤组成：包埋（investment），即用一种可以精确复制蜡型形态的包埋材料将蜡型包裹形成铸型腔；焙烧（burnout），即失蜡并形成蜡型空腔的过程；铸造（casting），即修复体材料熔化并进入铸型空腔形成铸件的过程。不同的修复体材料因其性能不同，要求的包埋材料、铸造温度和相关铸造设备可能存在差异，但是其铸造原理、铸造工艺流程是相似的。

二、包埋技术

（一）口腔科包埋材料

包埋材料（investment or investment materials）的主要成分之一是耐火填料（refractories），一般为二氧化硅的同分异构体，用来提高包埋材料的耐高温性能并调整所需的膨胀系数（coefficient of expansion）；主要成分之二是结合剂（binder），有石膏结合剂、磷酸盐结合剂和硅酸盐结合剂等。根据结合剂的不同，包埋材料分为石膏类（gypsum-bonded investments）、磷酸盐类（phosphate-bonded investments）和硅酸盐类（silica-bonded investments）等不同类型；在固定修复中，包埋材料多使用磷酸盐类包埋材。根据适用对象的材料类别分类，包埋材料可分为贵金属专用包埋材、非贵金属用包埋材、铸造陶瓷用包埋材、钛金属专用包埋材等。根据适用对象的熔化温度分类，包埋材料可分为中低熔合金铸造用包埋材（如石膏类包埋材）、高熔合金铸造用包埋材（如磷酸盐类、硅酸盐类包埋材）等。

包埋材料需具有以下基本特性：能准确复制蜡型；有一定的强度抵抗铸造过程产生的金属流动的冲击；具有合适的膨胀性能来弥补金属合金凝固时的收缩（solidification shrinkage of the alloy）。包埋材的膨胀类型主要有凝固膨胀（setting expansion）、吸水膨胀（hygroscopic expansion）和热膨胀（thermal expansion）等。除包埋材的膨胀性能可用于补偿金属合金的凝固收缩之外，熔模或蜡型自身的膨胀（当包埋材料还是液态时可能发生蜡型膨胀）也可适当弥补合金的凝固收缩，但以包埋材的膨胀补偿为主。不同合金的凝固收缩率略有不同，如金合金的收缩率大致在1.5%，镍铬合金的收缩率大致在2.4%，在使用不同合金时应很好地利用包埋材或蜡型的膨胀性能来补偿合金的凝固收缩。不同的包埋材料的膨胀系数略有差异，而且其膨胀能力与材料配比和操作方法相关，因此在操作中应严格按照配比和操作方法进行。关于包埋材料的具体介绍请参考《口腔材料学》第3版教材。

（二）铸圈和铸道

1.铸圈及底座 铸圈（casting ring）（图4-30）是在铸型的外围，使包埋材料成形的工具，也称包埋圈。铸圈的选择需依据两个方面：①要根据蜡型或铸件的大小选择不同规格的铸圈；②需要根据包埋的方法选择铸圈。根据有无金属铸圈，包埋可分为无圈包埋和有圈包埋两种。无圈包埋是指用与包埋材料可分离的铸圈成形器（一般由软塑料、硅橡胶等弹性材料制成）使包埋材料成形，待包埋材料凝固后，将成形器与包埋材料分离，形成无圈包埋方法。有圈包埋是指在金

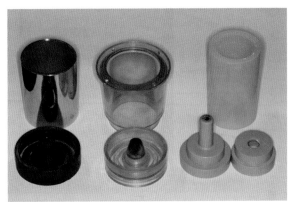

图4-30 不同种类的铸圈和坩埚底座

从左至右依次为金属铸圈及铸圈底座、硅橡胶铸圈成形器及底座、铸瓷用硅橡胶铸圈成形器及底座

属铸圈内直接灌注包埋材料，待包埋材料凝固后，金属铸圈与包埋材料形成整体不能分离，从而形成有圈包埋方法。无圈包埋利于包埋材料凝固膨胀、加热膨胀性能的发挥，利于铸造时铸型腔空气的排溢，从而利于减少铸造缺陷；但无圈包埋法铸模及包埋材料有易于发生裂开的不足。

　　底座（crucible former）的全称为铸圈底座或坩埚底座，是用树脂、橡胶或其他材料制成的锥状体，其直径与不同型号的铸圈和坩埚相适应（图 4-30）。蜡型经铸道蜡线与底座相连，包埋材料凝固后产热可使蜡型铸道变软，利于撤去底座；底座在铸圈包埋材料凝固后形成的区域与坩埚相接，是熔融金属或铸件材料进入铸型腔的入口和通道。

　　2. 铸道（sprue）　用蜡或树脂材料制作，连接在蜡型和坩埚底座之间，确保蜡型在铸圈中的位置，加热焙烧铸圈时蜡或树脂材料挥发形成空腔，提供铸造时熔化合金流入的通道。固定修复体的铸道根据形状可分为单一铸道和多重铸道。

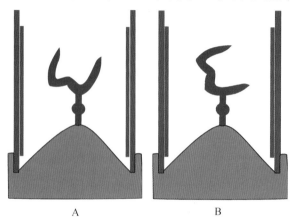

图 4-31　铸道与蜡型的关系
A. 正确；**B.** 错误

　　（1）单一铸道（single sprue）：也称直接铸道（direct sprue），主要用于单个修复体，包括桩核、嵌体、部分冠及全冠等。铸道应尽量安放在金属熔液容易顺畅流入的位置，并且对修复体的咬合关系、邻面接触及边缘密合度的影响较小，铸造完成去除铸道后易于打磨铸件成形。铸道方向与蜡型方向尽量一致，利于熔融金属自由地流到铸模的各个部分（图 4-31）。一般情况下，铸道通常设置在体积最大的牙尖顶或舌面（尽量避开牙尖交错𬌗的接触点）。在距离蜡型 1 ～ 2 mm 的铸道处形成储金库，体积相当于蜡型体积

的一半，在铸造时储金库提供足够的金属熔液以补偿铸件的收缩，避免铸件出现缩孔。

　　（2）多重铸道（multiple sprue）：也称间接铸道（indirect sprue）。主要用于多单位固定桥。包括主铸道、连接横梁和分铸道（图 4-32）。

　　主铸道（feeder sprue or major sprue）：一端与铸造底座连接，另一端与连接横梁连接，直径约 3 mm。与分铸道在连接横梁上的衔接位置应错开，以便合金熔液能平均流入铸型的各个部分，避免熔融的合金出现湍流并带入空气，同时避免金属熔液对铸型腔的直接冲击而导致损坏。

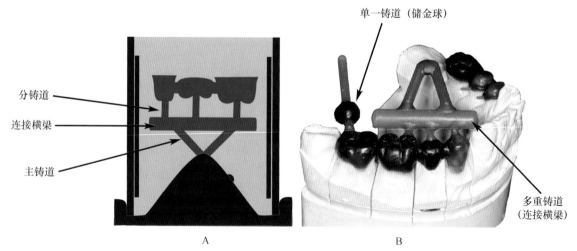

单一铸道（储金球）

分铸道

连接横梁

主铸道

多重铸道
（连接横梁）

图 4-32　单一铸道（单冠）和多重铸道（固定桥）
A. 多重铸道模式图；**B.** 蜡型及铸道

连接横梁（horizontal runner or connecting sprue）：也称连接杆，直径为 3.5～4.0 mm，其两端应超出分铸道至少 3 mm，可被放置在铸圈的热中心区域并发挥储金库的作用。

分铸道（multifold sprue）：也称内铸道（inner sprue），是连接蜡型的部分，直径 2.5～3 mm，长约 6.5 mm，分铸道与蜡型的连接部位尽量在蜡型的最厚处，这样合金熔液从铸型腔体积大的区域流向体积小的区域，能保证在瞬间充满铸型腔，并且在金属开始冷却收缩时有铸道内的熔融金属予以补偿。反之容易造成铸造缺陷。

3. 储金库（reservior） 铸造时，熔融金属进入铸道系统。由于熔融金属温度高于包埋材料，成为改变热中心位置的主要因素。因此，铸道系统设计非常重要。铸造时，铸道应最后冷却，形成熔融金属的库或池，为铸件的冷却过程持续提供所需的熔融金属。上述作用即为储金库的作用，可避免铸件形成收缩孔。使用单一铸道时，若铸道直径较小或使用压力铸造机，需要在铸道上专门制作储金库或储金球。储金库距离蜡型 1～2 mm，长 2～3 mm，直径约为铸道直径的 2 倍（图 4-32B）。多重铸道系统中连接杆或连接横梁即为储金库；铸钮（button，指铸道最外端，位于原铸圈底座或坩埚底座相对应的区域，在铸道口处残留的金属部分，由于其形状类似于钉扣或钮扣，也称金属钉扣）也能发挥储金库的作用；若铸钮体积过大，因其热量高，可能与储金库或连接横梁竞争成为热中心而改变热中心的位置（图 4-33F、G）。总之，储金库应位于铸圈中温度最高且最后冷却的热中心，还应是铸圈的质量中心（图 4-33E）。

4. 蜡型、铸道与铸圈的位置关系 蜡型、铸道在铸圈中的位置是决定铸造质量的关键，具体应符合下列要求：①固定铸道时注意铸件蜡型始终要避开铸圈的热中心区，而储金库或储金道（连接横梁）需放置于热中心区，以保证此部分的金属铸造材料最后凝固，为铸件部分的体

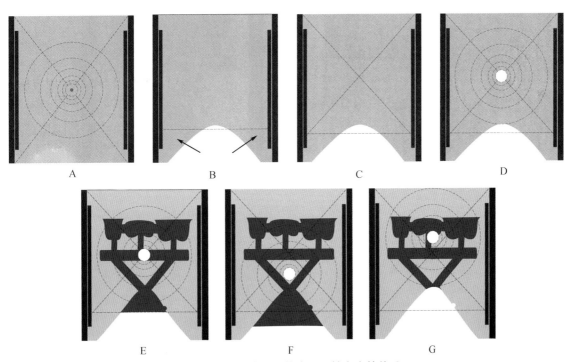

图 4-33 质量中心、热中心、储金库的关系

A. 当铸圈完全充满包埋材并且无铸圈底座时，铸圈的几何中心与质量中心重合（两条斜线的交点既为几何中心，也为质量中心）；**B.** 铸圈底座旁的包埋材对铸圈热中心的位置变化影响小（箭头指示区域）；**C.** 因铸圈底座区无包埋材，铸圈实际的质量中心（斜线的交点）向铸圈顶部上移；**D.** 因铸圈底座区无包埋材，质量中心、热中心虽上移，但均不明显，理想情况是质量中心与热中心（白色圆圈）可重合，但不与铸圈的原几何中心（图 A 显示）重合；**E.** 铸道系统设计和安置合理，热中心恰好位于连接横梁，热中心（白色圆圈）也与质量中心（斜线交叉点）重合；**F.** 熔融金属进入铸圈，由于它们的温度高于铸圈，成为改变热中心的主要因素，铸钮区熔融金属会与连接横梁竞争成为储金库，铸钮区熔融金属越多，热中心（白色圆圈）下移越明显，而质量中心变化不明显；**G.** 铸钮区熔融金属少或无，且铸件体积或质量越大时（如大的桥体），热中心（白色圆圈）上移越明显

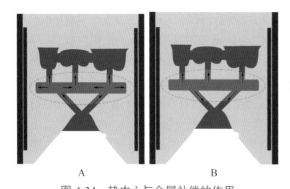

图 4-34　热中心与金属补偿的作用

A. 熔化合金在铸道系统中盘旋，使周围包埋材温度升高，连接横梁为热中心区；**B.** 连接横梁位于热中心区，最后凝固，补偿铸件及铸钮的凝固收缩

积收缩进行补偿（图 4-34）。②铸件蜡型上部距离铸圈顶端不小于 6 mm，最好达到 10 mm，以免此部分包埋材料过薄而不能抵抗铸造过程中熔融金属的冲击力。③铸件蜡型外缘距离铸圈壁不小于 5 mm，预留出放置包埋材料的位置（图 4-35）。④多个蜡型同时铸造时，蜡型之间的间距应大于 6 mm；如果是包埋固定桥蜡型，蜡型应避开热中心区（图 4-36）。⑤一般铸道的长度为 6～9 mm，直接铸道或单一铸道的长度不能短于 6 mm，此长度可使熔融金属顺利流入型腔而不致引起湍流或飞溅（图 4-35）。⑥铸圈的内壁通常应放置衬垫（ring liner），其厚度一般在 1.0～1.5 mm，其作用是缓冲铸圈对包埋膨胀的限制和约束作用，使包埋材料在膨胀时有足够的膨胀空间，膨胀时产生的压力不会指向铸件蜡型，同时也利于铸造时的空气逸出。衬垫材料一般为陶瓷纸（ceramic paper liners）或纤维素纸（cellulose paper liners）。为了避免铸造时包埋材料与铸圈分离并可能造成包埋材料开裂（会造成铸件飞边形成），在铸圈两端至少约

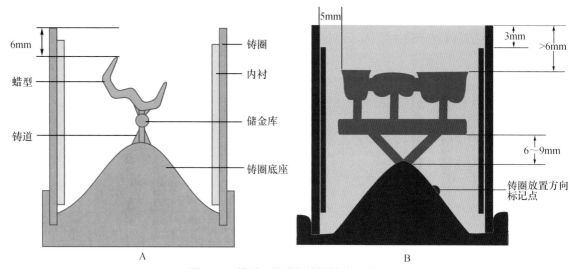

图 4-35　蜡型、铸道与铸圈的位置关系

A. 单一铸道；**B.** 多重铸道

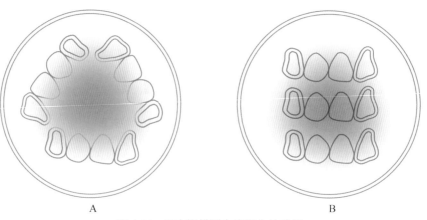

图 4-36　固定桥蜡型在铸圈中的放置

A. 正确；**B.** 错误

3 mm 的区域内不要放置衬垫材料，以使包埋材与铸圈形成直接的接触和支持（图 4-35）。⑦通过选择合适大小的铸圈、合适的铸圈底座、合适的铸道系统等使蜡型的安放符合上述位置要求。⑧通过调整铸道系统、调整铸造时金属的用量来影响铸钮的大小和直径，从而调整铸圈热中心、质量中心和储金库关系，确保两中心重合，确保热中心与储金库重合。通过称量蜡型的重量可以大致计算出铸造金属的用量。铸造时，熔融金属进入铸道，若使用的金属较多，在坩埚底座区仍会剩余部分金属，凝固后即为铸钮。铸钮区的熔融金属会改变热中心的位置。当铸钮区的熔融金属较多时，热中心向下移，此区的熔融金属越多，热中心越靠近铸钮，使热中心甚至向下偏离储金库；当铸钮区熔融金属较少，甚至没有熔融金属时，热中心上移，甚至会使热中心向上偏离储金库而靠近铸件，尤其当铸件本身厚度较大时（如有大的桥体时），热中心向上偏离会更显著（图 4-33）。因此，应合理计算金属用量，合理设计铸道系统，使得热中心位于储金库内并与质量中心重合。

（三）包埋（investing）方法

1. 一次包埋法　是指在整个包埋过程中只调拌一次包埋材，在其凝固前完成全部包埋操作。根据放入蜡型的次序不同，可分为正插法和倒插法。正插法是先将调拌好的包埋材料用探针或毛笔尖均匀涂挂在蜡型表面以完全去除气泡，随即套上铸圈，将其余的包埋材料在振荡器上缓慢倒入并注满整个铸圈。倒插法是先将铸圈注满包埋材料，然后手持底座将已涂挂包埋材的蜡型边抖动边向下插入铸圈，直至底座与铸圈边缘接触为止。

2. 二次包埋法　也称内外包埋法，是两次调拌包埋材并通过内、外包埋两个步骤完成包埋操作的方法。首先在蜡型周围涂挂包埋材料，使之排除气泡，进入蜡型各面的细微局部，称为内包埋（inner investment）；待内层包埋材料完全凝固后再将蜡型放进铸圈，灌满外层包埋材料，称为外包埋（outer investment）（具体参见可摘局部义齿章节）。内包埋一般使用质量较好、精确度较高的包埋材料，以提高精度和强度；外包埋一般使用颗粒较大、透气性好、强度大、有足够膨胀补偿量且经济的材料。二次包埋法依据材料的不同，操作细节略有区别。

3. 真空包埋法　除了真空条件下调拌包埋材外，包埋过程也在真空环境下进行，此包埋法即为真空包埋法。真空包埋法可提高铸件表面光洁度并减少铸造缺陷。

（四）包埋过程（以一次包埋法为例）

1. 准备工作　先按要求将安插好铸道蜡线的蜡型固定在铸圈中。在此过程中，根据不同的铸件需要准备不同的铸圈底座、金属铸圈、硅橡胶铸圈或其他材料的铸圈、内衬纸、蜡型清洗剂等。具体的方法如下：①将铸道蜡线未连接蜡型的一端固定在铸圈底座上，铸圈底座分为不同的规格和大小，通常由塑料或树脂材料制作，其作用主要是安插铸道及形成漏斗形的浇铸口，在铸造过程中使熔融金属或铸件材料通过浇铸口进入型腔。安插蜡型时，注意蜡型、铸道和铸圈的关系（见前述），必要时需用铸圈来试并调整铸道系统和安放的位置。铸道蜡线与底座连接处不要形成锐角，要形成光滑圆钝的角度，保障铸造时合金熔液流动的通畅。②在进行有圈铸造时，将内衬材料放置在金属铸圈内壁一周并稍重叠。放置时注意衬纸上下两边距离铸圈上下边缘 3～5 mm，使包埋材料在加热过程中不会和金属铸圈脱离。使用无圈铸造时，在硅橡胶铸圈内部涂抹一薄层凡士林，以便于凝固后的包埋材能顺利地从铸圈分离。③在制作蜡型时，手上的油脂或器械会在蜡型表面造成污染；在包埋前需在蜡型四周喷上蜡型清洗剂及表面活性剂，以清洁蜡型表面，并对其表面脱脂，降低表面张力和增加湿润性，以利于包埋材料的涂挂，避免包埋时产生气泡，提高铸件的质量。④将放好衬纸的金属铸圈或硅橡胶铸圈成形器等插入底座中，并检查是否安放牢固。

2. 包埋

（1）按照所选用的包埋材料的粉液比例要求，用量筒称量一定量的专用液。

（2）将专用液和包埋材先后倒入搅拌罐中，用调拌刀搅拌均匀，盖上盖子，放置于真空搅拌机上抽真空搅拌1分钟。注意要保持真空罐与上盖之间的密合，避免由于抽真空不完全造成包埋材料中气泡的产生。

（3）打开振荡器，将铸圈放置于其上，先用探针、毛笔尖等辅助工具将包埋材小心地、少量地滴注到蜡型的组织面空腔中，完全驱除气泡，同时注意不要碰到蜡型边缘，然后把搅拌好的包埋材料缓慢注入铸圈中。注意注入包埋材的速度不要快，尤其当包埋材接近铸件蜡型部分时。

（4）当包埋材达到铸圈顶部时，关闭振荡器，将铸圈从振荡器上取下，放置在安全的地方等待包埋材完全凝固，此过程中最好不要再触碰挪移铸圈，以免包埋材凝固过程中发生内部裂隙，导致铸造后飞边的形成；严重时大量的铸造金属会流失到裂隙处而造成铸件的不完整，导致铸造的失败。

（5）等到包埋材完全凝固后，取下底座并检查浇铸口是否清洁，如有包埋材颗粒要及时清洁，以免铸造时造成砂孔。

以上是有金属圈的包埋方法。无圈包埋技术不需要金属铸圈，而是将硅橡胶铸圈成形器代替金属铸圈进行包埋，待包埋材料凝固后，将铸圈成形器与包埋材分离，形成无圈包埋（图4-37）。此形式包埋材料的膨胀不受金属圈限制，抗冲击力强，但是其材料成本相对高。

（五）烧圈或焙烧

包埋结束后的流程是铸圈的加温、焙烧，即通常所说的烧圈。若按阶段划分，烧圈可分为烘烤和焙烧（burnout）两个阶段；前者温度较低，主要使蜡型熔化流出；后者是对烘烤后的

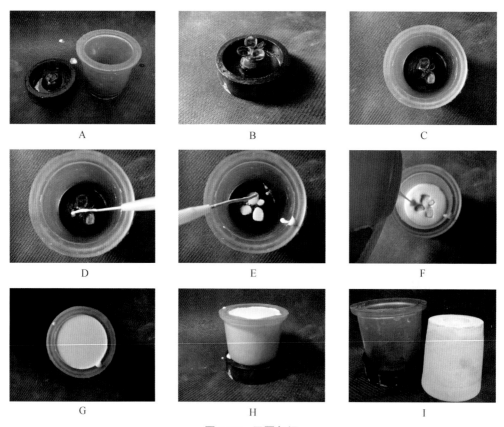

A　　　　　　　　B　　　　　　　　C

D　　　　　　　　E　　　　　　　　F

G　　　　　　　　H　　　　　　　　I

图4-37　无圈包埋

A. 底座和硅橡胶铸圈成形器；**B.** 蜡型固定于底座合适位置；**C.** 蜡型及底座与铸圈成形器；**D.** 在振荡条件下用探针引导包埋材进入蜡型组织面，防止气泡形成；**E.** 蜡型组织面充满包埋材；**F.** 在振荡的条件下小心向铸圈成形器内注入包埋材；**G.** 包埋材充满铸圈成形器；**H.** 包埋材在铸圈成形器内凝固；**I.** 除去成形器和底座后形成无圈包埋

包埋材及铸型进行控制性加温、维持直至铸造的过程。目前的实际工作中，上述阶段划分不明显，都在同一茂福炉（furnace or oven）中进行，而且全过程的升温和温度保持可程序性控制，故也直接将烧圈统一称为焙烧。

烧圈的主要目的是失蜡（lost wax）或使熔模挥发。即在茂福炉中，通过高温加热使铸件蜡型、铸道及包埋材的水分彻底熔化、蒸发或挥发，在包埋材中形成相应的空腔。然后经过铸造的方法，将熔化的铸件材料流入空腔形成铸件。烧圈常用的设备是茂福炉。

1. 烧圈的方法　常用的烧圈方法有两种，即慢速烧圈法和快速烧圈法。

（1）慢速烧圈法：将铸圈放入茂福炉内，然后将茂福炉从室温开始升温，每升高300℃需要保持30分钟，直到设置的最高温度也保持30分钟后再进行铸造。此方法的优点在于铸圈加热完全，包埋材料受热均匀，包埋材料能达到最佳的膨胀效果；缺点是操作时间比较长。

（2）快速烧圈法：先将茂福炉从室温直接升温到包埋材烧圈所需的最高温度，再将已经包埋了30分钟的铸圈直接放入炉中焙烧，保持30分钟后即可铸造。此方法的优点是节省时间，缺点是包埋材受热可能不够均匀，铸圈温度可能较低以及蜡型挥发可能不够完全等，但现代包埋材性能的改变有利于消除上述不足。目前常用快速烧圈法。

2. 烧圈时的注意事项

（1）铸圈在室温下保存的时间应足够，保存的时间应根据材料类型及说明操作（如适宜于快速烧圈法的包埋材其室温保持时间略短）；若室温保存时间低于规定，应延长在低温烘烤（或焙烧）的持续时间。

（2）铸圈在茂福炉中的摆放应注意：①多个铸圈同时焙烧时，铸圈间应留有足够的间隙，利于热空气的循环。②在传统烧圈方法中，低温烘烤阶段时（300℃左右）铸圈口应朝下倒置，利于蜡型或熔模熔化流出；高温焙烧阶段，铸圈应呈横卧式放置，利于热空气循环进入，保持均匀加热。③铸造前10分钟，最好将铸圈口朝上放置，以利于氧气彻底接触铸型腔内表面并彻底清除蜡型残留（避免遗留碳元素的还原作用）。但是，反复摆放铸圈的位置和反复打开炉门不利于焙烧温度的稳定，有导致铸圈开裂的风险，尤其对于无圈包埋以及快速烧圈法等情况风险更大。通过改进底盘形状和温控性能，现代茂福炉只要求铸圈口朝下倒置即可。

（3）铸圈应尽量放置在茂福炉内侧（比炉门温度高且稳定）；多个铸圈同时焙烧时，蜡型直径粗或厚的放内侧，薄细者放外侧；铸造时先铸造内侧铸圈，靠炉门的铸圈移至内侧继续焙烧。

（4）现代茂福炉已提供了良好的温控系统，不必反复打开茂福炉查看铸圈，开门进入的冷空气不利于炉内温度的稳定，也易导致无圈包埋材发生裂纹；炉内放置铸圈越少越好，不仅利于焙烧，而且避免铸造取圈时开炉门造成的相互影响。

（5）达到铸造温度和保持的时间后应及时铸造，防止二次焙烧引起包埋材强度和膨胀率降低，导致铸造缺陷。

（6）从取出焙烧好的铸圈到完成铸造的过程宜在30秒内完成，否则铸圈温度降低，包埋材收缩。

（7）不同的包埋材和包埋系统的焙烧过程均有严格的操作说明，遵照操作说明可减少铸造缺陷。

（六）铸造

1. 铸造用金属合金及铸造用坩埚　目前较常使用的口腔科铸造用金属合金（参见《口腔材料学》第3版相关章节）包括金合金（如金铂合金、金钯合金等）、镍铬合金、钴铬合金、纯钛和钛合金等。按照合金组成中贵金属元素的含量不同，铸造合金可分为贵金属（noble metal）合金和非贵金属（base metal）合金。按照熔化温度的高低，铸造合金可分属高熔铸造合金

（1100℃以上）、中熔铸造合金（501～1100℃）和低熔铸造合金（500℃及以下）。熔化不同的合金需使用不同材料的坩埚（crucible），否则可能会污染被熔合金或造成合金与坩埚发生反应，或造成不同金属间的污染等。目前常用的坩埚有黏土坩埚、氧化铝坩埚、石墨坩埚和金属坩埚等（表4-5）。坩埚使用时要同铸圈一起预热，以防止其破裂；为了避免合金间的污染，不要在同一坩埚内熔化不同类型的合金；坩埚内也不能使用石棉（asbestos）衬垫或助熔剂（flux）。

表4-5　坩埚与匹配的铸造用金属合金

坩埚类别	适用熔化的合金	特点
石英坩埚 （quartz）	贵金属及非贵金属合金	常用，不用于钛合金；贵金属合金中的钯基合金不适用于碳制坩埚，但适用于此类型坩埚
锆-矾土坩埚 （zirconia-alumina）	贵金属及非贵金属合金	常用，不用于钛合金；适用于钯基合金
氧化铝坩埚 （alumina）	非贵金属合金；钛及钛合金（其内表面要涂布防钛料污染的隔离剂并一次性使用）	广泛使用；氧化铝纯度高，耐化学腐蚀性好；耐温性；耐急冷、急热性好，不易炸裂
高密度石墨坩埚 （graphite）	贵金属合金（除外钯基合金）；钛及钛合金（适用于电弧熔钛及钛合金）	良好的热导性、耐高温性和化学稳定性；在高温下热膨胀系数小；对急热、急冷具有一定的抗应变性能；密度高，被熔合金不易损耗；使用寿命长；碳元素会对非贵金属合金（镍铬和钴铬合金）、钯基合金造成污染
金属坩埚 （metal）	钛及钛合金（多适用于电弧熔解方式）	多为铜制坩埚；不污染被熔合金，不与金属反应，可反复应用

2. 铸造用金属合金的使用方法

（1）合金用量和堆放方法：合金的质量应稍大于预计铸件及铸道系统的质量，避免因用量不足导致铸造缺陷。但合金用量不是越多越好，用量多不仅造成浪费，还可能使热中心移向铸钮而偏离储金库。从经济的角度出发，贵金属合金更应注意精确计算。合金用量可采用蜡型称量估算法。首先称量出蜡型与铸道的质量，计算公式如下：合金质量（g）=（铸件蜡型质量＋铸道蜡型质量）（g）× 系数（合金与蜡型密度的比值）。如果铸件是5单位以上长桥或桥体体积较大时，可适当增加金属的用量。此外，贵金属合金铸造后切下的铸道部分可以重复使用，但每次铸造时旧的合金用量以不超过总质量的1/3左右为宜；非贵金属不能重复使用。同时，在加热熔化合金时，应合理堆放合金，扁块状合金分层叠放即可，柱状合金可垂直紧密摆放。当使用高频感应铸造设备时，要求合金块之间无间隙紧密接触。在熔解中熔合金时应在其表面加入少量熔媒以促进其熔解。

（2）金属合金熔解温度的控制：因合金由多种金属成分组成，其熔解温度一般呈现一个明显的变动范围，介于标称熔点的上下。在实际工作中，为了增加熔融合金的流动性，铸造温度应控制在合金熔解温度以上50～150℃。过高的铸造温度不仅会造成合金元素的损失，还会使铸件的成孔性增加，并降低铸件的精度和强度。在熔化合金时，现代铸造设备一般能提供温度显示和铸造控制系统，提示最佳铸造时机。若铸造设备无温度显示功能，此时需要用肉眼观察金属的熔化状态，合理掌握铸造时机。通常，熔化金属的色泽、亮度和表面性状可作为判断铸造时机的依据。例如镍铬烤瓷合金和钴铬合金的最佳铸造时机是观察到熔化合金边缘角变圆钝形成球状、呈崩溃下陷但表层氧化膜尚未破时；金合金的最佳铸造时机是观察到合金熔化成球面、表面淡黄色光亮如镜并随着火焰燃烧而转动和颤动时。

（3）保证合金向铸型腔的定向流动：合金流向铸型腔需要力量驱动。力量可以来自离心力、真空负压、气体加压等方法。技师在操作前应规范掌握上述原理、产生机制和控制方法，以保证熔融合金会沿设计的流向进入铸型腔。

3. 铸造用热源及熔解合金的氛围　熔解合金需要使用合适的热源，合适的热源（或熔化设备）不仅利于提高熔解合金的效率，还有利于防止金属合金的过氧化或成分的破坏。同时，合金熔解时也需根据金属合金的类型使其处于某种有利的周围环境或氛围，防止其过氧化或成分的改变。目前常用的铸造用热源或金属熔化设备有电热（包括高频感应、钨棒电弧和电阻加热等）、火焰加热（包括甲烷或乙炔加氧气和氢氧火焰等）等类型（表4-6）。合金熔解时所处的氛围包括大气下熔解、真空下熔解和惰性气体保护下的熔解等。各种吹管火焰、高频感应等加热方式一般是在大气下熔解合金，易导致合金的氧化。真空下熔解是利用真空泵将合金周围的空气排除，形成真空。惰性气体保护法分为两种情况：一种是在大气状态下熔化合金的同时吹入惰性气体，减少合金与大气的接触机会；另一种是在真空状态下加入惰性气体（氩气或氦气）保护。真空下熔解合金法、惰性气体保护法，尤其是真空状态下的惰性气体保护法更有利于保护合金不被氧化，从而提高铸造的质量。因为钛非常活泼，高温下极易与大气或包埋材料中的多种元素反应，所以牙科专用铸钛机的熔解氛围是真空状态或惰性气体保护。

表4-6　铸造用热源分类及特点

热源性质	热源形式	最高温度	适用合金	特点
电热	高频感应加热	2500℃	高、中、低熔合金均可	使用高频感应原理，是最为常用的合金加热方法，全固化高频感应熔化合金方法更节能、快捷
	电弧放电加热	2500℃	同上	利用非自耗性钨棒与被熔合金之间放电产热，在氩气加压保护下进行时，可防止合金的氧化
	电阻加热	1000～1800℃	同上	以铁铬铝、镍铬合金丝或铂金丝为电阻，前两者使用温度约为1000℃，适用于中、低熔合金熔化；铂金丝主要用于高熔合金熔化
火焰加热（吹管火焰）	甲烷-压缩空气混合	1000℃	中、低熔合金	使用压缩空气助燃时，其火焰由内到外形成混合焰、燃烧焰、还原焰、氧化焰；使用氧气助燃时，只形成还原焰、氧化焰。仅还原焰区域能用于熔化合金。燃烧会使被熔合金掺入碳等杂质，铸件易变脆，不宜用于烤瓷合金的铸造。目前，火焰加热法较少采用
	甲烷-氧气混合	1700℃	中、高熔合金	
	乙炔-压缩空气混合	1000℃	中、低熔合金	
	乙炔-氧气混合	3000℃	中、高熔合金	

4. 铸造方法　包括离心铸造、真空加压铸造、吸引铸造等多种方式。根据不同的铸造原理，有不同的设备供使用。

（1）离心铸造法：是目前应用比较广泛的方法，主要是利用发自弹簧的力或电动力使铸造机的水平杆旋转，产生离心力，将坩埚内已经熔化的金属铸入型腔的方式。离心铸造法可用于高熔合金、中熔合金和低熔合金的铸造。

需要注意的是，在使用离心铸造机时一定要调整好平衡砣的位置，保证铸造机在使用过程中保持离心状态，有很好的旋转速度和初速度，确保铸造的成功。另外，在铸造过程中，尤其是在金属合金的铸造过程中，要掌握好金属熔点及铸造的最佳时机，否则可能会造成铸件的缺陷，金属过熔会使铸件产生气泡及缩孔等问题。

（2）真空加压铸造法：也称正负压差式铸造法。铸造时先把铸圈放入铸造机内，关盖后抽吸排气，使铸圈周围形成真空状态（负压状态），并在此状态下熔化合金。当熔化的合金流向浇铸口时注入气体（空气或惰性气体），利用较大的气体压力（正压）把已经熔化的金属压入铸圈的型腔，完成铸造。使用该方法的优点是结合了正、负压的作用进行铸造，可以防止出现各种铸造缺陷。

（3）吸引铸造法：也称真空铸造法，熔化合金时抽吸排气，在铸圈周围形成真空状态，合金熔化后解除真空，使熔化的合金流入型腔内。原则上要与气体压力铸造法组合使用。

（4）离心/负压/加压铸造法：主要是同时结合了离心、负压、加压三种方式进行铸造；使铸造室形成负压后，离心力促使熔融金属注入铸型腔时在合金液表面同时加入惰性气体压力。该法主要用于难度较大的钛金属的铸造。

5. 铸造操作流程

（1）高频感应离心铸造机的使用：首先要将控制平衡杆的旋钮拧开，将放好金属的坩埚放置于线圈内，根据铸圈的直径调整放置铸圈的架子的高度，并将焙烧完全的铸圈置于其上，然后根据平衡杆一侧的铸圈、金属和坩埚以及线圈等的质量调整另一侧的平衡砣，使整个的平衡杆达到平衡后，旋紧旋钮。将平衡杆转到指定方向，放下盖子。按下操作面板上的熔化按钮，线圈开始工作，金属受热熔化。注意观察金属的熔化状态，当达到理想状态后，按下铸造按钮，瞬间平衡杆在离心状态下快速旋转，金属通过离心力被甩进铸圈中的型腔内。铸造完成后，按下结束按钮，平衡杆减速停下，打开机器盖子，取出铸圈。再用相同方法准备下一个铸圈的铸造，因为每个铸圈的质量及所需金属质量都不相同，一定要认真调整每一次的平衡系统，不然很容易在铸造时因为不平衡造成金属飞溅等问题。

（2）真空加压铸造机（正负压差式铸造机）的使用：在真空状态下熔化合金可减少其氧化，利于提高铸造的成功率和质量。工作原理就是利用真空负压，将液态合金吸入铸型腔内，然后充气加压，形成高度致密的铸件。先将合金放在坩埚内加热熔化，再将焙烧好的铸圈放在坩埚上，浇铸口与坩埚口对齐，加以固定。先按抽真空按钮，倒转真空冲压炉，同时连通充气按钮完成铸造。

6. 铸件的冷却   铸造完成后，绝大多数铸件应在自然状态下冷却，不能放在冷水中急速降温，骤冷会改变金属的物理性能，合金会变脆。对于纯钛金属，因其在高温下十分活泼，则需采用快速冷却，以减少氧化层的形成。

三、常见的铸造失败及原因分析

在铸造过程中，如果没有按照规范和要求去操作，极易导致铸件的铸造缺陷。导致铸件缺陷的原因较多，因此应针对原因合理处置以预防铸造缺陷或失败。

1. 铸件表面粗糙   出现一个金属或其他铸造材质的大瘤子或多个散在分布的瘤子，都属于铸件表面粗糙。产生原因包括：①铸道安插的角度或蜡型安插在底座上的角度不合理，在包埋时包埋材料不易将该区域的气体排出，或者是注入包埋材时速度过快，气体未能及时排出而形成空腔。铸造时空腔被金属等铸造材料充满时，形成大小不等的瘤子（图4-38A、B）。②在包埋材搅拌时真空值没有达到要求，包埋材中混有气泡，形成很多小的空腔附着在蜡型表面，铸造后造成铸件表面粗糙，形成小瘤子等（图4-38B）。此种情况需要检查真空搅拌机抽真空的孔道是否被堵塞，或真空搅拌罐是否保持密闭状态等。③包埋材灌注完后继续持久的振荡会导致铸件外表面出现小瘤子（图4-38C）。

2. 收缩孔（shrinkage porosity）   多发生在铸件的粗厚处（图4-38D）。产生原因及改正方法包括：①在选择铸造蜡线（或铸道）时直径过细，铸造合金在凝固过程中未得到足够的金属补偿，所以要根据蜡型的大小选择合适的蜡线。②铸道设计不当，要根据铸件蜡型的薄厚、大小及长短合理设计铸道位置。③铸件与铸道连接处过厚或体积过大，此处反而成为了铸造收缩的一个补偿区。因此，铸件与铸道连接区保持光滑连续但体积不能过大。④铸钮过小也可导致铸件的收缩孔，因此计算投入合适的铸造金属用量，并保证在铸钮区适量的金属残留利于补偿铸件的收缩。

3. 铸件飞边　包埋材出现裂纹或开裂会造成铸件飞边（fins）或鱼鳍样飞边（图 4-38E）。导致包埋材开裂的原因有多种：①包埋材在没有完全凝固硬化时移动铸圈或过早开始加热铸圈，使包埋材内部开裂形成空腔，铸造时形成飞边，所以包埋完成后需要把铸圈放置在安全的地方等待包埋材完全凝固。②铸造温度过高，铸模发生细微的开裂现象。③铸造离心力等作用力过大。④铸圈不慎摔落导致内部开裂。⑤铸圈的内衬与铸圈顶端对齐，导致焙烧铸圈时包埋材料与金属铸圈脱离。⑥包埋材调拌的水粉比不合适，过稀导致包埋材强度低。针对上述原因，合理对应处置可有效避免产生铸件飞边。

4. 砂孔或砂眼　因包埋材料的颗粒脱落进入铸件表面或内部会造成砂孔。避免砂孔的关键是在铸圈底座与铸道相接处、铸道与蜡型、各级铸道之间等各连接处保持平滑连续，无锐角连接，避免包埋后在上述连接处出现包埋材的突出和锐角，否则熔化金属通过时的冲击力会导致包埋材脱落进入铸件而造成砂孔（图 4-38F）。

5. 铸件铸造不完全

（1）铸件边缘呈短圆钝状（short，rounded margins），铸钮（button）表面呈圆钝、凹凸不平状（图 4-38G）。原因包括：①铸圈温度过低或合金未完全熔化，在铸造的过程中，受温度的影响，金属在流动过程中提前冷却凝固，未能将蜡型挥发后的空腔完全充满，形成短而圆钝的边缘。②铸造力不够时也会造成此现象。因此，在烧圈时要保证铸圈均匀受热并加热完全；铸造合金的熔化温度也要控制适宜并保证足够的铸造离心力等。

（2）铸件边缘呈短圆钝状，铸钮（button）边缘仍呈锐利表现（图 4-38H）。原因包括：①蜡型远离铸圈顶端，导致铸造时排气不畅、铸件出现铸造不全。②若铸造不全伴铸件表面光亮（蜡型的剩余碳元素的还原作用），说明蜡型焙烧去除不全。因此，保证蜡型在铸圈中合适的位置、保证铸圈时加热完全可避免上述情况。

（3）铸件铸造不全且伴有尖锐的边缘：发生此情况时，通常是因为在包埋过程中蜡型边缘被碰折。

6. 铸件过紧或过松　没有严格按照包埋材的水粉比要求进行操作，或者在准备包埋液时包埋用原液与蒸馏水的配比不合适，都会导致包埋材的膨胀不全或膨胀过度（涉及吸水膨胀、热膨胀等）；一般过稠的包埋材会增加膨胀，导致铸件过松，相反则会导致铸件过紧。烧圈的时间不够或过长也会导致包埋材热膨胀不全或热膨胀过度而出现铸件过紧或过松现象。

7. 气孔　可发生在铸件内部或表面，其形状不规则或圆形，大小不等，但其孔内壁光滑。造成原因包括：铸道设计不当可导致铸造时形成湍流而带入空气；包埋材料的质量问题（含过多挥发性气体的原料成分）；铸圈焙烧温度低，未达到包埋材料要求的温度，以致排气性差；金属成分与质量有问题。此现象与砂孔、收缩孔有区别：气孔一般是铸件中混入了气体；砂孔则是铸件混入了包埋材或其他铸造过程中带入的杂质；收缩孔则因铸造收缩补偿不够而在铸件内形成小孔。

8. 铸件变黑和表面粗糙（black and rough casting）　多与烧圈过度导致包埋材崩解（breakdown of investment）有关（图 4-38I）。

不同的铸造缺陷可以由同一原因引起，因此铸造缺陷往往多种并存。如铸道设计不良，可造成气孔、铸造不全、收缩孔等多种缺陷并存。因此，应严格按照包埋的规范进行操作。

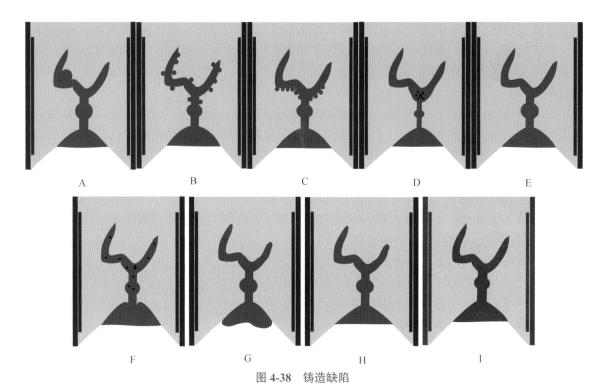

图 4-38　铸造缺陷

A. 铸件组织面大瘤子；**B.** 铸件内外表面遍布小瘤子；**C.** 铸件外表面小瘤子；**D.** 收缩孔；**E.** 飞边或鱼鳍样飞边
F. 砂孔或砂眼；**G.** 铸件边缘变短、圆钝，铸钮圆钝；**H.** 铸件变短、圆钝，铸钮锐利；**I.** 铸件变黑、粗糙

第五节　喷砂与打磨技术
Sandblasting and Grinding of Fixed Prosthodontics

铸造完成之后，还需进行铸件的处理，如表面清理、打磨及抛光等。

一、铸件的表面清理

铸件的表面清理包括喷砂（sandblasting）和酸蚀（acid etching）等步骤。

（一）喷砂技术

1. 喷砂的作用与目的　在铸造完成、铸圈自然冷却后，可用锤子轻轻敲击将铸件与包埋材分离并取出铸件。对于铸件表面的包埋材，喷砂方法可将其去除。

喷砂原理就是利用压缩空气为动力，将喷砂材料以束状高速喷射在需要处理的铸件表面，起到清洁、去除氧化膜、粗化铸件的作用。

2. 喷砂的方法及要求　牙科用喷砂设备主要是笔式喷砂机。喷砂材料主要有三氧化二铝（金刚砂）、玻璃珠等，根据铸件的不同选取不同种类的喷砂材料：金属铸件通常选用三氧化二铝喷砂，铸瓷系列通常使用玻璃珠喷砂。以金属铸件为例，喷砂机用压缩空气将 150 目左右的三氧化二铝以 50～80 m/s 的速度喷射到金属铸件表面，即可清除铸件表面存留的包埋材料和氧化层。三氧化二铝喷砂材料有不同规格，以目（物料的粒度或粗细度，粒度直径与目数成反比）为计量单位。铸件外包埋材过多时，选用目数小的颗粒大的三氧化二铝快速喷除。铸件组织面用颗粒小的三氧化二铝，用笔式喷砂机进行喷砂处理。注意铸件组织面边缘处不要大力喷砂，以免破坏铸件的边缘密合性。由于粉尘的产生，喷砂时操作者要佩戴口罩并开启吸尘器，避免吸入粉尘。此外，在喷砂过程中需要戴保护手套以把持铸件在喷口之下，并不断改变铸件位置，使其各个部分都能被清理到。

（二）酸蚀技术

酸蚀可有效去除铸件表面的氧化膜。对于金合金，可用加热的稀盐酸处理铸件表面（接近沸点、30 s），当铸件表面出现金色时，即可取出铸件，清洗去掉盐酸。一般来说，酸蚀并非必需步骤。

二、铸件的打磨技术

1.打磨（grinding）的目的与作用　喷砂处理完成后，要进行切割、打磨、抛光工作。抛光（polishing）就是利用机械、化学、电化学的作用，使铸件表面粗糙度降低，以获得光滑平整表面的加工方法。

2.打磨的要求　在打磨抛光过程中，首先应保证有工作支点，以免伤到操作者和铸件；其次，要掌握好尺度，包括正确使用打磨、抛光车针（包括粒度、硬度、形状、转速等），避免打磨力度过大或打磨过度，导致接触区变松、咬合接触点丧失或边缘密合度受损。车针或磨头的介绍参见本书第三章和《口腔材料学》第 3 版。

3.打磨的方法　打磨或研磨的基本原则是打磨磨料的粒度应由粗到细，硬度应由硬到软，打磨的力度应轻、稳而快捷。打磨的基本步骤如下：

（1）用切盘将铸件从铸道上切割下来，高速切割时应注意操作支点和保护。若一次包埋铸造的铸件很少，不影响试戴操作时，也可先试铸件的就位和边缘适合性，然后再切割铸道。

（2）使铸件在工作代型上就位（seating）。首先在放大镜下检查组织面是否有小瘤子，如果有应去除干净（图 4-39A）；去除明显障碍点后，若铸件仍不能就位，如铸件过紧不能就位（图 4-39B），可使用高点指示剂显示障碍点，再选用合适形态的金刚砂车针或钨钢磨头磨除障碍点并逐步使铸件就位，磨除障碍点时应注意不能磨到组织面边缘区。待铸件完全就位后，检查铸件边缘与代型边缘的密合性和适合性（fitness）（图 4-40）。

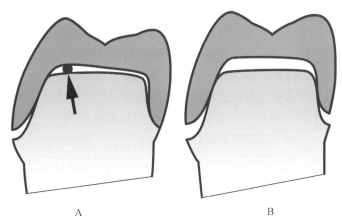

图 4-39　影响铸件就位的因素
A. 组织面小瘤子影响就位；**B.** 铸件过紧影响就位

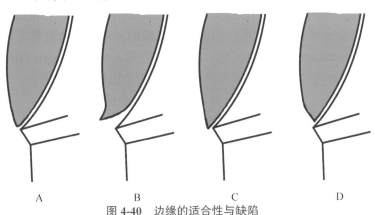

图 4-40　边缘的适合性与缺陷
A. 边缘适合性良好；**B.** 边缘过短且变形；**C.** 边缘过长或过厚；**D.** 边缘过短或过窄

（3）若铸件完全就位且适合性好，再用切盘、钨钢车针或粗磨石打磨铸件与铸道连接的地方，恢复外观形态。

（4）调整接触区：若铸件两侧均有邻牙，可逐一调整某一邻面。取下与工作代型相邻的远中部分的石膏模型，将带有铸件的工作代型放回底座模型上，用咬合纸测试铸件近中接触区，如有障碍点可用金刚砂磨石磨除，直到顺利就位且保持良好的邻面接触关系。再取下与工作代型相邻的近中部分的模型，放回远中部分的模型，用同样的方法调磨远中接触区的障碍点，直到顺利就位并保持良好邻面接触关系。然后同时放回工作代型两侧的模型，再次检查并调改近远中接触区妨碍共同就位的障碍点，使铸件获得工作代型4个轴面、邻牙2个邻面的共同就位道。调改接触区时要避免过量磨除导致接触区接触过松或接触区的接触位置不良。在此阶段，邻面接触区可以适当略紧，留出后续为铸件细磨抛光的量。

（5）调整咬合：接触区调磨好后，把工作代型及铸件在模型上就位好，用咬合纸检查牙尖交错位时的早接触点（高点），用金刚砂磨石逐步、多次消除高点。然后再在𬌗面上调改侧方和前伸时的咬合障碍点，并逐一小心磨除。

（6）细磨：在调整完铸件边缘、接触区、咬合接触后，用绿磨石轻轻打磨，使铸件表面纹路细致，形态美观，此过程注意不要大力打磨，以免破坏接触区和边缘。

（7）粗抛光（polishing）：用带有金刚砂的橡皮轮打磨铸件表面。

（8）细抛光：用不同硬度的橡皮轮（不含金刚砂）从粗到细打磨铸件表面。

（9）上亮（burnishing）完成：用抛光用棕刷蘸不同颗粒度的研磨抛光膏从粗到细依次抛光，最后再用毡轮将铸件表面打光上亮即可。

（10）清洁：用蒸汽清洗机将铸件及模型表面清洁干净。

在打磨时，技工马达有两种使用手法，即握式和笔式。握式一般用于加力或大量磨除的情况；笔式一般用于精细、微量调改的情况。技师可以根据铸件打磨的程度或要求选择不同的方式操作。在打磨时，磨头种类和型号的选择以打磨效果从粗到细的原则选取。打磨时应注意对铸件的保护。磨光时，要注意经常改变铸件与磨头之间的相交方向，使磨头可以进入各个需要抛光的部位。抛光完成后，铸件表面要求高度光洁，没有细纹，以减少戴入口内后修复体表面产生菌斑和软垢。如果是金属烤瓷修复体的内冠，打磨后，内冠要求表面没有尖锐的点、线、角，并且不需要抛光处理。

烤瓷熔附金属技术的操作演示

第六节　烤瓷熔附金属技术
Porcelain Fused to Metal Technology

烤瓷熔附金属技术（porcelain fused to metal technology）就是将瓷粉经过高温烧结熔附于金属内冠表面从而形成修复体的技术。用该技术完成的全冠修复体被称为烤瓷熔附金属全冠（porcelain fused to metal crown，PFMC），简称为金瓷冠（metal ceramic crown）。用该技术完成的固定桥修复体被称为烤瓷熔附金属固定桥，简称为金瓷桥或烤瓷桥等。

一、金瓷结合的机制

制作金瓷冠或桥所使用的金属称为烤瓷合金，大致分为三类，即贵金属合金（noble metal alloy，或称 precious metal alloy）、非贵金属合金（base metal alloy，或称 non-noble metal alloy）和钛（titanium）（参见《口腔修复学》第3版）。

有关金瓷结合的机理至今仍没有定论，但至少有四种结合理论被广泛接受。它们是化学结合、范德华力、压力结合和机械固位。其中，化学结合是金瓷结合中最主要、最关键的结合机理。

1. 化学结合（chemical bonding） 在金合金等贵金属合金中加入的微量元素如锡、铟、镓或铁在空气中烧结时会移到合金表面形成氧化物，然后与瓷粉不透明层中的类似氧化物结合。对于非贵金属合金不需要再额外加入一些微量元素，因其中的铬极易氧化并与瓷粉不透明层氧化物形成稳定的结合。但是化学结合的强度受氧化膜厚度的影响，氧化膜厚度的控制对于防止金瓷结合失败非常关键。如果过厚或金属表面被污染，都会减弱化学结合的强度。以上是关于化学结合的一种理论，另一种理论认为金属表面氧化物被不透明瓷熔解，瓷直接与金属表面形成原子接触（atomic contact），共享电子。从化学理论角度看，在金瓷结合中共价结合和离子结合均存在，但厚度一般仅需要一层单分子氧化膜层即可。

2. 范德华力（van der Waal's force） 是带电分子之间相互吸引的亲和力，对金瓷结合力的贡献较小，但可能是引发金瓷化学结合的启动因素。

3. 压力结合（compression bonding） 瓷是脆性材料，耐压不耐拉。因此，当烤瓷合金热膨胀系数略大于瓷的热膨胀系数时，在烧结冷却后金属收缩大，对瓷形成压缩，使瓷层形成压应力而非拉应力。从这一机制考虑，全瓷覆盖（full porcelain veneer）设计可充分发挥压应力结合作用，而采用部分瓷覆盖（partial porcelain veneer）设计时，瓷层对金属内冠的包绕应大于180°，不应仅仅是平面的覆盖，前牙舌侧瓷金结合线的位置距内冠的切端至少1.0～1.5 mm。

4. 机械固位（mechanical retention） 通过无污染磨石修整打磨，然后再用氧化铝喷砂基底冠表面，由此形成的粗糙微孔可以提供机械锁结（mechanical interlocking），同时也增加了化学结合的表面积。

二、金瓷修复体的结构与基本要求

参见《口腔修复学》第3版第三章。

三、金属基底的设计

金瓷冠的强度与金属基底的设计、制作有着非常紧密的关系，可以说金属基底是整个金瓷冠成功的基础和关键。

1. 金属基底（metal coping）的结构形式设计 以瓷层覆盖金属基底冠的程度划分，金属基底的结构形式可分为全瓷覆盖和部分瓷覆盖两种类型。

所谓全瓷覆盖（全包型）烤瓷冠是指修复体除舌侧近颈缘处有1～2 mm宽的金属带暴露外，其余基底冠部分均被瓷粉覆盖。由于瓷粉部分与金属基底的接触面积大，此设计有利于增强金瓷结合力。而当上颌前牙存在深覆𬌗、上颌后牙临床冠较短（𬌗龈距离短）时，可考虑采用部分瓷覆盖（半包型）的烤瓷冠进行修复，即上前牙舌侧金瓷结合线放在咬合点以上的位置或采用舌侧金属背板的设计，后牙采用金属𬌗面的设计，烤瓷饰面仅限于唇颊面等影响美观的区域；该设计通过减少前牙舌侧和上颌后牙𬌗面预备量，适应了咬合空间不足的情况。

2. 金瓷交界位置与咬合的关系 金瓷交界是强度的薄弱区域，受力时也恰好是应力集中区。设计金瓷交界或金瓷结合线（metal-porcelain junction）位置时要充分考虑金瓷交界在牙尖交错位时与咬合接触点的关系。无论是全瓷覆盖型还是部分瓷覆盖型烤瓷冠，对𬌗牙都要咬在瓷或者金属上，而不能咬合在金瓷交界处，以防止发生崩瓷的现象（图4-41）。

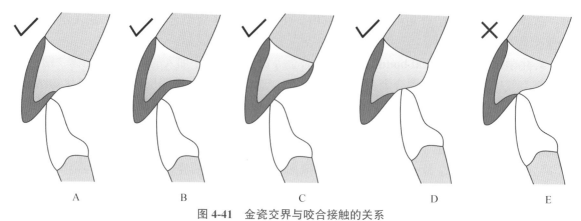

图 4-41　金瓷交界与咬合接触的关系

A～D. 正确的咬合接触关系；**E.** 下颌牙咬在上颌金瓷冠的金瓷交界，为错误的咬合接触关系

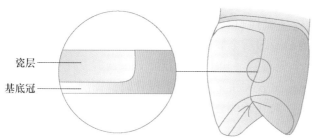

瓷层

基底冠

图 4-42　金瓷交界的端端接触

3. 金瓷交界区的结构形式　应设计为端端接触（butt-to-butt），瓷呈直角形与金属基底结合区域对接（图 4-42），此能保证交界处瓷层的厚度，不易发生交界区瓷层的崩裂。

4. 关于金属基底的厚度要求　金属基底的厚度应该满足强度的要求，使其在烧结过程中不会发生蠕变、塌陷变形等，同时也要求其在戴入口内并承受𬌗力时不发生变形，否则容易引起瓷脱或崩裂。无论是全瓷覆盖类型还是部分瓷覆盖类型，其金属基底冠厚度的最低标准要求为 0.3～0.5 mm；非贵金属合金基底冠的最低厚度要求是 0.3 mm，贵金属合金基底冠的最低厚度要求是 0.5 mm。

出于美观的要求，前牙唇侧瓷层厚度至少要有 1 mm；从美学以及强度两方面考虑，在设计基底冠的形状时要尽可能保证将来的瓷层厚度均匀一致；对于前牙切端，如果瓷层厚度可以达到 1.5～2 mm，就可以保证修复体的透明度。无论前牙还是后牙的修复体，如果瓷层厚度大于 2 mm，在没有金属基底的支持下，极易发生裂纹或崩瓷的现象，所以在设计制作基底冠时要避免将来瓷层的厚度超过 2 mm 的现象发生。对于外伤或龋坏造成的较大的牙体组织缺损，可以用金属部分来恢复较大缺损部分以为瓷层提供一个均匀厚度的空间。在设计烤瓷桥桥体时也要遵循此设计要求。

5. 金属烤瓷冠颈缘部分的设计要求　基本有三种形态：①常规情况下，牙体预备唇颊侧颈部有肩台时，金瓷修复体唇侧可做成有金属基底支撑的有瓷覆盖的金瓷边缘。②对于前牙区美学要求高的情况，可以用肩台瓷粉做全瓷边缘的烤瓷修复体。③后牙区一般无美学要求，为了对抗咬合力防止颈缘瓷层崩瓷或裂纹的发生，或是因牙体预备没有形成足够的肩台宽度，后牙颊侧也可以同舌侧相似做成金属颈环形状的基底冠。颈环的𬌗龈向宽度约为 0.8 mm。

6. 邻接区的设计　出于美观的要求，前牙区近中、远中邻接区和前磨牙的近中邻接区应该用瓷来恢复；由于前磨牙远中邻接区、磨牙近中远中邻接区不易显露金属，对瓷的透光度及美学要求不高，可用金属来恢复。

四、金属烤瓷修复体金属基底的制作步骤（以前牙金瓷冠为例）

1. 用嵌体蜡恢复所要修复牙的理想解剖形态和突度。

2. 回切蜡型：在保证基底冠蜡型足够厚度的同时留出瓷修复空间；回切的目的是通过去除均匀厚度的蜡（前牙切端 1.5 mm，唇面和邻面 1～1.2 mm，舌侧瓷覆盖区至少 0.5 mm）以提供足够的均匀厚度的瓷层空间，防止瓷层过厚或者是过薄，有利于形成正确美观的修复体形状和结构。

具体操作如下（图 4-43）：①根据模型展示的修复空间和咬合关系设计并确定金瓷结合线的位置。确定修复体为全瓷覆盖还是部分瓷覆盖及邻面接触区形式等。②用雕刻刀在模型上标记咬合面和邻面金瓷结合线、边缘线位置，标记切端回切量。用雕刻刀形成深度定位沟定位唇面、邻面和舌面回切量。切端回切量为 1.5 ～ 2 mm，唇面和邻面回切量为 1 ～ 1.5 mm，舌面回切量至少为 0.5 mm。回切完成。③雕刻金瓷结合线，形成清晰光滑的直角但内角为圆钝的外形结构，使金瓷交界处呈现端对端的对接。④唇面、邻面边缘形成深凹槽（chamfer）外形。

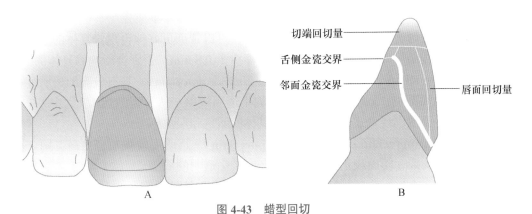

图 4-43　蜡型回切
A. 在唇侧颈部边缘线上 0.5 ～ 1 mm 处划线标记边缘回切终止范围，在离切端 1.5 mm 处划线标记切端回切量
B. 基底冠蜡型回切邻面观

3. 精修蜡型使蜡型表面光滑连续，没有锐角，边缘清晰连续。

4. 重新进行边缘封闭修整。在蜡型舌侧金属边缘处（不妨碍咬合的地方）用 1 mm 直径蜡线制作夹持柄。

5. 常规安插铸道和底座，包埋、铸造、开圈、喷砂、在工作模型上试戴铸件（详细过程参见相关章节）。

6. 转送至临床进行试戴和比色。如果金瓷结合线、咬合、边缘等达到设计的各项要求，基底冠就可以转回技工室进行烤瓷。

五、瓷粉的种类与选择

（一）瓷粉的种类

用于烤瓷的瓷材料大多以瓷粉和配套调拌液两种剂型提供，以便技师能够更灵活地根据需要调拌混合使用；也有以糊剂形式提供的材料（主要是遮色瓷）。天然牙齿的颜色体系由牙本质及牙釉质等多层结构叠加而成，为了使修复体能再现天然牙的真实色彩，根据分层塑形的基本技术路线，以及瓷粉能模仿的牙齿结构类型或者用途，瓷粉可分为不透明瓷或遮色瓷（根据用途）、牙本质瓷（模仿牙齿结构）、牙釉质瓷（模仿牙齿结构）等（图 4-44）。具体描述如下：

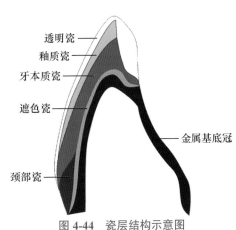

图 4-44　瓷层结构示意图
以金瓷修复体用瓷粉为例说明

透明瓷
釉质瓷
牙本质瓷
遮色瓷
颈部瓷
金属基底冠

1. 不透明瓷（opaque porcelain） 又称遮色瓷，主要功能是遮盖金属基底的颜色，并形成金属与烤瓷

材料界面上的结合力。烧结后的不透明瓷层厚度一般不能厚于 0.2 mm。

2. 肩台瓷（shoulder porcelain） 具有较高的强度，顾名思义其主要功能是形成肩台，对体瓷起承托作用，以免在瓷层较薄、金属基底支持较弱的条件下发生破损。肩台瓷的烧结温度较高，比体瓷的烧结温度高 20℃左右，收缩率小，强度大。Ni-Cr 烤瓷冠为了避免颈部出现灰染，有时在前牙区使用肩台瓷形成唇侧全瓷边缘形态。

3. 颈部瓷（neck dentin porcelain） 色彩较深，以表现牙齿颈部的色泽特点，可以部分遮挡冠边缘的金属颜色，利于修复体颈部颜色的表现。

4. 牙本质瓷（dentin porcelain） 又称体瓷（body porcelain），用于堆塑牙本质部位，并形成修复体的主要色泽，因此有较多颜色类型的瓷粉可供选择。牙本质瓷一般又分为两种，即不透明牙本质瓷（opaque dentin porcelain）和具有一定透明度的牙本质瓷。不透明牙本质瓷的使用在对于间隙不足的烤瓷修复体的制作上非常重要，可以帮助更好地再现修复体的颜色，厚度在 0.2 ～ 0.3 mm。烧结后的牙本质瓷的最薄处不能少于 0.8 mm，否则会影响修复体的颜色。

5. 釉质瓷（enamel porcelain） 又称切端瓷（incisor porcelain），具有较高的透明度，用于堆塑冠的切端、𬌗面部位，以模拟天然牙釉质的半透明效果。从牙齿的切 1/3 到中 1/3 逐渐过渡渐薄，不要与体瓷形成台阶式连接而影响修复体的颜色和层次感。

6. 透明瓷（clear porcelain or transparent porcelain） 透明度较釉质瓷更高，用于覆盖前牙冠的唇面，后牙的颊、𬌗面或是仿制牙冠上高度矿化透明的局部。

7. 修饰瓷（modifying porcelain） 包括内插色瓷粉和外染色瓷粉。其色泽的分布范围远较上述基本类型瓷粉多。内插色瓷粉主要用在牙本质瓷上，在修复体瓷层的局部形成与患者同名牙或邻牙更接近的颜色特征，做出更具有逼真效果的个性化修复体。外染色瓷粉一般与釉质瓷粉、釉剂配合使用，改善修复体的颜色，以得到最终满意的修复体。

（二）瓷粉的选择及色彩的调配

根据天然牙的颜色特征，目前已构建了广泛使用的基本瓷粉色彩系统。技师用不同比例的基本色彩瓷粉调配混合，可以形成数以百计的中间色彩，从而满足对天然牙齿个体颜色特征的仿真模拟。在瓷粉瓶上标注的编码符号代表了其烧结后的颜色，它是与比色板相对应的。如 Vitapan Classical 比色板（shade guide）有 4 组 16 个颜色，Vitapan 3D-Master 比色板有 5 组 26 个颜色，瓷粉的遮色瓷和体瓷等也各有 42 种颜色供烤瓷堆塑使用。此外，切端瓷及透明瓷各有 3 ～ 4 种供选择使用等。为了达到预计的颜色设计效果，需要按照一定的比例关系取用基本色彩瓷粉调配混合，此过程如画家调和绘画用的颜料，不同的是瓷粉在烧结前并不呈现其实际颜色（瓷粉调拌时往往呈粉色、蓝色和白色等对比鲜明的原始颜色，主要用来区分牙本质瓷、釉质瓷和透明瓷，以便技师在堆塑时掌握不同层次的厚度）。由于不同品牌、不同体系的瓷粉系统其颜色空间分布有所不同，加以烤瓷烧结后深层材料色泽可透过有一定透明度的表层得到表现，因此影响烤瓷修复体最终色彩效果的因素极为复杂。故技师不仅要熟悉和掌握不同瓷粉体系的性能和操作流程、规范，还要对颜色的知识理论、比色技术、医技交流的手段有深刻的理解和实践能力，以实现对烤瓷修复体仿真和个性化的重建。

六、烤瓷常用工具与选择

（一）调拌瓷粉的常用工具与选择（图 4-45A）

1. 调和盘 有吸水功能的可以保持瓷粉呈现湿润状态的专用瓷粉调和盘，也可以使用玻璃板代替。

2. 水碗 用于盛蒸馏水，清洗毛笔。

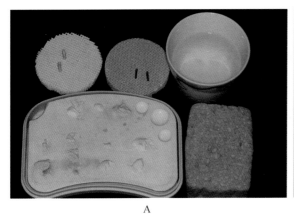
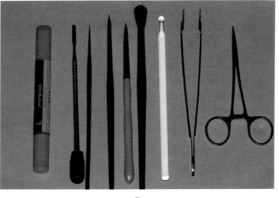

图 4-45　调拌瓷粉和堆瓷常用工具

A. 调和盘、吸水海绵、耐火陶土底座；**B.** 毛笔、回切刀、夹持器等

3. 毛巾或专用海绵　用于整理笔尖以便于瓷粉的挑取堆放、更快捷地形成牙齿的外形。

4. 调拌刀（spatula）　有各种材质的调拌刀，如塑料、玻璃、玛瑙和金属等，用于调拌瓷粉和专用液，使两者充分混合，成为致密不夹带气泡的泥糊状。

（二）堆瓷常用工具与选择（图 4-45B）

1. 毛笔　依据制作毛笔的材质分为貂毛笔（sable brush）和人造毛笔。在堆塑冠的不同部位时要用不同型号的笔，以充分发挥其弹性和笔尖形状多变的特点，细致入微地对薄层瓷粉进行塑形。小号扁平头毛笔可用来涂敷基底层，较大较柔软的毛笔可塑形牙齿的外形结构，细尖型小号毛笔用于内插色和上釉，最大号毛笔用于光滑堆塑完成的牙齿表面瓷层。

2. 回切刀　锋刃锐利有锯齿，很薄，有弹性，用于对堆塑成形的瓷粉进行回切。

3. 振水刀　一般一边是刀锋圆钝的刀，另一边做成勺型；刀柄部分有特意制作的波浪花纹，在夹持器上来回拉锯振动，使瓷粉中多余水分析出，用吸水纸巾吸除（blot）表面水分，达到使瓷粉致密的效果。

4. 夹持器　有烤瓷专用的夹持器（有时可用外科止血钳代用），用于夹持烤瓷部件，将堆塑完成的烤瓷修复体从模型上取下后，通过与振水刀柄上相应的波浪花纹相互摩擦产生振动，可起到使多余水分析出和瓷粉致密的效果。

5. 技工锤　用于轻轻敲打模型，目的是使堆塑的瓷粉致密。

6. 纸巾　用于吸取瓷粉表面析出的多余水分，也可用于轻轻压迫瓷粉使其进一步致密。

七、基底冠、桥金瓷结合面的处理

1. 基底冠、桥金瓷结合面的精细打磨　基底冠、桥临床试戴合适后，在烤瓷操作前需要对基底冠、桥的金瓷结合面进行打磨处理。精细打磨金属基底冠一般使用砂石切盘、细纹路的钨钢磨头或细粒度砂石磨头（图 4-46A），手机的转速不可太快，顺着同一方向打磨，使基底冠表面形成平滑的单向纹路，这样可以避免打磨碎屑嵌入金属的表面；否则多方向打磨会使表面不规则，造成许多陷窝，污物容易储存在陷窝中造成污染，从而不利于金瓷结合，也会导致瓷的变色和产生气泡。打磨时不能使用金刚砂磨头（图 4-46B），金刚砂磨头车针磨削速度比普通砂石磨头快而不好控制，且其磨头本身的金属碎屑在打磨过程中会嵌入金属表面，会造成金瓷结合面的污染。另外，也不能使用橡皮轮进行磨光，也会造成金瓷结合面的污染，破坏金瓷结合强度。

打磨过程中要反复用卡尺测量基底冠的厚度，注意基底冠最薄不能低于 0.3 mm（为避免喷砂造成的贵金属内冠的变形或穿孔，基底冠最薄处应尽量保证有 0.5 mm 的厚度），否则将影响烤瓷冠的强度，尤其需要注意工作代型（牙齿预备体）的牙尖及𬌗面较尖锐突出部位对应

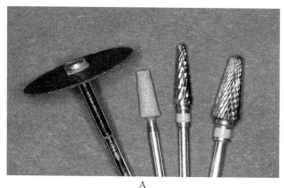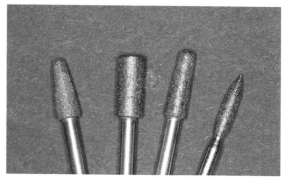

图 4-46　基底冠、桥的打磨工具
A. 正确磨头；**B.** 不能使用的金刚砂磨头

的基底冠处金属的厚度。要形成清晰连续的金瓷结合线，外形呈直角，内线角圆钝。上述打磨完成后，将基底冠、桥戴回代型，在模型上完全就位，再次检查边缘的密合度和适合性，还应检查各面尤其是𬌗面瓷层空间是否足够。

2. 基底冠、桥金瓷结合面的喷砂处理　对铸造金属基底冠、桥的表面应做喷砂（sandblasting）处理，以便去除过厚的氧化膜并形成均匀的粗糙面，增加金瓷之间的结合力。一般用笔式喷砂机，用 125 µm 氧化铝细砂在 2×10^5 Pa 压力下均匀喷砂需要烤瓷的区域，持续时间约 20 秒。喷砂后的基底冠呈现出金属亚光色泽。为了避免油污等杂质污染，喷砂后的基底冠、桥金瓷结合表面不要再用手接触。

3. 清洗基底冠、桥　可把喷砂后的基底冠、桥放在乙醇或蒸馏水中用超声波清洗机清洗 5 分钟，然后用蒸汽清洗机对基底冠、桥进行清洁，去除附着的金属屑和砂粉等污染物。清洗后的基底冠表面禁止用手触摸，避免污染而影响金瓷结合。

4. 预氧化处理　将经过上述处理的基底冠、桥放置于专用的耐火陶土底座或托架（sagger tray）上并放入烤瓷炉，按照事先设定好的程序焙烧进行加热预氧化处理。一般设定的温度约为 950℃。预氧化过程的程序设定应遵照金属制造厂家的说明进行。预氧化（preoxidizing, preoxidation）的作用包括：在金属基底表面形成一层适当厚度的氧化膜以利于金瓷结合；去除基底冠表面或表层的残留有机杂质或气相污染物，以保证在烤瓷时不会出现气泡。过去曾将预氧化处理称为"除气"，该名称不科学，已摒弃。

上述准备工作完成后，就可以进行烤瓷工作了。

八、常规烤瓷方法

一般采用分层堆塑的方法。分层堆塑瓷粉的塑形方法一方面是为了更好地达到仿真视觉效果，另一方面也可避免过厚地堆积瓷粉造成浪费。具体步骤描述如下：

1. 准备工作　根据临床比色（参照《口腔修复学》第 3 版第三章第三节）结果选择和准备相应颜色的不透明瓷、颈部瓷、牙本质瓷、釉质瓷和透明瓷等，准备相应的烤瓷器械及工具。

2. 涂布不透明瓷　一般涂两遍。涂布第一遍不透明瓷（结合层）的目的是形成金属与烤瓷材料界面上的结合力，所以涂布瓷粉时要稍用力加压并在基底冠表面薄薄地均匀地涂布一层，然后送入烤瓷炉烧结熔附。放置基底冠的烘烤盘要放在烤瓷炉台的直径内，避免烤瓷炉关闭时对炉膛造成损坏。烧结程序开始前务必确认选取的程序是否正确，即是否是金瓷冠此步骤的烧结程序。一般情况下，一个烤瓷炉会针对不同基底冠材料所对应的不同性质瓷粉设置几十个烧结程序，温度各不相同，有的差异很大。对于某些低温瓷粉的烧结此点尤其要注意。

涂布第二遍不透明瓷的目的是为了完全遮盖基底冠金属色泽，并为随后堆塑的瓷层提供基本色调。整个不透明瓷层通常较薄（0.2 mm 左右）；可用圆钝的振水刀头或玻璃棒（或玛瑙棒）涂布；为使最终的牙冠色泽自然协调，有时需用不同颜色的不透明瓷层由颈部向切端逐渐过渡，必要时还需将不同颜色的不透明瓷粉进行混合调配以获得最佳颜色效果。不透明瓷层涂布完成后，送入烤瓷炉烧结熔附。烧结前注意事项同上。

3. 肩台瓷塑形　为了避免颈缘灰染，提高美学修复效果，前牙金属基底烤瓷冠尤其是非贵金属合金基底烤瓷冠颈缘可采用肩台瓷粉制作全瓷边缘。为了使堆塑好的瓷粉能完整地从模型上取下，建议使用专用液调拌肩台瓷粉。在石膏代型堆塑肩台瓷的位置先涂石膏、瓷粉分离剂，然后使基底冠在代型上完全就位，再用毛笔挑取肩台瓷进行堆塑，注意避免瓷粉进入冠的内部。由于瓷材在烧结后会发生约 15% 的收缩，因此塑形应较预计形状稍凸，侧面观呈水滴状，向切端方向移形。塑形后用振水刀反复振动代型并用纸巾吸去多余水分，等待瓷粉完全干燥后再将其从代型上小心取下来，观察基底冠组织面并确认没有多余的瓷粉附着，再送入烤瓷炉烧结熔附。由于瓷粉烧结后产生收缩，一般肩台瓷的塑形要经过 2～3 遍的烧结才能达到与代型边缘完全适合的要求。

4. 牙本质瓷塑形　根据临床比色的结果，有时牙齿的色调可以使用一种或多种牙本质瓷来体现。需要使用专用液调拌瓷粉，应调拌得较为黏稠。首先用毛笔挑取相应色号的不透明牙质瓷粉放置到烤完遮色层的基底冠上，均匀覆盖，厚度为 0.2～0.3 mm，切端位置可以形成不规则形状，振动、吸水，再用毛笔挑取较大量牙本质瓷粉，用笔尖推动瓷粉成形，堆塑成为完整牙冠形状。在修复体颈部区域可以堆塑牙颈部瓷或比主体色调深一号的牙本质瓷粉，完成颈部形状及颜色的再现。在此塑形过程中需要辅以振动、吸水和填压，使瓷粉尽量致密，无气泡埋入，避免后续的塑形操作中发生瓷粉塌陷、移位等变形情况。

用牙本质瓷堆塑出与同名牙大小一致的完整牙冠形状（在切端部位适当加厚至约 2 mm）后，用回切刀去除釉质瓷和透明瓷所应占据的空间，这一操作步骤称为回切（cutback）。回切操作的目的是准确控制修复体外形并获得不同瓷粉的层次关系；通过回切技术还可使一些牙体组织学结构特征（如发育叶融合形成的指状结构等）得到体现，增强自然的视觉效果。以形态结构较复杂、美学要求较高的中切牙为例，牙本质瓷的回切大体上分为以下几步：

由于牙齿唇面并非平面，呈现一定的弧度或突度，通常采用切 1/3 和中 1/3 两段回切的方法。

（1）唇面切 1/3 的回切：首先在切端形成平面，在距唇侧转折棱线舌侧约 1 mm 处划标记线，沿此线向牙颈方向切除部分牙本质瓷至唇面切 1/3 为止（图 4-47A）。

（2）唇面中 1/3 的回切：继续切除唇面中 1/3 区域内的牙本质瓷，使切面略呈弧形，与唇面切 1/3 和颈 1/3 区域自然过渡（图 4-47B）。

（3）回切后唇面的修整：先用干毛笔轻扫消除切面之间出现的棱角，再用湿润的毛笔从切端到颈部轻轻涂抹形成光滑的曲面轮廓。最后用刀尖刺穿牙本质瓷层检查其厚度，尤其是靠近基底冠切端的位置，要求至少有 0.7 mm（图 4-47C），否则会影响修复体的颜色再现。

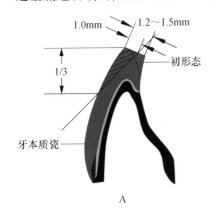
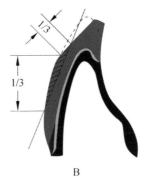
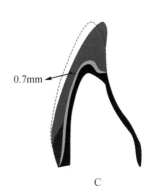

图 4-47　唇面回切
A. 唇面切 1/3 的回切；**B.** 唇面中 1/3 的回切；**C.** 唇面回切后牙本质瓷层的形态和厚度（虚线表示最终外形轮廓）

（4）邻面的回切：使釉质瓷在邻面包绕牙冠对于形成立体感的自然视觉效果很重要，因此需要在邻面回切牙本质瓷以创造出釉质瓷空间。由于形态关系比较复杂，为避免定位困难，首先要标出指状发育沟的位置，即三等分切端近远中距离的标志线就是发育沟的位置（图4-50A），然后在唇面近远中距离唇面/邻面转折棱线1 mm处各划出一条切龈走向标志线以确认回切范围（图4-48A），用回切刀沿标志线切割并除去牙本质瓷粉，使之与邻牙脱离接触（图4-48B）。

单冠修复时，通过上述回切技术可使烤瓷冠邻面达到类似天然牙邻面釉质包绕的效果（图4-49A、B）。当连冠或桥体部分的邻面回切不足时易导致邻面缺少釉质包绕效果（图4-49C）。对于连冠或桥体部分的邻面回切可能会达到不透明瓷层，应事先将该部位的不透明瓷调成蓝灰或灰绿色调，有助于改善美观效果（图4-49D）。

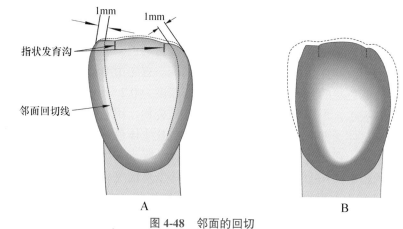

图4-48　邻面的回切
A. 牙本质瓷堆塑中邻面回切标记线；**B.** 牙本质瓷邻面回切后的形态

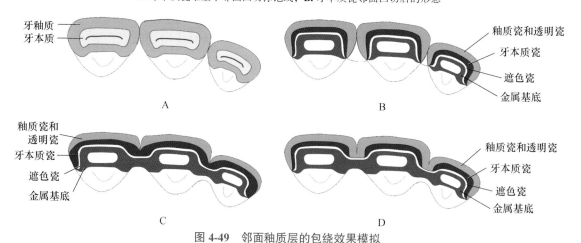

图4-49　邻面釉质层的包绕效果模拟
A. 天然牙邻面的釉质包绕效果；**B.** 单冠修复时邻面的釉质包绕效果
C. 固定桥桥体或连冠邻面未获得釉质包绕效果；**D.** 固定桥桥体或连冠邻面获得釉质包绕效果

（5）形成发育沟：在天然牙发育叶融合处，牙本质组织形态为波浪起伏形状。参考先前画出的发育沟标志线回切牙本质瓷层成圆缓的V形沟，由切1/3到中1/3形成近中、中央、远中三条隆线，即指状结构形状，将来与透明度递增的釉质瓷层和透明瓷层叠加可形成逼真的切端美学效果（图4-50B）。

5. 釉质瓷塑形　根据临床比色要求，使用不同色泽和透明度的釉质瓷，兼顾外形轮廓和色泽分布特点，从切端部分开始堆塑，向牙体中部推进。填满牙本质瓷表面的V形沟，在邻面形成自然的外展隙形态，在牙齿的颈1/3部与牙颈部瓷或牙本质瓷相衔接，恢复前面回切的牙齿形态（图4-51）。牙釉质瓷塑形过程中也需要辅以振动、吸水和填压，使瓷粉尽量致密，无

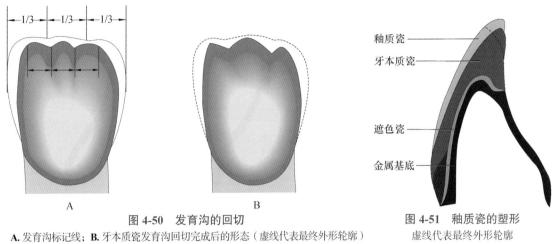

图 4-50 发育沟的回切
A. 发育沟标记线；**B.** 牙本质瓷发育沟回切完成后的形态（虚线代表最终外形轮廓）

图 4-51 釉质瓷的塑形
虚线代表最终外形轮廓

气泡埋入。牙釉质瓷塑形后牙冠应与最终完成的牙冠大小一致，形态与同名牙对称。

6.透明瓷塑形 用毛笔挑取透明瓷覆盖在牙釉质瓷表面，厚度 0.2～0.3 mm。由于瓷粉在烧结时会产生收缩，所以覆盖透明瓷后的牙冠应比设计的最终尺寸大 15%～20%（图 4-52），以补偿烧结时出现的收缩，以及打磨抛光所需的加工余量。透明瓷塑形过程中同样需要辅以振动、吸水和填压，使瓷粉尽量致密，无气泡埋入。

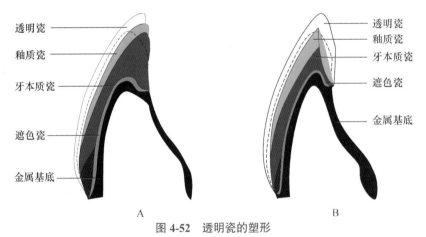

图 4-52 透明瓷的塑形
A. 舌侧无透明瓷和釉质瓷；**B.** 舌侧有透明瓷和釉质瓷（虚线代表最终外形轮廓）

7.舌侧面的修整塑形 为了体现牙齿切端唇舌面被牙釉质包绕的效果，唇侧瓷粉堆塑完成后，回切舌侧从切缘到中 1/3 部分的瓷粉，如果正确堆塑了唇侧的各层瓷粉，从切断面可以清楚地观察到各层瓷粉的分布，界面是否清晰，有无在堆塑操作过程中发生交错移位情况（图 4-53A）。如发现问题需考虑去除瓷粉重新塑形。如情况正常可在舌侧依次堆积釉质瓷和透明瓷，在切缘形成良好的透明度（图 4-53B）。但在某些切端较为菲薄的病例，没有足够的空间在舌侧覆盖釉质瓷和透明瓷（图 4-53C），也就很难形成透明度高的牙釉质包绕切缘的理想美学效果。

8.邻面的恢复 舌侧面修整完成后用回切刀切割近远中与邻牙接触的瓷粉，使之与邻牙脱离接触，从模型上取下戴着烤瓷冠的代型，进行邻面瓷粉的追加，颈部 1/3 使用颈部瓷或牙本质瓷粉，中 1/3～切 1/3 使用与牙冠表面一致的釉质瓷粉和透明瓷粉，完成最终的形态。用夹持器将堆塑完成的牙齿从代型上取下后，用振水刀轻轻振动夹持器，使多余水分析出，边振动边吸水，此时应避免振动过大造成瞬时水分析出而使过多瓷粉塌陷、牙冠外形毁坏。

上述操作过程全部完成后，无论是全瓷覆盖还是部分瓷覆盖类型，金瓷冠各层瓷粉塑形

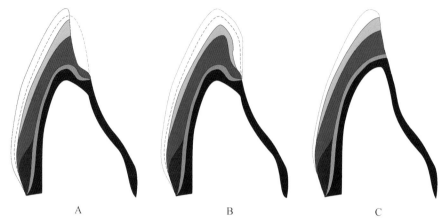

图 4-53　舌侧面的修整塑形

A. 舌侧面回切显示各瓷层界面清晰；**B.** 舌侧空间足够时，舌侧可依次堆塑釉质瓷和透明瓷
C. 舌侧空间不足时，舌侧无法堆塑釉质瓷和透明瓷（虚线代表最终外形轮廓）

完成后均应达到层次结构清晰的效果（图 4-54）。然后将完成后的金瓷冠送入烤瓷炉内烧结熔附。烧结前注意选择正确的烧结程序。

九、个性化烤瓷的技巧

随着年龄的增长，天然牙的形态和颜色都会发生变化，牙齿表面的平行线和发育沟越来越不明显，亮度逐渐降低，饱和度逐渐增高，透明度变大。同时很多天然牙还具有一些独特的、个性化的特征如隐裂、染色、磨耗面、钙化不全的白垩色斑点等，为了在金瓷冠上体现这些个性化的特征，在烤瓷制作时就要使用一些个性化烤瓷技巧，配合内插色瓷粉和外染色瓷粉的使用，完美再现天然牙的色调和形态。

1. 切端的乳光效果　天然牙的釉质由占 95% 的无机物组成。无机物以羟基磷灰石结晶形式存在而组成釉柱。有机物很少，仅围绕釉柱周围。可见光照在牙齿表面会出现散射现象，造成肉眼可见的灰蓝色乳光效应（opalescence）。在模拟制作烤瓷冠的乳光效应时，操作者可以直接使用具有乳光效果的瓷粉；此外，操作者也可运用不同颜色和透明度的效果瓷粉来进行个性化制作。方法是：在完成第一遍基本体瓷的堆塑后切端形成指状结构，进行烧结，然后在切端指状沟底处堆透明瓷，切端中央堆塑有橙色效果的透明瓷，近远中堆塑蓝色效果的透明瓷，再从切端向中 1/3 方向依次交替堆塑根据比色选定的切端瓷和发白色的切端瓷粉，完成整体牙齿的堆塑后进行烧结处理，可以得到具有多重颜色效果的烤瓷冠。

2. 牙齿内部白色带的再现　牙齿内部白色带的再现一般都是在体瓷部分运用特殊效果瓷粉来表现。白色带的位置要根据邻牙来确认，最好事先在模型的邻牙上用铅笔标记出白色带的位置。在完成基本体瓷的堆塑后，在需要做白色带处用工具刮除一层体瓷瓷粉，放上白色带效果的瓷粉，考虑到瓷粉在烧结后的收缩，白色带瓷粉的堆塑要比邻牙的白色带稍宽。对于白色带的色调，一般颜色比较强烈时可以把体瓷瓷粉和白色瓷粉以 1 : 1 混合使用，颜色比较柔和时可以把切端瓷粉和白色瓷粉以 1 : 2 混合使用。必要时可以先烧烤出几个试色瓷块，

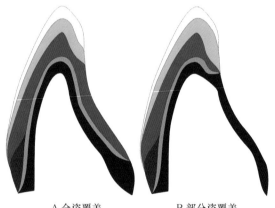

A.全瓷覆盖　　　　B.部分瓷覆盖

图 4-54　全瓷覆盖和部分瓷覆盖金瓷冠瓷粉塑形结构的对比

比较口内的白色带颜色，选择最接近的混合比例的瓷粉来进行堆塑，达到最佳效果。白色带瓷粉堆塑完成后再堆塑切端瓷和透明瓷粉，烧结，完成牙齿的制作。

3. 棕色隐裂纹的再现 一般也是在体瓷部分运用特殊内插染色效果瓷粉来表现。棕色隐裂纹的位置同样要根据邻牙或同名牙来确认，事先在模型的邻牙或同名牙上用铅笔标记出棕色隐裂纹的位置和形状。在完成第一遍基本体瓷的堆塑后切端形成指状结构，进行烧结，然后用涡轮车针在需要做出隐裂纹的地方磨出其形状，用最细的毛笔蘸取内插色瓷粉进行染色处理，注意染色的宽度，一定要细，形成与邻牙或同名牙相同的线，然后烧结，再放回模型上堆塑切端瓷和透明瓷，烧结，完成牙齿的制作。

无论是何种效果的个性化牙齿的制作，在口内试戴过程中都可以比对患者口内实际情况再使用外染色瓷粉做进一步的染色处理，以达到最佳效果。若使用患者的数字照片作为参考进行个性化烤瓷制作，需考虑到照片会因投照条件不同而产生差异。最佳的情况是在制作前医技双方共同在椅旁比色并记录个性化特征，制作完成后再在椅旁检查和调改颜色特征。

十、金瓷修复体的外形修整、上釉与抛光

堆塑完成的金瓷冠在烤瓷炉内烧结完毕、冷却后要进行外形的修整。金瓷修复体的修整需要使用适当的车针（图 4-55）。其操作步骤详述如下：

（一）在代型上试戴烤瓷修复体

试戴过程中可以使用细的金刚砂车针低速调改去除妨碍就位的障碍点，直至在代型上完全就位。要注意检查烤瓷冠颈部瓷层的厚度，使冠边缘与石膏工作代型的边缘移形密合。

（二）在模型上试戴修复体

1. 模型上的就位 此步骤主要涉及接触区的调改，若为固定桥修复体，还需调改桥体龈端与剩余牙槽嵴模型的接触关系。注意事项包括：①若为固定桥修复体，先应将牙槽嵴模型取下，以免其干扰接触区的试戴。②使用细的金刚砂车针低速调改接触区松紧度。③把近中或远中邻牙的模型或代型分别取下，逐步分别调改近中接触区或远中接触区，待单一接触区均适合后，再同时检查和调改近中和远中接触区，使烤瓷冠完全就位；此部分调改可参考本章第五节。④若为固定桥修复体，此时放回牙槽嵴模型，通过调改桥体龈端的障碍点使修复体在模型上完全就位。

2. 咬合调改 烤瓷修复体在模型上完全就位后，需进行咬合接触关系的调整。此部分调改也可参考本章第五节。咬合调改后需确保烤瓷修复体在牙尖交错𬌗无早接触点，在前伸或侧方𬌗无干扰。

3. 形态或外形调改 修整烤瓷修复体的外形需以牙体解剖形态为基础。对于前牙，首先要调整冠的唇面突度和牙冠长度（切缘的位置），使之外形与同名牙对称，与邻牙相协调。在外形对称性的要求上（以中切牙为例），首先需要注意的是近中切角的左右对称性、唇侧近远中外展隙打开的程度及边缘嵴的走向，舌侧近中边缘嵴的高度也要与同名牙一致，它们在视觉上会影响修复体与同名牙对称性的判断。关于唇面发育沟的形态及切缘的厚度调改，可以先用铅笔把同名牙的相应形态描记出来，再参考打磨烤瓷修复体。后牙的轴面调改需与牙齿的轴面解剖形态要求一致，并与邻牙相协调；后牙区的烤瓷修复体在咬合关系调整后还需仔细调改𬌗面形态（可使用高速涡轮

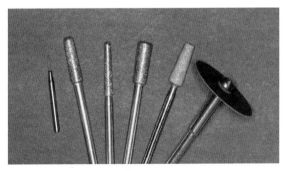

图 4-55 打磨车针

车针），以形成正确的尖、窝、沟、嵴。对于某些唇倾或颊倾的患牙（相对邻牙的倾斜度可能有预备量不足的情况），在外形修整时如果一味追求与同名牙或邻牙相一致，烤瓷冠的颜色和透明度就会受很大影响；针对此点，在修复前后，医、技、患三方应充分沟通，对修复外形、效果等形成一致的意见。

4. 加瓷 打磨、调𬌗结束后，如果修复体外形有欠缺，如接触区不良、咬合低、外形突度不足、牙体解剖特征以及颜色特征未再现完全、桥体龈端与牙槽嵴模型有间隙等，都需要用加瓷、上色等方法进行完善。进行加瓷处理前，先用高压蒸汽清洁烤瓷修复体和模型，再按前述堆瓷的方法依据需要分别使用牙本质瓷和（或）釉质瓷、透明瓷进行加瓷处理，运用加瓷程序烧结，冷却后再在代型和模型上就位进行外形修整，形成最终的形状。

5. 上釉 为了恢复表面的光泽、光滑度，需要对打磨后的烤瓷冠在不抽真空状态下再烧结一次，此过程为上釉（glaze firing）。在烤瓷冠上釉前，应该用同一种磨具轻轻打磨整个瓷面，使瓷面的粗糙度一致。然后把釉粉和釉剂充分调拌好，均匀涂抹在烤瓷冠表面；对需要表面染色的烤瓷冠可再使用外染色剂比对患者牙齿实际情况进行外染色处理，然后放入烤瓷炉内烧结。

有些患者牙齿表面的亮度低，如果对烤瓷修复体进行上釉处理，会造成比同名牙或邻牙亮度高的问题。此时可以考虑通过自身上釉的方法进行，即在上釉时不使用釉液和釉粉的混合物涂抹表面，而直接对修复体进行烧结；此时烧结温度要求比上釉程序规定的温度低10℃左右，冷却后再用专门的抛光膏或抛光轮抛光即可。用此法处理的烤瓷冠的亮度会与同名牙或邻牙更接近。

6. 抛光 金属烤瓷修复体颈环等瓷层未覆盖区域需进行合金抛光处理。其处理程序见本章第五节。

上述程序完成后，烤瓷修复体即可转送至临床进行试戴。因模型的精度、烤瓷材料的再现能力等方面仍有待进一步完善，所以，技工室制作完成的修复体与临床实际情况常常会出现差异。因此，临床试戴时，烤瓷修复体的外形、颜色等可能还需进行调改、完善。此时可以将修复体返回技工室进行加瓷、上色、上釉或抛光处理。

十一、前后牙烤瓷及固定桥烤瓷的特点

（一）前牙烤瓷修复体的特点

前牙修复体更侧重美学效果的再现。制作的前牙烤瓷修复体在形态和颜色上要尽可能与同名牙一致、与邻牙协调。对于多个前牙的烤瓷修复病例，牙齿外形的塑形可以参考天然牙的黄金比例值：如前牙近远中宽度比值，中切牙：侧切牙：尖牙 = 1.618：1.0：0.618；左右两个中切牙的宽度之和：中切牙的牙冠长度（颈部到切端的距离）= 1.618：1.0。按照上述的黄金比例制作的多个前牙烤瓷修复体可以获得协调的美学效果（图4-56）。

对于缺牙区间隙过大的病例，制作时可以采取加大唇外展隙的方法，或对近远中唇侧边缘嵴偏舌侧区域进行外染色，以

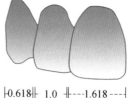
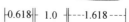
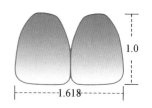

图4-56 前牙的黄金比例

降低明度的方法使修复体在视觉上变窄并与同名牙协调一致。对于缺牙区间隙过小的病例，制作时可以采取将烤瓷冠一侧覆盖在邻牙上的方法，适当使烤瓷修复体的远中向颊侧扭转，尽可能做出和同名牙同样大小的修复体。

（二）后牙烤瓷修复体的特点

在制作上，后牙修复体更注重牙齿功能的恢复。在设计基底冠形态时，按照医嘱及参考牙

体预备的情况，后牙修复体颊侧边缘可设计成金属颈环边缘。当临床冠短或预备牙𬌗面空间受限时，可考虑做部分瓷覆盖的金属烤瓷修复体。

（三）金属烤瓷固定桥金属基底设计特点

1. 基牙金属烤瓷固位体的金属基底设计特点　可参考前、后牙金属烤瓷冠的设计原则和制作方法对两侧基牙的制作进行设计。

2. 桥体的金属基底设计特点　桥体属于固定桥特有的组成部分。桥体要正确恢复缺失牙的𬌗面外形，形成正确的龈端外形及唇舌侧外形，与两侧烤瓷固位体（冠）形成正确的邻外展隙。固定桥基底桥体𬌗方应与对𬌗牙𬌗面有 1.2～1.5 mm 的烤瓷间隙。桥体龈端外形需根据医嘱和临床情况分别做成改良盖嵴式、球形和悬空式等。桥体龈端一般用瓷来恢复外形；桥体龈端与牙槽嵴黏膜之间应有 1 mm 的烤瓷间隙。若缺牙间隙𬌗龈径小，无法达到上述桥体𬌗面及龈端烤瓷间隙的要求，需要改变桥体设计；在此种情况下，桥体的𬌗面可用全金属𬌗面制作，必要时龈端也可以用全金属制作，但桥体龈端不适合用金瓷混合的形式，即金瓷交界区不应与牙槽嵴黏膜接触。制作桥体基底结构时，桥体舌侧需要做出和基牙基底冠颈环移行的金属环结构（𬌗龈径至少为 1 mm），这样的结构利于在咬合时更好地承托来自𬌗方的𬌗力（因上颌舌尖是功能尖，上颌后牙桥体舌侧的金属环意义更明显），防止舌尖甚至舌面瓷层发生裂纹或崩瓷。

3. 连接体的金属基底设计特点　固定桥连接体𬌗龈方向都要磨成圆弧状，利于金瓷结合并防止应力集中。固定桥连接体处要有足够的强度，金属连接体区的截面面积至少为 2 mm×2 mm（颊舌径 × 𬌗龈径）；长跨度固定桥（尤其对贵金属合金烤瓷类型）的连接体区的截面面积还应加大，至少为 3 mm×3 mm。前牙金属烤瓷固定桥连接体的金属部分一般是在不影响龈乳头健康的情况下尽量增加切龈径并减少唇舌径，而且连接体的金属部分尽量靠舌侧，为唇侧外展隙留出足够的瓷层空间，以兼顾美学和机械强度要求。后牙金属烤瓷固定桥修复时，美观因素相对次要，如果缺牙区𬌗龈径短，连接体的金属部分应尽量向舌侧或𬌗方扩展，因舌侧不受咬合接触影响，首选向舌侧扩展连接体区；以此尽量增加连接体区的𬌗龈径和颊舌径。所有连接体区的龈外展隙应留有足够的烤瓷空间，龈外展隙烤瓷完成后应利于龈乳头的健康，前牙还应不妨碍美观，其外形应呈圆缓的 U 型凹面，而不应呈 V 型狭窄缝隙；烤瓷完成后的龈外展隙还应利于牙线的通过，以利于清洁桥体龈方。

第七节　全瓷修复工艺
All Ceramic Technology

全瓷修复工艺的操作演示

一、全瓷修复的优点及工艺技术种类

（一）全瓷修复的优点

全瓷冠是全部由瓷粉经高温烧结而成的全冠修复体。由于全瓷冠无金属遮挡光线，它可以逼真地再现天然牙的颜色和半透明性，是美观效果最好的修复体。全瓷冠的应用历史可以追溯到 100 年前，发展至今，全瓷类修复体的制作方法已有多种，包括热压铸、粉浆涂塑玻璃渗透、计算机辅助设计和计算机辅助制作等方法。全瓷材料也由过去的低强度向高强度的致密氧化铝、氧化锆全瓷发展，适应证也由过去单纯制作嵌体、贴面过渡到全冠、固定桥，甚至 4 单位的后牙全瓷固定桥也成为可能。

全瓷修复与烤瓷熔附金属全冠相比，具有如下优点：①美观性更佳，半透明度与天然牙更相似；②组织相容性好，也无金属刺激或过敏等现象，颈部也无金属灰染的现象发生；③唇侧磨除量可适当减少；④具有较高透明度的全瓷修复体，可通过不同颜色的粘接剂调整使其达到更佳的颜色效果。

（二）全瓷修复的工艺技术种类

全瓷修复的工艺技术种类有多种，下面对常规粉浆涂塑、粉浆涂塑玻璃渗透、热压铸、计算机辅助设计和计算机辅助制作工艺进行介绍（详见《口腔修复学》第3版）。

1. 常规粉浆涂塑或烧结全瓷工艺　制作工艺类似于烤瓷熔附金属全冠的制作。主要用于制作瓷甲冠和贴面，它是将一定量的瓷粉用蒸馏水调拌成粉浆，涂塑在铂箔基底或特种耐火材料上，经高温烧结制成全瓷冠的技术。

2. 粉浆涂塑、玻璃渗透工艺　In-Ceram 系统是一种粉浆涂塑全瓷材料，它的核心是高强度的玻璃渗透氧化铝、氧化锆或尖晶石等陶瓷底层材料。所谓粉浆涂塑，是将液状氧化铝或其他粉浆涂塑在复制的专用耐火代型上，然后耐火代型上的孔隙通过毛细管作用吸收粉浆中的水分使粉浆致密形成基底冠锥形的过程。然后连同耐火代型一起放在高温下烧结形成多孔的基底冠底层，接着再涂上玻璃料烧烤，熔化后的玻璃渗入氧化铝或氧化锆等微粒孔隙中，从而消除了微粒间的孔隙并限制可能的裂纹扩展，增强了材料的强度。基底冠形成后，再常规堆塑饰瓷材料，完成最终修复体。

3. 热压铸全瓷材料或注射成形玻璃陶瓷　热压铸（heat-pressed）全瓷材料又称注射成形玻璃陶瓷（injection-molded glass ceramics）。热压铸的过程在某种程度上类似于玻璃陶瓷的铸造过程。常规制作修复体或基底冠蜡型并包埋，然后在一定压力下将熔化的瓷注射或压铸到因失蜡形成的铸型空腔中形成修复体雏形，接着再上色或在基底冠上涂塑饰瓷材料。该方法可用于制作嵌体、瓷贴面、全瓷冠及前磨牙之前牙位的固定桥。

4. 计算机辅助设计和计算机辅助制作（CAD/CAM）　是将光电子、计算机信息处理及自动控制机械加工技术用于制作嵌体、全冠等修复体的一门修复工艺（见第十章）。

二、热压铸全瓷工艺技术

（一）原理

通过熔铸热压的方式将瓷块通过铸瓷炉熔化压铸成形，再通过染色技术、回切技术、堆瓷技术完成修复体的制作。

（二）铸瓷技术材料选择及使用

目前使用的瓷块材料主要是二硅酸锂增强型玻璃陶瓷。

1. 白榴石（leucite）增强型长石瓷　此类材料的抗弯强度一般在 120～160 MPa，主要用于贴面、嵌体、高嵌体、前牙单冠修复。

2. 二硅酸锂（lithium disilicate）增强型玻璃陶瓷　此类材料目前应用较为广泛。此种材料的抗弯强度一般在 350 MPa 左右，断裂韧性较大，一般用于制作前牙和后牙的单冠以及三个单位的前牙桥或前磨牙固定桥。

两种热压成形全瓷材料均配有多种颜色与透明度的瓷块，能满足多种牙色的选择，并配有多种相配套的饰瓷瓷粉，能达到良好的修复效果。

（三）铸瓷技术的流程

1. 比色　医师或技师使用铸瓷系列比色板按常规方法进行精确的比色，以便技师在制作过程中选择相对应的瓷块进行制作。不同于金瓷修复体的制作，铸瓷修复体的最终色泽效果由以下四种颜色决定：基牙预备后的牙齿颜色、瓷块颜色、涂层材料颜色和粘接材料颜色。

2. 工作模型及代型制备 工作模型及蜡型制作见前述。但涂布间隙剂时需注意，可根据制作修复体种类的不同调整涂布间隙剂的厚度：一般嵌体、高嵌体按区域不同涂布 0～3 层间隙剂（图 4-57A），贴面、部分冠和单冠可涂两层间隙剂（距离肩台边缘 1 mm 的区域避免涂布）（图 4-57B，C）。

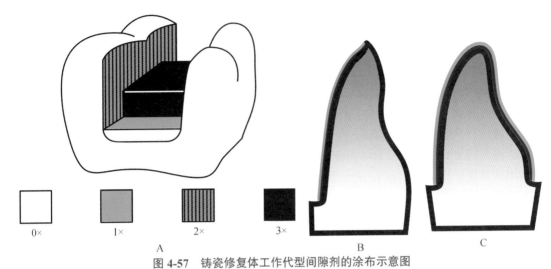

0×   1×   2×   3×

A   B   C

图 4-57 铸瓷修复体工作代型间隙剂的涂布示意图
A. 嵌体（不同颜色代表间隙剂涂布厚度）；**B.** 全瓷贴面（蓝、红色分别代表一层间隙剂）
C. 全冠（蓝、红色分别代表一层间隙剂）

3. 蜡型制作 分为两种制作方法。

（1）单层瓷结构（monolithic）或全解剖型铸瓷修复体的蜡型制作：使用高品质成形蜡按照咬合关系参照邻牙及对侧同名牙形态完成全解剖形态的蜡型，此方法多用于贴面、嵌体、后牙单冠、前磨牙固定桥等的制作；若前牙天然牙透明度不佳，该型设计也可使用。

（2）双层瓷结构（bilayered）的铸瓷修复体的蜡型制作：该结构的修复体因有饰瓷层，半透明度较好，适宜于美学要求高的牙位的修复。首先完成全解剖形态修复体的蜡型制作，取硅橡胶指示阴模（silicon index），参照硅橡胶指示将蜡型回切形成铸瓷基底内冠的形态，预留出饰瓷空间（有的修复体仅需回切留出釉质瓷的空间），要求饰瓷瓷层厚度要均匀一致，以确保饰瓷瓷层在烧结过程中收缩与膨胀均匀一致，同时要求内冠厚度应不低于瓷层厚度以确保修复体的强度；注意蜡型不要留出锐边和锐角，以防止在瓷块压铸过程中出现包埋材折断而影响修复体质量；对于固定桥，连接体的横截面积（颊舌径 × 𬌗龈径）要求不低于 4 mm×4 mm，理想情况下，连接体截面高度要大于宽度。

4. 铸道安置及底座安插（图 4-58）

（1）铸道蜡线的直径：单牙位修复体铸道直径约为 2.5 mm，多牙位修复体铸道直径约为 3 mm。

（2）铸道蜡线的长度和方向：长度为 3～8 mm。铸道黏附于蜡型上时方向与牙长轴方向一致，铸道和蜡型的总长不应超过 15 mm，考虑铸瓷流动的方向，蜡型固定在底座上时铸道的角度与底座呈 45°～60°。

（3）底座上蜡型的间距：蜡型之间的距离应不少于 3 mm，蜡型与铸圈内壁之间的距离不

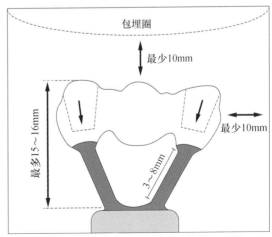

包埋圈

最少10mm

最多15～16mm

最少10mm

3～8mm

图 4-58 铸瓷修复体铸道系统安插的要求

少于 10 mm。

注意： 在把修复体蜡型固定在底座前需要对蜡型称重，以确定铸圈大小及瓷块大小。修复体蜡型、铸道和底座三者之间所有连接点要光滑圆钝，不要出现锐角。

5. 包埋　包埋时使用硅橡胶铸圈成形器，使用专用包埋材料在经过 1 分钟真空搅拌后进行包埋，小心避免气泡的出现。此时需要根据所选择瓷块的种类的不同决定是否对瓷块和推杆（压柱）进行预热处理。

6. 烧圈　按包埋材料硬固时间的要求静置铸圈，然后将硬固后的铸圈小心地从硅橡胶铸圈成形器中取出，用手术刀等器械修整铸圈底部的不平点，然后放入茂福炉中进行焙烧。为了保证铸圈在茂福炉中完全预热，需要注意：①要将铸圈放在茂福炉的后部，铸口必须朝下。②铸圈要尽快放入茂福炉中，防止炉温骤降。如果一个炉内同时放入多个铸圈，预热的时间要延长，每个铸圈要延长 30 分钟。③铸圈不能互相接触，这样会影响加热和稳定。

7. 压铸　首先将瓷块放入铸圈中，然后再放入推杆，进入铸瓷炉中进行压铸。压铸完成后立即将铸圈从铸瓷炉中夹出，放置在专用冷却架上冷却至室温。

8. 开圈　待铸圈完成冷却后，使用 50～100 μm 的玻璃珠以 4 bar 的压力进行喷砂，当铸件暴露后，将压力降至 2 bar，将包埋材去除干净。去除包埋材时喷砂笔的方向应顺着铸件的方向喷砂，不能水平方向喷砂（图 4-59）。

9. 去除反应层　将铸件放入盛有酸蚀液（含 <1% 的氢氟酸）的容器中，用超声波振荡清洗 10～30 分钟，后用清水清洗，再用氧化铝以 1～2 bar 的压力喷砂，直到彻底去除反应层。

10. 打磨铸件　在水冷的状态下使用薄金刚砂切盘切割铸道，使用专用磨头打磨圆滑铸道的连接点，转速不要过快，避免过度产热使铸件出现隐裂。去除石膏代型上的间隙剂，小心地把铸件就位。可以配合使用高点指示剂来检查是否有早接触点及边缘密合度情况，必要时使用细金刚砂

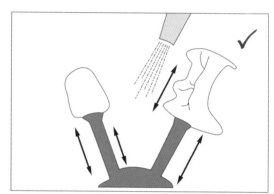
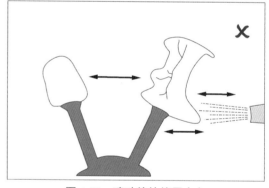

图 4-59　喷砂笔的使用方向

钻针去除早接触点及调整边缘，并修整形态。要确保在打磨后铸件仍能保证最小厚度。

11. 饰瓷堆塑或最终修复体的染色

（1）全解剖铸瓷修复体的染色

1）将打磨好的修复体用 1 bar 的三氧化二铝进行喷砂、蒸汽清洗。

2）使用铸瓷材料相对应的染色剂，按照比色的结果进行染色，达到临床美学修复的要求。

3）将染色完成的修复体放入烤瓷炉内进行烧结。

4）使用上釉剂对修复体进行上釉，完成制作。

（2）双层瓷结构铸瓷修复体的饰瓷堆塑

1）将打磨好的修复体用 1 bar 的三氧化二铝进行喷砂、蒸汽清洗。

2）使用铸瓷瓷块相对应的牙体层瓷粉，在修复体表面薄且均匀地涂一层，进行烧结，形成结合层，以便于瓷粉与内冠更好地结合。然后用牙体层瓷粉、切端瓷粉和透明瓷粉分层堆塑恢复牙体形态，进行烧结。

3）若修复体仅有釉质层需要堆塑时，仅需使用与铸瓷瓷块相对应的切端瓷粉及透明瓷粉

恢复牙釉质形态，放入烤瓷炉内烧结即可。

4）烧结完成后的修复体在模型上就位，打磨形态，上釉至完成。

（四）铸瓷技术注意事项

由于铸瓷材料的特性，在制作铸瓷修复体时需要注意以下几点：

1. 修复体比色时需要使用与铸瓷瓷块及瓷粉颜色相对应的比色板。铸瓷修复体的最终色泽效果需考虑牙齿本身的颜色和粘接材料的颜色。

2. 由于材料的抗弯强度的限制，使用铸瓷材料制作修复体时最多可以做三个单位的前磨牙以前的固定桥。

3. 对工作代型涂布间隙剂时，需根据修复体类型涂布不同的间隙剂厚度。

4. 铸瓷修复体或铸瓷内冠打磨完成最终烧结时，建议使用蜂窝状烧结盘和相应圆形顶部边缘的烧结钉，以避免修复体粘接在烧结钉上并且利于均匀受热。

三、氧化锆全瓷工艺技术

（一）氧化锆全瓷的组成成分及增韧原理

此部分内容详见《口腔材料学》第 3 版。

（二）氧化锆全瓷修复体的结构

根据是否烧烤饰瓷，氧化锆全瓷修复体分为两种类型：全解剖形态的氧化锆全瓷修复体（full anatomical zirconia restoration），也是单层结构的氧化锆修复体，也称为"全锆修复体"；双层结构氧化锆全瓷修复体（氧化锆基底＋饰瓷）。两者各有优缺点（表 4-7）。

表 4-7　单层结构与双层结构氧化锆全瓷修复体的特点对比

类型	饰瓷	强度	美学效果	颜色修改	修复牙位
单层结构氧化锆修复体	无	高	一般，主要用于后牙	不易上色和调改颜色	主要为后牙，高透型可以用于前牙
双层结构氧化锆修复体	有	基底与饰瓷结合力较弱，饰瓷易发生折裂	较好	饰瓷表面易上色，也可进行个性化特征塑造	前后牙均可

氧化锆全瓷修复体的出现扩展了全瓷修复的适应证范围，它可用于制作：①前后牙全瓷冠，在牙体预备不能提供常规全瓷修复间隙时仍可使用；②前后牙区固定桥、嵌体桥以及多个单位以上的长桥（后牙桥一般限定为 4 个单位以内）；③种植修复的全瓷基台；④过度变色牙或者已存在金属桩核患牙的全瓷修复。

（三）氧化锆全瓷修复体的制作流程

氧化锆全瓷修复体的制作需要借助专业的数字化扫描和切削设备，相关内容在本书第十章详细介绍，此节仅介绍双层结构氧化锆修复体的制作流程。

1. 按常规方法修整模型并制备代型。

2. 按要求设计基底冠、桥，制作蜡型，保证基底冠及连接体厚度和面积；用专用设备扫描蜡型并传输至切削设备；或扫描代型、模型和咬合记录等，然后直接在计算机中进行修复体设计，设计数据传输到切削设备。

3. 计算机控制切削研磨氧化锆瓷块。

4. 按要求对氧化锆修复体进行烧结。

5. 在代型上试戴基底，确认设计是否符合要求。

6. 按要求堆塑、烧结饰瓷。

（四）氧化锆全瓷基底冠制作的注意事项

1. 修复体的边缘形态，边缘至少为 0.5 mm 宽的肩台。

2. 应保证最小的修复体厚度。基底冠 0.5 ～ 0.6 mm，全锆冠 0.6 mm；氧化锆固定桥连接体横截面积前牙区至少应为 9 mm²；后牙区至少应为 12 mm²。

3. 低速调磨修复体，注意降温，避免大量调磨，防止过热引起的晶体内部结构变化，造成微裂纹。

4. 氧化锆修复成本较高，在进行多单位固定桥修复时，可以先通过试戴树脂基底桥的方式减少模型误差引起的失败。

（陶永青　周永胜　王　乔　张庆辉　刘晓强　许永伟　聂宇光）

第八节　口腔焊接技术
Dental Soldering Technique

焊接（soldering）技术是随着金属的应用而出现的。古代的焊接方法主要是铸焊、钎焊和锻焊。中国商朝制造的铁刃铜钺，就是铁与铜的铸焊件，其表面铜与铁的熔合线蜿蜒曲折，接合良好。目前焊接技术主要应用在金属的连接以及修补等方面，常用的有电弧焊、氩弧焊、CO_2 保护焊、氧气–乙炔焊、激光焊接等 40 余种方法，主要可分为熔化焊（fusion welding，简称熔焊）、压力焊（pressure welding，简称压焊）和焊料焊接（又称钎焊）三大类（表 4-8）。每一大类又可分为许多小类。

表 4-8　焊接分类及原理

焊接分类	焊接原理	焊件连接部的变化	焊料	口腔应用
焊料焊接	加热熔化焊料，利用液态焊料润湿焊件母材，填充接头间隙并与焊件母材相互扩散实现连接	焊件连接部分基本不改变、不熔化	使用	常用
熔化焊	在温度场等作用下，不加压力，两个紧密相连工件的相连部分因熔化的熔液发生混合的现象	连接部分局部熔化	不用	常用
压力焊	将被焊金属接触部分加热至塑性状态或局部熔化状态，然后施加压力使金属原子间相互结合形成牢固连接	连接部分加热至塑性状态或熔化状态	不用	未用

一、焊接技术的原理

焊接是指通过加热、加压等方法使两个分离的同种或不同种金属产生原子（或分子）间结合而连接成一个整体。在铸造技术普遍应用的时代，焊接技术具有不能取代的地位，应用于口腔医学领域的焊接技术中最常用的是焊料焊接和熔化焊（以激光焊接为典型）。

二、焊接技术的应用范围

（一）用于修补铸件的缺陷

金属铸件在铸造后可能会出现一些缺陷，如砂眼、收缩孔等。此外，金属修复体邻面接触点可能存在接触不良的情况。当上述缺陷很小且不显著影响修复体质量时，可以利用焊接技术弥补铸造缺陷和改善金属冠邻面的接触点等（图 4-60）。

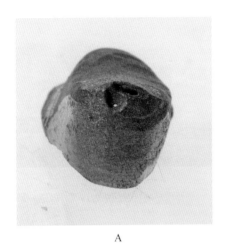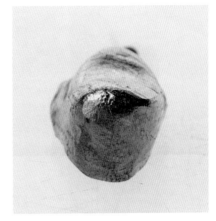

A　　　　　　　　　　　　　　B

图 4-60　铸件缺陷的修补
A. 焊接前；**B.** 焊接后

（二）用于连接铸件和构件

主要用于两种以上无法共同、同时铸造的金属构件之间的连接。例如：在固定-活动联合修复中附着体各部分之间的连接、附着体与固定部分、可摘局部义齿铸造支架（具体内容详见第五章第 13 节）及种植义齿等部件的连接（图 4-61）。

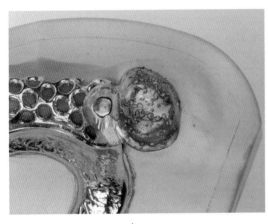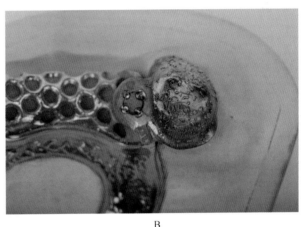

A　　　　　　　　　　　　　　B

图 4-61　附着体与义齿的连接
A. 焊接前；**B.** 焊接后

（三）用于修复体的就位与复位

对于长跨度（尤其是跨过中线的，非直线外形的）固定桥，经整体铸造后常常因铸造收缩或应力释放等情况不可避免地会发生微量的变形，导致部分固位体无法完全就位或固定桥有微量翘动；此时，可以把固定桥局部切开，使各部分在消除应力等情况下在口内被动就位，然后用变形量极小的连接树脂材料（如成形树脂，pattern resin）连接各部件，再整体取模灌注焊接模型（耐火材料模型），通过焊接技术重新连接各部件，从而使固定桥获得更高的精度和被动就位（passive seating）。在种植义齿修复中，为了使上部结构与种植体达到"被动就位"（即上部结构与植入体之间无需施加压力就能达到密贴不翘动的理想吻合状态），通常也需先切割上部结构，使其在口内分段就位达到被动就位后再连接取模，经过灌注模型、耐火材料包埋后，再用焊接技术使其重新连接成一个坚固的整体，然后再复位于患者口内以满足"被动就位"的要求（图 4-62）。

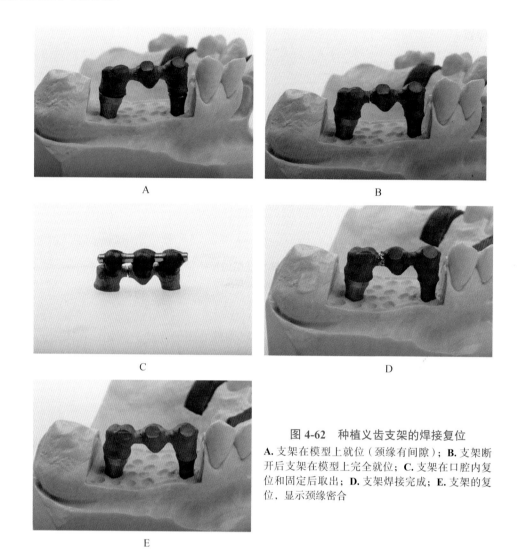

图 4-62　种植义齿支架的焊接复位
A. 支架在模型上就位（颈缘有间隙）；**B.** 支架断开后支架在模型上完全就位；**C.** 支架在口腔内复位和固定后取出；**D.** 支架焊接完成；**E.** 支架的复位，显示颈缘密合

三、焊料焊接技术

在有激光焊接之前，焊料焊接是口腔技工加工中应用最普遍的焊接方法。此工艺采用比焊件熔点低的焊料，焊接时通过电热、电弧、喷射火焰和红外线照射等方法加热至低于焊件熔点而高于焊料熔点的温度，以焊媒为媒介，将熔化的液态焊料流入固态的金属焊件的间隙中，当焊料金属冷却凝固后将焊件牢固地连接为一体。

焊料焊接使用的材料包括三个部分：焊件、焊料（solder）和焊媒（flux）。焊件是两个或两个以上被焊接的构件，最好是同一种金属合金材料或者能与同一种焊料相互熔解形成化合物。焊料也称钎料，是用于连接焊接构件的合金；焊料的熔点一般应低于焊件金属熔点100℃左右，其化学成分、物理强度和膨胀系数等应尽可能地与焊件合金接近，并且应具有良好的抗腐蚀性和抗玷污性；根据合金成分的不同，焊料可分为锡焊、银焊及金合金焊等类型。焊媒又称为钎剂，是焊接的媒介，其作用是清除焊件和焊料表面的氧化物，并防止焊接过程中有新的金属氧化物，以增加焊件表面的润湿性；焊媒的熔点应低于焊料的熔点；应根据焊件和焊料选择不同焊媒，如焊接中熔合金时用硼砂加硼酸，焊接镍铬合金和钴铬合金时需使用硼砂、硼酸加氟化物形成的碱性焊媒。

润湿性（wettability）指的是焊料熔融液体易于顺利地铺展在焊件金属表面并渗入焊件之间缝隙的状态。润湿性是焊料焊接成功的基础。除了焊料和焊件外，焊媒、焊件表面氧化物及结构、温度等与润湿性息息相关。因此，焊接前应打磨和用超声清洗去除焊件表面氧化层，选用适宜的焊媒。

焊料焊接容易发生的问题包括焊件移位或变形及虚焊（又称假焊，指焊料未完全充满整个焊缝，焊件和焊料之间未形成牢固的熔解结合，只在焊缝表面形成虚弱连接的现象）等。在焊接时，应注意保持焊接面的润湿性；注意焊件与焊料的匹配性；焊接前应充分预热焊件和包埋材；正确选择和使用焊媒；正确使用火焰等加热的方法；也要避免焊接的温度过高或加热时间过长，以免使焊件变形，导致焊料中部分熔点低的成分蒸发等。因此，在焊接时要注意规范操作。若发生上述现象，如果焊件尚完整未变形，可锯开后重新就位和连接并再次焊接。

（一）火焰式焊接

1. 焊接面的处理　当固定义齿无法就位、局部有微量变形或存在翘动且不需重新制作时，可以通过焊接的方法解决问题。首先准确地选择切割位置，然后根据金属支架焊接部位与面积的不同，采用不同的焊接面处理方法。当焊接面积大时可采用横截面式的焊接面设计；当焊接面积较小时可采用斜截面设计，以增大焊接面积，提高焊接强度。焊缝的间隙（两个焊接面的距离）应为 0.1 ～ 0.2 mm。另外，焊接面一定要粗糙，不能磨成光面，且打磨的纹路要与焊料进入的方向一致。

2. 焊件的连接　首先将金属支架准确地就位于模型上（或口腔内），用成形树脂将需焊接的各部件稳固连接，不因其取戴、包埋发生变形。

3. 焊件的包埋　一般选用磷酸盐作为金属焊件的焊接包埋材料。包埋时需将焊接位置的连接材料暴露。为了使焊接时各个金属部件受热均匀，包埋材的厚度要尽量保持一致。静置约30 分钟待包埋材完全凝固后再进行焊接。

4. 焊接　采用的火焰通常是煤气-压缩空气和煤气-氧气等。首先让火焰稍稍加热焊接部位，去除连接材料，再用热蒸汽清洗机彻底清洁焊接区域。随后缓慢加热包埋材，烘干内部水分，并充分预热焊件使其周围的温度达到 400℃左右（此步骤也可在电烤箱内完成）。然后将焊媒涂布在焊接部位，继续加热焊接区，当焊件加热至 700℃左右时，用镊子夹取适量焊料准确放在焊缝中，使用还原火焰迅速加热，使焊料迅速熔化，充分流入焊隙。焊接时要注意应使焊件表面具有良好的流动性和润湿性，熔化后的焊料液应能沿着焊接表面流动扩展，并能与焊接表层相互熔解形成化合物。

（二）炉内焊接

炉内焊接主要适用于金属烤瓷固定义齿的基底支架，可分为烤瓷前焊接和烤瓷后焊接两种。

1. 烤瓷前焊接法

（1）确定切割位置与方法：选择桥体作为分割和焊接部位是最为常见的方法。一般采用斜线方式切割桥体以获得充足的焊接面积。

（2）支架的连接：分割开的冠桥支架，可采取在模型上复位固定和在口内试戴并复位固定两种方法，两者相比，在口内复位的方法更为准确，尤其表现在种植义齿制作中。连接时一般采用成形树脂和加强杆共同连接的方法。

（3）支架的包埋：使用专用的焊接用磷酸盐包埋材进行包埋。首先用直径 2 mm 的蜡线将焊缝包裹起来，然后将调拌好的包埋材灌入牙冠内，注意冠内不能形成气泡。再将焊件埋入包埋材中至牙冠的切（𬌗）1/3 与中 1/3 交界处。包埋块最薄处不能低于 5 mm。

（4）支架的焊接：包埋块静置 30 分钟后，在电烤箱中完成干燥、预热、去除连接料后可进行焊接。在焊缝处涂布焊媒并将所选择的与被焊金属匹配的焊料丝置于焊缝处。炉内焊接的焊接温度一般达到 1000℃，其烧结温度可设定高于焊料熔点 20 ～ 30℃。烤瓷炉从室温预热10 ～ 15 分钟后开始升温，在真空状态下以 50℃ /min 的升温速率达到设定温度后维持 30 秒即可完成焊接。

（5）焊接后处理：支架焊接完成以后，可进行常规的喷砂、去除杂物、打磨处理。

2. 烤瓷后焊接法

（1）确定切割位置与方法：烤瓷后焊接要在口腔环境和美观性允许的范围内进行，其焊接的位置只能设计在冠桥的邻接面上，且尽可能获得较大的焊接面积。前牙冠桥的焊接面应位于接触点的靠舌侧位置，焊接面直径为 2 ～ 2.5 mm；后牙焊接面应位于邻面的中 1/3 至殆 1/3、颊舌向的中 1/3 处，直径为 3 ～ 3.5 mm。

（2）焊接面处理与包埋：烤瓷后焊接的焊接面处理是在烤瓷桥上釉完成后，切割焊口后用橡皮轮去除焊接面的氧化膜和杂质。采用先前的固定方法连接焊接部件；然后用相同包埋方法包埋金属烤瓷桥，但是在包埋前，为了防止瓷与包埋材的接触而引起瓷透明度降低或瓷裂，可在瓷的表面薄薄地覆盖一层蜡。

（3）支架的焊接：烤瓷后焊接的焊媒要选用不含氨的焊媒，因为含氨的焊媒在焊接过程中产生氨气导致瓷透明度降低。焊接面涂布焊媒时注意焊媒不能接触瓷表面，否则加热时焊媒会在瓷表面气化而造成裂纹和崩瓷。焊接程序与烤瓷前焊接基本一致。

四、激光焊接技术

激光焊接（laser welding）是利用辐射激发光放大原理产生一种单色程度高、方向性和光亮度大的光束，经聚焦获得高功率密度的能量轰击金属，并利用光束的光起发热作用，使金属表面熔解而完成焊接。其属于熔焊。目前口腔激光焊接机在口腔领域被广泛应用，是义齿加工必不可少的设备。

（一）口腔激光焊接机的使用特点

1. 激光焊接范围更加广泛，可以处理纯钛和钛合金等用常规技术难以实现的焊接，对大跨度的铸造固定桥和支架、对吻合精度要求高的套筒冠支架和种植义齿长桥效果更加明显。

2. 激光焊接精度更加精准，用于修复体的冠和桥、铸造支架的局部破损和铸造缺陷的修理以及尺寸更小的精密附着体的定位精度焊接时，比以往用火焰式焊接方法优势更加明显。

3. 激光焊接对焊接面周围的损伤更小。激光束经聚焦后直径可小到 10 μm。由于焊接热量高度集中，热影响区小，定点精确，以至于在焊接时距离焊口 1 mm 以外的树脂或瓷不会受到影响。

4. 激光焊接的操作更加简便，可直接在工作模型上进行焊接，无须再用耐火材包埋固定，省时省力，使焊件损坏变形的风险更低。

5. 激光焊接为金属间的高温熔接，通常不需要加入焊料等异种金属，因此焊接面具有良好的抗腐蚀性。

6. 整个焊接工艺流程无粉尘和化学污染，清洁环保。

（二）激光焊接的操作方法

1. 根据焊件的成分、厚度、表面特性和焊接目的确定和调整焊接参数　激光焊接机上的四个重要参数分别是功率、脉冲持续时间、工作直径和激光速度。其中功率决定焊接能量，功率越高会使焊接深度越深；脉冲持续时间增加，焊接面积亦随之增加；工作直径的选择取决于焊件缝隙大小；激光速度越高，即激光束在单位时间内数量越多。因此，在一定范围内，随焊接功率、脉冲持续时间的增大，可以增加焊接的机械强度直至接近或达到焊件本身的机械强度。但如果焊接功率选择过高，焊接能量过大，激光速度过快，焊接时会产生气化现象，在焊区表面会出现着色并有微孔，会导致焊件变形。另外，对焊接强度及耐腐蚀度也会有不利影响。

2. 焊接材料的气体保护　激光焊接过程中因空气中的氧、氮、氢等的污染会使焊区周围变脆，出现气孔、裂纹、虚焊等现象。因此，焊接时焊区周围需要氩气进行保护。激光焊接机的保护气体喷嘴内径约为 3 mm，气体流量要求不低于 8 L/min、压力不低于 60 mm H₂O。保护气体喷嘴设置为小角度、侧吹式位置，并与焊件间的距离保持在 2 cm 以内，这样可以避免产生涡流，更有利于降低空气浓度，保证焊接质量。

3. 焊接操作的注意事项

（1）焊接前焊接区磨平抛光后应进行喷砂处理，并将工作模型清理干净。

（2）为保证焊接强度，每个焊点须覆盖相邻焊点面积的 2/3。

（3）焊接时采用对角式焊接或对称式焊接方法，以防止焊件变形。

（4）当焊件较厚时，焊接参数的设置应使焊接深度达到金属厚度的 60%。

（5）当焊口存在一定间隙时，如果采用不填料焊接，要求间隙不得大于 2 mm（或间隙不大于焊件厚度的 15%），上下错位不得大于焊件厚度的 25%；否则必须进行填料焊接。采用填料焊接方式时，焊丝应该选择同种材料的金属丝。

（6）在焊接的最后阶段，参数应设置为低功率、高脉冲持续时间，以达到更好的焊接性能和表面光洁度。

进展与趋势

　　新材料和新技术的涌现极大地促进了口腔修复工艺学的发展。近年来，贵金属、全瓷等修复材料在临床上的应用越来越广泛，它们与镍铬合金等传统材料相比具有更好的生物相容性、仿真性。未来将有更多与牙体组织更为近似的材料出现，这将是修复材料发展的趋势，也是促进口腔修复工艺学发展的重要方面。此外，以修复体数字化加工技术为代表的新工艺的出现，很大程度上改变了传统修复体制作的方法，有逐步取代传统修复体制作模式的趋势。尤其以数字化印模为基础的全程数字化工艺既为口腔修复工艺学的发展提出了挑战，也为口腔修复工艺学的发展带来了新的机遇。同时，随着种植修复的广泛开展，传统固定修复、传统可摘局部义齿修复等应用技术将逐渐减少，但传统固定修复工艺是种植修复工艺的基础，仍需要扎实地掌握和促进其发展。

小　结

　　固定修复具有舒适、咀嚼效能高、美观等诸多优点，但其制作程序繁多、工艺复杂。本章主要介绍固定修复工艺的质量标准和操作流程，并详细介绍了模型与代型修整技术、熔模制作技术、铸造技术、喷砂与打磨技术、烤瓷熔附金属技术、全瓷工艺以及焊接技术等主要加工工艺。只有每个步骤都进行标准、规范化操作，才能保证制作完成的修复体达到最佳的临床应用效果。

Summary

Fixed prostheses possess many advantages, such as comfortableness, high masticatory efficiency, esthetics, and so on, but the manufactural technologies are various and quite complex. The main content of this chapter is the quality standard and operational process of fixed prosthodontic technology. The detailed instructions for main processing technologies were also given here，including cast and die modeling technique，investment technique，casting technique，sandblasting and polishing technique，porcelain fused to metal technique，all ceramic technique，and soldering technique，etc. Only when the standard operation procedures are followed in each step，could the finial restoration harvest best clinical effects.

Definition and Terminology

工作模型（dental cast）：A positive life size reproduction of a part or parts of the oral cavity.

代型（die）：The positive reproduction of the form of a prepared tooth in any suitable substance.

蜡型（wax pattern）：A wax form that is the positive likeness of an object to be fabricated.

包埋（investing）：The process of covering or enveloping，wholly or in part，an object such as a denture，tooth，wax form，crown，etc. with a suitable investment material before processing，soldering，or casting.

铸造（casting）：The act of forming an object in a mold.

喷砂（sandblasting）：A blast of air or steam laden with sand，used to clean，grind，cut，or decorate hard surfaces，as of glass，stone，or metal.

抛光（polishing）：To make smooth and glossy，usually by friction；giving luster；the act or process of making a denture or casting smooth and glossy.

焊接（soldering）：To unite，bring into，or restore to a firm union；the act of uniting two pieces of metal by the proper alloy of metals.

烤瓷熔附金属全冠或金瓷冠（porcelain fused to metal crown，or metal ceramic crown）：A crown or dental prosthesis that uses a metal substructure upon which a layer of porcelain or a ceramic veneer is fused to mimic the appearance of a natural tooth.

全瓷冠（all ceramic crown）：A complete ceramic crown or dental prosthesis that restores a clinical crown without a supporting metal substructure.

（王　兵　周永胜）

第五章 可摘局部义齿修复工艺

Dental Technology for Removable Partial Denture

第一节 可摘局部义齿修复工艺概述
Overview

可摘局部义齿（removable partial denture，RPD）是牙列缺损（partial edentulism）的主要修复方法之一。它是一种利用余留天然牙和义齿基托所覆盖的黏膜、骨组织做支持，靠义齿的固位体和基托固位，患者能自行摘戴的修复体。

随着科学技术发展和人民生活水平的提高，牙列缺损有倾向于用种植义齿修复的趋势，但受到患者的经济条件、全身健康状况、教育背景及社会背景的制约，特别是患者口内存在一些特殊情况，可摘局部义齿在临床中仍被广泛应用。

一、可摘局部义齿的种类

（一）按可摘局部义齿支持方式分类

按支持方式分类，可摘局部义齿可以分为三种类型：牙支持式（tooth supported RPD）、牙与黏膜混合支持式（tooth and mucosa supported RPD）、黏膜支持式（mucosa supported RPD）。不同支持方式可摘局部义齿具有不同的特点，在临床应用中应合理地选择（表 5-1）。

表 5-1 不同支持方式可摘局部义齿的特点

	基牙	𬌗支托和卡环	𬌗力承担	适应证
牙支持式	位于缺牙间隙两端	缺隙两端基牙上均放置	主要由天然牙承担	适用于缺牙数目少或缺牙间隙小，缺隙两端均有基牙且基牙稳固者
牙与黏膜混合支持式	一般位于缺牙间隙一端	缺隙一端基牙上有支托和卡环	天然牙和黏膜共同承担	尤其适用于游离端缺失者
黏膜支持式	不通过基牙支持	有卡环，无𬌗支托	黏膜和牙槽骨	适用于多数牙缺失、余留牙松动、对颌为牙列缺损或缺失且𬌗力较小的情况，也适用于临时过渡义齿和即刻义齿修复

（二）按可摘局部义齿的结构及材料分类

按结构及材料分类，可摘局部义齿可以分为两种类型：铸造支架式（framework）可摘局部义齿和胶连式（plastic）可摘局部义齿。铸造支架式可摘局部义齿在临床上最为常用。两者的特点对比见表 5-2。

表 5-2　铸造支架式、胶连式可摘局部义齿的特点比较

	连接体	𬌗支托和卡环	树脂基托、人工牙	修理	适应证
铸造支架式	整体铸造金属支架	一般整体铸造，也可采用弯制卡环	均附着在铸造支架的固位网上	较难	主要用于正式的修复
胶连式	树脂基托	𬌗支托为铸造，卡环一般为弯制	全部为树脂，要增加基托强度时可另加铸造网	易于修理、重衬	多用于过渡性义齿、暂时性义齿、即刻义齿

二、可摘局部义齿的组成部分、作用及制作要求

可摘局部义齿的组成部分、各部分的结构特点及制作要求参见《口腔修复学》第 3 版。

三、可摘局部义齿的工艺流程

本节所介绍的可摘局部义齿工艺流程只是一个常规的、标准的工艺流程，根据结构、材料的不同，主要介绍胶连式可摘局部义齿和铸造支架式可摘局部义齿的制作工艺流程。

（一）胶连式可摘局部义齿的制作工艺流程

胶连式可摘局部义齿是一种利用树脂基托将弯制钢丝卡环、𬌗支托、人工牙等连接成一个整体的义齿，制作工艺流程见图 5-1。与铸造支架式可摘局部义齿相比，其优点是工艺简单，价格低廉，便于修理；但缺点是体积较大，覆盖口腔内组织较多，异物感较明显，强度较差，易损坏；多用作临时义齿和过渡性义齿修复。

（二）铸造支架式可摘局部义齿的制作工艺流程

铸造支架式可摘局部义齿是采用整体铸造工艺，将大、小连接体和固位体等部件形成坚固的金属支架，并通过树脂与人工牙相连。铸造支架式义齿的制作工艺流程见图 5-2。与胶连式

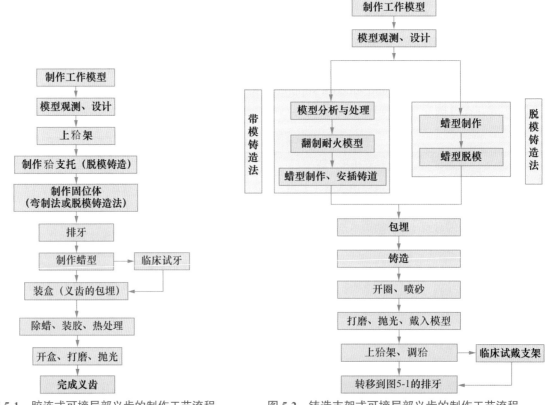

图 5-1　胶连式可摘局部义齿的制作工艺流程　　　　图 5-2　铸造支架式可摘局部义齿的制作工艺流程

可摘局部义齿相比，其优点是体积较小，覆盖组织面积较少，舒适感高，易自洁，强度高，不易损坏；缺点是制作工艺相对复杂，价格比胶连式可摘局部义齿高，修理比较困难。

第二节　可摘局部义齿模型制作
Cast Manufacturing of Removable Partial Denture

临床医师制取印模后或根据可摘局部义齿制作的需要翻制出各类阴模后，使用石膏或耐火模型材料灌注出模型，用于诊断分析和义齿制作。

一、模型的分类

常用的可摘局部义齿模型根据材料可分为石膏类模型、树脂类模型和耐火材料模型（refractory cast）。根据用途还可以将可摘局部义齿的石膏模型分为诊断模型和工作模型。

（一）诊断模型

通常在患者初诊时制取，对牙和组织形态及咬合关系进行观测、分析供医师与患者讨论、制订可摘局部义齿治疗方案及设计的模型。

（二）工作模型

工作模型是能够精确反映患者口腔内部软硬组织形态特征与范围的模型，主要用于可摘局部义齿的制作。当制作铸造支架时，还需要将工作模型翻制出耐火模型。

二、可摘局部义齿的模型灌注

（一）印模

1. 印模的检查　灌注模型前要对印模进行检查，仔细观察印模的完整性和印模中重要解剖部位的清晰度。其中印模要与托盘紧密连接，印模的边缘和内壁不应有托盘或底层材料露出；印模材料表面光滑细致，制取的解剖结构与形态要清晰、完整，对解剖结构与形态检查的重点包括：基牙、支托窝、隙卡沟、边缘伸展区与边缘封闭区等部位，如果发现气泡或缺损、印迹模糊、伸展过度或不足、脱模等情况，技师应及时与临床医师取得联系。

2. 模型灌注前对印模的处理　参见本书第四章第二节。

（二）模型

1. 常用模型灌注石膏材料及特点　制作可摘局部义齿的常用模型材料为普通石膏（熟石膏）、硬石膏等，它们的主要成分为半水硫酸钙，因晶体排列差异而具有不同的性能，普通石膏主要用于灌制诊断模型，硬石膏主要用于灌制工作模型。参见《口腔材料学》第3版相关章节。

2. 调拌石膏　使用量杯量出一定量的水注入调拌容器中，然后按照正确的水粉比称出相应克数的石膏粉倒入水中，待水浸润石膏粉后开始调拌。在调拌过程中避免反复添加石膏粉或水，否则会影响石膏流动性，还可能破坏石膏凝固后的强度。调拌可分为手动调拌法和真空调拌法。

（1）手动调拌法：使用调拌刀和橡皮碗，待橡皮碗中的水充分浸润石膏后开始调拌，调拌时，调刀应紧贴调拌容器（橡皮碗）的侧壁顺着一个方向搅拌，速度要适中，调拌需要在1分钟内完成调拌操作，然后将装有石膏浆的调拌容器放到振荡器上，通过振动排出气泡后灌注模型。

调拌技巧对石膏的凝固时间有直接的影响：调和时间越长、搅拌速度越快，形成的结晶中心越多，石膏凝固速度越快，模型凝固时间越短；反之，石膏的凝固速度越慢，模型凝固时间越长。

（2）真空调拌法：需要使用专用的真空搅拌机在真空条件下调拌石膏，调拌完成时可排出混入石膏浆的气泡。具体方法是：将适当比例的水和石膏放入调拌机专用的调和容器，用调拌刀初步搅拌后（消除干粉状的石膏即可），再将调和容器与真空调拌机相连接，开启机器，工作 20～40 秒后即可灌注模型。与手动调拌法相比，真空调拌机调拌的石膏浆无论是流动性还是气泡率都可以得到很好的控制。

3. 模型的灌注 根据临床需要及印模种类，石膏模型的灌注技术主要有以下三种。

（1）模型一次成形灌注法：将石膏浆依次灌入印模一次成形是最常用的模型灌注方法。将石膏浆从印模一侧缓慢灌入，杜绝从印模两侧同时灌入，避免两侧石膏材料相汇时形成气泡。具体操作方法是首先用小器械将少量石膏浆置于印模上，将托盘与振荡器接触，可适当倾斜让石膏浆自然流动到整个牙列，灌注时避免空气滞留于石膏浆中形成气泡。当天然牙印迹注满石膏浆后开始灌注牙槽嵴和口盖部分，操作中应根据石膏黏稠度及时增加石膏的堆积量和堆积速度。

石膏材料在凝固过程中具有明显的发热现象，随后冷却变硬，石膏在约 1 小时后完全凝固，此时可以脱模。石膏类模型通常在凝固后 24 小时才能达到最佳强度，在此之前不要进行使用。如果是水胶体印模，应在石膏凝固期间保持潮湿环境（用湿纸包围但避免浸水）。当存在孤立的、倾斜较大或倒凹较大的剩余牙时，过早脱模容易造成模型的断裂和破损。

（2）校正印模模型灌注法：校正印模法可用于具有游离缺失端的可摘局部义齿铸造支架病例和颌面缺损病例。

以常规方法制作完成义齿的支架部分，在口腔内试戴合适后返回到工作模型上，在基托游离端部分用树脂制作个别托盘后再次在患者口内制取印模。确认铸造支架的各个部分（以𬌗支托为标识）完全就位后，在游离端部位施加一定压力，待印模材凝固后取下。将工作模型游离端基托覆盖的部分石膏锯下（或磨除一层），然后将义齿支架安放到模型上确认完全就位，在此状态下再次将石膏浆灌注到印模的组织面，实现与原有工作模型剩余部分衔接，石膏硬固后就成为新的工作模型。

（3）复制石膏模型：可摘局部义齿制作的过程中，有时需要将工作模型进行复制后才能进行义齿的制作。复制模型的常用印模材料有硅橡胶（图 5-3）、琼脂（图 5-4），其性能及操作特点对比见表 5-3。

表 5-3　牙科常用复制模型印模材料的比较

常用材料	操作特点	材料性能	准确性	成本
硅橡胶	保持时间长	强度高，可反复使用	精度高	成本高
琼脂	操作时间严格，需专门设备	一次性，材料熔化后可反复使用	精度高	成本适中

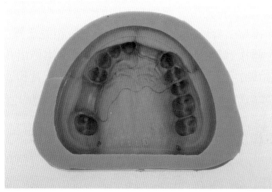

图 5-3　复制模型的硅橡胶印模

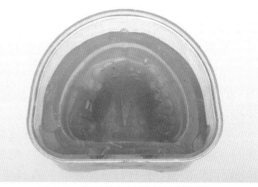

图 5-4　复制模型的琼脂材料印模

三、制作可摘局部义齿工作模型的基本要求

1. 模型材料的性能应满足修复体的制作需要。如加工性能好、体积稳定、表面光滑、硬度足够、抗压强度高、细微结构清晰度高等。

2. 模型各部分能精确反映患者口内特别是与制作修复体有关的各种形态特征、伸展范围和牙体预备效果，要求清晰、完整、无气泡。上颌模型后缘包括完整的翼上颌切迹和腭小凹，下颌模型后缘包括完整磨牙后垫。

3. 模型底面与牙列𬌗平面平行，模型的四周光滑平整并与底面垂直，移行皱襞反转处石膏要留有约 3 mm 宽度，反转线要高于移行皱襞最低处 2～3 mm，并与之平行形成连续的曲线或 4～6 段对称的美观直线。模型厚度与形状应符合义齿制作的标准，模型最薄处不低于 10 mm，下颌模型勿形成马蹄形，否则易折断（图 5-5A、B）。

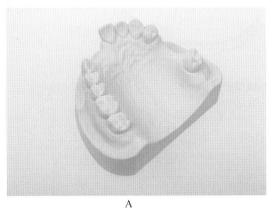 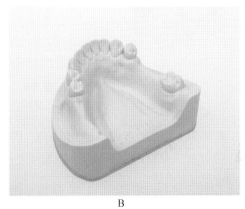

A　　　　　　　　　　　　　　　　　　　　B

图 5-5　工作模型的基本要求
A. 上颌模型；**B.** 下颌模型

四、可摘局部义齿的模型修整

在模型修整前需要对模型上的石膏结节和气泡进行修整，去除微小的瑕疵，但如果瑕疵体积过大或出现在关键部位，需要与临床医师沟通并重新制取印模。

模型修整包括对模型底面和模型四周的修整。底面修整的要求：使用模型机修整模型的底面，使模型底面与𬌗平面形成平行关系，便于模型上𬌗架以及修复体的制作。模型的四周修整要求：用模型修整机修整模型的前缘、后缘和侧面，使模型的四周光滑平整并与底面垂直；模型的后缘要形成一条直线，其两侧（包括模型前部）与前庭移行皱襞反转处要留有约 5 mm 宽的距离；要特别注意保护牙列部分，避免损伤移行皱襞、颊系带、翼上颌切迹和磨牙后垫等重要的解剖标志。

第三节　模型观测
Cast Surveying

模型观测的操作演示

模型观测（cast surveying）是通过分析基牙及口腔内软硬组织空间位置关系，对可摘局部义齿进行诊断设计的过程。

一、牙科模型观测仪的组成

牙科模型观测仪简称观测仪或模型观测仪（cast surveyor）。模型观测仪的基本结构包括观

测架、观测台（又称云台）和平行测量工具三个主要部分（图5-6）。

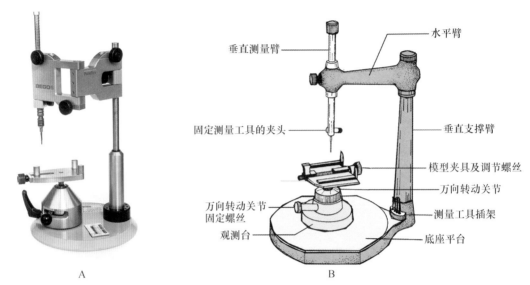

图5-6　牙科模型观测仪
A. 实物图；**B.** 示意图

1. 观测架　由底座平台（platform）、固定在底座平台上的垂直支持臂（vertical supporting arm）、可做水平移动的水平臂（horizontal arm）、可做升降和旋转移动的垂直测量臂（vertical surveying arm）组成。

2. 观测台　观测台上部是安放和固定石膏模型的平台。在平台的下方有一个转向结合球，通过调节可选择和固定石膏模型的倾斜角度。观测台的最下方也是一个平面，可在底座平台上做水平移动，但有些类型的观测仪其观测台下部与底座固定连接。

3. 平行测量工具　有多种类型，柄部形状不一。可固定在垂直测量臂末端的固定装置上。最常用的有分析杆、描记铅芯、倒凹测量尺、成形蜡刀等（图5-7）。

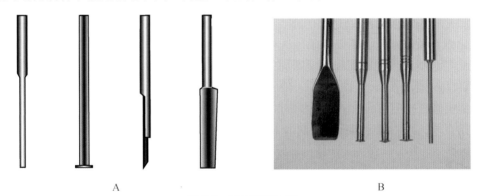

图5-7　平行测量工具
A. 示意图，从左至右分别是分析杆、倒凹测量尺、描记铅芯、成形蜡刀；**B.** 实物图

（1）分析杆（analyzing rod）：为一根粗细均匀的金属细直杆，用于分析、确定模型各面的平行关系和外形高点的位置。

（2）描记铅芯：又称为碳标记杆（carbon marker），多为一段固定在金属套管内的铅芯，用于绘制基牙和牙槽嵴侧面的外形高点线。

（3）倒凹测量尺：简称倒凹尺（undercut gauge），由金属制成。其末端是向侧方均匀突起的帽状结构，用于确定基牙轴面固位倒凹的位置和深度。常用规格有 0.25 mm、0.50 mm 和 0.75 mm 三种。

（4）成形蜡刀（blade for contouring wax patterns）：是固定在垂直测量臂上的金属刀，刀刃可与垂直臂平行或呈一定角度，通过切削蜡型获得蜡型轴面间的平行关系或特定的聚拢角度。

在模型观测仪基本结构的基础上，还演化出平行切削研磨仪、可加热成形蜡刀、可旋转切削刀具等工具，将其安装在平行切削研磨仪上，实现对蜡型、金属构件的精密加工。

二、模型观测的步骤与方法

（一）观测准备

1. 模型观测器的调整　调整垂直臂的固定螺丝，将活动垂直臂固定在较高位置，将分析杆固定在活动垂直臂的末端。

2. 模型固定与初始位置的调整　将模型平稳地置于观测平台上并扭紧螺丝将其固定。然后松开观测平台的转向结合球旋钮，倾斜模型与观测平台上部，调整模型殆平面与水平面平行（与观测架水平底座平行），再重新扭紧转向结合球旋钮。

（二）确定义齿就位道的方法

1. 分析基牙与牙槽嵴部位倒凹区情况与位置　松开垂直臂固定螺丝，右手调整垂直臂及分析杆的垂直高度，左手调整观测平台在基座上水平移动，使分析杆侧方与基牙轴面接触，并环绕基牙轴面移动，观察基牙各部位倒凹区的位置，然后用同样方式观察牙槽嵴部位倒凹区的位置。用金属分析杆探查的目的是便于发现金属支架或树脂基托在摘戴时阻碍义齿通过软硬组织中突起的部位（如下颌后牙舌侧面向舌侧的过大倾斜、过大的下颌隆突和上颌结节等）。若认为义齿无法通过这一障碍点，那么就要在模型上做出标记，由临床医生通过牙槽骨修整手术来消除干扰。

2. 选择有利倒凹、确定就位道　再次松开观测平台的转向结合球旋钮，改变模型及基牙倾斜方向和角度，重复前面所述的操作过程，观察硬、软组织倒凹改变的情况，直至模型上每个与缺隙相邻的主要基牙颊侧均获得有利的固位倒凹（图 5-8）。要求倒凹的位置和深度适宜，这样在基牙的轴面有利于获得导平面，尽量消除基牙缺隙侧邻面过大倒凹，避免出现软硬组织倒凹而干扰义齿支架和基托的伸展。此时分析杆方向即为义齿就位道方向，旋紧转向结合球旋钮，将模型固定在此位置上。

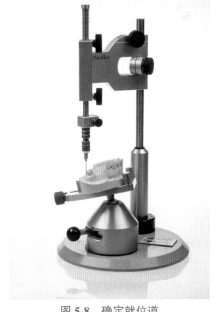

图 5-8　确定就位道

三、就位道的记录方法

模型定位与记录的目的是记录下确定好的义齿就位道方向，使模型在同一倾斜角度可以重复观测或再现，便于义齿的设计与制作。

（一）模型的定位标记方法与种类

1. 三点等高定位法（tripodding）　为了记录义齿的就位道，在模型上找出三个定位点，用来标记模型的倾斜方向（图 5-9）。其方法是：将描记铅芯或分析杆置于适当的高度，使其末端在模型的前部和后部左右两侧的组织面上记录三个等高点。这三个点要尽量分散，应位于模型上对应口内固定且不活动的组织上，避免设计在系带处或模型底座等不易确定的区域。另外，为了制作义齿方便，这三个点还应设计在义齿基托或连接体的覆盖范围之外。最后以每个点为中心，用"X"形或"十"字形外加一个直径为 2 ～ 3 mm 的圆圈进行标记。

2. 就位方向线定位法　在模型的侧面标记三条相互平行的直线来记录义齿就位方向（图 5-10）。其方法是：将分析杆分别与模型两侧及后部的外侧贴合，用铅笔标记出三条与分析杆方向一致的平行线，必要时可用刀刻进行记录使之更清晰。

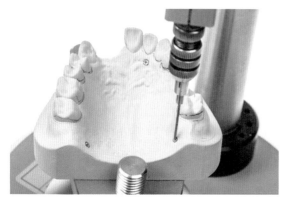 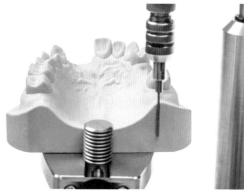

图 5-9　三点等高定位法　　　　　　图 5-10　就位方向线定位法

3. 就位道定位杆定位法　就位道定位杆是记录就位道的一种专用工具。它由两部分组成，中间靠螺丝连接，其中一方呈杆状，可固定在模型观测仪的垂直臂上，另一侧是呈圆筒状的套管，可固定在模型上，通过螺丝与套管的连接来记录义齿的就位道，此方法常用于附着体义齿就位道的定位记录。

4. 水平定向器定位法　当模型的就位道确定之后，将水平定向器固定在模型上，标记此时内置气泡的位置来记录模型的倾斜角度，此方法常用于附着体义齿就位道的定位记录。

（二）就位道方向的复位

当工作模型的就位道记录下来以后，可将模型从观测仪上取下，如果需要复原模型的倾斜角度（即义齿的就位道），可重新将模型固定在观测台上，调松垂直测量杆和观测平台中部转向螺丝，利用先前的定位标记复原模型的倾斜角度。

四、描记观测线

义齿的就位道是由临床医师在研究模型基础上经过分析后确定的。对于临床已经进行过研究模型观测的病例，技师应将研究模型上记录就位道的三个等高点转移至工作模型上。工作模型观测时，先根据三点等高调整模型倾斜角度，找到原来确定的义齿就位道。然后用分析杆检查基牙及组织倒凹分布，再根据情况适当调整模型倾斜，确定最终的义齿就位道。最后进行画观测线和填倒凹等步骤。

当工作模型和设计单移交到技师手中后，技师首先要认真检查工作模型上可操作区域是否完整、清楚、伸展充分、咬合关系是否稳定、𬌗蜡上相关标记是否齐全。另外，还要仔细阅读设计单上的各项设计说明并与模型进行对照，确认各种信息是否一致、是否满足制作需要（图 5-11）。

（一）描记基牙观测线

取下金属分析杆，换上描记铅芯。铅芯侧面应平直，末端磨成斜面。将铅芯侧面（较长的侧面）与基牙牙面接触，尖端与牙龈接触，用一只手牵动固定着描记铅芯的杆，用另一只手推动或转动观测台使其水平移动，铅芯沿牙面移动描记出一条突点的连线，称"基牙观测线"，

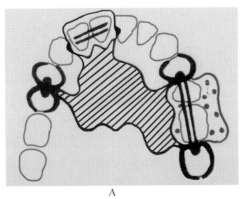 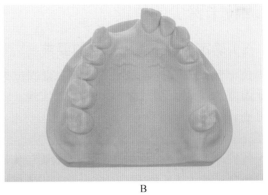

图 5-11　设计单与工作模型的对照

A. 设计单；**B.** 工作模型

又称为基牙导线，即基牙倒凹观测线，同时铅芯的尖端在牙龈处描记出另一条线，称为"基牙倒凹边界线"（图 5-12）。此时注意铅芯侧面不能有任何缺损，保证描记的准确性。

（二）基牙观测线的种类

观测线的牙龈方向称为倒凹区，观测线的𬌗方向称为非倒凹区。依据倒凹区相对于缺隙的分布情况，可归纳为一型、二型和三型三种类型观测线。如果改变模型观测台的倾斜角度，绘出的观测线也将随之改变。

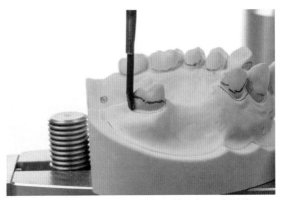

图 5-12　描记基牙观测线和基牙倒凹边界线

1. 一型观测线　为基牙向缺隙相反方向倾斜时所画出的观测线。此线在基牙的近缺隙侧离𬌗面远，远缺隙侧距𬌗面近，其倒凹区主要位于基牙的远缺隙侧，而近缺隙侧倒凹区小（图 5-13）。

2. 二型观测线　为基牙向缺隙方向倾斜时所画出的观测线。此线在基牙的近缺隙侧距𬌗面近，远缺隙侧距𬌗面远，其倒凹区主要位于基牙的近缺隙侧，而远缺隙侧倒凹区小（图 5-14）。

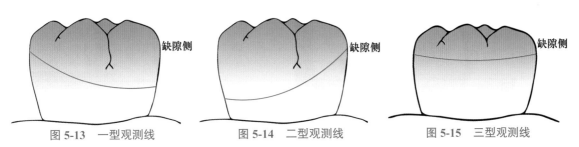

图 5-13　一型观测线　　　　　图 5-14　二型观测线　　　　　图 5-15　三型观测线

3. 三型观测线　为基牙向颊侧或舌侧倾斜时所画出的观测线。此线在近缺隙侧或远缺隙侧距𬌗面都近，倒凹区都较大，非倒凹区都较小（图 5-15）。

（三）描记组织倒凹观测线

用上述基牙观测线的绘制方法，将铅芯的侧面与缺隙牙槽嵴及余留牙唇颊舌侧面组织接触，描记出组织倒凹观测线和组织倒凹边界线（图 5-16）。

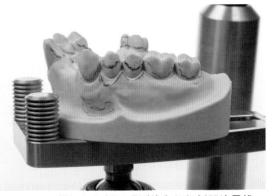

图 5-16　描记组织倒凹观测线和组织倒凹边界线

五、固位卡臂尖的位置

（一）确定固位卡臂尖位置的要求

固位卡臂尖进入基牙倒凹是义齿获得固位力的主要来源，单个义齿通常需要有1000～2000 g固位力，通过设计2～4组卡环来实现，一般每组卡环需要具备400～600 g的固位力。影响可摘局部义齿卡环固位力大小的因素主要来自制作卡环的材料和固位卡臂尖进入基牙倒凹的深度。

卡臂尖进入基牙倒凹越深，则卡环的固位作用越强，但过多地深入倒凹，不仅使义齿摘戴困难，还会对基牙造成伤害，因此卡臂尖进入倒凹的深度要做精确的测定。通常牙周条件不太理想的基牙固位体进入倒凹不宜过深；若卡环的固位臂较长（如连续卡）或制作卡环的材料弹性强，卡臂尖进入倒凹区的位置要稍深，反之应进入稍浅。以一型卡环为例，钴铬合金铸造卡环的卡臂尖进入基牙倒凹区的深度为0.25 mm，金合金铸造卡环的卡臂尖进入基牙倒凹区的深度为0.5 mm，弯制钢丝卡环的卡臂尖进入倒凹区的深度为0.75 mm。

（二）固位卡臂尖位置（倒凹深度）的测量方法

将描记铅芯换成倒凹测量尺（根据卡环材质选择0.25 mm或0.5 mm倒凹测量尺），先根据义齿设计，在基牙颊（舌）轴面固位卡臂尖应在的位置（圆环形卡臂尖通常需包过轴角，位于外展隙），用铅笔画一条垂线。然后，一只手扶稳观测台和模型，另一只手下移倒凹测量尺，让倒凹测量尺的杆部与基牙牙面在垂线处相贴，再向上移动倒凹测量尺至侧方突出的头部与牙面接触，用铅笔在接触点处画一条横线，与之前的垂线形成十字交叉点。此操作有一定的难度，需要双手配合使倒凹尺的侧面与基牙轴面保持接触，然后先降低可移动垂直臂使倒凹尺尖端进入倒凹区达龈缘处（倒凹区内的最低位置），再将倒凹尺的柄紧贴基牙慢慢上移，直至倒凹尺尖端的帽状突起刚好与牙齿轴面接触。从侧方看，倒凹尺的杆和尖端的帽状突起与基牙接触并形成了一个三角形，此接触点即为卡环固位臂尖在倒凹区内所处的位置，这个十字交叉点代表了卡环固位体卡臂尖的位置（图5-17）。

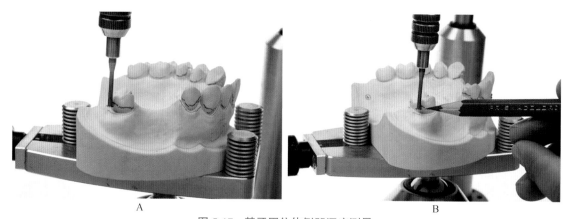

图5-17　基牙固位体倒凹深度测量
A. 卡臂尖位置的测量；**B.** 卡臂尖位置的记录

第四节　铸造支架的蜡型制作
Wax-up of Framework of Removable Partial Denture

铸造支架式可摘局部义齿，也称为整体铸造义齿或失蜡法铸造义齿，制作过程包括在耐火模型上制作蜡型→包埋→失蜡→烧圈→铸造等工序最后形成铸件。目前制作铸造支架的材料有很多种，其工艺方法也不尽相同，本节以钴铬合金材料为例介绍铸造支架的制作过程与要求。

一、铸造支架结构设计图的绘制

在义齿的工作模型上，为了区分方便，一般采用黑、蓝、红三种颜色分别表示金属部分、树脂基托部分和观测部分这三种不同的功能区（没有确定某种颜色一定表示某部分，只是为了加以区分）。例如：黑色表示义齿支架的金属部分（卡环、连接体、金属基托等）；红色表示模型观测线、需填倒凹和缓冲的部位、倒凹深度定位点、模型位置记录点；蓝色表示树脂基托的边缘线（图 5-18）。黑色笔通常使用直径为 0.5 mm 的无碳有色自动铅笔，避免使用普通铅笔，以防止铅芯中石墨在铸造时渗入金属中发生吸碳现象，影响铸件的质量。

根据义齿设计方案和各类义齿的制作特点在工作模型上绘制出基托、卡环、大小连接体及𬌗支托的位置与范围（图 5-19）。

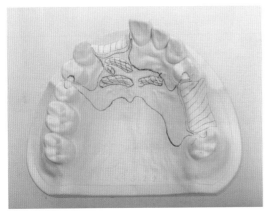

图 5-18 模型设计的图形表示
▨表示需缓冲的部位，▨表示需填蜡的部位

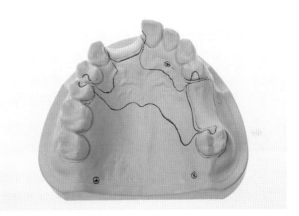

图 5-19 绘制铸造支架设计图

二、工作模型的填蜡及缓冲处理

工作模型上的填蜡和缓冲处理部位位于基牙区、缺牙区、缓冲区和一些有倒凹的非工作区（图 5-20）。其中基牙填倒凹区包括卡环或固位体连接部的倒凹区及位于基牙上各种小连接体的倒凹区域（图 5-20A）；缺牙区域的填蜡处理是在缺牙区牙槽嵴的位置铺垫一层厚度为 0.5 mm 的蜡片（图 5-20B）；缓冲区一般包括下颌大连接体的缓冲区域、杆型卡环的缓冲区、过深的腭皱区域、各种隆突凸起部位（图 5-20C）；非工作区填倒凹的处理是对除基牙以外的余留牙和其他部位倒凹的充填，使其不影响工作模型的复制（图 5-20D）。

根据倒凹充填的部位不同，使用的材料也有所不同（图 5-21）。例如基牙和剩余牙区域可使用倒凹蜡、基托蜡和有色石膏（图 5-21A）；缺牙区牙槽嵴使用 0.5 mm 的薄蜡片（图 5-21B）；缓冲区可使用 0.3 ～ 0.6 mm 的薄蜡片、铝箔片或软铅片（图 5-21C）；前庭沟等部位的倒凹充填材料一般使用橡皮泥或基托蜡（图 5-21D）。总之，选择的充填和缓冲材料首先应具有与石膏工作模型易结合、易塑形、最后易清除的特点，其次熔点要高于 60℃，以防止复制模型灌注琼脂材料时因受热软化而变形。

（一）基牙区的倒凹处理

在基牙区填倒凹时，可使用倒凹蜡或基托蜡添加到基牙观测线与基牙倒凹边界线之间区域，然后通过平行研磨仪的刮削或使用带有电加热功能的工具修整充填蜡去除多余的部分。当使用模型观测仪时，先将成形蜡刀安装在垂直测量杆上，然后转动刀具（或观测台），轻轻刮

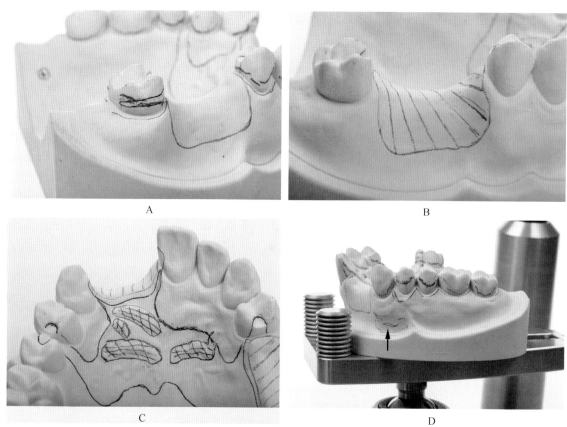

图 5-20　工作模型的填蜡及缓冲处理部位
A. 基牙区及小连接体区；**B.** 缺牙区；**C.** 缓冲区；**D.** 非工作区

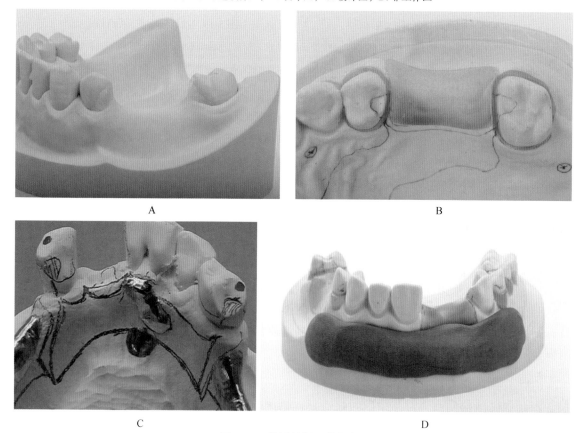

图 5-21　常用填倒凹的材料
A. 有色石膏；**B.** 薄蜡片；**C.** 软铅片；**D.** 橡皮泥

过每个基牙表面的填充蜡。注意不要刮伤基牙及邻牙，直至填充蜡的倒凹部分被刮平为止，完成的表面应稍稍高出牙的观测线（图 5-22）。具有电加热功能的修整笔一般有 1°～ 2°的锥度，当电热修整笔加热到一定温度时，轻轻移动并适当加些压力接触蜡型表面，将倒凹区的填充蜡烫平。修整笔的温度通常可调节，以适应于不同种类的充填蜡，使用时应及时将修整笔上和基牙上粘的残蜡擦去。此方法的优点是准确度较高，而且不会损伤基牙。另外，使用的成形蜡刀或蜡型修整笔应遵守以下规则：当牙冠较长时，应选择有 2°倾斜的成形蜡刀及蜡型修整笔；当牙冠较短时，应选择角度较小的。

（二）口腔前庭区、牙槽嵴倒凹区域的处理

口腔前庭区、牙槽嵴的倒凹区域、影响大小连接体就位区域、余留牙区及非工作区的所有倒凹区域也须填平。如果牙槽嵴舌侧或余留牙牙龈部有倒凹，用蜡填平后还须在观测仪上再次进行观测，以防目测产生误差，但这些部位不一定要用修整笔或刮刀进行刮平处理。另外，所有颊侧较深的牙间隙也必须用蜡填充（图 5-23）。

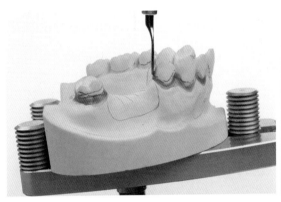

图 5-22　基牙区的倒凹处理

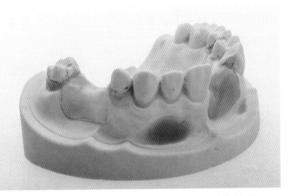

图 5-23　口腔前庭区、牙槽嵴倒凹区域的处理

（三）缺牙区牙槽嵴的处理

缺牙区牙槽嵴铺蜡片的目的是为缺牙区的铸造金属支架提供与树脂基托结合的空间。在缺牙区的牙槽嵴上一般选用厚度为 0.5 ～ 0.6 mm 的蜡片进行铺垫，其方法是首先用雕刻刀切割适当尺寸的蜡片条，然后适当加热保证蜡片厚度不变的原则下将蜡片条紧密、牢固地铺垫在牙槽嵴上（图 5-24）。在蜡片条的近远中侧，应与填平基牙邻面倒凹区的蜡形成 2 mm 间隔（图 5-24A 中的 a），同时，其舌侧按照模型设计时所设计边界线的位置，用较锋利的蜡刀垂直于模型表面进行切割使其呈直角状，形成内终止线（internal finish line），此边界线即是金属与树脂的分界线，其目的是使树脂和金属形成端端对接（图 5-24A 的 b）。如果此分界线的形状呈平

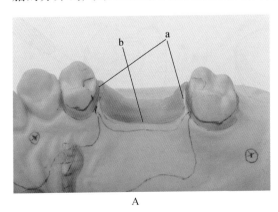

A

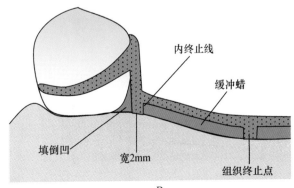

B

图 5-24　缺牙区牙槽嵴填蜡处理（形成内终止线和组织终止点）

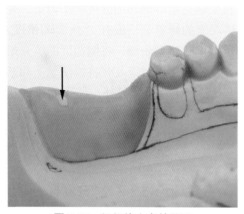

图 5-25　组织终止点的处理

缓过渡状，那么当患者佩戴义齿后，树脂会因受热和吸水与金属间产生缝隙，影响义齿强度并易导致食物积存，影响患者的口腔健康。

对于游离端缺失的病例，要在游离端缺牙区牙槽嵴蜡层铺垫后制作组织终止点。它是一个位于牙槽嵴顶网状连接体末端略近中、长和宽各为 2 mm 的矩形间隙（图 5-25）。

（四）缓冲区的处理

缓冲区处理的目的是减小义齿对下方软硬组织的压迫或避免影响义齿就位，主要包括以下三个区域（图 5-26）。首先是义齿基托覆盖的龈缘区域，对这个区域的缓冲处理一般是铺垫约 0.2 mm 厚的蜡层，防止金属基托或连接体压迫龈缘。其次是所有较深的腭皱和腭中缝区域，都必须用蜡填充，以免这些敏感的部位受压。最后是明显突出的腭、舌侧隆突，根据其范围大小和患者黏膜厚度，通过铺垫一层 0.2 ～ 0.5 mm 厚的蜡层，达到缓冲的目的。

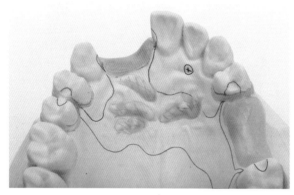
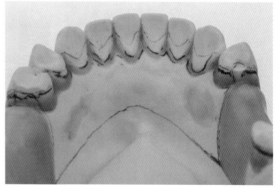

A　　　　　　　　　　　　　　　B

图 5-26　缓冲区的处理
A. 上颌缓冲区的处理；**B.** 下颌缓冲区的处理

（五）在卡臂下缘线部位制作卡环托台

制作卡环托台的目的是将卡环臂、卡臂尖位置以可靠的方式标记在基牙上，使卡环固位臂的位置完全暴露，并能够以准确的方式反映到耐火模型上，方便铸造支架蜡型的制作（图 5-27A）。其制作方法是首先将厚度为 0.5 mm、宽度约 10 mm 的蜡片条烤软后贴在基牙上，

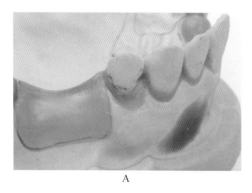
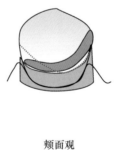
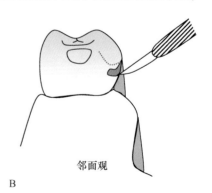

颊面观　　　　　　邻面观

A　　　　　　　　　　　　　　　B

图 5-27　制作卡环托台
A. 卡环托台制作完成；**B.** 模式图显示卡环托台制作过程

然后用锋利的蜡刀沿着观测线下方的卡臂下缘线垂直于牙面进行切割，形成一个托台，使卡环线完全暴露（图 5-27B）。最后用蜡刀烫平蜡条的其他部分，并与模型紧密连接，以防止蜡条在复制模型时脱落。

当以上各步操作完成后，要清除干净模型上的各种异物，并用吹火吹光蜡型处理表面，以便顺利地翻制出清晰的耐火模型（图 5-28）。

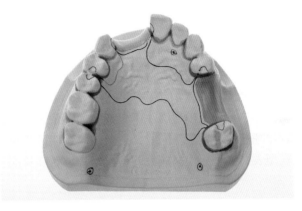

图 5-28　工作模型的填倒凹处理

三、铸造支架的边缘封闭线

边缘封闭线或珠状边缘封闭线（beading line）一般位于上颌金属大连接体（基托、腭带、腭杆）的边缘位置，其目的主要是起边缘封闭、防止食物嵌塞作用。珠状边缘封闭线处理方法是：在工作模型相应的位置用钝刀刻出深度和宽度均为 0.5 mm 圆底凹沟的形状，到两侧牙龈部位逐渐移行变浅。此凹沟通过制作蜡型铸造成为支架大连接体组织面凸出的一条边缘线（图 5-29）。黏膜薄、让性小的部位，如腭皱区、硬区、牙龈处不能有边缘线。另外，医师最好给技师提供有关患者口内黏膜厚度的信息，以便参考确定封闭线的适宜深度。

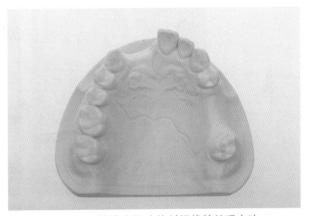

图 5-29　铸造支架边缘封闭线的处理方法

四、复制耐火模型

（一）琼脂材料复制耐火模型

铸造支架的铸造过程是在高温下进行的，耐火模型的使用是为了确保制作支架蜡型的模型材料具有耐高温性能，并可通过凝固和焙烧时产生的膨胀来补偿金属熔化后铸造与冷却过程发生的收缩，最终保证获得精确的金属支架。

1. 工作模型的处理　首先检查工作模型表面的清晰度与完整性，然后将模型置于 30～40℃的温水中浸泡 10 分钟左右，可以避免工作模型石膏与琼脂材料发生粘连。擦干模型表面的水分，选择专用的复模型盒，将工作模型置于复模型盒底座的中央，并保证模型与型盒周围留有不少于 10 mm 的空间（图 5-30）。

2. 灌注琼脂材料　将琼脂（agar）成品材料切碎后放入已设定好时间和温度的琼脂搅拌机内进行加热处理，从室温开

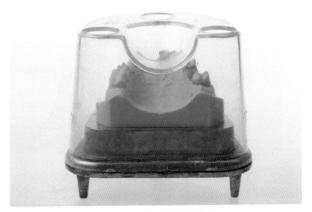

图 5-30　复制耐火模型

始，加热到95℃，待琼脂完全熔化后再冷却到可灌注模型的温度，即50～55℃，整个过程通常需要3～5小时。

　　将琼脂材料灌注到型盒中时，应注意控制液态琼脂的流速，要求从型盒注入孔的一侧沿模型边缘的位置缓缓注入液态琼脂，直至琼脂材料从型盒上方的注入孔处溢出一些，以补偿琼脂印模材凝固时的体积收缩（图5-31）。灌注过程中还应注意控制温度，温度过低的琼脂材料流动性差，可导致模型灌注不全或表面不清楚；温度过高时琼脂印模材可使工作模型上的填充蜡软化翘起引起变形。同时，还要注意琼脂的流速不宜过快或过慢，流动的琼脂也不要直接冲击模型表面。将灌注完成后的型盒水平放置在桌面上，避免晃动。

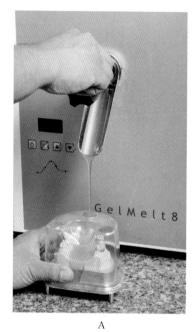 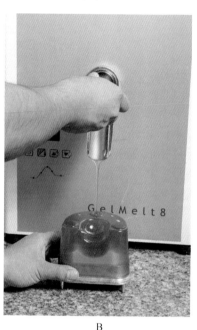

图 5-31　灌注琼脂材料
A. 灌注过程中；**B.** 灌注完成

　　3. 制取琼脂阴模　常温下琼脂材料完全凝固通常需要60～90分钟。模型取出太早，琼脂材料还没有完全凝固则易与模型发生粘连；如取出太晚，琼脂材料易发生收缩和变形。为了促使琼脂材料凝固，可采用流动凉水或特种冷柜辅助冷却，但要注意先将型盒在室温下保持20～30分钟后再进行冷却，而且冷却过程中水面不要没过型盒上表面。

　　分离模型时，先要拆除型盒底座，然后轻轻松动琼脂，让空气进入琼脂与型盒间以便于琼脂材料与型盒的分离。依照此方法分离琼脂材料与工作模型，最后顺模型的长轴方向将工作模型从琼脂材料中小心地取出，必要时可在琼脂阴模两侧（工作模型的非工作区）切两个三角口，以方便把持模型（图5-32）。

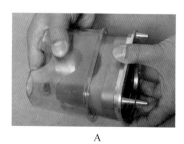 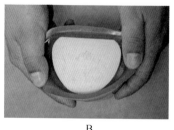 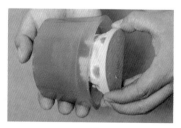

图 5-32　分离琼脂阴模
A. 拆掉型盒底座；**B.** 松动琼脂材料；**C.** 取出工作模型

模型取出后，需要检查琼脂阴模是否完整、清晰，有无变形、气泡、裂纹和断裂，此外还要检查石膏模型上充填蜡是否有移位、分离和鼓包的现象，石膏模型上是否粘有琼脂材料，尤其在工作区域。如发生以上现象都要重新翻制。最后将琼脂阴模的外表面清理干净后放回原型盒中（图5-33）。

4. 灌注耐火材料 琼脂阴模制取后，需马上灌注耐火材料，以免阴模发生变形。目前常采用磷酸盐耐高温包埋材料作为制作钴铬支架耐火模型的灌注材料。

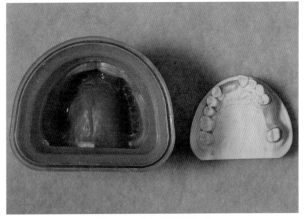

图 5-33　制取琼脂阴模

灌注材料要使用真空搅拌机搅拌并按使用说明书操作。通常磷酸盐包埋材的液粉调拌比例为 13 ml∶100 g。在操作时首先选择适量的包埋材和液体放入搅拌罐中，手调均匀后在真空搅拌机上搅拌 30～60 秒，然后取下包埋罐并将装有琼脂阴模的型盒放置于振荡器上，将搅拌好的包埋材从阴模的一侧（或选择阴模最高点）缓慢注入琼脂印模内，灌注中防止气泡的产生（图5-34）。

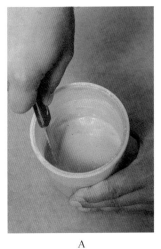 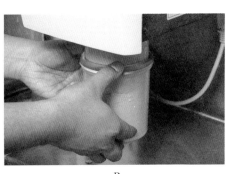 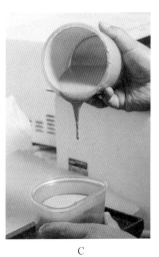

A　　　　　　　　　B　　　　　　　　　C

图 5-34　灌注耐火材料
A. 调匀耐火材料；**B.** 真空搅拌机搅拌；**C.** 灌注耐火材料

5. 耐火模型的表面处理 磷酸盐包埋材料大约在 1 小时后完全凝固，整个凝固过程中包埋材会发生散热与膨胀现象，称为包埋材的凝固膨胀。包埋材凝固后将耐火模型轻轻取出，也可将琼脂材用石膏调拌刀切成小块，小心地移除琼脂块，最后取出耐火模型。此时需要对照工作模型仔细检查耐火模型是否一致、各部分结构是否完整和清晰。使用过的琼脂材料清洗干净后切成小块，放入低温容器中保存可再次使用，并根据琼脂材料的使用说明适时更换。

耐火模型的表面处理是为了提高耐火模型表面的强度，保证在制作支架蜡型时不易损坏，同时处理过程还可以封闭耐火模型表面微孔，这样使模型表面更加光滑，使铸造出的铸件更加完美。表面处理过程通常使用低温干燥箱，在 180～190℃的条件下将耐火模型烘干并保持 20 分钟，然后将模型放入 120～170℃熔化的硬化剂（专用蜡）中浸泡 10 秒钟后取出，并直立放置，让多余的硬化剂流下来，也可用柔软吸水海绵轻轻蘸干表面（图5-35）。

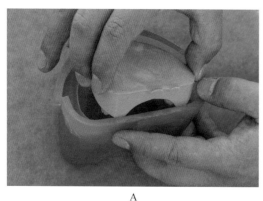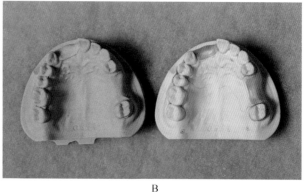

| A | B |

图 5-35　复制耐火模型

A. 从琼脂中取出耐火模型；**B.** 复制完成的耐火模型（左侧）与工作模型（右侧）

（二）硅橡胶材料复制耐火模型

使用硅橡胶（silicone rubber）材料复制耐火模型制作成本虽然较高，但有成形准确、阴模保存时间长、在一段时间内可进行重复灌注等优点，尤其在制作钛支架、含附着体和种植体类的铸造支架中被广泛应用。

将工作模型置于专用的型盒中，一般硅橡胶材料完全固化需等待 60 分钟，之后取出工作模型获得硅橡胶阴模。在灌注耐火材料前，需在硅橡胶阴模表面喷涂一层表面活性剂，以增进灌注材料的流动性。其他的操作步骤同琼脂材料复制模型（图 5-36）。

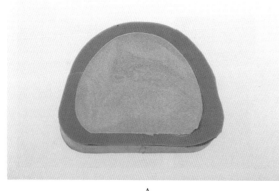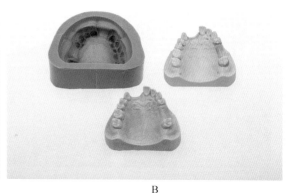

| A | B |

图 5-36　硅橡胶材料复制耐火模型

A. 灌注耐火材料；**B.** 工作模型及复制好的耐火模型

五、铸造支架蜡型的制作

铸造支架蜡型是在耐火模型上制作的。尽管耐火模型材料耐高温，模型表面也经过硬化处理，但其硬度远远低于石膏模型。所以制作支架蜡型时要注意保护模型，避免用锋利的雕刻刀刻划模型或使用过大的操作力度；避免反复移动预成件、更改位置；另外，用于蜡型制作的各种预成件的材质相对较软，容易变形。所以在制作支架蜡型时，制作顺序一般是先安放舌侧或腭侧蜡型部件，然后再安放颊侧蜡型部件，这样可以避免过多地用手指接触、挤压颊侧部件而发生变形。

（一）制作支架蜡型的基本要求

1.保证铸造支架各部分蜡型位置的准确，完全符合模型设计要求。

2.保证铸造支架各部分蜡型的形态正常，符合制作要求、无缺陷。

3.保证铸造支架各部分蜡型的厚度适当，各种装置的相互连接、过渡要符合铸造支架的抗力特点。

4.保证铸造支架各部分蜡型与模型紧密贴合。

5.尽量保持所使用的各种预成件原有的形态与特点。

6.保证在制作蜡型时耐火模型不受到任何损坏。

（二）制作支架蜡型的常用材料

制作支架蜡型的常用材料包括不同型号、形状和厚度的预成卡环线、平纹蜡片（薄蜡片）、花纹蜡片、树脂柔胶板、蜡网、预成杆和不同直径的圆形和半圆形蜡线等（图5-37）。

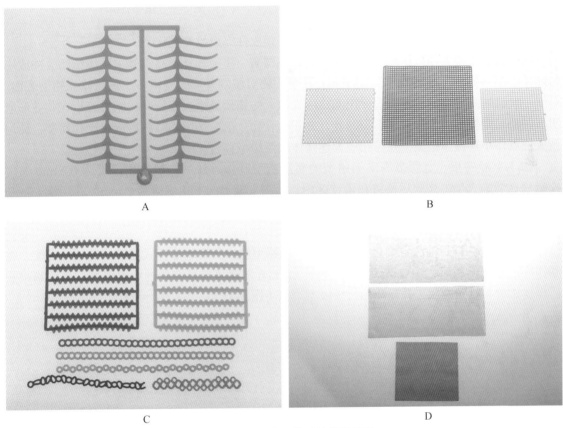

图 5-37 制作支架蜡型的常用材料
A.预成卡环线；B、C.预成蜡网；D.预成蜡片

（三）支架蜡型制作过程及要求

1.绘制模型结构图 使用专用的绘图铅笔，将工作模型上的铸造支架结构设计图准确地绘制到耐火模型上，绘图中注意核对设计单。避免使用含碳的普通铅笔，以免铸造时发生吸碳现象，影响铸件质量（图5-38）。

2.填平有棱区 采用滴蜡法将耐火模型上缺牙区牙槽嵴处、腭隆突缓冲处等许多有棱区的倒凹用蜡填平，并与周围组织达到移行。注意不要滴放过多的蜡，以免使蜡流到其他区域。多余的蜡可用雕刻刀刮平，最后用酒精喷灯吹光处理蜡型表面（图5-39）。

3.制作大连接体底层蜡型及小连接体和𬭤支托蜡型 上颌大连接体及下颌舌板多呈板、带、杆状，由于患者口腔内的个性化解剖特征，要制作的大连接体宽窄、位置及厚度各不相同，通常无法使用预成件直接完成蜡型制作，而是先要进行底层蜡型处理再选择预成件组合达

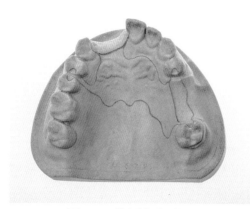

图 5-38　绘制模型结构图

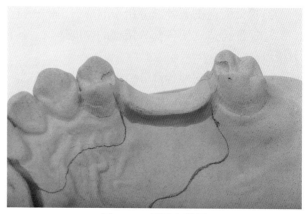

图 5-39　填平有棱区

到制作要求。下颌舌杆大连接体可直接选用舌杆预成件完成蜡型制作。

　　制作铸造支架大连接体底层蜡型时，要先在腭皱、隆突等外形高点处采用滴蜡法缓冲或均匀铺垫一层薄蜡片，厚度 0.1～0.3 mm，注意不要对解剖外形改变很多，最后吹光蜡型表面。对于一些腭皱间存在的较深凹沟要用滴蜡法充填，防止预成蜡板或特殊树脂柔胶板在此处形成明显凹陷，致使金属大连接体不易抛光，并积存食物。最后采用滴蜡法形成𬌗支托蜡型，使用预成件制作小连接体蜡型，并与相应大连接体底层蜡型移行。

　　（1）上颌腭板、宽腭带等支架蜡型的底层蜡型制作方法：一般选用厚度为 0.2 mm 的平纹蜡片在弱的火焰上烤软后覆盖在设计区内，距离支架上、下边缘线约 2 mm，并用蜡刀刮削蜡片末端使其与模型达到移行（图 5-40 中 A 点）。蜡片的两侧要盖过缺牙区所填蜡片的 2 mm（图 5-40 中 B 点）。

　　（2）横向腭杆、前-后腭杆大连接体的底层蜡型制作：为增加杆式连接体的结构强度，在制作底层蜡型结构时，一般选用直径 1.0～1.5 mm 的蜡条放置在杆的中央区域，采用滴蜡法适当加蜡烫平蜡条两侧，并逐渐移行于模型表面（图 5-41）。

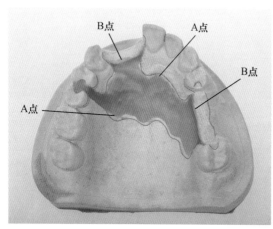

图 5-40　腭板的底层蜡型

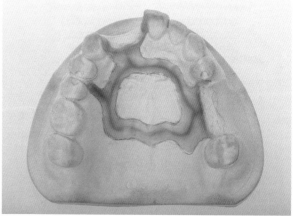

图 5-41　前-后腭杆的底层蜡型

　　（3）下颌舌板底层蜡型结构处置方法：首先用滴蜡法在组织面上较突出的位置加 0.1～0.2 mm 厚度的蜡，然后将直径为 2 mm 的半圆蜡线，平面朝向模型铺于下颌舌板口底边缘线的位置，最后在半圆蜡线的上方加蜡逐渐向龈方移行（图 5-42）。

　　4. 安放网状连接体　根据缺牙区牙槽骨宽度及长度、𬌗龈距离选择厚度与形状适当的网状连接体，然后用锋利的雕刻刀切割后置于缺牙区牙槽嵴上。网状连接体颊侧或唇侧要盖过牙槽嵴顶中线。游离端的网状连接体的远中末端要达到第二磨牙近远中宽度的一半。在网状连接体

上可增做一些加强装置（如铺置一条蜡型）
（图 5-43），以增强网状连接体与人工牙和
树脂的连接效果。

网状连接体必须要有足够的强度，与
大、小连接体的连接也要充分可靠。当网状
结构面积太小或太薄时基托易断裂；当网状
连接体面积过大或过厚时，会影响排牙、义
齿的美观效果及树脂部分的强度。

5. 制作外终止线　外终止线是铸造支架
义齿的金属基托与树脂基托在磨光面一侧的
分界线。外终止线的基本形态是：一侧与金

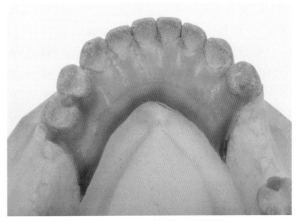

图 5-42　下颌舌板的底层蜡型

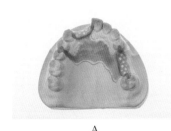 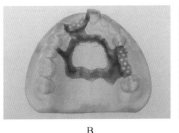 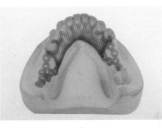

A　　　　　　　　　B　　　　　　　　　C

图 5-43　安放网状连接体

A. 上腭板 + 网状连接体；**B.** 前 - 后腭杆 + 网状连接体；**C.** 舌板 + 网状连接体

属基托平滑相连，另一侧与网状连接体形成锐
角关系（图 5-44），深度一般为 1 ～ 1.5 mm。
外终止线与内终止线走行方向要保持基本平
行，为了美观需要有一定的曲线效果。

外终止线制作方法：选择直径为 0.8 mm
的柔软蜡线，铺于缺牙区牙槽嵴蜡型上，一
般在上颌置于内终止线舌侧或颊（唇）侧
2 ～ 3 mm 的位置；下颌置于内终止线近中
或远中 2 ～ 3 mm 的位置。然后滴蜡烫平外
终止线的舌侧部分并与邻近蜡型移行（图
5-45）。

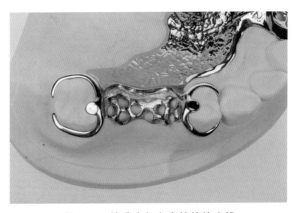

图 5-44　铸造支架义齿的外终止线

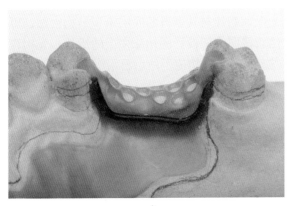 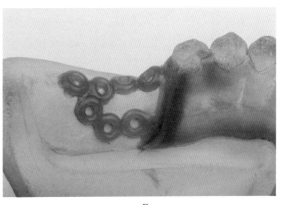

A　　　　　　　　　　　　　　　　B

图 5-45　制作外终止线

A. 上颌腭板外终止线；**B.** 下颌舌板外终止线

6. 安放卡环　卡环是铸造支架的重要组成部分，由于其位置的特殊性（位于模型较突出的部位），在制作蜡型时极易受到影响，通常安排在支架蜡型制作过程的后面。

根据使用部位，预成的卡环线可分为双尖牙用、磨牙用和圈形卡用三种类型。安放固位臂卡环时卡环蜡线要位于卡臂下缘线上，注意不要覆盖在肩台上。为了使预制蜡材料较好地粘在耐火模型上，往往需要在模型表面先涂抹一层专用的粘接剂。卡环安放具体操作方法如下：将预成卡环蜡线的尖端准确置于卡环的起始处，使预成卡环蜡线沿卡环线紧密地环绕在基牙表面，卡环蜡线的末端向邻面中线处稍稍延长后切断蜡线。安放的卡环蜡线要紧贴牙面、位置准确又不产生死角，不发生变形。最后用基托蜡将对抗臂、固位臂、𬌗支托连接形成一体（图5-46）。

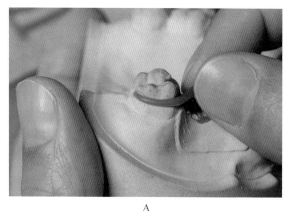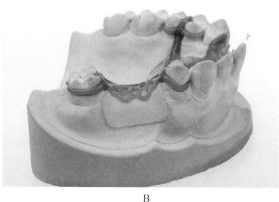

A　　　　　　　　　　　　B

图 5-46　安放固位臂卡环

A. 安放过程；**B.** 安放完成

7. 铺麻纹蜡片或柔胶板　除下颌舌杆以外，所有大连接体底层蜡型上方均要铺置一层预成麻纹蜡片或柔胶板完成蜡型制作。成品的花纹（麻纹）蜡片、柔胶板厚度在 0.3 ～ 0.6 mm，其表面通常呈橘皮状，有粗、中、细三种，不同厂家的材料外形、颜色、柔软度各不相同。柔胶板具有一定弹性，非花纹一侧涂有胶水，便于粘固在耐火模型上。采用花纹蜡片或柔胶板有两个好处：其一，避免了光面铸件表面大面积的抛光和易出现的细小铸造缺陷的不足。其二，由花纹蜡片或柔胶板铸造成的金属板，具有一定的仿生效果，患者感觉舒适，而且有利于发音。

根据设计要求选择适当尺寸、厚度的蜡片在弱的火焰上烤软后，将其铺于模型的中心腭穹窿处，并小心地逐渐向两侧延伸，尽量不要出现褶皱。如果腭穹窿较深，可采用以下办法：先用一块蜡板铺在腭穹窿的一侧，并沿腭中缝处切断，再铺另一半，并把接缝处处理好。接缝线应平整，并与蜡片的橘面形态尽量一致。另外，为保证蜡片与其下方的底层蜡型结构密贴，可用橡胶头轻压蜡片，使蜡片均匀地铺在模型上。然后按照支架设计图切除多余的蜡片：先用锋利的雕刻刀在超出支架轮廓线外 0.5 mm 的位置把多余的蜡板切掉，然后再沿支架轮廓线进行准确切割（图5-47）。

下颌舌杆的结构、形状较为特殊，其预成件的横断面一般为半梨形，宽度 4 ～ 5 mm，上缘厚 1 ～ 1.5 mm，下缘厚 2 ～ 3 mm，边缘圆钝。制作下颌舌杆大连接体时，如果在舌杆覆盖区存在较明显的隆突，一般先采取滴蜡法滴一层 0.3 mm 厚的蜡，再将舌杆的预成件铺于相应的位置。具体操作方法如下：选择适当长度的预成舌杆，以牙槽嵴中线为界先铺模型一侧的舌杆蜡型，再铺另一侧，最后采用滴蜡法连接两侧舌杆蜡型成为一体。舌杆上、下缘的边缘要用蜡进行封闭，以防止包埋材料流入舌杆下方导致变形，通常在安放舌杆预成件前在模型表面涂抹一层专用胶水（图5-48）。

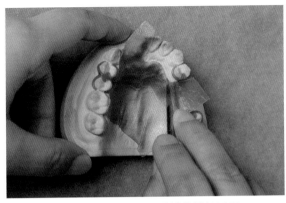
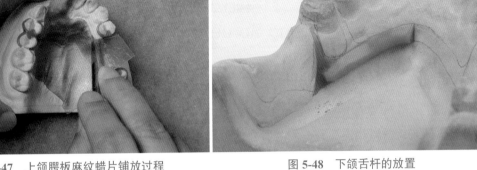

图 5-47 上颌腭板麻纹蜡片铺放过程 　　图 5-48 下颌舌杆的放置

8. 支架蜡型的精细加工

（1）支架蜡型边缘的封闭：蜡型各部分必须紧密地与模型表面密贴，可用小型蜡刀或电热蜡刀将蜡型周边封闭好，防止包埋材料流入支架蜡型内部，但不要破坏蜡型各部分原有的形状与厚度。

（2）支架蜡型表面的光洁：对蜡型进行表面光洁处理，比起铸造后对金属基托的修整、抛光要容易得多，所以要精雕细琢。最后，支架蜡型在包埋前要清除多余的蜡渣并进行表面光洁处理，一般使用喷灯光洁蜡型表面，操作时需注意：火焰要迅速扫过蜡型表面，并且次数不能过多，否则蜡型会发生变形（图 5-49）。

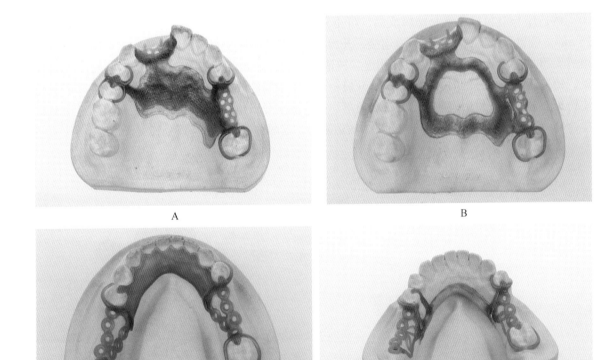

A

B

C

D

图 5-49 完成的支架蜡型
A. 上颌腭板的蜡型；**B.** 上颌前-后腭杆的蜡型；**C.** 下颌舌板的蜡型；**D.** 下颌舌杆的蜡型

第五节　支架蜡型安插铸道与包埋
Placing Sprue and Investing

一、铸道、铸造座与浇口杯

铸道（sprue）是支架蜡型包埋后与外界联系的通道，可分为主铸道和分铸道。主铸道一侧与浇口杯或铸造座相连，另一侧与所有的分铸道相连；分铸道是连接主铸道与支架蜡型部分的铸道。在铸造支架蜡型上安插铸道的目的是形成蜡型经包埋、烧圈形成的铸模腔与外界连接的通道，然后借助铸造机使液态金属经通道顺利进入铸模腔形成铸件；另外在铸造后，与铸件相连的铸道还可为铸件提供补偿收缩。铸道的粗细、长短、弯曲度和安插位置会直接影响铸造质量。

（一）铸道的种类

铸道分为单铸道与多铸道两种。单铸道在钴铬支架铸造中使用较少，通常直接采用一根直径6～10 mm蜡线作为主铸道与蜡型相连，一般置于蜡型的后方。多铸道由主铸道和分铸道组成：分铸道的数目要根据蜡型的大小及具体分布情况灵活而定，一般为2～4根，长度要大致相等，通常在40 mm以内，以便熔化的合金同时流至铸件的各个部位；主铸道长度一般为10 mm，直径为6～8 mm，主铸道的直径应等于分铸道直径之和（图5-50）。

（二）铸造座与浇口杯

铸造座与浇口杯通常是塑料成品，可重复使用，其形状大致呈圆锥状，高度通常为20～25 mm。圆锥顶部圆钝，与主铸道连接，开口角度一般为45°～60°（图5-51）。支架蜡型安插铸道后要将主铸道与铸造座或浇口杯相连。铸造时流动的金属首先与铸造座或浇口杯的内表面接触，铸造座或浇口杯的内表面呈喇叭状开口，有利于金属的收集和流动速度的调整，金属依次经主铸道、分铸道，最后流向铸件的各个角落。如铸造座开口角度过小，铸造时金属流动过快易发生金属回流现象；而开口角度过大会加大铸造阻力，这两种情况都会导致金属支架铸造不全。

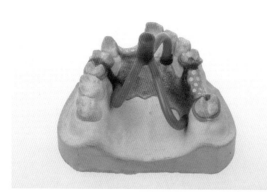

图5-50　多铸道

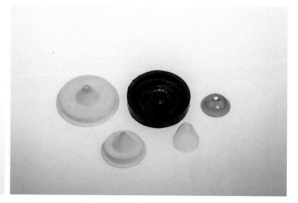

图5-51　浇口杯的开口度

二、金属收缩的特点

铸造支架使用的金属合金熔点一般在1440～1450℃，铸造时的温度必须高出这个温度约150℃，才能保证金属进入铸模腔时仍呈流动状态。当金属由液态转变成固态形式后，其尺寸（体积）会缩小，这个变化过程包含金属的液态收缩、凝固收缩和固态收缩三个阶段。前两个收缩过程是金属在液态下完成的，而后一个过程是固态金属在冷却时发生的变化。

金属发生的收缩首先是液态收缩，是指液态时期的金属刚刚要失去流动性时产生的收缩，此过程非常短暂、几乎无体积变化。随后发生的是金属凝固收缩，是指液态金属从初凝到完全失去流动性时产生的收缩，这个收缩过程发生在金属内部，如果这个收缩过程没有得到充分抑制和补偿，铸件表面就会出现缩孔、缩松、表面粗糙等现象。其中缩孔是容积相对大而集中，形状不规则的铸造缺陷，铸件表面粗糙，多呈明显的树枝状；缩松则表现得细小而分散，常分布在铸件的热力中心或集中在缩孔的下方。金属的液态收缩和凝固收缩又被称为体收缩，其整体特点可归纳为：过程持续时间较短，温度变化较小，几乎无体积变化，在无足够的金属补偿的情况下会发生缩孔和缩松。固态金属在铸模腔内冷却到室温的过程是金属的固态收缩，又被称作线收缩，即金属从失去流动性后铸件的温度降到室温时发生的尺寸上的变化，铸造支架的变形和断裂主要发生在这个阶段。

三、金属收缩与铸道的关系

金属从铸造开始的一瞬间，随着温度的降低和金属的凝固，其收缩随即发生。金属的收缩有一个规律，首先发生在远离中心端的最薄、最细小的部位，它的体积损失可由附近较大铸件来补充，而后者凝固收缩则只能由尚未凝固的铸道来补充。因此，铸道要安置在蜡型最厚的部位。另外，铸道的直径、长度（即铸道的体积）应大于相应金属铸模腔的容积，以补偿金属铸造的收缩。

四、热力中心与主铸道的关系

热力中心应位于铸圈中部的下 1/3 与中 1/3 交界处，此处在整个铸圈中温度最高。当铸圈预热到 950℃ 达到铸造要求时，要将铸圈从电烤箱移到铸造机内，这个过程铸圈的温度通常要下降 300～400℃。而热力中心仍被主铸道占据，可以保证液态金属顺利地注入铸件的各个部位，而且此处金属凝固最晚，可有效地进行金属收缩补偿，保证金属铸件的完整性与精确性（图 5-52）。

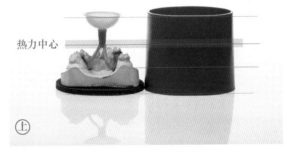

图 5-52　热力中心与主铸道的关系

五、铸道的安插原则

铸道与蜡型的连接处一般位于支架的非重要区域，便于切割和打磨，并有利于铸造时金属在铸模腔内的流动，不能影响铸件的形态。浇口杯的内浇口距离蜡型至少约 20 mm，铸道才能有效地补偿铸金凝固收缩，确保铸件无缺损。主铸道应有足够的粗度，其直径应等于分铸道直径之和，分铸道的长度也应尽量相等。

铸道的直径宜粗不宜细，数量宜少不宜多，形状宜弯不宜直，长度宜短不宜长。主铸道与分铸道的连接、分铸道与蜡型的连接都要避免出现直角，以防止铸造时液态金属在铸模内产生涡流、乱流和倒流现象。所有连接区域要圆滑，无悬突。必要时在支架蜡型的末端或最高点安插排气道，以利于铸造时压力的均衡释放（图 5-53）。

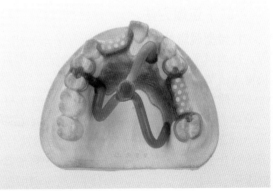

图 5-53　铸道的设计原则

六、铸道的安插方法

（一）带模铸造的铸道安插方法

1. 正插法　是指铸道口放置于耐火模型的𬌗方，将若干分铸道插于蜡型表面上，最后汇成主铸道与浇口杯相连的铸道安插方法（图5-54）。

2. 反插法　是指将主铸道安插在耐火模型的底部中央，即在耐火材模型的底面打开一个直径4～6 mm的圆孔作为主铸道，通过2～4根分铸道与支架蜡型相连接的铸道安插法。一般下颌支架、上颌前-后腭杆、前腭杆式支架均采用反插法（图5-55）。

（二）脱模铸造的铸道安插方法

可摘局部义齿某些结构较简单、体积较小的部件，如𬌗支托、铸网可以采用脱模铸造方法。具体操作是：首先在工作模型上涂抹分离剂，然后做蜡型，安插铸道后从模型上取下蜡型，最后将铸道与浇口杯相连后再进行包埋（图5-56）。

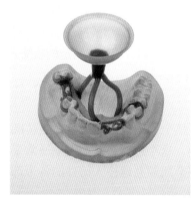

图5-54　正插法

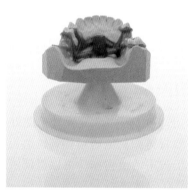

图5-55　反插法

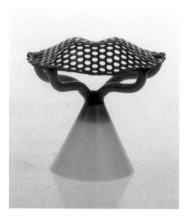

图5-56　脱模铸造的安插方法

七、支架蜡型的包埋

支架蜡型包埋的目的是为了在支架蜡型包埋、烧圈后形成铸模腔，便于铸件的铸造成形。同时，包埋材料的凝固膨胀和热膨胀还可补偿铸造合金冷却时的体积收缩，保证铸件的准确性。

（一）对包埋材的要求

1. 耐高温、强度高，能够抵抗铸造时熔金的冲击力。
2. 有足够的膨胀，可以补偿铸造合金冷却时的收缩。
3. 化学性质稳定，不与金属发生化学反应，可以保持铸件的光洁度。

（二）包埋方法

1. 蜡型脱脂处理　包埋前所有暴露的蜡型、树脂部件均需使用专用脱脂液进行脱脂处理，待其自然风干后再进行包埋。使用脱脂液可避免包埋时在铸件表面产生气泡，减少铸件表面瘤状物或结节的形成。

2. 蜡型的包埋　铸造支架常用的包埋材料属于高温铸造合金包埋材料，通常包括硅酸乙酯结合剂包埋材料（silica-bonded investment）、磷酸盐结合剂包埋材料（phosphate-bonded investment）和以二氧化锆结合剂为主的钛合金包埋材料（investment for titanium）。目前，用于钴铬合金铸造支架的包埋材料主要为磷酸盐结合剂包埋材料，硅酸乙酯结合剂包埋材料已较少应用。磷酸盐结合剂包埋材料（简称磷酸盐包埋材）作为支架蜡型的包埋材料，通常与制作耐火模型的材料为同一种品牌，所使用的铸造金属最好与包埋材匹配。

（1）无圈包埋：根据蜡型实际大小选择成品塑料圈，在包埋完成一个小时，待包埋材完全凝固，可将塑料圈取下形成无圈状态。无圈包埋一般先将耐火模型固定在底座上，将浇口杯放置于铸圈的中央，使其与铸圈底座平行且底面不高于铸圈上沿，将铸圈与底座连接、固定，然后放在振荡器上。打开振荡器的开关，将调拌好的磷酸盐包埋材从铸圈的一侧缓慢注入直至包埋材与铸圈上沿平齐。包埋材的凝固过程要产热、膨胀，此时有部分蜡已顺着铸道流出，铸圈内的包埋材完全凝固并恢复到室温一般需要 40 ～ 60 分钟。最后将铸圈及浇口杯取下，形成无圈状态。脱模时注意不要用力太大，以免损坏铸件与铸圈（图 5-57）。

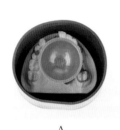 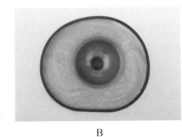 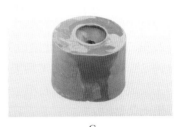

A   B   C

图 5-57　无圈包埋
A. 蜡型包埋前；**B.** 蜡型包埋后；**C.** 凝固的耐火材与铸圈分离

（2）有圈包埋：所用的铸圈是由不锈钢材质制成的，与无圈包埋的主要区别在于：包埋完成后不锈钢圈与包埋材形成一体，直至铸造完成。包埋时先将铸圈安放在玻璃板上，再将调拌好的包埋材注入圈内直至铸圈高度的 3/5 ～ 4/5，最后将支架蜡型缓慢置于铸圈内，使浇口杯底面与铸圈上沿平齐且尽量位于铸圈的中央。待包埋材凝固后将铸圈清理干净并取下浇口杯。因有圈包埋所使用的不锈钢圈在铸圈焙烧过程中限制了包埋材的膨胀，容易造成支架变形；另外，金属圈在程控电热烤箱内焙烧时产生的金属碎渣会对设备和铸件产生一定程度的污染，现逐渐被无圈包埋所代替。

第六节　支架的铸造
Casing of Framework

支架的铸造技术是指将固态金属熔化成液态并铸入一定形状的铸模腔内的工艺方法。口腔修复加工工艺中常用的铸造方法是失蜡铸造法，它常用可熔性材料制成熔模（蜡型），在高温材料中包埋，再经高温焙烧形成铸型，最后通过铸造机将熔化的金属铸入铸模腔内，冷却凝固后形成铸件。随着铸造技术与材料的日趋完善与发展，特别是高强度的优质钴铬钼合金的出现，铸造支架的刚性与韧性有了极大提高，铸件也更加精密、复杂。可摘局部义齿支架的铸造原理和方法与固定修复铸造工艺相似，但也有其自身特点。本节主要介绍铸圈的升温（烧圈）过程与铸造中的一些操作要求及注意事项。

一、铸圈的升温过程与要求

（一）常用设备与材料

常用的加热设备有程控茂福炉，又称程控电热烤箱或熔模除蜡设备（图 3-20）。铸造机有离心铸造机、真空压力铸造机（图 3-21，图 3-22）。常用的材料有金属合金和坩埚（图 5-58）。

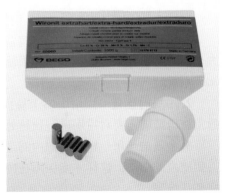

图 5-58　坩埚与铸造支架用钢

（二）铸圈的升温过程与注意事项

支架蜡型包埋后，铸圈需静置约1小时才可进行脱圈、烧圈的预热工序。铸圈加热过早会导致包埋材发生剧烈的化学反应，使铸圈产生裂纹。不同种类的包埋材有其特殊的升温要求，与使用的茂福炉也有一定关系，一般的铸圈升温过程大致分为三个阶段。

1. 第一阶段升温　将铸圈铸口向下置于茂福炉的中心区域（图5-59），注意铸圈之间、铸圈与炉壁之间要保持一定距离，以保证铸圈受热均匀，包埋材膨胀均匀。此阶段升温要求：茂福炉从室温开始逐步升温到300℃，升温速率为每分钟7℃，这个过程大约需要40分钟，茂福炉在300℃时要保持30分钟。此阶段升温目的：其一，使铸圈充分干燥和清除蜡质；其二，使包埋材中的方石英充分膨胀，以部分补偿铸造合金在冷却时的收缩。

2. 第二阶段升温　此阶段升温要求：茂福炉从300℃逐步升温到600℃，升温速率同样为每分钟7℃，在达到600℃后要保持30分钟。此阶段升温目的是：包埋材加热到570℃时，其中的主要成分石英或β石英会转化为α石英，完成包埋材的加热膨胀，可补偿铸造合金冷却时产生的2.2%收缩。

3. 第三阶段升温　升温速率同样为每分钟7℃，将铸圈加热到终端温度900～1000℃，此阶段包埋材的加热膨胀量会很小。茂福炉在此温度下保持30～60分钟后，就可以开始铸造了（图5-60）。铸圈在达到铸造温度后，如果保持时间过短，会使铸圈内部温度过低而导致支架铸造不全；反之，如果铸圈保持时间过长，铸模腔会过度膨胀或造成包埋材强度降低而影响支架的精密度与光滑度。注意铸圈在烧结过程中尽量不要打开炉门，避免铸圈破裂；也不要在中途放入其他铸圈影响原有铸圈内包埋材的加热膨胀。

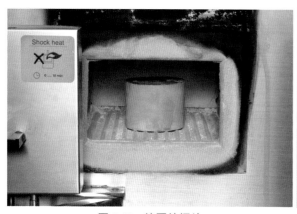

图 5-59　铸圈的摆放

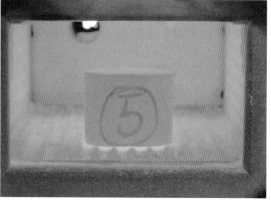

图 5-60　铸造前的铸圈

二、金属的熔化与铸造

（一）铸造前的准备

1. 铸造机的检查　铸造机在铸造前通常要进行预热。如果使用离心铸造机，还要根据铸圈大小做好铸造臂的平衡调节。如果使用的是自动或半自动的真空压力铸造机，要检查供气、冷却等系统装置。

2. 坩埚的检查　因坩埚属于易损物品，在使用前要检查有无破损与裂纹，并要清理干净，通常在铸造前还要对坩埚进行预热处理。

3. 金属的选用　根据铸圈内的金属支架大小确定合金的质量，一般铸造合金的质量是金属支架质量的2倍，这样才能保障在铸造时有足够的铸造压力，利于补偿金属的收缩，使铸件更完整、准确。

（二）金属的熔化与铸造

1. 合金的熔化 合金（金属）块应尽量与坩埚底部接触并依次紧密排列码放，避免出现金属块架空而导致合金熔化不均匀，影响铸造效果（图 5-61）。一般在合金熔化前需将铸圈置于铸造机内，此时还要检查铸圈的浇注口是否干净、清洁。

2. 合金的铸造 常用铸造方法有离心铸造、真空压力铸造、真空吸铸和真空-抽吸-离心联合铸造四种铸造方式。离心铸造是使用较广泛的一种铸造方法，可分为水平离心

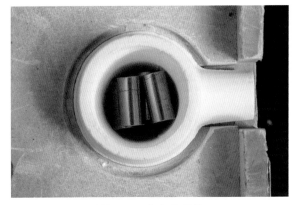

图 5-61 合金的码放

和垂直离心铸造。真空压力铸造在合金熔化时为真空状态，当合金完全熔化后，需加入较大压力的压缩空气（或惰性气体）完成铸造。真空吸铸是在真空状态下熔化金属合金，使铸造室一直处于真空状态，通过两室间的压力差完成铸造过程。

铸造时要严格按照合金的铸造说明进行操作。当合金逐渐熔化后，在金属表面会形成一层氧化膜，通常铸造的最佳时机是在氧化膜破裂后 1 ～ 2 秒。为保证铸造成功，要尽量减少铸圈在炉外的停留时间。铸造过程分为从茂福炉中取圈、熔融合金和铸造三个步骤，整个过程需要一气呵成，如果其中的某一步骤耽误了时间，那么就要将铸圈重新放入茂福炉中再加热一段时间后才能继续铸造（图 5-62）。

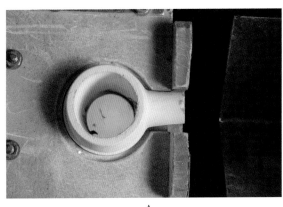

A

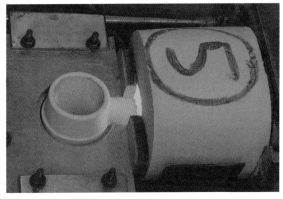

B

图 5-62 铸造完成
A. 铸造前熔融的金属合金；**B.** 铸造后的铸圈

3. 铸圈的降温 铸造结束后，一定要将铸圈的浇注口朝上，取出后置于石板或石膏板上。铸圈的码放要保证 10 cm 以上的间隔（图 5-63）。码放过近会影响铸圈的散热，打乱支架冷却、收缩顺序而导致铸造支架变形，有时还会造成铸件发生黏砂现象。

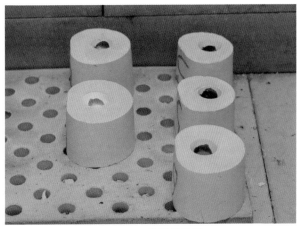

图 5-63 铸圈的降温

第七节　铸造支架的打磨与抛光
Grinding and Polishing of Framework of Removable Partial Denture

　　铸造支架的打磨与抛光是完成铸造支架的最后一个步骤，过程相对繁琐、费时费力，但又是非常重要的一个工序，在一定程度上影响义齿的最终效果。

一、开圈

　　铸圈在铸造完成后要自然冷却至室温才能从包埋材中取出铸件，这个过程被称作开圈，其目的是去除铸件周围大块的包埋材，使铸件完全暴露（图5-64）。开圈时，一般先使用比铸圈稍小些的木槌轻轻敲击铸圈的侧面，使铸件周围的大块包埋材脱落，然后用钳子或夹子夹住浇注口处的金属铸钮并用金属小锤轻轻敲打，将剩余的包埋材震落。上述操作也可使用专用的开圈工具——电动"气凿"来完成（图3-54）。最后借助喷砂设备（图3-25）清除铸件表面粘接的包埋材。注意在整个开圈过程中铸件的任何部位不能受到外力。

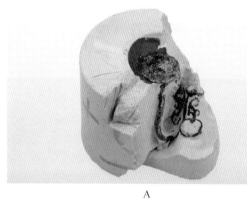
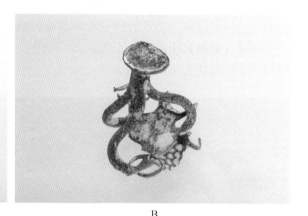

A

B

图5-64　从包埋材中取出铸件
A. 开圈过程；**B.** 开圈完成

二、铸件的喷砂

　　铸造完成后的铸件表面会有一层非常坚固的由金属铬的氧化物形成的氧化膜，这层膜通常与包埋材结合在一起，需要借助喷砂完成清理（图5-65）。

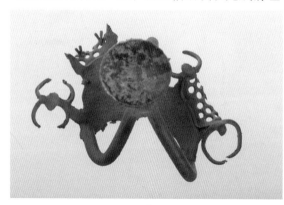
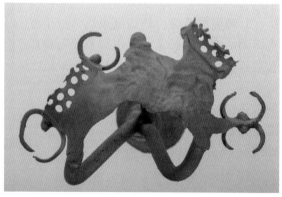

A

B

图5-65　铸件喷砂处理后
A. 磨光面观；**B.** 组织面观

铸件的喷砂处理是将铸件置于喷砂机内，在 4 ～ 6 大气压的压缩空气带动下，将 40 ～ 100 目的金刚砂（或刚玉粉）以每秒 50 ～ 70 米的高速喷向铸件。铸件表面与喷砂口要有 10 ～ 20 mm 的距离，并与喷砂束呈 45° 的夹角，避免铸件在喷砂过程中受力过大而变形。另外，铸件上最薄弱的部位是卡环，在喷砂时要注意保护。每个支架的喷砂一般不超过 15 分钟。

三、切除铸道

铸道的切割一般使用树脂砂片（直径 38 mm，厚度 0.5 ～ 1.0 mm），最高速度不得高于 12 000 转 / 分。为了不伤及铸件，铸道切割面一般要离开铸件 2 ～ 3 mm，然后使用较大的轮状石将铸道末端磨平（图 5-66）。此过程中应尽量避免铸件受力过大或温度过高，从而造成铸件变形或金属结构的改变。

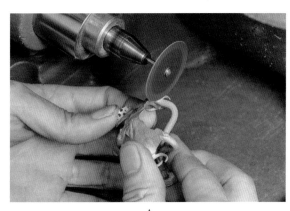 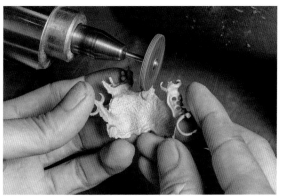

A　　　　　　　　　　　　　　　　B

图 5-66　去除铸道
A. 切除铸道；B. 磨平表面

四、铸件的打磨

打磨铸件分粗打磨和细打磨两个过程。打磨顺序一般从大连接体逐渐转移到小连接体、𬌗支托和固位体；所使用的打磨工具也逐渐由大到小。打磨工具始终要沿着同一个方向（通常是由身体外侧向内侧），并注意磨头与铸件各个组成部分间的接触角度，要保持原有的各部分形态。铸件打磨的注意事项和要求如下：

1. 打磨前准备　要仔细查看设计单并与铸件对照、比较，观察有无缺陷，对于铸件中比较特殊的或薄弱的部位要充分注意，避免损坏。

2. 铸件的粗打磨　使用较大号的金属打磨专用磨头去除铸件周围的飞边，修整大连接体的形状，使其边缘圆钝、厚度一致。使用各种中、小型号的磨头对铸件中的细小的部位进行修整。注意尽量不要破坏支架原有的各部分形态，保证各个部件边缘圆钝，厚度均匀，形状过渡平滑（图 5-67）。

3. 铸件的细打磨　选择合适的磨头去除支架组织面与磨光面的小结节，尤其是位于支托组织面下方、基牙轴角处、腭皱处的极小的结节状物或剩余包埋材颗粒，这些区域不易观察，极易忽略，但是对支架的就位影响极大。另外，可借助技工用 8 倍放大镜进行精细观察与打磨清除。需要指出，支架上的终止线与网状连接体要形成锐角连接，内、外终止线与金属基托表面的连接不要形成肩台；内、外终止线要错开约 2 mm，其高度和厚度要保持一致，以便将来与树脂更好地连接（图 5-68）。

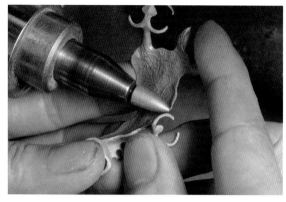

图 5-67　铸件的粗打磨

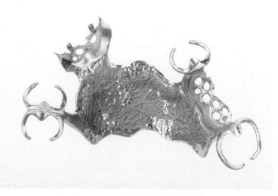

图 5-68　细打磨完成的铸件

4. 二次喷砂处理铸件　也称为铸件的光洁处理。二次喷砂要使用笔式喷砂机，喷砂材料可用 150 目左右的刚玉粉或玻璃珠，喷砂压力在 3 ~ 4 大气压之间，目的是清除铸件表面的氧化膜，为电解做准备。当喷砂完成后，支架表面的颜色往往呈银色（图 5-69）。

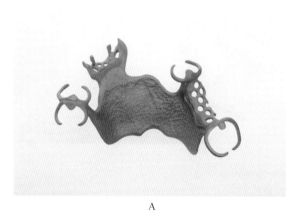

A

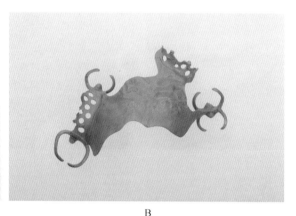

B

图 5-69　铸件的二次喷砂处理
A. 磨光面观；**B.** 组织面观

五、铸件的电解抛光

由于杂质和水分会破坏电解液的性质，所以经过机械研磨后的铸件要彻底地清洁干净，擦干水分后才能放入电解机内。电解机的负极为铅板，电解时将铸件挂在电解机的正极上并浸没于电解液中。通电后铸件表面被电解溶化，高低不平的表面被调整得光滑而平整，实现电解液对金属的电化学抛光。电解时的电压约 12 V，电流为 3 ~ 5 A，一次电解时间为 3 ~ 6 分钟。电解过程结束后要用清水冲洗干净，铸件经过电解抛光后其表面较之前光亮而美观。如果电解时间过长、电流过大或电解液过热，均会导致金属过度溶化，尤其是支架的末端会变短、变薄、变细。被过度电解的铸件需要重新制作（图 5-70）。

电解抛光的注意事项：①电解液的温度要适中，温度过高、过低都会影响支架的电解效果。②电解抛光过程中要随时搅拌电解液，使析出的气泡能自由排除，防止气泡附

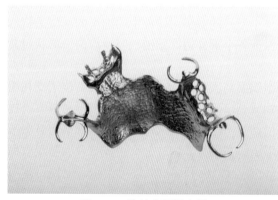

图 5-70　铸件电解抛光后

着在铸件表面形成气体绝缘层而影响抛光效果。③根据合金成分不同选择适当的电解液。④电解液要新鲜、干净，并应定期更换。⑤电解过程结束后铸件要用流水冲洗干净。⑥电解液要统一收集、处理，不能随便倾倒。⑦电解液要避免与皮肤、眼睛等部位接触。⑧电解机应放在通风好的操作间内，或在操作间内设有排风系统。

六、铸件的戴入

当支架电解抛光完成后，铸件可按照原有的就位道方向逐步戴入被清理干净的工作模型上。由于某些原因，包埋材的膨胀与金属的收缩不可能完全达到一致，会造成一定的变形，任何细小的变形都会引起支架就位困难。所以说支架的戴入是一个需要仔细观察、逐步调试的过程，并需要技师具备丰富的理论知识和工作经验才能顺利完成。

另外，在这个操作过程中不能损伤模型，特别是基牙区域，还要注意金属支架有一些部位是绝对不能打磨的，否则会影响铸件的固位力与密合性，如卡环组织面的下缘。当支架完全就位后，需要整体检查支架的各个部分是否与模型密贴，是否符合制作要求，是否与模型设计结构完全一致。此外，还要检查支架的咬合情况，必要时进行调𬌗处理，去除早接触点。

七、铸件的终抛光

（一）橡皮轮抛光

选用适当型号、形状、硬度的轮状橡皮轮和柱状橡皮轮对支架进行无擦痕抛光。由于之前的一系列处理都会在铸件表面留有一定的纹理，使用橡皮轮抛光就是要去除支架上的擦痕，这个过程中不要对支架的精度、尺寸造成任何影响。抛光时要求机器转速为18000～20 000转/分，施加压力要轻，一般为2～3 N，机器转速过快或施加压力过大都会引起支架变形（图5-71）。

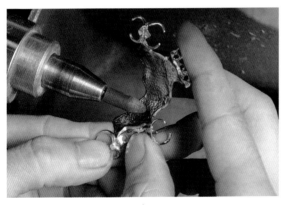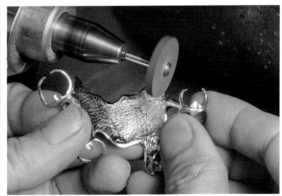

A　　　　　　　　　　　　　　　　　　B

图 5-71　橡皮轮抛光
A. 柱状橡皮轮抛光；**B.** 轮状橡皮轮抛光

（二）棕毛刷抛光

在抛光机上使用各种棕毛刷、毡轮，结合抛光膏、抛光粉一起使用，抛光支架的磨光面与大连接体的组织面，然后将抛光好的支架浸没在盛有温水和少量清洗液的容器中，在超声振荡器中振荡5～10分钟清洁，也可使用刷子和清洗液手动清洗，最后用热蒸汽机清洗支架表面使铸件表面光滑无瘢痕、无粗糙，这样抛光完成的支架具有良好的抗氧化和抗化学腐蚀能力，铸件表面也能呈现高亮度的镜面效果（图5-72）。

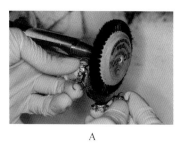
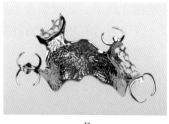
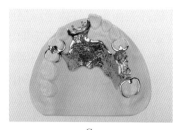

图 5-72　打磨完成后的铸件

A. 棕毛刷抛光；**B.** 清理干净后的铸件；**C.** 铸件在模型上就位

八、铸件的最终检查与调试

1. 支架与设计单上的设计是否一致、模型有无损坏。

2. 支架各个组成部分形状、厚度及位置是否满足制作标准。

3. 支架的就位方向是否与设计一致，固位力是否合理。

4. 支架就位后，各个部分是否与模型密贴、有无翘动。

5. 支架咬合是否有早接触点。

6. 支架是否达到高度抛光效果、是否有缺陷。

以上内容确认无误后，支架和模型要经过消毒处理、包装后送交临床，由医师在患者口内进行支架的试戴。

九、铸造支架容易出现的问题

在制作铸造支架过程中，由于设备和材料的原因或操作不当，会造成铸造支架黏砂、表面粗糙、变形等现象。有些铸造缺陷通过焊接和适当的调整后可满足制作要求，而较大的铸造缺陷是无法弥补的，只能重新制作。

（一）黏砂

1. 现象　黏砂是指包埋材中的某些物质与铸件表面牢固黏附的现象，可分为化学性黏砂和热力黏砂。化学性黏砂是由于石英在高温条件下与合金中的碱性氧化物（氧化铁、氧化镁等）发生化学作用形成的。热力黏砂是合金在铸造时由于温度过高而包埋材的耐火度不够，在热力的作用下使包埋材烧结在铸件表面形成的（图 5-73）。

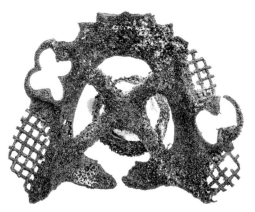

图 5-73　表面黏砂现象

2. 可能的原因

（1）包埋材质量问题：耐高温程度不高或其纯度不高。

（2）合金被过度熔化，铸入铸模腔的合金温度过高破坏了包埋材原有的性质。

（3）烧圈的温度过高，破坏了包埋材本身的性质。

（4）脱脂后脱脂液干燥不完全，脱脂液与包埋材发生化学反应。

3. 预防措施

（1）选择优质材料与相关机器设备。

（2）熔融合金时切勿延长时间，防止合金氧化。

（3）按说明书调拌包埋材。

（4）铸造后的铸圈间隔不要太近，以免影响热量的散发。

（二）铸件表面粗糙

1. 现象　铸件表面粗糙表现在铸件表面有较多微小的瘤状物或结节、小凹陷、小毛刺、麻点等不光洁的现象（图 5-74）。

2. 可能的原因

（1）铸件表面黏砂所致。

（2）蜡型表面光洁度不佳。

（3）包埋前蜡型没有经过脱脂处理。

（4）包埋材料调拌比例错误，或调拌中抽真空条件不好，或包埋材质量差。

（5）铸圈焙烧时间和温度不足或过度。

（6）铸造时熔金温度过高。

（7）烤箱升温速度过快，或烧圈时初始温度过高。

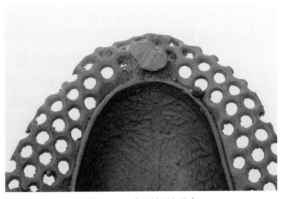

图 5-74　表面粗糙现象

3. 预防措施

（1）防止化学性黏砂的发生。

（2）确保蜡型表面的光洁度。

（3）选择高质量的包埋材，调拌比例与操作方法要正确。

（4）正确掌握铸圈焙烧时间、温度和熔金温度，选择恰当时机铸造。

（三）缩孔

1. 现象　缩孔是指合金凝固后，由于体积收缩，在支架表面或内部留下空穴的现象，多发生在铸件较厚的部位、转角处或铸道安插处（图 5-75）。

2. 可能的原因　铸件凝固时体积收缩未得到充分的补偿，在铸件表面或内部形成孔穴。

3. 预防措施

（1）制作蜡型时，各部位厚薄差异不可过大，尽量达到厚度、宽窄过渡均匀。

（2）选择正确位置安插铸道，适当增大铸道直径，制作储金库。

（3）选择适量金属，提高铸造压力，避免铸造合金过度熔化。

（四）砂眼

1. 现象　砂眼是由于铸型腔内壁有脱砂或有异物进入，使砂粒留在铸件表面或铸件内部而形成的孔穴（图 5-76）。

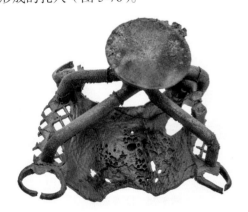

图 5-75　缩孔和缩松现象

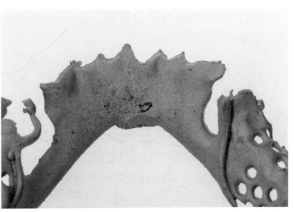

图 5-76　砂眼现象

2. 可能的原因

（1）铸型腔内壁包埋材破碎。

（2）铸道腔和铸型腔表面不光滑或有悬突，导致包埋材在铸造压力下发生脱落。

（3）烧圈时有异物进入铸模腔。

（4）坩埚质量差或没有清理干净，有异物混入金属中。

3. 预防措施

（1）选择高质量包埋材料并按比例调配，以提高材料的机械强度和韧性。

（2）铸道安插或连接时保证表面光滑，避免形成尖锐角或悬突。

（3）焙烤铸圈及熔铸过程中，应防止砂粒、异物落入铸型腔内。

（4）选择高质量的坩埚，并在铸造前清理干净。

（五）支架铸造不全（包括冷隔现象）

1. 现象　合金在熔化后铸造时，由于一些原因影响了熔金的流动，金属过早发生凝固而使铸件缺损。支架铸造不全常常发生在支架的远端和薄弱处。冷隔是铸件表面的金属未熔接在一起并形成流痕，发生的主要原因是铸造压力不足或铸造温度低（图 5-77）。

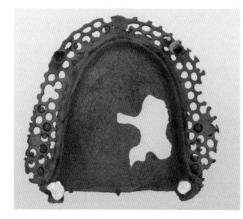

图 5-77　铸造不全

2. 可能的原因

（1）铸圈熔烧温度不足，使熔金流速减慢而过早凝固。

（2）合金熔化温度偏低，使熔金流动速度过小。

（3）合金用量不足或铸造机压力偏低，降低了浇铸时的铸造压力。

（4）蜡型的某些位置过薄、过细，熔金在充盈前过早发生凝固现象。

（5）铸道的方向、角度、直径、位置、长度设置不当，使熔金产生回流现象；或主铸道设计不当，影响了熔金流速。

（6）包埋材料透气性差或没有设计排气孔，使铸模腔内有过多的残留气体而影响了熔金的铸入。

3. 预防措施

（1）蜡型厚度要达到设计要求。

（2）根据需要设置排气道和放置储金库。

（3）合理选择包埋材和包埋方法，合理安插铸道以利于熔金的铸入。

（4）铸圈焙烧的温度需达到高熔合金的铸造要求。

（5）选择烧圈与铸造设备，掌握最佳的浇铸时机。

（六）支架变形与断裂

1. 现象　当铸造支架戴入时出现就位困难、翘动、固位力差等现象，通常是由于铸件发生变形所致。铸件的断裂现象主要发生在铸件铸造后的收缩期，开圈时受到过大外力导致，或支架使用了一段时间后发生的断裂也与铸造支架的变形有关（图 5-78）。

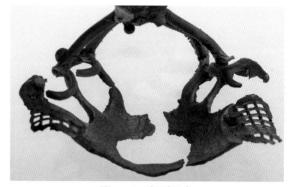

图 5-78　断裂现象

2. 可能的原因

（1）复制的耐火材料模型不准确，通常是由于材料质量原因或操作不当造成的。

（2）蜡型制作不合理。例如，蜡型的薄厚、宽窄过渡过于明显或有些地方蜡型太薄而造成合金收缩时发生支架变形与断裂。

（3）铸道安插位置不当，引起支架变形与断裂。

（4）包埋材料与铸金不匹配，没有完全补偿铸金的收缩而造成支架变形。

（5）合金熔化温度过高，分子间距离被过度拉大，这样金属在凝固时收缩也会增大，使铸件的变形量加大或断裂。

（6）开圈、喷砂、打磨时方法不当（加工压力过大），引起支架发生机械性变形与断裂。

3. 预防措施

（1）按操作要求准确复制模型。

（2）所选择的包埋材要与铸金匹配，以补偿铸金收缩。

（3）按要求制作支架蜡型，严格控制蜡型厚度，在适当的位置制作加强线，使蜡型的薄厚、宽窄过渡均匀。

（4）正确掌握铸件开圈、喷砂、打磨方法，避免引起变形与断裂。

第八节　卡环弯制技术
Technique for Wrought Wire Clasp

弯制卡环又称冷弯卡环（wrought wire clasp），是固位体中的直接固位体，通过使用弯制工具对成品金属钢丝进行加工而成。弯制卡环普遍应用于胶连局部义齿中，在一些铸造支架义齿中也会结合使用，通过焊接或胶连的方法与支架连接。在弯制卡环时，应首先掌握各种弯制工具的使用特点；在弯制过程中还要遵循设计要求，注意各个部分与基牙正确的接触关系且不要伤及模型；卡环的各种弧度、角度最好一次弯制成功，避免反复修改而影响卡环的使用寿命；另外，弯制好的卡环表面要求无伤痕，通常需要橡皮轮做抛光处理，使卡环–末端（卡臂尖）处呈鼠尾状，以减小异物感。

一、常用工具

1. 尖嘴钳　简称尖钳，是最常用的卡环弯制工具，钳子的末端像鸟类的嘴（喙），其形状和结构特点是：钳喙部短而尖，接触面平滑，其背侧的一侧为圆锥形，另一侧为菱锥形，可任意弯制各种弧度的卡臂、锐的折角、直角、钝圆角等。

2. 半圆钳　又称日月钳，它的结构特点是：钳喙较长，一侧钳喙为圆柱形，另一侧钳喙为新月形。当半圆钳的钳喙互相对合时可使钢丝形成一定的弯曲。

3. 平头钳　主要结构特点是：钳喙部扁而平，接触面有齿纹，其背侧为半圆或菱形。平头钳主要用于调直钢丝，当需要保证前部一段钢丝或一个平面角度和曲度相对不变而调整后一段钢丝时，可用平头钳将前一段钢丝夹住，从而较容易地调整后一段钢丝。

4. 刻断钳　结构特点是：钳喙形状似剪，但比较宽和厚，主要用于切断钢丝（图 3-43）。

二、钢丝型号与弯制卡环类型的关系

1. 19 号钢丝　直径为 1.0 mm，可制作磨牙的卡环。

2. 20 号钢丝　直径为 0.9 mm，可制作前磨牙或前牙的卡环。

三、卡环弯制的方法与要求

（一）一型卡环制作方法与要求

一型卡环一般设计在近中、远中有缺失的基牙颊侧位置，基牙上的观测线为一型观测线（图 5-79）。通常作为三臂卡环的固位臂。

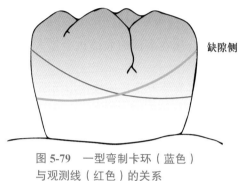

缺隙侧

图 5-79　一型弯制卡环（蓝色）与观测线（红色）的关系

1. 卡臂部分

（1）弯制要求：卡环弧度与基牙的卡环线一致，并与基牙表面接触，起到卡抱作用。一型卡环的卡臂尖进入 0.75 mm 深度的倒凹。卡臂尖的起始部位于基牙远缺隙侧外展隙。其特点是：从卡臂的起始部位开始计算，整个长度的 1/2 左右位于观测线以下，在逐渐进入非倒凹区后在基牙的轴角处形成卡体部分（图 5-80）。

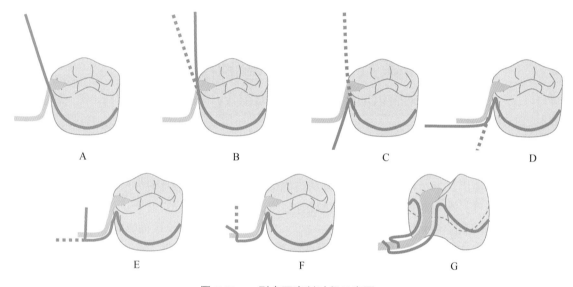

A　　　　B　　　　C　　　　D

E　　　　F　　　　G

图 5-80　一型卡环弯制过程示意图

（2）弯制方法：首先目测基牙的外形特点，观察卡环线形状，用刻断钳剪下 8 ～ 10 cm 长度的钢丝，用尖钳或平头钳调直。以右手握尖钳，夹紧钢丝的另一端，用左手执钢丝，左手的拇指和示指捏住钢丝，中指作支点顶在钳喙上，拇指压住钢丝，两手同时旋转向外下方用力，以使钢丝在外力作用下弯曲成弧形。然后将其放在模型上比试、调整，使弧形与卡环线一致，并且使钢丝和基牙牙面贴合。同时为了保证钢丝改动位置的准确性，通常使用有色记号笔画线、标记，一般用尖钳在标记点后方约 1 mm 的位置夹住钢丝，这样调试和改动后才能达到准确调整长环弧度的要求（图 5-81）。切记不要损伤模型。

2. 卡体部分

（1）弯制要求：卡体部分一般位于基牙轴角龈缘下 1 ～ 2 mm 的非倒凹区，与基牙轻轻接触，不能妨碍咬合。卡体部分具有稳定和支持义齿的作用，可防止义齿侧向和龈向移位。

（2）弯制方法：钢丝绕过颊侧轴角与基牙的缺隙侧邻面接触，用平头钳将这个卡臂夹住，在卡体形成部位向下压钢丝形成锐角，并向外侧（缺隙侧）拉出 45°～ 60°斜角以便让开基牙的倒凹，形成一型卡环特有的卡体角度，注意在这个卡体弯制过程中保证卡臂部分不能受到任何外力而发生曲度变化（图 5-82）。

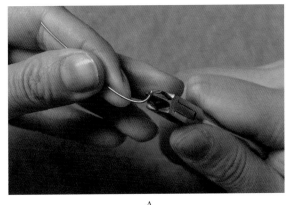 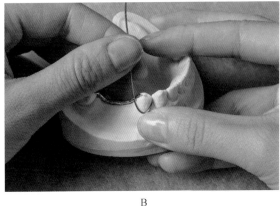

A B

图 5-81 一型卡环卡臂的弯制
A. 卡臂的弯制过程；**B.** 卡臂弯制完成

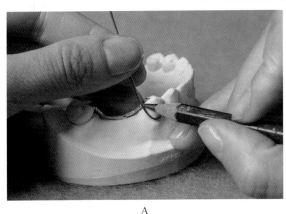 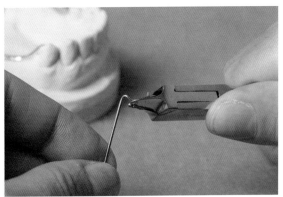

A B

图 5-82 一型卡环卡体的弯制
A. 卡体位置的确定；**B.** 卡体角度的形成

3. 连接体部分

（1）弯制要求：卡环的连接体部分最终是被埋于基托树脂中的，通常可分为连接体的降段和水平段，具有保障卡环固位体部分在义齿中位置保持不变的作用，同时还能增加义齿的强度。由于钢丝是圆形的，埋在树脂内部的连接体部分受力时极易发生转动，为了保证卡环位置的稳定性，要求连接体必须有足够的长度和具有一定抗旋转形状，即从卡体位置开始计算，连接体的总长度应与卡环暴露的部分（卡臂）等长，并且应有适当的弯曲。连接体的降段不能进入倒凹，以免妨碍义齿戴入；连接体的水平段要离开组织面约 0.5 mm，以便树脂的包绕；为了不影响排牙和义齿的美观性，连接体应适当向舌侧放置；连接体的形状和位置应符合基托的抗力要求，当有多个卡环连接体同时存在时，各个连接体要弯制成网状结构，以保证义齿的强度。

（2）弯制方法：卡体弯制好之后，为了便于观察，需将卡环倒置在基牙上画线来确定连接体降段的长度，然后根据模型的具体情况确定连接体的水平段长度、位置与形状。如果间隙足够大，连接体可适当做些弯曲，若间隙过小，在其末端要形成一个 90° 的弯曲，注意不要出现锐角而形成应力集中（图 5-83）。

（二）三型卡环制作方法与要求

三型卡环适用于三型观测线，一般位于下颌基牙舌侧，通常作为三臂卡环的对抗臂。若将其作为固位卡臂，其卡臂位于观测线以下的部分不宜超过 1/2（图 5-84）。但因三型观测线一般较高，且舌侧倒凹大，通常应将其作为对抗臂，不进入倒凹。

（三）圈形卡环的制作方法与要求

圈形卡环一般放置在远中端的孤立基牙上，卡臂尖进入 0.75 mm 深度的倒凹，上颌圈形卡环

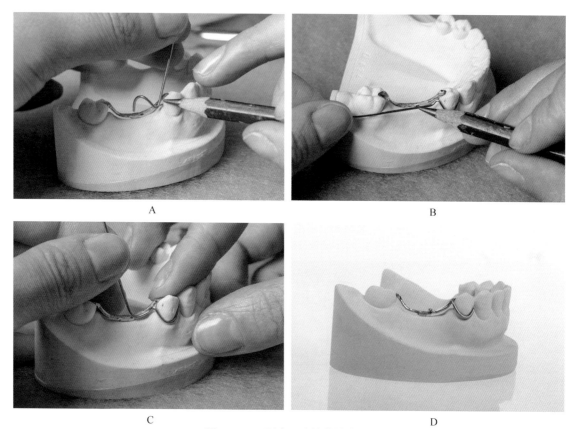

图 5-83　一型卡环连接体的弯制

A. 连接体降段的弯制；**B.** 连接体水平段的弯制；**C.** 连接体固位装置的位置；**D.** 一型卡环弯制完成

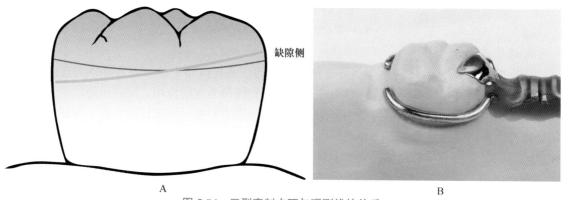

图 5-84　三型弯制卡环与观测线的关系

A. 示意图；**B.** 实物图

的卡臂尖起始于基牙的颊侧近中轴角，下颌的卡臂尖起始于基牙的舌侧近中轴角。圈卡的卡臂在绕过上颌基牙的颊侧远中轴角（或下颌舌侧远中轴角）后进入基牙的非倒凹区，随后通过基牙的远中部分和舌侧（下颌为颊侧）逐渐向上颌基牙的舌侧近中轴角（或下颌颊侧近中轴角）的𬌗缘处靠拢，最后形成卡环的卡体部分。圈形卡环连接体部分可适当加长。其他制作方法与要求同一型卡环的弯制（图 5-85）。弯制圈形卡环卡臂过长，卡臂尖弹性过大，容易出现固位力不足和卡臂变形的问题。其位于非倒凹一侧的部分可以由塑料基托承托，可以增加卡臂强度，降低卡臂尖弹性。

（四）隙卡的制作方法与要求

隙卡又称间隙卡，常设计在前磨牙、磨牙的颊侧，一般基牙的近远中都有邻牙。此种卡环延伸较长、弹性较大，可很好地利用基牙的倒凹，其弧度可贴近龈缘，有利于美观，并可减少对颊黏膜的刺激。

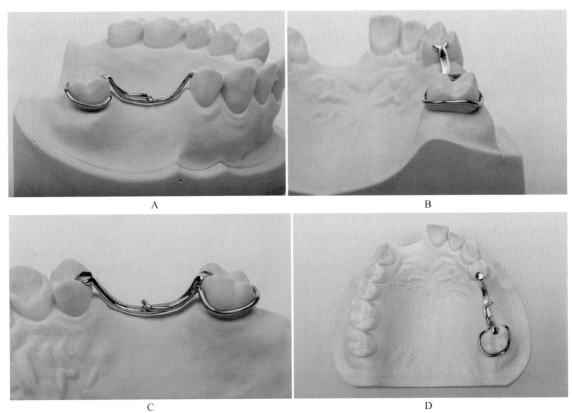

图 5-85　上颌圈形卡环的弯制
A. 颊面观；**B.** 远中面观；**C.** 舌面观；**D.** 殆面观

1. 弯制要求　隙卡卡臂尖进入 0.75 mm 深度的倒凹，卡臂的升段要适量进入基牙另一侧的龈外展隙内，有增加固位的作用且不影响美观；隙卡的殆面段应与隙卡沟完全贴合，不能妨碍咬合，并有一定的稳定作用；随后卡环在靠近隙卡沟腭侧（舌侧）末端的位置沿着基牙长轴方向下降，向龈方弯曲形成连接体的降段，这个角度一般为钝角，不能进入倒凹或妨碍咬合。若附近还有邻牙，那么连接体的降段一定要位于两颗牙的中间位置，不要靠近任何一侧。卡环的连接体部分在距离基牙舌侧龈缘 4 ～ 5 mm 处拐出钝圆角（避免形成直角），随后沿牙弓走行弯制形成连接体的水平段，并且要有一定的波浪形弯曲。隙卡的连接体通常较长，其走向应与基托的易折线相垂直，与其他连接体交叉形成抗力结构。另外，隙卡连接体的水平段应位于树脂基托的中央区域（图 5-86）。

2. 弯制方法

（1）卡臂与殆面部分：剪取一段 10 cm 左右长度的钢丝，按卡环线将钢丝弯成大小合适的弧形，在卡环臂邻近基牙殆缘的部分用尖嘴钳将钢丝向外稍作弯曲，使卡环臂进入颊外展

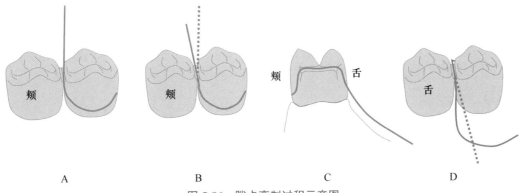

图 5-86　隙卡弯制过程示意图
A. 颊侧段；**B.** 殆面段；**C.** 邻面观连接体降段；**D.** 舌面观连接体水平段

隙。在钢丝位于隙卡沟颊侧边缘处用铅笔做记号用尖钳夹住记号的稍下方，使尖钳的锐缘在卡臂舌侧，然后左手拇指压钢丝向尖钳的锐缘侧，形成约90°的夹角，向舌侧弯曲，使卡臂与模型上的隙卡沟完全贴合（图5-87）。

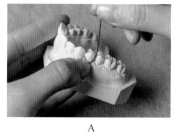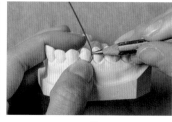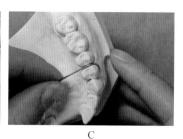

A   B   C

图5-87　隙卡卡臂与卡体的弯制
A. 弯制卡臂；**B.** 卡环𬌗面段位置的确定；**C.** 弯制卡臂的𬌗面段

（2）连接体部分：在卡臂位于隙卡沟舌侧边缘处做记号，将尖钳的钝缘向下夹住钢丝记号的卡臂一侧，压钢丝向下形成大于90°的角度，形成隙卡连接体下降部分。倒转卡环，将卡环舌侧的转弯处抵在模型上隙卡沟下方的舌侧龈乳头处，一般在隙卡沟下方5 mm处用有色铅笔划线，在记号处向舌侧弯曲，调整钢丝方向，使连接体与组织面保持约0.5 mm的距离，逐渐向前延伸形成连接体的水平段（图5-88）。

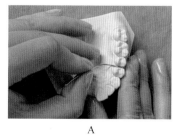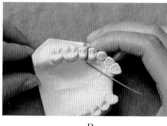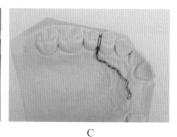

A   B   C

图5-88　隙卡连接体的弯制
A. 弯制连接体的降段；**B.** 弯制连接体的水平段；**C.** 隙卡弯制完成

四、卡臂的磨光与卡环的固定

当卡环弯制完成后，用桃形或柱状的金刚砂磨头将弯制好的卡环卡臂尖磨圆钝，最后用橡皮轮磨光。将完成后的卡环放在模型上，使卡臂与卡环线贴合。将熔化的基托蜡滴在小连接体与模型牙槽嵴处，然后再次对照设计单检查是否符合设计要求，仔细检查每个卡环的位置、与观测线的关系、咬合等情况，为接下来的排牙工序做准备（图5-89）。

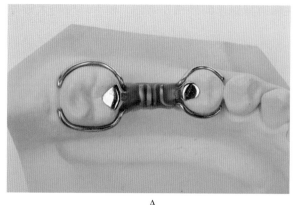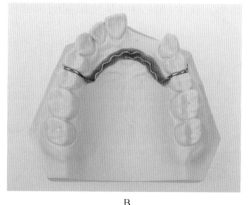

A   B

图5-89　卡环的固定
A. 弯制活动桥卡环的固定；**B.** 简单托弯制隙卡的固定

可摘局部义齿
排牙的操作演
示

第九节 可摘局部义齿的排牙
Tooth Arrangement for Removable Partial Denture

　　可摘局部义齿人工牙的排列，简称排牙（tooth arrangement，tooth setup），对义齿的美观和咀嚼功能发挥有重要的作用。人工牙的排列要符合组织保健原则，尽可能恢复患者生理功能、保护口内软硬组织的健康、恢复美观和辅助发音功能。前牙排列的重点是美观功能的恢复，后牙重点在于咀嚼功能的恢复。目前在人工牙的选择上，前牙多采用成品人工牙；后牙则根据患者缺隙大小、牙龈高度、咬合关系、牙合力大小等情况，选择成品牙或制作金属牙及金属树脂混合牙等方法。通常在排牙前要根据具体情况上牙合架，上牙合架的操作方法参照全口义齿章节。

一、人工牙的种类与选择标准

（一）人工牙的种类

　　成品人工牙（artificial teeth）主要有树脂牙和瓷牙两类。树脂人工牙具有硬度小，韧性大，不易碎裂和折裂，能与树脂基托牢固结合，易调改与抛光，色泽与天然牙接近等优点；而瓷牙虽然具有色泽好、硬度高、耐腐蚀、耐磨损等优点，但是由于脆性大、易折裂、不便调磨与修改、不易与树脂基托结合、比重大加重牙槽骨负担等原因，较少用于临床。所以，目前临床上主要使用树脂人工牙。

　　成品人工牙后牙牙合面的形态分为解剖式牙、半解剖式牙和非解剖式牙（无尖牙）。其牙尖斜度分别为：30°、20°和0°。这三种人工牙，解剖式牙咀嚼效率最高，非解剖式牙效率最低，但是对牙槽嵴低平、颌弓关系异常、正中关系不稳定的患者来讲，选用后两种人工牙可减小后牙侧向力，有利于义齿的平衡与稳定（图5-90）。

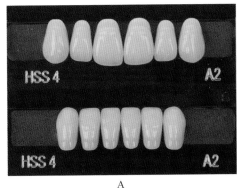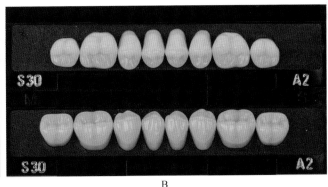

A　　　　　　　　　　　　　　　　　B

图5-90 成品人工牙
A. 前牙；**B.** 后牙

（二）可摘局部义齿人工牙的选择标准

　　可摘局部义齿人工牙的选择标准与全口义齿基本相同，前牙主要考虑美观因素，选牙时不仅要考虑人工牙的质地、缺牙间隙大小、颜色、形态、面型及口唇部的协调，还应充分考虑患者的肤色、年龄、性别、个人意愿、家属意见等。后牙主要以咀嚼功能为主，选牙时应根据缺隙处牙槽嵴近远中长度、牙槽骨吸收程度、上下颌弓位置关系、颌间距离等因素综合考虑。后牙应选用与前牙协调的颜色。

二、可摘局部义齿人工牙排列的组织保健原则

（一）恢复解剖生理功能

1. 恢复咀嚼功能，保护支持组织。
2. 恢复发音功能，不妨碍唇、颊、舌的正常活动。
3. 恢复正常的面容与美观。

（二）保持义齿稳定

1. 前牙排成浅覆盖和浅覆𬌗关系。
2. 形成良好的正中咬合关系，保持𬌗曲线的协调。
3. 前伸、侧方𬌗无干扰。

（三）按颌弓形态和上下颌骨关系排牙

1. 人工牙的位置和排牙后形成的牙列形状尽可能与原颌弓形状或剩余牙列情况相协调。
2. 人工牙应尽量排在牙槽嵴顶上，使𬌗力线垂直于牙槽嵴顶。

（四）实现良好的咬合状态

适应和符合剩余牙列的各种曲线和咬合关系，在正中𬌗时尖窝相对，达到最广泛、密切的接触关系，义齿在行使功能时无早接触和翘动。当多数牙缺失、天然牙的咬合关系丧失时，可摘局部义齿的咬合关系应遵循全口义齿平衡𬌗的原则。

三、可摘局部义齿人工牙排列的要求与方法

（一）前牙的排列要求与方法

1. 前牙排列的要求

（1）前牙排列应满足恢复面容美观、切割食物、发音三大主要功能的要求。

（2）当个别前牙缺失时，可参照邻牙或对侧同名牙的形态与位置，如唇舌向、切龈向的位置，以及与对𬌗牙的咬合关系排牙。

（3）当多数前牙缺失或上、下前牙全部缺失时，中切牙的近中接触点应与面部中线一致，尤其是上颌，以免影响美观。

（4）前牙应有正常的覆𬌗和覆盖关系。若覆𬌗过大，会妨碍下颌的前伸运动；若覆盖过小，会影响美观和发音以及前牙的切割功能。

（5）上前牙可稍向唇侧排列，但牙长轴必须垂直于牙槽嵴顶；下前牙要排列在牙槽嵴顶上，不要过分偏向唇、舌侧，以免形成不利的杠杆作用，或妨碍唇舌的功能活动进而影响发音和切割功能。

（6）前牙排列应因人而异，能体现患者的性别、年龄、肤色、面型甚至性格特征，实现逼真的效果。

2. 前牙排列的方法

（1）个别前牙缺失：将选好的人工前牙在模型上比试，若人工牙略宽，可磨改人工牙的邻面和舌侧轴面角，尽量保留其唇面形态不受破坏。

1）如果缺牙区牙槽嵴丰满，可不做唇侧基托，用雕刻刀将缺隙区唇侧的石膏刮除约0.5 mm，这样可使完成后的义齿人工牙颈部与唇侧黏膜紧密贴合，增加美观效果。

2）如果缺牙区牙槽嵴吸收较多，则应制作唇侧基托。

3）如果人工牙略长，则主要磨改人工牙颈部的盖嵴面，并注意与牙槽嵴的贴合，必要时

可磨改人工牙的切缘。

4）如果人工牙唇舌向过厚，则主要磨改人工牙的舌面。

5）若人工牙唇面突度不协调，也可磨改其唇面，但同时要调整人工牙的外形。

最后，将人工牙用基托蜡固定在模型的缺牙区，待基托蜡完全硬固后按上下颌的咬合关系及邻牙的相邻关系进行调𬌗。个别前牙缺失的排牙一般不需要在口内进行试戴（图5-91）。

（2）多数前牙缺失：取一小块基托蜡片，烤软后铺于缺牙区，修去蜡片多余部分，用热蜡刀烫软基托蜡，将选好的人工牙固定。以中线为基准，参考其他因素，对称排列左右中切牙、侧切牙和尖牙，并按要求调整位置。多数前牙缺失者，须根据𬌗记录上蜡堤确定前牙唇面和切端位置，可根据需要在患者口内进行试牙，合适后再继续制作（图5-92）。

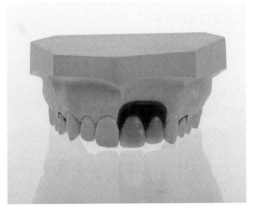

图5-91　个别前牙缺失的排牙

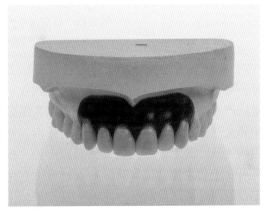

图5-92　多数前牙缺失的排牙

（3）异常情况的排牙

1）缺牙间隙小于原天然牙间隙：当缺隙稍窄时，可考虑将人工牙减径、减数、扭转、改变倾斜度的方法，或选择略小于原天然牙的人工牙，采取或者将人工牙远中的一部分重叠于邻牙上以弥补间隙不足。注意异常情况下不论采用何种方法排牙，都需征求患者的意见（图5-93）。

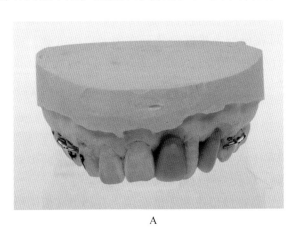
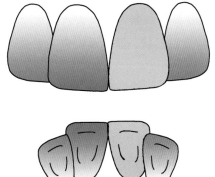

图5-93　缺牙间隙小于原天然牙间隙的排牙

A. 实物图；**B.** 示意图

2）缺牙间隙大于原天然牙间隙：若缺隙稍大，可采取增加人工牙近远中向倾斜度、在人工牙的远中保留小的间隙或选择略大于对侧天然牙的人工牙排列方法。此时可将人工牙的唇面突度加大、切角处磨圆钝，使其从视觉上看起来显得窄些。若缺隙过大，可采用加数排牙的方法解决。同样应注意中线的位置，首先考虑和照顾距离中线近的人工牙，加数、加缝一般都排在正常人工牙的远中位置（图5-94）。

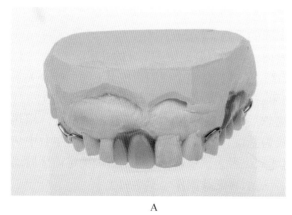
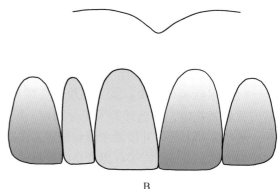

图 5-94　缺牙间隙大于原天然牙间隙的排牙

A. 实物图；**B.** 示意图

3）前牙为反𬌗关系：前牙为轻度反𬌗关系时，可排列成浅覆盖；中度时，可排列成对刃𬌗；严重时，可排列成反𬌗。注意在人工牙与相邻天然牙相接处，要排成自然的弧形，使之协调一致。若上前牙缺失、唇肌较松弛，排牙时可将上前牙排列成双重牙列。这样可在保证咬合的同时，改善面容的美观（图 5-95）。

4）上颌前突或下颌后缩：此类情况若是个别上前牙缺失，人工上前牙的排列应与邻牙和对侧牙协调；若为深覆𬌗关系，则可采用适

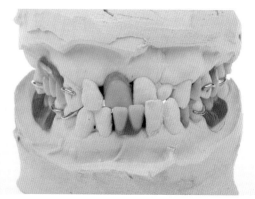

图 5-95　前牙为反𬌗关系的排牙

当磨除下前牙的切缘或在上颌使用金属基托等方法解决。若是上前牙多数或全部缺失，可将上前牙适当向腭侧排列，甚至唇侧不作基托，以减小覆盖又不至于过多影响美观；也可加厚人工牙的舌面或腭侧基托，或制作平面导板，以保证上下前牙在正中咬合与非正中咬合关系的恢复。当上颌前突严重时，可建议患者作牙槽骨修整术后再进行修复。

5）咬合关系异常或患者有特殊要求：可在模型上排好前牙后在患者口内试戴，检查人工牙的位置、形状、颜色及咬合关系是否符合功能和美观的要求，并征求患者对人工牙排列的意见。

（二）后牙的排列要求与方法

1. 后牙排列的要求

（1）可摘局部义齿后牙排列的主要目的在于恢复咀嚼功能，与对𬌗牙有正常的尖窝接触关系，在牙尖交错𬌗位应有广泛而均匀的接触，以便发挥良好的咀嚼功能。

（2）后牙应尽量排列在牙槽嵴顶上，使𬌗力直接传递到牙槽嵴顶，有利于义齿的稳定和减少牙槽嵴的吸收。

（3）适当减小人工后牙的颊舌径和牙尖斜度，以减轻𬌗力。

（4）第一前磨牙的排列应兼顾功能与美观的要求，并注意与尖牙的协调性。

（5）人工后牙应尽可能排成正常的覆盖和覆𬌗关系。不能排成对刃𬌗，以免出现咬颊或咬舌。

（6）当上下颌双侧后牙多数游离缺失时，应按照全口义齿的排牙要求排成平衡𬌗。

2. 后牙排列的方法　若缺隙正常、𬌗龈距离足够、对𬌗余留牙排列也正常，可选用成品人工牙；若多数后牙缺失，对𬌗天然牙伸长或排列不整齐，𬌗龈距离低时，则可雕刻蜡牙后进行

装盒装胶处理。当缝隙太小不便排列人工牙时，可制作金属牙、金属𬌗面或通过增加基托厚度（内设金属网）来解决咬合问题。

（1）少数后牙缺失（非游离缺失）：根据缝隙的大小取一小块蜡片烤软后铺于缝隙的位置，选择合适的成品人工牙，将盖嵴部进行适当的磨改，避开𬌗支托和卡环的卡体与连接体，再用蜡将人工牙按要求固定于缝隙内（图5-96）。根据需要，此时人工牙的位置可稍高一些，待基托蜡硬固后用咬合纸检查咬合点，使用大号圆钻通过调𬌗满足咬合要求。若缝隙的垂直距离或近远中径较小时，可连同𬌗支托一起制作金属𬌗面。

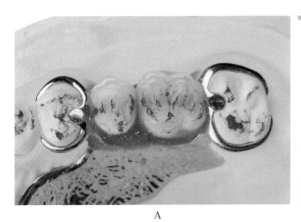
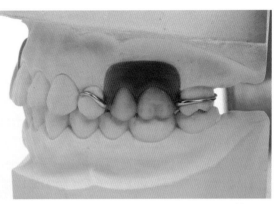

图 5-96　少数后牙缺失的排牙
A. 𬌗面观；**B.** 排牙完成

（2）多数后牙缺失：应在𬌗架上进行排牙工序（图5-97）。可选用合适型号的成品人工牙来排列后牙。为获得良好的咬合接触，在排牙过程中应适当磨改人工牙的𬌗面。注意每次只排一颗牙，调整合适后再排下一颗牙，最后再做统一调整。特别是复杂局部义齿排牙时，首先要从简单的一侧开始入手，例如：缺牙附近有较多的余牙，或有明显的解剖标志可参考。另外，排牙时应尽量考虑照顾条件不好的缺牙侧。必要时，可选择在患者口内试戴以观察排牙效果。

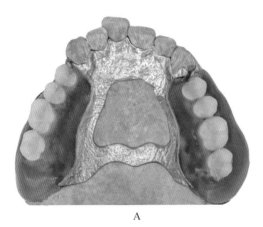
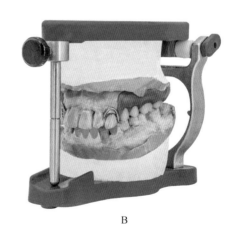

图 5-97　多数后牙缺失的排牙
A. 𬌗面观；**B.** 排牙完成

（3）异常情况的排牙

1）缺牙间隙小于原天然牙间隙：缝隙小于原天然牙间隙时，可将人工牙减径，或选择略小于原天然牙的人工牙，或进行减数排牙。

2）缺牙间隙大于原天然牙间隙：缝隙大于原天然牙间隙时，可选择略大于原天然牙的人工牙，或采取加数的方法来进行排牙。

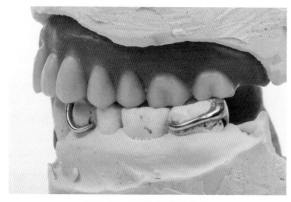

图 5-98　反𬌗关系的排牙

3）反𬌗关系：轻度者，可将上颌人工牙稍排向颊侧或下后人工牙稍排向舌侧，以建立正常的咬合关系；中度者，可适当磨改下后牙的颊面，或将上后牙颊面加蜡，以建立一定的覆𬌗、覆盖关系，避免排成对刃𬌗而发生咬颊的现象；严重者，可排成反𬌗，但应保证后牙排列在牙槽嵴顶上（图 5-98）。不论何种情况，尽量不将人工牙排列成对刃关系。

（三）即刻义齿排牙的方法

即刻义齿是在患者拔牙约 40 分钟后即刻戴入口腔内的义齿，具有压迫止血和美观的作用。即刻义齿的制作：首先在工作模型上刮除患牙，此时需要参考患牙的根尖片观察牙槽嵴吸收情况，一般将有关牙齿从模型上沿牙颈部平齐两侧牙龈乳头处切断，并按照预计拔牙后情况在模型上相应的部位修整其唇颊侧和舌腭侧斜面，形成圆钝的牙槽嵴形态。上颌牙拔除后一般在拔牙窝唇颊侧组织塌陷相对较多，舌腭侧组织塌陷较少。下颌的情况与此相反，一般是在拔牙窝舌（腭）侧组织塌陷较多。因此，在模型上的上颌牙唇颊侧和下颌牙舌（腭）侧应适当多刮除一些石膏。在患牙牙周组织正常的情况下，上颌牙唇颊侧可刮除 2～3 mm，舌腭侧不超过 2 mm。对于有牙周病变且牙槽骨吸收较多者，医师应将牙周袋袋底的位置（牙周袋深度）画在模型石膏牙的唇颊侧供技师参考，牙槽嵴应修整磨除至画线处。上述石膏牙削除和牙槽嵴修整操作可一次全部完成，然后开始排列人工牙，如果需要复制患牙的形态和排列位置，可逐个牙分别进行更换（图 5-99）。

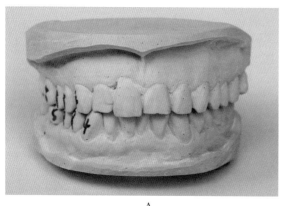

A

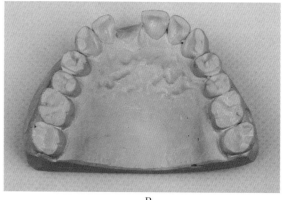

B

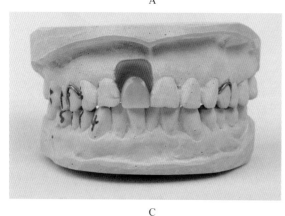

C

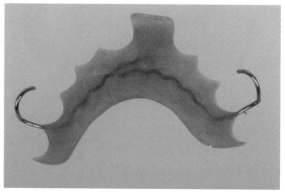

D

图 5-99　即刻义齿制作过程
A. 工作模型正面观；**B.** 刮除患牙；**C.** 排牙完成；**D.** 制作完成

第十节　可摘局部义齿基托蜡型的制作
Wax-up of Removable Partial Denture

可摘局部义齿通常用基托蜡为暂时固定介质排列人工牙，待人工牙的位置确定以后再进一步完成树脂基托的替换。如果采用胶连义齿结构，在卡环、支托及排牙操作完成后就可进行基托蜡型制作。如果采用铸造支架义齿结构，要经过铸造支架打磨、就位、抛光、排牙后再进行基托蜡型制作。

基托蜡通常分为冬用和夏用两种，其软化温度不同，以适应不同季节的温度变化，方便蜡型的雕琢。可摘局部义齿蜡型制作的基本过程：首先按照模型设计的基托范围将成品基托蜡铺于工作模型上，然后再采用滴蜡方法完成基托的堆塑。蜡型基托雕琢完成后，基托还应具有一定的美观效果，需要在基托上雕刻出牙根、牙龈等解剖形态，可以进一步提升美学效果；龈缘形态要具有性别、年龄和个体特征，微笑时可能显露于视线范围，并且还应得到患者的认同。

一、基托蜡型制作的要求

（一）基托蜡型的伸展范围

基托蜡型的伸展范围应依据缺牙情况、义齿支持形式和基牙的健康状况而定，并兼顾基托的固位要求。

（二）基托蜡型的厚度

要充分考虑基托的强度与美观要求，厚度一般为2 mm。除人工牙颈部、基托边缘的封闭区及需要缓冲的部位稍厚外，其他部位均应厚薄均匀。

（三）基托舌侧与天然牙舌侧的关系

基托舌侧𬌗缘与天然牙舌侧的接触应位于天然牙舌面的非倒凹区，两者紧密接触且无压力。

（四）基托蜡型的磨光面

基托蜡型的磨光面应光滑。在唇、颊、舌面均应呈凹面状，以利于唇、颊、舌的功能活动，有助于义齿的固位与稳定，并提高患者的舒适度。另外，基托的唇、颊面应形成一定的根面形态，使基托磨光面形态更加逼真。

（五）基托蜡型的颈缘线

人工牙颈缘应与相邻天然牙颈缘曲线相协调、连续而对称，颈缘线清晰。其宽度通常为0.3～0.5 mm。对未设计唇基托的前牙缺失病例，可将人工牙盖嵴部相对应的石膏模型表面刮除0.5 mm，这样当义齿戴入后，人工牙与该处黏膜密贴，形态更接近于自然状态。

（六）基托蜡型的边缘

基托蜡型的边缘应圆钝、光滑、厚实，应尽量避开唇、颊舌系带，以免影响口内肌肉的运动，并获得良好的封闭效果。

二、制作基托蜡型的注意事项

（一）雕刻工具的使用

为了将基托蜡加工成各种预定的形状，口腔技师必须熟练掌握使用各种雕刻工具及其手法。

（二）蜡型雕刻的顺序

首先将人工牙、支架、固位体等装置固定并保证所有部分位置始终保持不变。然后根据模型设计确定基托边缘的位置与厚度，最后完成基托的蜡型制作。注意基托蜡型的舌侧与颊侧不能同时铺蜡和加蜡，以免因基托蜡过热发生人工牙移位的现象，一定要等到加蜡的一侧基托蜡完全冷却、硬固后再操作另一侧。如果发现人工牙等装置发生移位，需及时修正，并检查咬合关系。

（三）基托蜡温度的控制

口腔技师必须掌握铺蜡技术、在不同加热条件下熔蜡流动的规律，以及在冷却状态下精细雕琢蜡型的技巧。不同时期加的基托蜡要能完全结合在一起，以免影响雕刻效果，过热的熔蜡冷却后会产生较大的收缩，这样易造成人工牙的移位，而熔蜡温度不足时会影响蜡型之间的连接和雕刻效果。

（四）吹火的使用

酒精或丁烷气喷灯使用的注意事项和内容主要包括火苗大小的控制，火焰与基托蜡型接触的距离、方向、频率。一般要使用火焰的尖端，由于火焰的尖端细而尖，移动火焰时操作速度不宜过快或过慢，使蜡基托表面呈熔而不流的状态；同时应注意火焰距离蜡型不能太近，以免损坏树脂人工牙表面涂层。火焰在牙间隙处做垂直移动（一般由𬌗方向龈方迅速移动）；而在基托边缘和舌侧火焰要做水平移动。每次操作动作完成要停顿一下，间隔几秒钟后再进行下一次操作，同时切记不要在某一个区域反复做这个操作，以免破坏基托原有的形状与厚度。

三、蜡型制作的方法

基托蜡型的制作目的是形成义齿基托所需要的厚度与形状，一般使用基托蜡来完成。其操作步骤如下：

（一）固定人工牙

可用蜡匙将熔化的基托蜡充填在人工牙的牙根部，使人工牙、模型、支架完全结合，并与附近组织面（基托边缘除外）达到移行（图 5-100）。

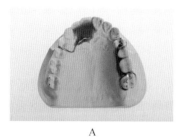 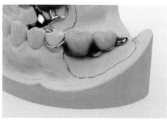 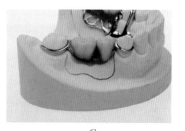

A　　　　　　　　　B　　　　　　　　　C

图 5-100　固定人工牙与各种装置
A. 上颌局部义齿；**B.** 下颌局部义齿（游离端）；**C.** 下颌局部义齿（非游离端）

（二）基托铺蜡

1. 基托边缘的铺蜡　基托边缘主要包括基托前庭沟及舌侧口底位置，不包括上颌的舌侧部分。铺蜡时先用蜡刀切出宽约 10 mm 的基托蜡片，将其烤软、对折、适当挤压后形成厚度为 2 mm、宽 5 mm 的蜡条。然后根据基托所确定的范围与牙槽嵴吸收情况，将蜡条圆面朝向基托外缘，置于基托边缘线上，用一只手捏住蜡条，另一只手的手指按压蜡条与模型接触，并使之与模型贴实。再根据画出的基托边缘线的位置，将多余的蜡片切除。最后用热蜡匙将基托蜡的边缘完全封闭，以免装盒时石膏流入基托与模型之间，影响基托的密合性（图 5-101）。

2. 颊侧及下颌舌侧基托的铺蜡　基托边缘位置确定以后，根据实际剩余宽度裁切基托蜡，烤软后铺于基托边缘与人工牙之间，并使其完全连接（图 5-102）。

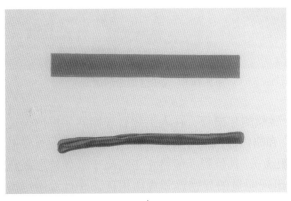
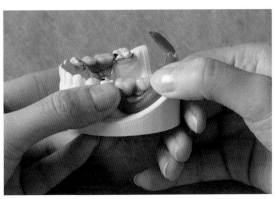

A　　　　　　　　　　　　　　　B

图 5-101　基托边缘的铺蜡
A. 铺基托边缘的蜡条；**B.** 蜡条铺置过程

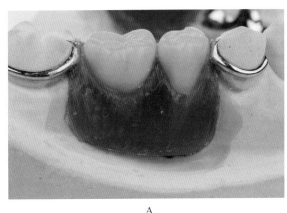
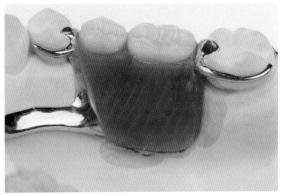

A　　　　　　　　　　　　　　　B

图 5-102　下颌基托蜡型的制作
A. 颊侧观；**B.** 舌侧观

3. 上颌舌侧基托的铺蜡　上颌基托蜡型的舌侧形态相对容易制作，在正常情况下，只是在树脂基托的缓冲区（如基牙区）适当加蜡，再铺一层厚度为 2 mm 左右的基托蜡即可。如果存在软硬腭解剖形态的变异、牙槽嵴的吸收和人工牙排列位置异常等因素，就需要在隆突部位、组织倒凹区内适当填蜡，再铺基托蜡以增加义齿的强度（图 5-103）。

（三）人工牙龈缘的雕刻

待基托蜡完全硬固后，参照邻牙龈缘的形态和位置，用蜡刀在人工牙唇颊侧与牙面约呈 45°角，形成牙龈缘，其宽度为 0.5 ~ 1.0 mm。在后牙舌侧𬌗缘下 2 mm 处切除多余的蜡片，并使蜡基托与人工牙移行。颈缘位置与邻牙或同名牙要协调一致。前牙舌侧应比照对侧同名牙雕出龈缘（图 5-104）。

（四）基托磨光面外形的整塑

再次检查咬合关系与人工牙有无变位，然后用雕蜡刀修整基托磨光面的外形（图 5-105）。

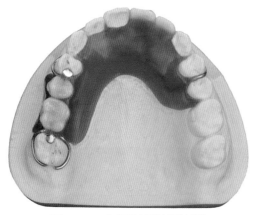

图 5-103　上颌舌侧基托的铺蜡

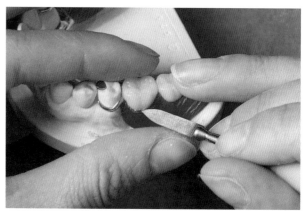

图 5-104　人工牙龈缘的雕刻

具体要求：在颊侧（唇侧），要参考对侧同名牙唇颊侧牙槽骨，在人工牙唇颊侧的牙根部位适当雕出根面外形，在两颗人工牙之间雕出龈乳头和略微凹陷的外展隙，在基托边缘的位置要避开系带。舌侧基托与人工牙需紧密接触（舌侧龈缘），其位置一般终止于略高于基牙外形高点上少许，不宜雕刻出过深的龈缘形态，以避免出现明显的异物感和食物积存，并且舌侧蜡型界限要清晰、连续，便于基托打磨时观察舌侧龈缘的位置。当条件许可时，舌侧基托可稍呈凹型，这样有利于舌的活动和义齿固位，如果是铸造支架结构，基托舌侧蜡型的一端应与人工牙之间形成平滑过渡，另一端应稍高于金属支架的外终止线，为树脂的打磨和抛光留有余量。最后用酒精喷灯使蜡型表面平滑而光亮。

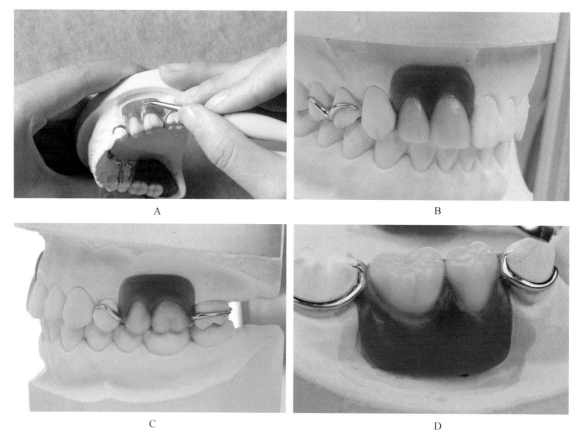

图 5-105　基托磨光面的整塑
A. 整塑过程；**B.** 前牙基托；**C.** 上颌后牙基托；**D.** 下颌后牙基托

可摘局部义齿
装盒、装胶工
艺的操作演示

第十一节 可摘局部义齿的装盒、装胶工艺
Flasking，Resin Packing for Removable Partial Denture

可摘局部义齿的装盒、装胶有多种不同的方法。常用工艺流程是：首先用石膏包埋进行装盒处理，然后在型盒内形成原蜡型的阴模并充填树脂进行装胶（flasking）处理，再经过加热和加压处理使树脂成形。在这个过程中必须保证人工牙及各种装置位置固定，不能有丝毫移位，借助树脂使其连成一个整体，这样才能保证可摘局部义齿的准确性。如果义齿在成形后需要再上𬌗架做调𬌗处理时，还要适当采取措施保护好模型周边和底部的形状不受破坏。

一、装盒的基本原则

根据义齿特点合理选择装盒方法，保证义齿各部件在装盒、装胶过程中不发生变形、变位。

二、装盒的方法与步骤

（一）装盒的方法

1. 整装法 又称为正装法，是将模型、固位体、支架、人工牙等部分全部固定在下层型盒内，仅暴露人工牙的舌腭面和蜡型基托。此方法的优点是：人工牙和卡环不易移位，咬合关系稳定，便于在下层型盒内充填树脂，适用于前牙唇侧无基托的可摘局部义齿（图 5-106）。

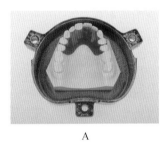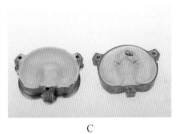

A B C

图 5-106 整装法
A. 包埋前；**B.** 下层型盒包埋完成；**C.** 冲蜡完成

2. 分装法 又称为反装法，装下层型盒时将卡环、支架、人工牙、蜡型基托适当暴露与悬空，仅用石膏将工作模型包埋起来。当除蜡开盒时，只有模型在下层型盒中，其他部分均被翻置于上层型盒，装胶工艺在上层型盒内进行。此方法适用于卡环在下层型盒、包埋操作不便、缺牙多而余留牙少的局部义齿和全口义齿（图 5-107）。

3. 混装法 此方法是可摘局部义齿最常用的装盒方法。将模型、固位体、支架或部分人工牙包埋在下层型盒的石膏内，暴露剩余人工牙及蜡型基托。当除蜡开盒时，部分或全部人工牙

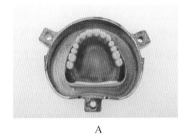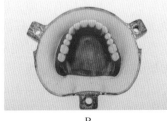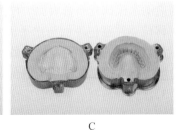

A B C

图 5-107 分装法
A. 包埋前；**B.** 下层型盒包埋完成；**C.** 冲蜡完成

翻到上层型盒内，支架、卡环和被包埋的人工牙保留在下层型盒内（图5-108）。该方法的优点是：支架不易移位，缺牙区牙槽嵴充分暴露，便于涂分离剂和填充树脂。

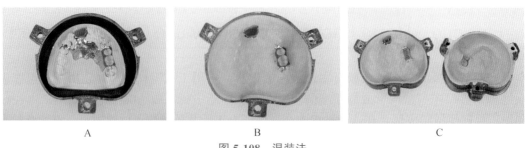

图 5-108　混装法

A. 包埋前；**B.** 下层型盒包埋完成；**C.** 冲蜡完成

（二）装盒的步骤

1. 装盒前工作模型的处理

（1）工作模型与型盒的位置关系：修整工作模型使模型在型盒的位置合理，模型要尽量占据型盒的中央区域，模型四周及上方距型盒边缘和顶部要有不少于 10 mm 的间隙，尤其是义齿中的重要部位（基牙和人工牙）要位于型盒中安全的区域。并注意工作模型要保留适当厚度，以免装胶加压时模型发生断裂。

（2）修整工作模型：可用模型修整机或工作刀修整模型，注意保护工作模型，不能伤及人工牙、蜡型、支架以及固位体，过高的基牙或余留石膏牙在不影响其他义齿装置的前提下可磨短，以免石膏堆放过高。如果义齿装胶后需要调𬌗处理，那么要将模型底面及四周边缘用锡纸包裹好，开盒时便于分离包埋石膏，将模型完整取出并在𬌗架上恢复原来的位置（图5-109）。包埋前需将模型浸泡在冷水中吸足水分，以免装盒时模型吸收装盒石膏中的水分，影响包埋效果。

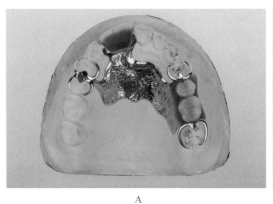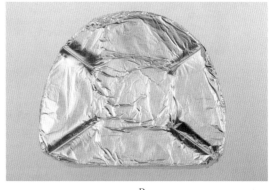

图 5-109　装盒前工作模型的处理

A. 模型正面观；**B.** 模型反面观

2. 包埋下层型盒　首先选择大小适当的型盒，检查型盒是否完整、有无翘动，然后将调拌好的石膏倒入下层型盒内，根据选择好的装盒方法进行装盒（图5-110）。在石膏尚未完全凝固前借助水流抹光石膏表面。模型与石膏之间不应有空隙，以免模型发生断裂或人工牙和卡环发生移位。注意包埋面与水平面夹角最好在 45°～60°，且避免形成倒凹。在型盒边缘处的石膏尽量与下层型盒上沿高度一致，不要形成肩台。应尽可能暴露基托蜡型，为冲蜡、填胶和义齿打磨提供方便，同时还应避免在颊侧龈缘区形成包埋线。

3. 涂抹分离剂　待石膏完全凝固后，用毛笔在石膏的表面均匀涂抹一层分离剂。当分离剂凝硬固后，在石膏表面会看到一层发亮的薄膜。然后仔细清除人工牙、蜡型上的杂物。

4. 灌注上层型盒　待分离剂完全凝固后，完全闭合上、下型盒，然后置于振荡器上。打开振荡器，将调拌好的石膏注入型盒内，注意石膏不要太稠，随之将上层型盒盖盖好，清理干净多余石膏（图5-111）。

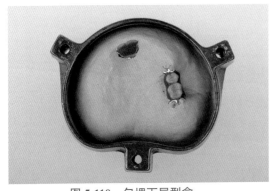

图5-110　包埋下层型盒

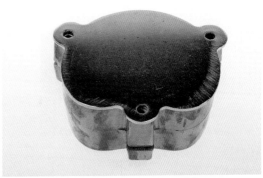

图5-111　灌注上层型盒

三、除蜡

　　除蜡是通过热水将义齿中蜡型部分清除干净后形成阴模，以便充填树脂。具体操作步骤与方法见图5-112。上层型盒灌注后1小时待石膏完全凝固后，将型盒放置在80℃以上的热水中（冲蜡机）浸泡5～10分钟，蜡型受热变软后，沿垂直方向打开型盒。然后用热水喷头将模型上的蜡和其他杂质全部清除干净，并检查义齿中的装置是否有松动、移位或丢失的现象发生，并及时处理。用雕刻刀刮除包埋在基托周围形成的锐利石膏边缘并使之圆钝，避免装胶时石膏混入树脂基托中。最后在所有的石膏表面涂布分离剂，待分离剂凝固、干透以后，用棉花轻轻擦拭，清除人工牙、金属连接体表面分离剂。

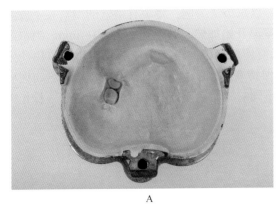

A

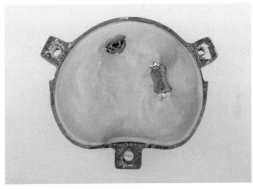

B

图5-112　除蜡后
A.上层型盒；B.下层型盒

四、树脂的充填及热处理

（一）调胶与装胶

　　1.调拌树脂　按照说明书粉液比要求调拌基托树脂，首先将适量的单体倒入调拌碗中，再按比例放入基托粉，搅拌均匀后在调拌碗上面加上盖子。一般活动桥需要用2g树脂，中型局部义齿需用8～10g树脂，大型局部义齿需用约15g的树脂（图5-113）。

　　2.装胶　装胶前需要再次检查型盒内部的各个装置的位置是否准确，具体装胶操作如下：洗净双手，取适量面团期的树脂填入型盒中的石膏腔内，充填量应较实际需要稍多些，避免杂质掺入。然后关闭上、下层型盒，将型盒置于型盒压力器中，逐步加压至7500kg。最后将型盒固定在煮盒夹内，并始终保持这个压力。为了达到更好的装胶效果，装胶时可使用玻璃纸进行初压，打开型盒后去除多余的树脂，再在适当的部位加入少量的树脂，最后关闭型盒加压处理。

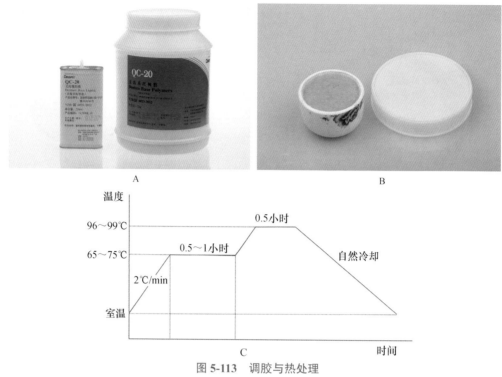

图 5-113　调胶与热处理

A. 树脂与单体；**B.** 调拌完成的树脂；**C.** 树脂热处理的升温过程

（二）热处理

　　热处理通常采用电加热和水浴加热的方法，以水浴法为例：将装有型盒的型盒夹子放入加热聚合机（煮盒机）中，水面要高于型盒。从室温开始加热，升温速率为 2℃ /min。当水温升至 65 ～ 75℃时要恒温保持 0.5 ～ 1.0 小时，以便使树脂中的游离单体顺利排出，避免产生气泡。然后将加热聚合机升温至 96 ～ 99℃，再保持 0.5 小时（图 5-113C）。型盒经热处理后要浸泡在温水中自然冷却降温，以免基托变形。不同的树脂热处理程序可能会有差别，操作中应参照材料生产厂商的使用说明书。

五、开盒与调𬌗

　　方法一：待型盒在水中完全冷却达到室温后，先使用专用开盒工具（气凿、石膏剪）将上、下层型盒分开，然后去除模型周围的石膏，最后将义齿与石膏分离，用清水冲净义齿表面。从石膏中分离义齿时，要特别注意石膏剪正确的用力方向及大小，不能损伤义齿所有部件，还要注意自我防护，必要时可使用打磨工具和石膏锯分离石膏，注意义齿的飞边不要用力折断，以免造成基托断裂。

　　方法二：为了消除义齿在加工过程中可能出现的咬合误差，按照方法一，只去除包埋石膏，不破坏石膏模型，不与义齿分离，然后将模型和义齿再次上𬌗架重新进行调𬌗（图 5-114）。

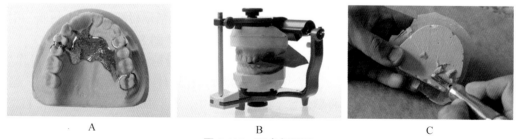

图 5-114　开盒与调𬌗

A. 从型盒中取出模型；**B.** 再上𬌗架调𬌗；**C.** 取出修复体

六、其他包埋与充胶技术

（一）注塑树脂成形技术

注塑树脂成形技术通常使用专用的型盒采用特殊的包埋方法，再利用专用的注塑机将特殊树脂注压入型盒内。此方法具有不影响咬合、树脂硬度高、组织面与模型贴合更紧密、不产生气泡等优点。具体操作如下：包埋前首先在基托蜡型上安插 1～2 根铸道，作为注入树脂的通道，经包埋、冲蜡等常规操作后关闭型盒，上紧压力夹后将型盒卡在注胶机上，保证注入口与机器的树脂压出口相吻合。最后用注胶机将树脂压入型盒内。注意树脂在聚合过程中（热处理）型盒要始终保持加压状态（图 5-115）。

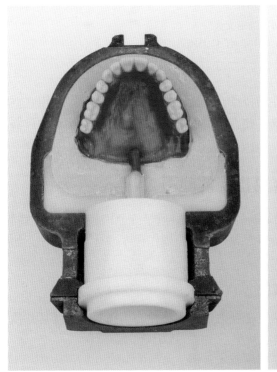

A

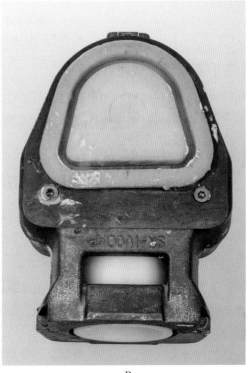

B

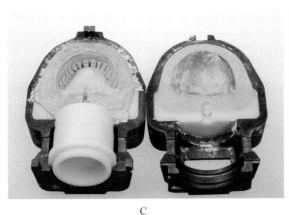

C

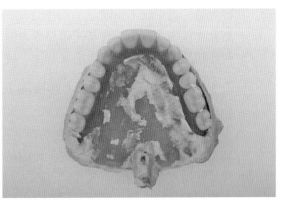

D

图 5-115 注塑树脂成形技术
A. 包埋下层型盒与安插铸道；**B.** 装上型盒；**C.** 冲蜡完成；**D.** 热处理完成

（二）尼龙注塑成形技术

尼龙注塑成形技术俗称隐形义齿，因材料弹性好，又称弹性义齿。尼龙注塑成形技术原理和注塑树脂成形技术一样，都采用加压注入树脂的方式。尼龙注塑成形材料是乙烯树脂类的高分子化合物，加热后具有流动性，经加压后挤入型盒修复间隙内，制成卡环、支托等，可代替传统义齿的金属卡环和支托，形成"隐形义齿"（图5-116）。此技术主要适用于患者的临床冠高度比较正常并且是个别前牙缺失的临时性修复。

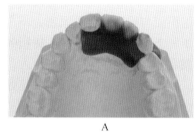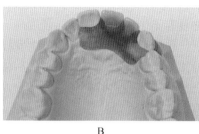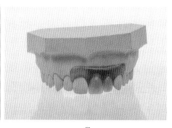

图5-116　隐形义齿
A. 排牙完成；**B.** 制作完成；**C.** 唇侧观

（三）真空吸塑成形技术

此技术是利用树脂材料加温后具有可塑性的特点，将成品树脂片加热软化，利用真空吸引的方法吸附到模型上，制成各种口腔治疗装置。此方法适用于制作各种𬌗垫、运动护齿器、正畸用保持器、美白用托盘、个别托盘等。

七、可摘局部义齿在制作过程中容易出现的问题

可摘局部义齿制作中，由于操作不规范、设备故障及材料质量等原因，会出现一些问题，例如固位体变形、基托中夹杂大量气泡等，所以必须严格按照操作程序进行义齿制作，如果出现上述严重情况，需要返工重新制作。

（一）义齿基托中出现大量气泡的原因

1. 树脂充填数量不足或充填时机过早，会在基托内产生散在性的小气泡，尤其是基托较厚的部位。

2. 热处理速度太快，在基托腭侧最厚处易出现较大气泡。

3. 单体用量过多或调拌不均，当单体聚合后因其体积收缩较多时，会在基托表面产生气泡，其特点是气泡形状不规则。

4. 型盒加压不足也会导致基托内部或表面出现气泡。

5. 树脂粉质量差，其中"含泡聚合体"或催化剂等含量过多，更易出现气泡。

（二）卡环、人工牙或基托（连接体）等部件发生移位、变形、断裂、丢失的原因

1. 包埋时所用的石膏强度不够。

2. 工作模型周边包埋不实，出现空腔。

3. 装上型盒时，振动力量过大或义齿的某些部件固定不牢固。

4. 冲蜡时造成某些部件丢失。

5. 工作模型过薄，型盒加压时模型发生断裂。

6. 型盒加压时，下层型盒底盖产生移动。

7. 型盒加压时受力不均匀。

8. 充填时树脂量过多或树脂过硬。

9. 热处理时间不够，树脂未完全完成聚合，或开盒时型盒过热未完全冷却。

10. 开盒方法不对，致义齿部件发生折断或变形。例如：用力过大、用力方向及部位错误。

11. 上、下层型盒装胶时组合错误。

（三）义齿完成后出现咬合异常的原因

1. 充填时树脂树脂过硬、过多。
2. 装胶时型盒加压不足或受力不均匀。
3. 型盒内石膏的强度不够，在型盒加压时使人工牙发生移位。

（四）义齿基托颜色不一致的原因

1. 树脂调拌不均匀，或树脂质量差。
2. 装胶时机不佳，导致装胶时树脂过硬，或单体过度挥发。
3. 装胶时操作者的手不洁净。
4. 装胶时反复多次添加树脂。
5. 热处理操作不规范，没有依照使用说明操作。

（五）人工牙与基托结合不牢固的原因

1. 树脂充填时操作时间过长，单体挥发严重。
2. 树脂充填量不足。
3. 树脂充填填胶前人工牙表面的分离剂未被清理干净。
4. 型盒未压紧，没有达到足够的压力。
5. 小连接体或人工牙体积过大，结合处树脂量过少影响连接效果。

（六）义齿的树脂部分与石膏产生粘连的原因

1. 装胶前没涂抹分离剂，或分离剂没有在模型上形成一层有效的分离隔膜。
2. 冲蜡时模型上的蜡没有冲刷干净，造成分离剂涂抹困难。
3. 树脂、石膏或分离剂质量差。

第十二节　可摘局部义齿的打磨抛光
Trimming and Polishing of Removable Partial Denture

可摘局部义齿
打磨抛光的操
作演示

　　义齿树脂基托成形后，需要借助一些设备、打磨工具和研磨抛光材料来完成树脂基托的打磨与抛光。整个操作过程中要注意保护义齿的各个组成部件不受破坏；注意不同类型基托的伸展、缓冲、形态原则与标准，并根据每个义齿的特殊情况，使义齿形态、伸展、缓冲趋于合理，满足可摘局部义齿的各项制作标准。

一、常用的设备与工具

1. 技工微型电机、义齿抛光机。
2. 各种型号的桃形或锥状砂石轮、金刚石磨头、钨钢钻等打磨工具。
3. 各种型号的圆钻、裂钻等车针。
4. 橡皮轮、粒度120目的纱布卷或砂纸轮、棕色毛刷、白色毛刷。
5. 布轮、研磨材料、抛光材料。

二、打磨义齿的顺序和注意事项

　　1.清理修复体　打磨前要用清水清除义齿表面各种多余物质，用气枪吹干表面，仔细观察义齿各部分的结构特点，做到打磨时心中有数。

2. 磨除飞边　义齿飞边的打磨属于粗打磨，可以选用较大型号的砂石轮、金刚石磨头或钨钢钻，技工打磨手机的转速应控制在4000～8000转/分。注意使用的打磨头型号越大，打磨时产生的线速度也就越高，同时打磨头与树脂摩擦产生的热量也越大，过大的转速会影响树脂的性质，所以机器的转速要适中。

3. 粗打磨　充分暴露固位体、支托、连接体。根据不同打磨位置的需要，通过使用砂轮、大号圆钻或裂钻，充分暴露各部分结构（图5-117）。

4. 组织面的打磨　义齿组织面存在的粗糙点、小结节或尖锐突起可用大号圆钻（8号）予以清除（图5-118）。对于影响义齿就位的部分，如义齿进入天然牙倒凹的部分，可用细长型的磨头予以磨除。组织面的打磨需要技师具有一定的目测力与经验，才能使义齿顺利就位，并紧密接触基牙与口内黏膜（基托的具体缓冲要求详见《口腔修复学》第3版第六章）。

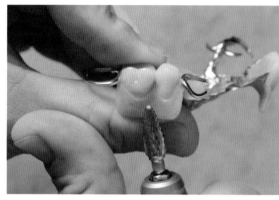

图5-117　义齿的粗打磨　　　　　　图5-118　组织面的打磨

5. 牙龈区的处理　此区域若有小结节，可用中号（702号）裂钻予以清除，然后使用最小号（701号）裂钻修整人工牙的牙龈缘和牙间隙（图5-119）。打磨压力要轻，尽量不要破坏牙龈缘原有的形状与走形。打磨好的牙龈缘连线要连贯，没有倒凹，宽度不超过0.5 mm，这样不仅美观，更利于清洁。

6. 细打磨　一般使用中号砂轮、金刚砂磨头对人工牙边缘、基托表面进行整体精细修整。根据各种不同类型义齿基托的伸展原则、形态标准及特殊情况，使义齿基托的伸展、形态、厚度更加合理（基托具体的制作要求详见《口腔修复学》第3版第六章）（图5-120）。

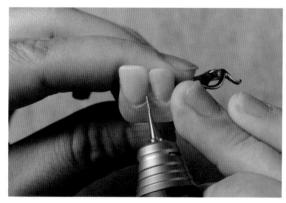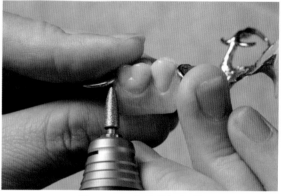

图5-119　牙龈区的打磨　　　　　　图5-120　义齿的细打磨

三、抛光义齿的顺序和注意事项

1. 义齿的预抛光　可使用橡皮轮、砂纸轮、6～8 mm长的纱布卷，对除人工牙以外的树脂部分进行预抛光，对人工牙和牙龈缘一般使用棕色毛刷结合树脂研磨膏进行处理。技工打磨手机的转速应控制在 8000～10 000 转 / 分。最终效果要求基托表面无打磨纹路，义齿的边缘圆滑（图 5-121）。

2. 义齿的抛光　借助湿布轮和树脂抛光膏（一般为糊状）在磨光机上进行抛光，此时注意打磨的角度、力度和位置。义齿与布轮接触区一般在布轮的下方、稍靠近自己身体一侧。另外，因为义齿的边缘、基托、人工牙有不同的凹、凸面，抛光时要遵循一定的顺序：首先要对基托的颊侧凹面仔细地进行抛光，然后是基托颊侧凸面、舌侧基托、基托边缘、人工牙面及牙龈缘处。在整个抛光过程中要严格保护义齿的各个部件，同时还要做好自我防护。应当注意基托的组织面不应做抛光处理（图 5-122）。

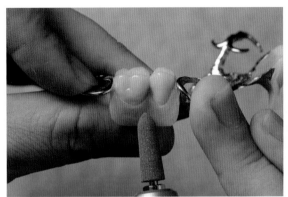

图 5-121　义齿基托的预抛光

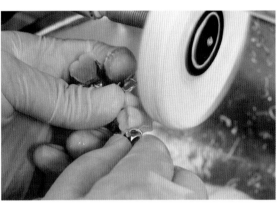

图 5-122　义齿的抛光

3. 义齿的上亮处理　需要使用基托专用上亮剂，可在技工打磨手机或抛光机上完成，操作中要特别注意机器转速不能过大，以免磨光面温度过高（图 5-123）。然后对义齿上暴露的部分（固位体、支托、连接体）要再次进行抛光处理。最后利用振荡器、热蒸汽清洗机及清水清除义齿表面各种杂质（图 5-124）。

总之，对可摘局部义齿的打磨、抛光过程要遵循从粗到细，循序渐进的方法，使用的工具也由大到小。还要根据不同的打磨部位、打磨面形状选择合适的工具，注意打磨力度、角度及机器转速间的合理配合。

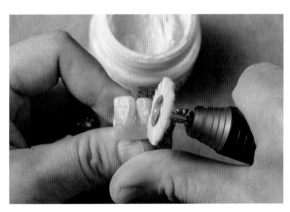

图 5-123　义齿的上亮

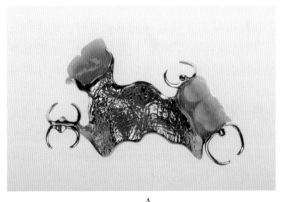

A

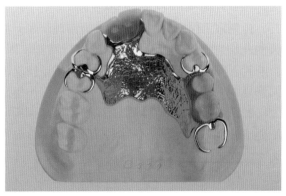

B

图 5-124　义齿制作完成

A. 抛光完成；**B.** 义齿戴入模型；**C.** 前牙；**D.** 后牙

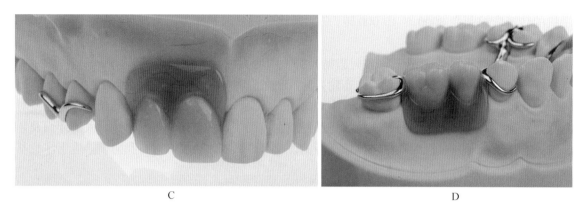

C　　　　　　　　　　　　　　　　D

图 5-124（续）

第十三节　可摘局部义齿的修理
Repair of Removable Partial Denture

　　义齿在患者戴用一段时间后，由于口内软硬组织发生变化、过渡磨损、义齿使用不当或义齿老化等因素，常会出现一些问题，如基牙松动脱落、人工牙脱落、固位力变差、咀嚼效率下降、义齿折断或变形等现象发生。可摘局部义齿的修理主要是指针对义齿结构或义齿支持固位组织出现的问题进行的修改，一般义齿的修理可分为金属部分修理和树脂部分修理，金属部分的修理包括固位装置和各种连接体的修理等，关于金属部分的修理可参见本书第四章第八节（口腔焊接技术）。义齿树脂部分的修理可使用自凝树脂材料和热凝树脂材料。本节主要介绍采用自凝树脂材料的修理方法。

一、树脂基托断裂的修理

（一）树脂基托折断易发生的部位

　　义齿使用一段时间后，由于稳定性降低或咬合不平衡等因素的影响，会使基托在某个区域的应力突然增大而造成基托产生裂纹或折断，所以义齿在修理前应首先查明折断原因，并采取相应的措施，才能保证修理的效果。通常基托易在以下区域发生应力集中：余留牙的舌、腭侧基托区，游离端下颌义齿的前部舌侧基托区，上颌腭中部基托区等。

（二）修理的方法与步骤

　　1. 制取工作模型　首先将义齿清理干净。如果基托折断后无残缺并能准确复位，可先将义齿的断端吻合，一般利用 502 胶进行粘接、固定，然后灌注石膏模型（图 5-125）。如果基托折断后有残缺，不能准确复位，此时需要将义齿置于患者口内固定后制取印模，最后将印模连同修复体一起从患者口内取出，并灌注工作模型。

　　2. 断裂面的处理　待石膏模型完全硬固后从模型上取下义齿，注意保护模型修理区域的组织面不被破坏，清理干净后涂布分离剂。首先需要将基托断裂面附近所有质地较差的树脂部分磨除，并适当扩大、将断面表面打磨粗糙，必要时可以磨出大小、形态、长短、排列不一的沟槽，以保证新、旧树脂良好的连接并避免出现层裂的现象。处理后的打磨面与基托组织面的夹角基本呈 45°，并逐渐向基托的断裂处移行、变薄，基托在模型上复位时两侧断裂面之间要有 2 mm 左右的间隙。

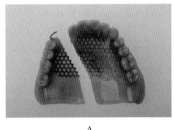 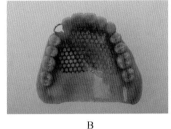 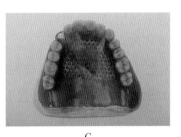

图 5-125　制取工作模型

A. 义齿基托断裂；B. 用 502 胶进行粘接、固定；C. 灌注模型

3. 放置金属加强丝　为了增加断裂面的强度，必要时可放置加强丝。一般在垂直于折裂线的方向均匀磨出 2 ～ 3 条沟槽以便埋放金属丝。金属丝加强应符合以下原则：金属丝最好是扁的，而不是圆形的，应基本位于基托组织面与磨光面的中间；金属丝的周边应呈锯齿状或制成波浪状，以便加强与树脂间的机械结合；金属丝的走向要垂直于断裂面且长度适中（图 5-126）。

4. 添加树脂　为保证修理后的基托与原来的基托树脂颜色的一致，应使用与原基托

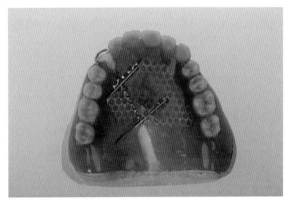

图 5-126　放置金属加强丝

颜色相同的树脂充填。具体操作过程如下：首先将旧义齿在模型上准确复位；然后在基托的修理面充分涂抹单体，以便促进新旧树脂的结合；再在树脂黏丝期内用调拌刀完成树脂的添加工作；若有加强丝，则须同期放入；修理时可适当增加断裂处树脂基托的厚度，以便修改、打磨和增加强度。为了保证树脂的强度，可在自凝树脂固化前将义齿连同模型一起置于压力锅中，在 55℃水温中加压固化 5 ～ 10 分钟，最后按常规要求打磨和抛光义齿（图 5-127）。

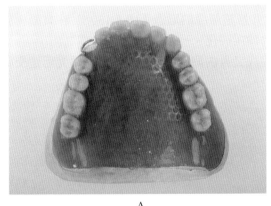 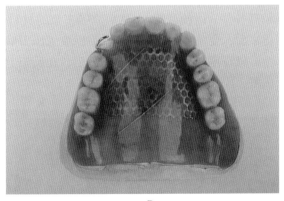

图 5-127　修理完成

A. 添加树脂后；B. 打磨完成

二、人工牙的修理

（一）修理的原因

人工牙的修理一般是指更换或添加人工牙，主要原因是义齿个别人工牙脱落、过度磨耗，

或者患者戴用义齿一段时间后，出现个别余留牙拔除或脱落的现象，而义齿尚可通过修理恢复功能或作为过渡义齿使用。

（二）修理的方法与步骤

1. 制取工作模型　戴义齿取印模并将义齿翻制到工作模型上（图5-128），必要时取咬合关系进行记录并上𬌗架。

2. 选牙　选择与旧义齿形态、大小及颜色相似的人工牙更换或排列。必要时可在人工牙的舌侧区域制作固位钉后使用采用激光焊接技术与支架相连，以保证人工牙与义齿的连接效果。

3. 基托的处理　适当或磨除和扩大磨除影响排牙的基托部位，但需保持唇、颊侧龈缘形态，以减少存在色差的基托范围和对美观的影响。将与人工牙盖嵴部相对应的义齿基托接触面打磨成斜形的粗糙面（图5-129），然后在模型表面涂布分离剂。

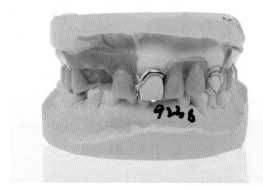

图 5-128　制取工作模型

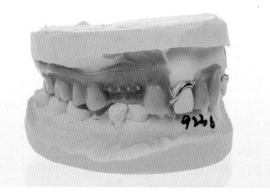

图 5-129　基托的处理

4. 排牙　首先调磨人工牙邻面及盖嵴部以适应缺隙空间，然后将人工牙和基托清洁、干燥后涂布单体，使其表面溶胀以利于粘接。待自凝树脂至黏丝后期，用调拌刀取适量的树脂材料置于需添加人工牙的基托位置上，并迅速排列人工牙，在𬌗架上做开闭运动，若上下颌模型咬合关系稳定，直接用对𬌗模型进行咬合；具体方法是：将人工牙调节到合适的位置（一般咬合可稍高一些，以便调𬌗），然后修除多余的材料，并修整龈缘的形态（图5-130）。在自凝树脂固化之前，要防止人工牙移位，最后放入压力锅内加压固化。

5. 修理完成　待树脂完全硬固后，在𬌗架上完成义齿的调𬌗工作，经打磨、抛光后送交临床试戴（图5-131）。

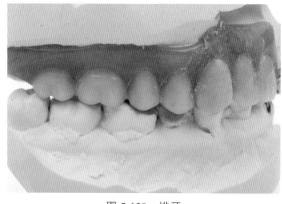

图 5-130　排牙

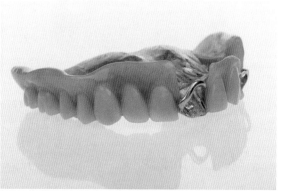

图 5-131　加牙修理完成

三、卡环、支托及小连接体的修理

（一）修理的原因

修理原因一般是由于患者基牙丧失或损坏，患者使用不当，修复体本身缺陷造成卡环、支托或小连接体等部件折断。当上述部件损坏或不能发挥作用时，通过修理可恢复其功能或作为临时过渡义齿使用时，方可进行修理。

（二）修理方法

1.戴义齿取印模，将义齿翻制到工作模型上。

2.检查工作模型的咬合情况，磨除需更换的支托或卡环等，清理需修理的义齿表面，并去除多余的树脂。

3.根据具体情况制作需要更换的义齿部件，如弯制卡环、铸造卡环等。

4.树脂添加与义齿的打磨方法同前所述（图 5-132）。

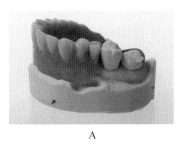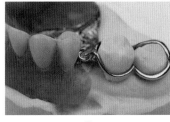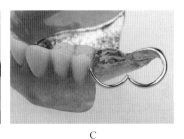

A　　　　　　　　B　　　　　　　　C

图 5-132　加卡环修理
A.制取工作模型；**B.**制作卡环；**C.**修理完成

四、义齿基托的重衬

（一）重衬的原因

义齿使用一段时间后，由于剩余牙槽嵴吸收导致义齿基托组织面与黏膜组织面不密合、嵌塞食物，出现基托翘动、咬合不稳定甚至基托折断等现象；尤其是游离端缺失的义齿，剩余组织变化会使义齿失去支持。义齿的重衬（relining）是指用新的材料重塑义齿基托组织面，使基托与口腔组织更密合。基托的重衬可分为直接法重衬和间接法重衬。

（二）重衬方法

1.直接法重衬基托　适合于重衬范围小的义齿。该方法容易维持义齿基托的稳定性。其操作方法是：将义齿洗净并擦干，在组织面上均匀磨除一层，使之粗糙并用单体溶胀。调拌自凝树脂，在黏丝早期时将树脂涂布于组织面上。用棉球蘸取凡士林涂于患者口内需做重衬的黏膜上。将义齿戴入口内就位，嘱患者自然咬合，同时检查卡环及支托的密合性。让患者做主动性肌功能整塑，使多余的树脂从基托边缘溢出，形成良好的边缘封闭。在树脂尚未完全凝固前，从口内取出义齿，置于温水中浸泡，加速完成树脂聚合过程，待树脂完全硬化后，按常规打磨、抛光义齿。

2.间接法重衬基托　适用于需要重衬范围较大的义齿或者对自凝树脂刺激敏感的患者。先将基托组织面磨去一层，然后在基托组织面放入适量流动性好的印模材料，戴入口内完成咬合制取肌功能整塑的印模。从口内取出后立即装盒，开盒后去除义齿组织面印模材，装胶前用热凝树脂单体涂擦义齿基托组织面，以保证重衬树脂与旧义齿基托结合良好。按常规完成热凝树脂充填与义齿的打磨。

（王　兵　葛春玲　杨亚东　王喜亲　国丽丽　陈安娜）

第十四节　𬌗垫的制作工艺
Fabrication of Occlusal Splint

　　𬌗垫（occlusal splint）又称为𬌗夹板、咬合板、𬌗板。𬌗垫主要是针对颞下颌关节紊乱病患者实施的一种治疗手段，通过改变𬌗接触状态达到治疗目的，具有制作简便、可逆性的治疗特点，在颞下颌关节紊乱病和磨牙症的病因机制尚未完全明了的情况下比较安全，𬌗垫也是修复治疗中一种诊断性、过渡性修复方式，有比较明显的治疗和诊断意义，故在临床得到广泛的应用（参见《口腔修复学》第3版第十二章）。

一、𬌗垫的分类

　　根据覆盖范围，𬌗垫可分为前牙接触型𬌗垫、后牙接触型𬌗垫和全牙列接触型𬌗垫；根据戴用时间的长短，可分为诊断性𬌗垫、暂时治疗性𬌗垫和长期性修复𬌗垫；根据制作方法和制作材料，可分为金属𬌗垫、自凝树脂𬌗垫、热凝树脂𬌗垫、光固化树脂𬌗垫、负压吸塑𬌗垫（弹性𬌗垫）及数字化加工𬌗垫；按𬌗垫𬌗面的咬合接触状态，可分为稳定型𬌗垫、解剖型𬌗垫、枢轴型𬌗垫等。

二、𬌗垫的制作

（一）金属𬌗垫

　　1. 工作模型的处理　按常规方法修整工作模型，并仔细对照设计单。然后检查咬合记录，核实咬合记录（蜡或硅橡胶）与上下牙列模型能否吻合，依此将模型上平均值或半可调式𬌗架。按制作铸造支架要求将工作模型进行观测和填倒凹处理，最后在𬌗架上确定咬合记录。

　　2. 金属支架的制作　将填倒凹后的工作模型复制出耐火模型，然后以咬合记录为准完成上𬌗架工序（图5-133）。按常规方法完成金属支架固位体、𬌗面蜡型的制作（图5-134），再经包埋、铸造后形成金属支架。

　　3. 𬌗垫的调𬌗　金属支架打磨完成、戴入工

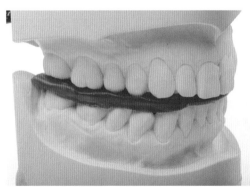

图5-133　工作模型上𬌗架

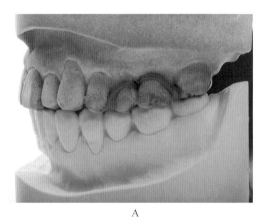

A

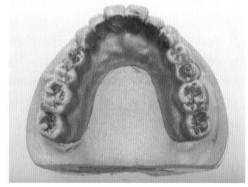

B

图5-134　制作𬌗垫蜡型
A.𬌗架上观；B.𬌗面观

作模型后，在平均值或半可调式殆架上进行调殆工序（图 5-135）。

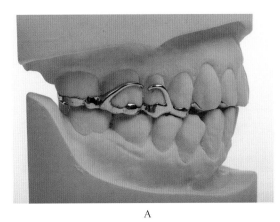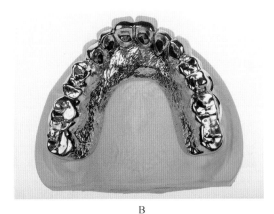

图 5-135　金属殆垫的完成
A. 殆架上观；B. 殆面观

（二）树脂殆垫

树脂殆垫是指自凝树脂殆垫、热凝树脂殆垫、光固化树脂殆垫及数字化加工的树脂殆垫。目前主要采用热凝树脂材料制作树脂殆垫。有些时候为了增加树脂基托的强度，在基托内部加入网状金属连接体。下面以热凝树脂材料为例介绍树脂殆垫的制作过程。

1. 相同工作　同前所述将工作模型修整后上殆架（图 5-136）。

2. 制作固位体　殆垫通常需要设计 2 ～ 4 个固位体，固位体类型一般为间隙卡环，借助弯制工具制作冷弯卡环。

3. 制作殆垫　殆垫殆面的范围在颊侧通常覆盖基牙超过殆缘 0.5 mm，舌侧要覆盖全部牙齿轴面（材料固化后磨除倒凹）。具体制作方法是：首先用烤软的基托蜡覆盖在模型咬合面上，然后在蜡的可塑期内闭合殆架，根据设计要求确定殆垫的伸展范围、厚度及殆面形态（图5-137）。

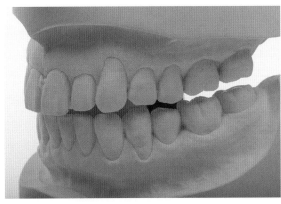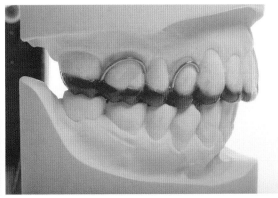

图 5-136　工作模型上殆架　　　　　　　图 5-137　制作殆垫殆面蜡型

4. 制作殆垫基托　殆垫舌侧基托覆盖基牙舌侧部分通常呈 U 型，宽度为 2 cm 左右（图5-138）。

5. 树脂成形与打磨　按照可摘局部义齿制作方法完成装盒、装胶、树脂聚合与打磨等工序（图 5-139）；树脂充填材料一般选择白色或透明色。

（三）负压吸塑殆垫（弹性殆垫）

将工作模型半埋在负压吸塑机底座上，开动抽气泵形成负压。根据需要用选定适当厚度

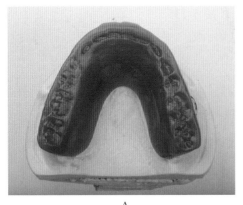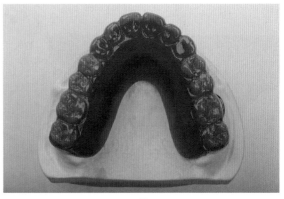

A　　　　　　　　　　　　　　　　　B

图 5-138　树脂𬌗垫蜡型的完成
A. 平面式𬌗面形态；**B.** 解剖式𬌗面形态

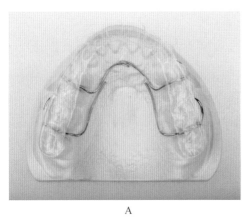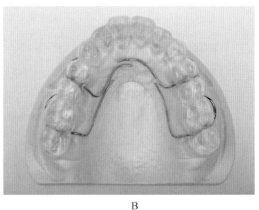

A　　　　　　　　　　　　　　　　　B

图 5-139　树脂𬌗垫的完成
A. 平面式𬌗面形态；**B.** 解剖式𬌗面形态

的树脂片固定在密封圈上，电热加温开关开启后树脂片开始软化，当树脂达到一定软化程度后迅速将密封圈扣向底座并将其锁住，打开负压阀使软化的树脂片被吸附于工作模型。待树脂材料降至室温后将𬌗垫从工作模型上取下，用剪刀剪去多余部分（一般颊侧覆盖过轴面外形高点线约 1 mm，舌侧覆盖全部的牙齿轴面），将剪切面修整圆钝，树脂的其他部分不用打磨抛光（图 5-140）。

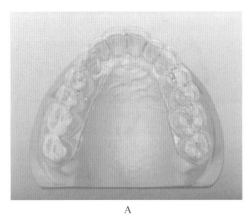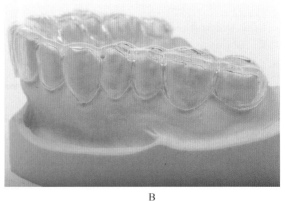

A　　　　　　　　　　　　　　　　　B

图 5-140　负压吸塑𬌗垫
A. 𬌗面观；**B.** 侧面观

（王　兵）

第十五节 牙周夹板的工艺制作
Fabrication of Periodontal Splint

牙周夹板（periodontal splint）可分为暂时性牙周夹板（provisional splints）与长期性牙周夹板（permanent splints）两类。

一、暂时性牙周夹板

暂时性牙周夹板是利用结扎等简单的方法将松动牙暂时固定，其使用时间短，待确定其治疗效果良好时可考虑将其更换为长期性牙周夹板。暂时性牙周夹板的应用方法对比见表5-4。

表5-4 暂时性牙周夹板应用方法的对比

方法分类	固定材料、器械	适用牙位	使用效果	应用时限
结扎固定法	牙线、尼龙线、外科丝线、软细不锈钢丝等作为结扎材料	前牙	固定效果较差	一般1~2周更换
粘接固定法	高强度的树脂水门汀	前后牙	固定效果一般	视粘接效果和治疗效果
光固化树脂固定夹板	光固化树脂，预成的玻璃纤维带	下前牙最适用，对美观影响小	固定效果较好	视粘接效果和治疗效果
暂时性可摘牙周夹板	唇颊侧弯制钢丝连续卡环，舌侧为胶连基托	前后牙	固定效果一般	视治疗效果

二、长期性牙周夹板

长期性牙周夹板固位力较强，固定效果良好，使用时间较长，但操作方法较复杂，一般需要预备少量牙体组织。其应用原理是使多个松动牙相连而起到夹板稳定的作用。按照固定方式或工艺方式不同，长期性夹板可分为铸造可摘式夹板、固定式夹板、固定-可摘联合式夹板三种类型，其应用方法的对比见表5-5。此外，应用数字化技术加工的固定式或可摘式牙周夹板也呈现出良好的应用趋势，该方面的内容不在此书进行介绍。

表5-5 长期性牙周夹板的应用方法对比

方法分类		固定方式	固位原理	使用效果	应用时限	优缺点
固定式夹板	固定义齿式	全冠等固位体	类似于固定义齿	采用整铸或焊接法连接，固定效果好	长期性	优点是有缺失牙时可一并修复，舒适，美观；缺点是牙齿磨除量较多
	粘接翼板式	翼板粘接固位	类似于粘接桥	主要用于前牙，固定效果好	半长期性	优点是牙齿磨除量少，美观，操作较简便；缺点是有脱粘接的风险
铸造可摘式夹板		铸造卡环、基托等	设计类似于可摘局部义齿	固定效果较好	长期性	优点是可自行摘戴，卫生好，切割牙体组织少，有无缺牙都可使用；缺点是舒适度不及固定式
固定-可摘联合式夹板		常用套筒冠	套筒冠内外冠间的摩擦力	固定效果类似于固定式夹板	长期性	优点是易于清洁；缺点是牙体磨除量较大，制作复杂，价格较昂贵

三、铸造可摘式长期性牙周夹板的工艺制作

铸造可摘式长期性牙周夹板（图5-141）的工艺制作与常规铸造可摘局部义齿的制作类似，若伴有牙齿缺失，可用可摘式牙周夹板一并修复。但是，除了可摘局部义齿的各种组成结构外，可摘式牙周夹板还应设计有足够的松动牙固定装置。根据牙周病的特点，设计制作固位或稳定装置时要注意下列方面：

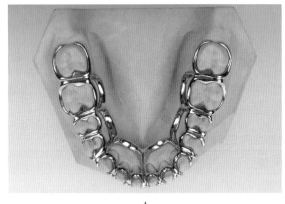
A

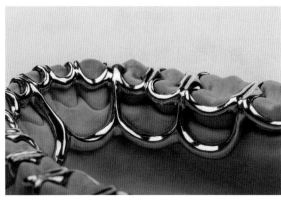
B

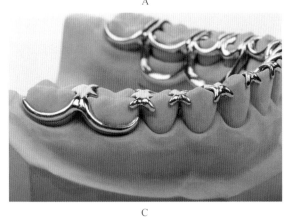
C

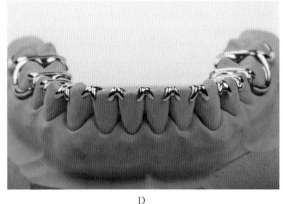
D

图 5-141 铸造可摘式长期性牙周夹板

A. 下颌牙周夹板𬌗面观；**B.** 下颌牙周夹板舌面观；**C.** 下颌牙周夹板颊侧面观（显示固位卡环及颊钩）；**D.** 下颌牙周夹板前面观（显示前牙双翼沟）

1. 固定或稳定卡环 固定卡环不起固位作用，因此卡环的任何部分均位于观测线之上，不应进入倒凹区，颊侧卡环臂与舌侧卡环臂或舌侧基托形成交互拮抗作用，起到固定松动牙的作用。为了分散负荷，可设计为连续卡环形式，不进入倒凹，而且无游离的卡臂尖。

2. 固位卡环 一般放置在健康基牙上或口内相对健康的基牙上；放置固位卡环的基牙的另一邻外展隙也可同时放置颊钩，以增加稳定性。

3. 双翼钩 放置于相邻两前牙之间的切1/3外展隙处，一般为金属铸造，一个双翼钩可以固定两个松动前牙。前牙的双翼钩制作时应尽量减小对美观的影响。

4. 邻间钩 类似于前牙的双翼钩，位于相邻两后牙之间，从两后牙的舌外展隙经𬌗外展隙进入颊外展隙处，具有防止食物嵌塞的作用。

5. 𬌗垫 可用金属、树脂或两者混合制成，用于需要升高垂直距离，恢复咬合关系，同时固定松动牙的情况。由于牙列的𬌗面均为𬌗垫所覆盖，可起分散𬌗力的作用。

6. 连接体 牙周夹板的连接体与可摘局部义齿的设计基本相似。长期性可摘牙周夹板应设计为金属铸造支架结构，并将舌侧连接体设计制作成避开龈缘的镂空支架，有利于牙周组织的健康。

7. 基托 牙周夹板舌侧基托伸展的范围与可摘局部义齿基本相同。但其与牙齿接触的部分应密贴且位于牙齿外形高点线处，保证其能发挥对牙齿的稳定作用。对龈乳头处的基托，则要充分缓冲，避免刺激龈乳头。

进展与趋势

可摘局部义齿是修复缺失牙及其支持组织的方法之一，经典的可摘局部义齿设计通过固位卡环与连接体可获得一定的固位与稳定。随着种植技术的迅速发展，种植义齿在临床中的应用将显著增加，传统可摘局部义齿的应用将呈逐渐减少的趋势。此外，数字化技术以及人工智能设计在可摘局部义齿的设计和制作中逐步得到应用，如选择性激光熔化技术（SLM）制作的可摘局部义齿正在进行尝试，上述新技术的发展将使可摘局部义齿的加工方法在传统工艺的基础上面临新的变革和机遇。展望未来，可摘局部义齿的设计和制作方法将更加多元化，制作过程将更趋数字化和智能化。

小 结

本章介绍了可摘局部义齿的工艺流程，详述了包括模型观测分析与处理、耐火模型的翻制、蜡型制作、包埋、铸造、打磨抛光、排牙及基托蜡型制作、装盒抛光等序列操作程序，旨在阐明可摘局部义齿工艺学的基本概念和理论，明确铸造支架式可摘局部义齿的基本操作及制作标准。因为𬌗垫和铸造可摘式牙周夹板的制作与可摘局部义齿相似，因此本章还简要介绍了𬌗垫和铸造可摘式牙周夹板的制作要点。

Summary

The whole procedures of fabricating removable partial dentures（RPD）were introduced in this chapter. Cast surveying，waxing out undesirable undercuts，replica of refractory cast，waxing up，investing，casting，finishing and polishing，artificial teeth set-up，denture base wax up and flasking etc were described clearly with detailed photographs attached. Criteria of different parts of RPD were also discussed. These terms and diagnostic philosophies mentioned in this chapter could provide learners and technicians concepts and basic ideas of fabricating the framework of RPD. Because the manufacturing processes of occlusal splint and castable removable periodontal splint are similar to those of conventional RPD，the fabrication of these two prostheses was also introduced in this chapter.

Definition and Terminology

卡环（clasp）：It is used to stabilize and retain a removable dental prosthesis. The component of the clasp assembly that engages a portion of the tooth surface and either enters an undercut for retention or remains entirely above the height of contour to act as a reciprocating element.

支托（occlusal rest）：A rigid extension of a partial removable dental prosthesis that contacts the occlusal surface of a tooth or restoration，the occlusal surface of which may have been prepared to receive it.

大连接体（major connector）：The part of a removable partial dental prosthesis that joins the components on one side of the arch to those on the opposite side.

小连接体（minor connector）：The connecting link between the major connector or base of a removable partial dental prosthesis and the other units of the prosthesis，such as the clasp assembly，indirect retainers，occlusal rests，or cingulum rests.

支 架（framework）：The metal portion of prosthesis around which and to which are attached the remaining portions of the prosthesis to produce a finished restoration with various forms.

上𬌗架（articulator mounting）：The laboratory procedure of attaching a cast to an articulator.

填倒凹（wax out undesirable undercuts）：Apply wax to the portion of the surface of an object that is below the height of contour in relationship to the path of placement，to avoid the irregularity that prevents the withdrawal or seating of a wax pattern or casting.

珠状边缘封闭线（beading line）：A shallow groove not in excess of 0.5 mm in width or depth on the maxillary master cast outlining the palatal major connector exclusive of rugae areas. The purposes of beading are as follows：① To transfer the major connector design to the investment；② To provide a visible finishing line for the casting；③ To ensure intimate tissue contact of the major connector with selected palatal tissue.

耐火模型（refractory cast）：A cast made of a material that will withstand high temperatures without disintegrating.

装盒（flasking）：The process of investing the cast and a wax replica of the desired form in a flask preparatory to molding the restorative material into the desired product.

𬌗垫（occlusal splint）：A removable prosthesis that contains artificial occlusal surface used for diagnosis or therapy of temporomandibular disease by modulating the relationship of the mandible to the maxilla.

牙周夹板（periodontal splint）：A device that join multiple teeth into a rigid unit by means of fixed or removable prostheses，or other stabilizing materials.

（周永胜）

第六章 全口义齿修复工艺

Dental Technology for Complete Denture

第一节 全口义齿修复的基础理论
Basic Theories for Complete Denture Rehabilitation

一、无牙颌模型的解剖结构与标志

无牙颌的许多解剖结构是制作全口义齿的重要参考标志，能否正确处理并参照这些标志直接影响全口义齿的修复效果。临床上常通过制取印模将这些解剖结构从患者口内复制到模型上。全口义齿制作时应当首先在模型上辨认出这些结构，并小心保留。这些结构有些是在静止及功能状态下均保持形状不变的标志（如牙槽嵴和硬腭），有些则在功能状态下不断变化，这种变化的结构经常是通过边缘整塑模拟功能状态制取出来的（如系带和软硬腭交界的颤动线），在上下颌模型上辨认出这些解剖标志可以帮助确定人工牙的排列位置及基托的外形和伸展范围。

（一）上下颌剩余牙槽嵴

上下颌无牙颌模型最主要的结构是上下颌剩余牙槽嵴（residual ridge），剩余牙槽嵴将模型分为舌侧和唇颊侧两部分（图 6-1）。

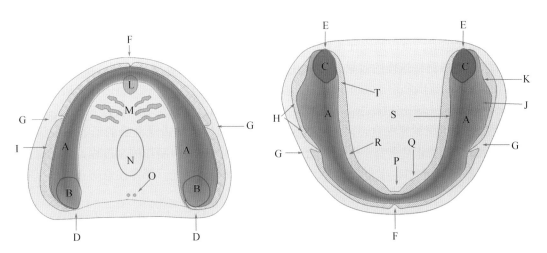

图 6-1　上下颌无牙颌模型的主要解剖结构示意图

A. 剩余牙槽嵴；**B.** 上颌结节；**C.** 磨牙后垫；**D.** 翼上颌切迹；**E.** 翼下颌切带；**F.** 唇系带；**G.** 颊系带；**H.** 下颌颊侧前庭沟；**I.** 颧突；**J.** 颊棚区；**K.** 远中颊角区；**L.** 切牙乳突；**M.** 腭皱；**N.** 腭隆凸；**O.** 腭小凹；**P.** 舌系带；**Q.** 舌下腺；**R.** 下颌隆凸；**S.** 内斜线；**T.** 下颌舌骨后窝

上下颌剩余牙槽嵴的吸收程度受到全身及局部因素的影响，其丰满度在不同个体之间存在很大差异，一般下颌剩余牙槽嵴变化更为明显。研究显示下颌牙槽嵴的吸收大约是上颌的4倍，下颌的吸收方向是向下和向外，上颌是向上和向内，吸收结果是上下颌剩余牙槽嵴在空间上呈反殆状态，在上、下颌牙槽嵴上有以下解剖标志。

1. 上颌结节（maxillary tuberosity） 是上颌牙槽嵴最远端的部位，位于上颌最后一个磨牙的远中，是一个黏膜覆盖的圆形骨突，临床上常作为重要的义齿后缘终止点。上颌结节可以承担咀嚼时的压力，所以义齿基托需要覆盖全部上颌结节。部分患者上颌结节外形不明显，部分患者上颌结节过大影响排牙及殆曲线，需手术切除。

2. 磨牙后垫（retromolar pad） 下颌牙槽嵴的最远端是磨牙后垫。磨牙后垫为倒梨形软组织突起，一般不易吸收，位置相对稳定，是口内最重要的解剖标志之一。由于磨牙后垫前半部分为致密的结缔组织，具有一定的固位支持能力，因此义齿基托要覆盖磨牙后垫一半以上。磨牙后垫稳定，一般不易吸收，可作为指导人工牙排列的标志，一般人工牙最后端应位于磨牙后垫前缘。另外，人工牙殆平面或者下颌第一磨牙高度一般与磨牙后垫的中1/2平齐。

3. 翼上颌切迹（pterygomaxillary notch） 位于上颌结节后方，为蝶骨翼突与上颌结节后缘之间的骨间隙，表面覆盖黏膜，凹陷成切迹状，是颊侧前庭的后缘，也是上颌全口义齿两侧后缘的界限，又称翼突切迹（hamular notch）。

4. 翼下颌韧带（pterygomandibular raphae） 是口腔内的解剖标志，它上端起始于蝶骨翼突，下端止于下颌磨牙后垫后缘内侧。当大张口时，翼下颌韧带绷紧，其上端在翼上颌切迹内侧呈隆起的黏膜皱襞。上颌义齿后缘在此处不宜过度伸展，在模型上显示在翼上颌切迹颚侧。

（二）剩余牙槽嵴唇颊侧结构

由前部中央向后依次是唇系带、唇侧前庭沟、颊系带、颊侧前庭沟（上颌）、颊侧翼缘区（下颌）、颧突（上颌）、颊棚区（下颌）、远中颊角区（下颌）。

1. 唇颊系带（labial and buccal frenum） 一般是表面为黏膜覆盖，内为不同肌肉附着的致密结缔组织黏膜皱襞。为了防止功能状态下义齿对肌肉运动产生影响，一般在制取印模时，需要在局部进行充分整塑，在制作义齿基托时需要在局部形成U型切迹。

2. 前庭沟（vestibule） 位于唇颊内面黏膜和牙槽黏膜的连接部位，一些人称为颊黏膜反折，上下颌前庭沟的深度是由颌骨的肌肉附着决定的。理想状态下制作良好的全口义齿基托边缘在患者功能状态时，可以始终在不影响肌肉运动的前提下与软组织保持接触，以保证边缘封闭不被破坏。要想获得这样的效果，首先在制取印模时，要通过充分整塑获得印模边缘伸展，这种印模边缘伸展范围和形态都非常重要，在灌制模型时要注意复制完整的印模边缘形态，制作全口义齿时要保证基托边缘完全充满模型上的相关结构，这样在功能状态下完成后的基托边缘才能始终与软组织紧密贴合，防止边缘封闭破坏。义齿基托边缘准确的形态和伸展范围对于全口义齿临床效果非常重要，保证基托边缘准确涉及全口义齿制作的全过程，无论是印模制取、模型灌制、蜡型制作、装胶装盒还是义齿制作完成打磨抛光，都要注意防止损伤基托边缘的完整性。

3. 颧突（zygomatic process） 位于颊系带的远中，相当于左右第一磨牙颊侧根方的骨性突起，为上颌骨颧突的根部，牙槽嵴吸收越多，颧突越明显。其表面覆盖黏膜较薄，义齿基托容易在此处造成压痛。

4. 颊棚区（buccal shelf area） 位于下颌后弓区，前缘为颊系带，后缘为磨牙后垫和远中颊角区，外侧为下颌骨外斜嵴，内侧为牙槽嵴。随着牙槽嵴的吸收，牙槽嵴高度降低，颊棚区变得平坦、宽阔，由于此区域表面骨皮质厚、致密，且与咬合力方向垂直，因此能够承受较大的咀嚼压力。基托可在此区域适当伸展，以获得更大支持力。

5. 远中颊角区（distal buccal angles area） 位于颊棚区的后方、磨牙后垫的颊侧，与咬肌前缘相对应的部位。为了防止影响咬肌运动，义齿基托在此处不能过多伸展，一般会形成相应切迹。

（三）剩余牙槽嵴的舌腭侧

上颌模型上由前向后的解剖标志包括切牙乳突、腭皱、腭隆凸、腭中缝、腭小凹、后缘封闭区和颤动线。下颌舌侧从前向后一般为舌系带、舌下腺及其开口、下颌隆凸、下颌舌骨嵴、下颌舌骨后窝。

1. 切牙乳突（incisive papilla） 是位于两个中切牙腭侧的小的软组织突起，其下方为切牙孔，有切牙神经和血管通过，上颌义齿在这个区域应当做适当缓冲以避免压痛。切牙乳突是制作𬌗堤和排牙的重要标志，研究显示在真牙列中切牙唇面距离切牙乳突中点 8～10 mm，两侧尖牙牙尖顶的连线通过切牙乳突的中点，但随着天然牙的丧失，剩余牙槽嵴吸收，切牙乳头会向前、向上移位。

2. 腭皱（palatal rugae） 是上颌硬腭中线两侧不规则的黏膜皱襞，范围在上颌 6 个前牙区域，有时到双尖牙。以前认为这个结构在辅助舌头发音过程中起着非常重要的作用，制作义齿时在这一区域会雕刻人工腭皱，然而近来的研究发现腭皱在发音或舌的位置方面没有显著作用，目前如果不是为了美观，一般不再制作。

3. 腭隆凸（torus palatinus） 是位于上颌硬腭中部的形态和大小不一的骨性隆起，其表面覆盖的黏膜较薄，当咀嚼和吞咽时上颌义齿产生的压力易造成组织创伤，引起疼痛和溃疡，义齿的相应部位应当适当缓冲。另外，过大的腭隆凸可能成为导致义齿不稳定的支点，因此任何存在过大倒凹或延伸到颤动线的腭隆凸都应该考虑手术切除。

4. 腭小凹（palatine fovea） 是软硬腭结合处中线两侧的两个凹陷，它是腭部小黏液腺导管的开口，一般义齿基托在其后 2 mm 左右。

5. 舌系带（lingual frenum） 位于口底前部中线处，连接舌腹与下颌的口底黏膜皱襞，呈扇形，活动度较大。下颌全口义齿舌侧基托边缘在此部位应形成切迹，以免影响舌的活动。

6. 舌下腺（sublingual glands） 位于舌系带两侧，左右各一。舌下腺随下颌舌骨肌上升和下降，运动幅度较大，如果义齿基托在此处过度伸展，舌的运动很容易导致义齿的脱位。但应当保持一定厚度，这样可以更好地形成下颌的边缘封闭。

7. 下颌隆凸（torus mandibularis） 部分无牙颌患者的下颌前磨牙根部舌侧存在骨性隆凸，这种骨性隆凸称为下颌隆凸，其大小、形状和数量存在较大个体差异。下颌隆凸表面覆盖黏膜较薄，义齿基托组织面相应处应缓冲处理。过大、过突的下颌隆凸，下方形成明显的组织倒凹，影响义齿基托伸展，可以在修复前手术切除。

8. 下颌舌骨嵴（mylohyoid ridge） 又称内斜嵴（internal oblique ridge），位于下颌骨后部的内侧，从第三磨牙斜向前下至前磨牙区，由宽变窄。下颌舌骨嵴表面覆盖黏膜较薄，下方形成倒凹。义齿基托组织面在此处应适当缓冲。

9. 下颌舌骨后窝（retromylohyoid fossa） 又称为下颌舌骨后间隙（retromylohyoid space），为下颌全口义齿舌侧后缘的边界，其后外侧为咽上缩肌、翼内肌和颞肌肌腱，后内侧为腭舌骨肌和舌的侧面，下方为下颌舌骨肌的后缘、咽上缩肌及其下方的颌下腺。下颌舌骨后窝位于下颌舌骨嵴的后方，下颌义齿舌侧基托向后越过下颌舌骨嵴，向外侧弯曲，伸展至下颌舌骨后窝，下颌义齿舌侧基托的典型形态为"S"形。进入下颌舌骨后窝的基托部分可抵抗义齿向前脱位，在不影响义齿就位和导致戴牙疼痛的前提下，从下颌舌骨嵴至下颌舌骨后窝底的深度越深，下颌总义齿的固位效果越好。

二、全口义齿的固位、稳定、支持原理

全口义齿修复的目的是在维护口颌系统健康的前提下恢复患者原有天然牙的功能。其恢复功能的程度依赖于全口义齿获得固位、支持和稳定的程度，因此在全口义齿设计制作中应当根据患者的实际情况来评估全口义齿的预后并最大限度提高其固位、稳定、支持。

（一）全口义齿的固位

全口义齿的固位（retention）是指义齿抵抗就位道相反方向轴向脱位的能力，即抵抗重力、黏性食物和开闭口运动时使义齿脱落的作用力—脱位力（dislodging force）—而不脱位。全口义齿的固位力来源于吸附力、界面作用力、界面的表面张力、界面的黏张力、大气压力、肌肉的固位作用力等。

1. 全口义齿固位的影响因素

（1）义齿基托与黏膜的密合程度是影响全口义齿固位的重要因素，密合程度越高，固位力越大，这种密合不仅限于边缘区域，义齿内部组织面与相接触的支持组织密合度也会影响固位力。

（2）义齿基托吸附面积：面积越大，固位力越大。

（3）义齿基托的边缘伸展（border extension of denture base）直接影响义齿固位，适宜的边缘伸展在功能状态下能够既不影响肌肉的功能运动，又能与周围软组织紧密接触获得良好的边缘封闭，获得较大固位力。伸展过度会干扰肌肉活动，导致局部压痛或者直接推动义齿导致义齿脱落，伸展不足就会破坏边缘封闭，导致固位力下降。

（4）颌骨的解剖形态直接影响全口义齿基托的伸展，影响基托与黏膜吸附面积的大小，从而影响义齿固位力的大小。颌骨解剖形态包括无牙颌颌弓的长度和宽度，牙槽嵴的高度与宽度，腭穹窿的形态，唇、颊、舌系带和周围软组织附着的位置等。如果患者的颌弓宽大，牙槽嵴高而宽，系带附着位置距离牙槽嵴顶远，腭穹窿高拱，则义齿基托面积大，固位作用好。反之，如果颌弓窄小，牙槽嵴低平或窄，系带附着位置距离牙槽嵴顶近，腭穹窿平坦，则义齿基托面积小，不易获得足够的固位力。

（5）义齿承托区黏膜的性质：厚韧、有弹性的黏膜可以获得更好的固位力，菲薄松软的黏膜固位力不足。

（6）唾液的质量：具有适宜的黏稠度和唾液量的患者，义齿固位力较大。

影响因素中后三项是由患者自身条件决定的，采用传统全口义齿技术一般不易改变，但是可以帮助判断其最终固位力的大小，如果预测到效果较差，应当充分知情告知，或者采用种植覆盖、粘接剂等技术改善其固位效果，同时要充分利用其现有条件，优化前三项影响因素以获得尽量大的固位力。

2. 提高全口义齿固位力的方法

（1）在不妨碍周围组织功能活动的前提下，全口义齿基托的边缘应充分伸展，并有适宜的厚度和形态，在功能状态下与软组织紧密贴合。

（2）提高基托组织面与软组织表面的密合程度。

（二）全口义齿的稳定

全口义齿的稳定（stability）是指义齿抵抗非轴向力，也就是侧向力的能力。全口义齿受到过大侧向力时，可能出现翘动、摆动、旋转，此时𬌗力只能由部分支持组织支持，导致局部受力过大而出现疼痛、溃疡等表现。如果将侧向力控制在可接受的范围内，有可能将𬌗力均匀同时地作用到尽可能多的支持组织上，降低单位面积上支持组织受力。因此，控制侧向力、保持义齿的稳定是全口义齿特别是疑难全口义齿设计中的重要考虑内容。在全口义齿设计中，应当一方面尽可能降低全口义齿所受侧向力，另一方面尽可能增加全口义齿对抗侧向力的能力，使两者相匹配，以便在功能状态下保持足够的稳定。

1. 侧向力来源

（1）上、下人工牙𬌗面之间的无对抗的斜面接触受力。

（2）周围肌肉作用于义齿磨光面、人工牙或基托边缘的力。

2. 全口义齿稳定的影响因素

（1）颌骨的解剖形态：颌弓宽大、牙槽嵴高而宽、腭穹窿高拱者，义齿较容易稳定，对抗侧向力能力较强，反之则侧向力对抗能力差。

（2）承托区黏膜的厚度：承托区黏膜厚韧、均匀，对抗侧向力能力强，松软的黏膜更加容易出现义齿的摆动、翘动，义齿稳定性差。

（3）上下颌弓的位置关系：上下颌弓的位置关系异常者，上下颌轴向力方向不对应，所受𬌗力会作用到支持组织外侧，易产生较大侧向力。

（4）咬合的稳定性：颌位关系稳定，重复性好，𬌗力容易控制，侧向力产生较少。咬合不稳定，咬合接触变化范围较大，易出现斜面之间的接触，容易导致侧向力。

（5）人工牙的排列位置：天然牙存在时，颊舌侧肌肉作用于天然牙的力量相互平衡，当天然牙缺失后，此平衡仍然存在，这种天然牙所占据的空间称为中性区。当制作全口义齿时，天然牙位于中性区，颊舌侧力量相互平衡，更易获得稳定，当人工牙偏离中性区时会受到侧向力。因此，人工牙应当尽量位于中性区。另外，由于全口义齿所受𬌗力要由剩余牙槽嵴来承担，所以人工牙应当尽量位于牙槽嵴顶上方（图 6-2），为了更加容易建立平衡𬌗，人工牙应排列成适宜的纵𬌗、横𬌗曲线，可以减少侧向力产生。

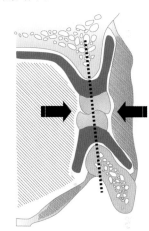

图 6-2 人工牙排列位置与义齿中性区

（6）义齿基托磨光面的形态：适宜的磨光面外形，唇、颊、舌侧肌肉和软组织的作用能对义齿形成夹持力，使义齿基托贴合在牙槽嵴上，保持稳定，异常的磨光面外形，唇、颊、舌侧肌肉和软组织的作用会产生导致义齿脱位的力量。一般义齿基托磨光面从基托边缘向𬌗向不要形成倒凹，否则软组织会作用在倒凹的𬌗方侧壁上，导致义齿脱落；但是也不必形成凹面，凹面有时会导致食物残留在局部，使患者不适。

（7）人工牙𬌗型：𬌗力是产生侧向力的最大的来源，而良好的𬌗型设计可以将侧向力降到最低（详见改良𬌗型相关章节），从而增加义齿的稳定性。

3. 提高全口义齿稳定性的方法

（1）控制咬合时的侧向力：正中𬌗时人工牙𬌗面宽容度（freedom）应当与患者咬合习惯性闭合终点的离散程度相适应，义齿正中𬌗以及在咀嚼末期或者吞咽时应当形成稳定的有正中止关系的接触关系，如尖-窝底的接触关系。防止正中𬌗或者咀嚼末期形成不稳定的斜面接触。

（2）控制侧方𬌗时实际接触牙尖斜面的斜度，建立平衡𬌗。

（3）人工牙排列在中性区，并尽量位于牙槽嵴可支撑范围之上。

（4）义齿基托伸展不能妨碍患者功能运动。

（5）义齿的磨光面外形有利于肌肉产生夹持作用。

（6）选择适宜的改良𬌗型（详见人工牙𬌗型）。

（三）全口义齿的支持

全口义齿支持能力就是患者对抗轴向𬌗力的能力。

1. 全口义齿支持能力的影响因素

（1）颌骨的解剖形态：与全口义齿固位类似，无牙颌颌弓的长度和宽度，牙槽嵴的高度与宽度，腭穹窿的形态，唇、颊、舌系带和周围软组织附着的位置等均直接影响全口义齿基托的伸展，从而影响全口义齿获得的支持。如果患者的颌弓宽大，牙槽嵴高而宽，系带附着位置距离牙槽嵴顶远，腭穹窿高拱，义齿基托面积大，对全口义齿的支持能力好。反之，如果颌弓窄小，牙槽嵴低平或窄，系带附着位置距离牙槽嵴顶近，腭穹窿平坦，则义齿基托面积小，不易获得足够的支持力。

（2）承托区黏膜的厚度：承托区黏膜厚韧、均匀，𬌗力可以在黏膜内均匀分散，可获得较好的支持力；菲薄松软的黏膜，使全口义齿支持能力不足。

（3）基托的伸展范围：全口义齿基托下方有效面积越大，在义齿稳定的前提下可以提供更大的支持。

2. 增加全口义齿获得支持力的方法

（1）在不影响功能运动前提下全口义齿基托尽量伸展。

（2）尽量增加义齿的稳定性，稳定性高的义齿可以在咀嚼过程中有更多支持组织均匀同时地提供支持力，可以相对增加支持力。

（3）通过外科技术，如前庭沟成形术或者种植技术增加支持力。

3. 在不影响功能运动的情况下获得基托的充分伸展的方法　当牙槽嵴丰满时，可考虑使用主动整塑或者被动整塑或者联合使用，当牙槽嵴吸收较严重时，被动整塑会导致软组织过度牵拉，使可用支持区域丧失，可考虑单纯使用主动整塑。当牙槽嵴严重吸收、牙槽嵴表面完全为松软组织时，也可以借助肌静力线原则来确定下颌基托伸展范围。肌静力线（myostatic outline）的确定方法见图 6-3。

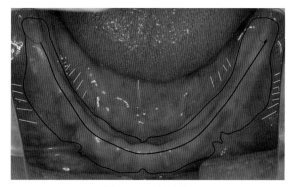

图 6-3　肌静力线

（1）标出两侧牙槽嵴顶线。

（2）画出磨牙后垫外形。

（3）画出内斜嵴和外斜嵴。

（4）画出嚼肌前缘的位置，应为一突向前的曲线。

（5）标出唇颊舌系带。

（6）当牙槽嵴骨吸收严重时，下颌前部的颏神经（即下齿槽神经在颏孔处出口）可能暴露，标出两侧的颏孔位置。

（7）标出下颌前部颏肌起点的位置，一般可以覆盖颏肌起点 1/3 或者 1/2。

（8）借助口内观察画出各点连线，标注前庭沟底的位置，即下颌的肌静力线，即为下颌全口义齿的边缘线。

第二节　全口义齿工艺流程
Technical Procedures of Complete Denture Manufacturing

全口义齿是在医师、技师和护士三者紧密配合下完成的，任何一方出现问题都可能导致全口义齿修复的失败。全口义齿工艺流程涉及全口义齿设计、印模制取、确定颌位关系、试排牙、试戴、蜡型制作、调𬌗、打磨抛光等全过程。

技师工作涉及义齿个别托盘的制作、暂基托制作、蜡堤制作、人工牙排列、蜡型制作、调𬌗以及后期的修理维护等全过程。全口义齿最终效果是对医-护-技理论知识、分析设计、动手能力，以及医-护-技-患沟通合作的综合检验。

以下为与技师相关的全口义齿工艺流程的五大环节。

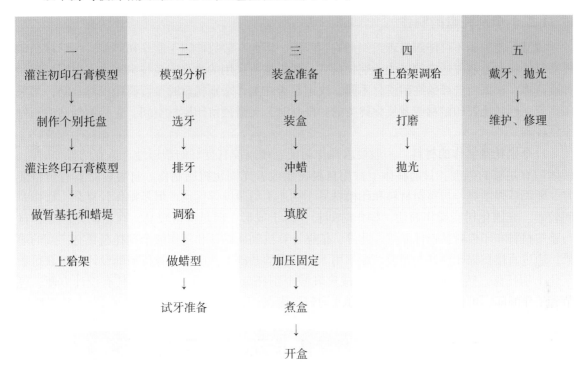

从第一环节的项目中可以看出，技师需要精确复制转移医师的工作结果，并为下一步做好准备。第二、三、四环节的项目则完全是工艺技术，要求技师具备全口义齿的相关知识、操作技巧和三维空间想象能力，才能胜任这些环节的工作。第五环节是对前四个环节的检验，只有将前面环节的误差降到最低，才可能制作出一副优质的全口义齿。

第三节　无牙颌的印模和模型
Impression and Cast of Edentulous Jaws

一、无牙颌的印模

无牙颌的印模（impression of edentulous jaws）就是无牙颌患者口腔的阴模。医生制取印模的目标就是在不影响功能运动状态下，使印模范围尽可能覆盖所有能够支持义齿的组织结构，并精确复制覆盖区域无牙颌的软硬组织形态。

（一）无牙颌印模的要求

无牙颌印模制取是动态和静态的统一。所谓动态就是指无牙颌印模边缘伸展是模拟患者功能运动，充分整塑出来的，印模边缘的伸展决定了基托伸展，适宜的基托伸展应当既不影响患者的肌肉运动，又要在功能状态下始终与软组织保持接触以获得边缘封闭，这要求用于边缘整塑（border molding）的印模材具有高塑性。所谓静态就是无牙颌印模要制取无牙颌软组织表面精细结构，这需要印模材具有高流动性。由于印模材料性能的限制，高塑性印模一般没有高流动性，同理，高流动性材料一般没有良好的塑性，因此需要用高塑性的印模材料整塑出印模边缘，高流动性材料制取印模组织面细节。所以在临床上常采用二次印模法制取，第一次制取初印模灌制模型后，在模型上制作个别托盘，利用个别托盘进行边缘整塑，然后利用高流动性的印模材制取组织面的精细结构。

（二）个别托盘的制作

成品托盘因为不可能跟患者组织面均匀匹配，因此一般只能用于制作初印模，然后在初印模灌制的模型上制作适宜伸展的个别托盘。一般根据所采用的最终印模技术来决定个别托盘的伸展范围。根据所选择的终印模材不同，决定是否在制作个别托盘时预留终印模材空间，当采用高流动性硅橡胶印模材或者氧化锌类的印模材时，无需预留印模材空间，直接填倒凹后制作个别托盘。

1. 个别托盘制作的材料　一般要求操作简便、硬固前有良好的塑形性、适宜的操作时间、硬固后有足够的强度。目前临床上常用自凝树脂或者光固化树脂制作。自凝树脂具有价格便宜、硬固后强度高、与整塑材料和印模材易于粘连不易脱模等优点，但是操作较复杂，操作时间较短。光固化树脂操作简便，操作时间长，易于成形，但是价格较高，存在向光收缩，且与整塑材料和印模材黏连性能差。此外，依据计算机辅助设计和制作的个别托盘具有广阔的前景；通过直接扫描印模膏初印模，在不用灌注模型的基础上，应用计算机辅助设计即可获得数字化个别托盘，然后通过三维打印形成聚乳酸个别托盘（图 6-4），该方法具有设计方便、可节省工作时间、可保持组织面印模材厚度均匀等优点。

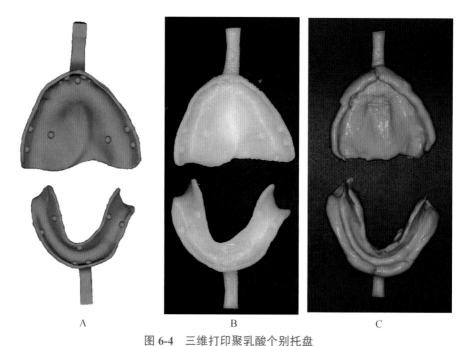

图 6-4　三维打印聚乳酸个别托盘

A. 上下颌个别托盘的数字化设计完成；**B.** 三维打印的上下颌个别托盘；**C.** 三维打印个别托盘取终印

2. 个别托盘伸展范围　个别托盘颊舌侧边缘距离理想印模伸展的位置应当为 2 mm，以留出整塑材料整塑空间。临床上在初印模模型上制作个别托盘时，唇颊侧边缘一般距离前庭沟最高点 2 mm，距离唇、颊、舌侧肌肉及韧带附着点约 2 mm。上颌托盘后边缘要全部覆盖两侧整个上颌结节，距离翼上颌切迹约 2 mm，后部中央要伸展到上颌颤动线，一般要超过腭小凹后 4 mm。下颌托盘要覆盖全部磨牙后垫，到达翼下颌韧带前缘，要包括下颌舌骨后窝。个别托盘舌侧边缘要距离口底与口底黏膜 2 mm，或者超过内斜线 4 mm。可以在模型上辨认肌肉附着点，对于肌肉附着点很高的模型，托盘的边缘线可能会位于前庭沟底上方数毫米。

3. 个别托盘制作方法　首先在模型上按照个别托盘伸展范围画线，一般比暂基托伸展范围少 2 mm（图 6-5），用蜡填倒凹、涂分离剂后制作。个别托盘制作材料建议使用自凝树脂或者光固化树脂。注意应尽量保证个别托盘厚度均匀一致，厚度应为 2 mm 左右，防止由于过薄、过厚或者厚度不均导致局部变形。另外，个别托盘边缘厚度要至少 2 mm，且边缘可形成内 1/3、外 2/3 的直角斜面，以方便整塑材料的附着。

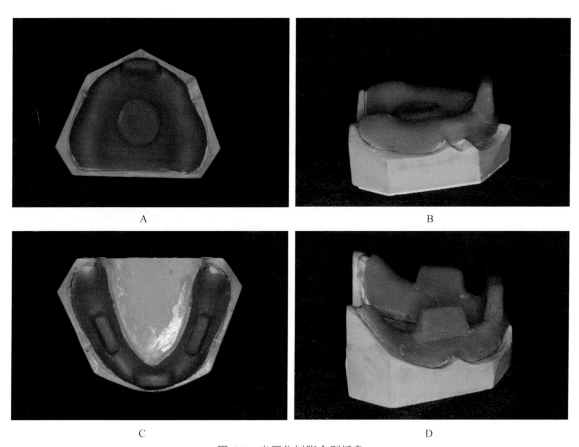

图 6-5　光固化树脂个别托盘
A. 上颌个别托盘（殆面观）；B. 上颌个别托盘（侧面观）；C. 下颌个别托盘（殆面观）；D. 下颌个别托盘（侧面观）

临床医师在边缘整塑之前，应在口内对个别托盘进行检查、评估和调整。如果初印模伸展较好，在初印模模型上制作印模托盘在口内也应距离前庭沟底或肌肉附着点 2～3 mm。但是有时制作的个别托盘会在口内显得过长，因为当采用成品托盘和藻酸盐印模材制取印模时，成品托盘不像个别托盘那样有正确的边缘伸展，藻酸盐印模材很难做到适宜的边缘整塑，很多部位印模边缘的软组织可能会被牵拉移位，导致印模的深度和宽度要比实际的前庭沟更宽更深，印模的后部伸展也会过长，按照这种模型制作的个别托盘，在口内可能会影响某些部位软组织活动，需要临床医师在口内直视下检查个别托盘伸展是否适宜，并进行必要的调整，对肌肉附着和系带附着的部位应更加注意。对于伸展不足的地方也需要必要的添加。

4. 边缘整塑　就是临床上模拟患者功能运动，利用印模边缘材料的可塑性获得周围软组织功能状态时的形态，以达到边缘封闭的目的。为了增加整塑精度，一般制取完成的印模边缘 2～5 mm 范围内都是通过整塑获得的。这种通过边缘整塑获得的边缘形态和伸展范围对于义齿的边缘封闭至关重要，制作完成的全口义齿边缘伸展范围和外形应当与此结构完全一致。在义齿制作的全过程，任何不当操作都可能会导致无法获得预期的义齿边缘形态和伸展，如印模制取过程中制取不全、义齿模型灌制时灌注不全、蜡型制作过程中以及装盒装胶充填不全、义齿开盒后过度打磨等。因此，在灌注模型和义齿制作全过程，都要注意保护这一重要结构的完整性、准确性。

临床上的整塑材料常用具有良好塑性质软且微有黏性的材料进行边缘整塑。整塑过程要在边缘整塑材料硬固之前放入患者口内，做被动整塑或引导患者做主动整塑，直到边缘整塑材料硬固，以便记录所需的边缘形态。整塑材料可以不断添加，直到使整个托盘边缘都获得了正确的伸展为止。最终整塑完成时，此材料可能会盖过个别托盘的边缘 3 ～ 4 mm。

5. 制取终印模 个别托盘边缘整塑完毕后，使用高流动性的硅橡胶印模材或者氧化锌丁香油类的印模材加在个别托盘组织面上，吸干或者擦干口内唾液后，戴在患者口内，托盘就位后保持托盘稳定至印模材完全硬固，期间可做功能整塑。待印模材完全硬固后取出托盘，印模应当清晰完整，不应有气泡。

二、无牙颌模型

（一）无牙颌模型要求

1. 灌制模型厚度最薄处至少为 10 mm，以保证模型强度，防止变形。

2. 注意避免出现气泡和空腔，准确再现所取印模的组织表面，尤其是周围边缘的形态。

3. 通常距印模边缘 3 mm 以内的区域都是影响边缘封闭的关键区域，应保证相关区域模型的完整性。

（二）模型灌制方法

模型灌制一般有两种常用的方法：围模灌注法（boxing and pouring the final impression）和二次灌注法（secondary pouring method）。

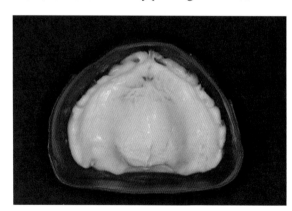

图 6-6 简易印模围模

1. 围模灌注法 将印模消毒、冲洗干净，吸干水分后，在灌制终印模前，一般在印模外侧距边缘 3 mm 处画线，用 3 mm 宽的蜡线固定在画线处，再在蜡线的外侧用蜡片形成一个盒形以简化灌模过程，使模型达到理想的形状和厚度（图 6-6）。印模围模的目的是确定印模的有效范围，并在灌制模型时帮助支持未硬固的模型材料。通过在印模组织面的外缘标出边缘线，可以确定印模的有效范围。围模用的蜡在灌制模型过程中要有足够的强度保持其大小和形状。待石膏凝固，要易于从工作模型和印模上分离。

一旦石膏凝固，从工作模型上去除边缘线和围模材料，用模型打磨机、树脂磨头和技工刀打磨模型到最终大小和形状。打磨一般按特定顺序以保证模型理想形状。首先在模型打磨机上打磨模型底面至与剩余牙槽嵴顶平行。工作模型最薄的部分应为 12 ～ 15 mm 厚，最少不能低于 10 mm，这样模型厚度足以抵抗折裂，而又厚薄适度，在最终处理时能够放入型盒。注意模型最薄部分通常位于前庭沟底和模型底面之间。打磨模型后部，使模型后面与底面垂直。然后修整模型底座的外缘，直到唇颊侧模型边缘的宽度达到 2 ～ 3 mm，在翼上颌切迹和磨牙后垫远端为 5 ～ 6 mm，同时与底面垂直。最后用砂轮和树脂磨头修整模型外侧边缘的高度，并对舌的区域进行成形和光滑，直至前庭区深度为 2 ～ 3 mm。

2.二次灌注法 首先将印模冲洗干净并吸干水分，用变色笔沿印模边缘外侧下方3 mm处画线。调拌适量的石膏，用调拌刀取少量石膏置于印模组织面最高处，轻轻振动，使石膏慢慢流动到组织面细节处，然后逐渐覆盖整个印模组织面和边缘至画线处，继续灌注石膏至适当厚度，并使石膏表面保持凹凸不平的状态，将印模组织面向上放置至石膏充分硬固。重新调拌适量的石膏，将其堆放于水平放置的玻璃板上，将部分灌制完成的印模和模型上下翻转，石膏面向下水平置于新调拌的石膏上，并使石膏包至印模边缘画线位置，宽度大于3 mm，模型最薄处的厚度大于10 mm。待石膏充分硬固后，将模型与印模置于60～70℃的热水中，待印模边缘的印模膏软化后，将印模与模型分离。

（三）模型修整（cast trimming）要求

1. 模型灌注完成后应进行适当打磨修整，模型的底面、外侧和边缘应平整、光滑。
2. 模型底面应与预想的𬌗平面平行，最薄处的厚度应不小于10 mm。
3. 模型边缘应高于前庭沟底2 mm，厚度均匀约3 mm，边缘应连续完整。
4. 模型侧面应平滑、连续，与底面垂直。
5. 下颌模型舌侧部位应平整，高于舌侧黏膜皱襞3 mm。
6. 在模型底面的前部中线处和后缘两侧，分别制作三点定位沟，以便于模型在𬌗架上的复位。

第四节　颌位关系记录
Maxillomandibular Relationship Record for Edentulous Patients

无牙颌患者原有上下颌之间的位置关系随着整个牙列的缺失而丧失，需要在现有的条件下重新确定上下颌位置关系。临床医师会参考患者口颌系统的解剖标志和生理特征确定上下颌之间的垂直及水平的颌位关系，并将确定的上下颌的位置关系记录下来，这样的操作过程称为颌位关系记录。

临床上一般先在工作模型上制作暂基托，将暂基托在上下颌剩余牙槽嵴上就位，然后在暂基托上制作蜡堤或者其他装置来确定上下颌位置关系。制作暂基托及蜡堤的材料要具有良好的可塑性，且当硬化后在口内温度下应具有一定强度，不易变形。制作基托的常用材料包括基托蜡、虫胶板、树脂材料等。

制作基托时首先在模型上画线确定基托伸展范围，由于基托覆盖模型后，术者无法看到模型上的解剖标志点，因此在模型上除了画基托边缘线外，还需要画出一些标志线，并延伸到没有基托覆盖的模型边缘及侧面，以便指导蜡堤制作及人工牙的排列。

一、模型标志线

（一）基托边缘线

用铅笔沿着模型移行皱襞画一条连续的线，上颌要包过上颌结节，后缘由两侧的翼上颌切迹到中央的腭小凹后2 mm，下颌后缘盖过磨牙后垫1/2或者2/3，系带处要适当缓冲。这种标明基托的边缘，在工作模型上绘制的线，称为基托边缘线（plate outline）。

（二）排牙标志线

排牙标志线是在模型上记录的用于制作𬌗托及排牙的参照标志线。上颌、下颌一般各由纵横三条线组成，上颌纵线包括中线和两条牙槽嵴顶连线，上颌横线一般与中线垂直，前面为切牙乳突连线，后面为上颌结节最高点连线和上颌结节前5 mm连线。下颌纵线为中线和两条牙槽嵴顶连线，横线为前牙牙槽嵴顶连线、磨牙后垫中 1/2 水平线和磨牙后垫前缘线（图 6-7）。有时为了便于排牙，还在模型的侧面画出与后牙区牙槽嵴顶平行的曲线。排牙标志线的画法有多种，有时需根据模型具体情况调整。

1. 中线

上颌模型：用铅笔从切牙乳突、腭中缝至左右腭小凹的中点画出一条连续的线。

下颌模型：从唇系带、舌系带到左右磨牙后垫定点线段的中点画一条连续的线为下颌的中线（图 6-7）。

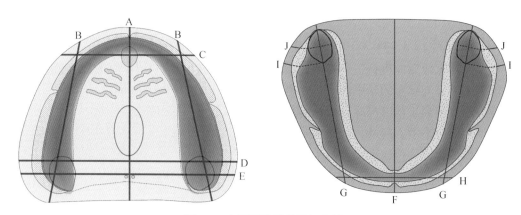

图 6-7　上下颌模型排牙标志线

A. 上颌中线；**B.** 上颌牙槽嵴顶连线；**C.** 切牙乳突连线；**D.** 上颌结节前 5 mm 连线；**E.** 上颌结节连线；**F.** 下颌中线
G. 下颌牙槽嵴顶连线；**H.** 下颌前牙区牙槽嵴顶连线；**I.** 磨牙后垫前缘线；**J.** 磨牙后垫中 1/2 水平线

2. 上下颌后牙区牙槽嵴顶的连线　牙槽嵴的最高部分称之为牙槽嵴顶，后牙区牙槽嵴顶点相连形成的线就是牙槽嵴顶线，标出的两侧的牙槽嵴顶连线要延伸至模型边缘，以便于将来做参考。由于后牙区牙槽嵴顶线常为弧线，不便于根据其延伸线来判断位置，常以第二前磨牙和第一磨牙区域的牙槽嵴顶点相连的直线向两侧前后延伸到基托外，作为牙槽嵴顶线。后牙区的牙槽嵴顶连线，是制作𬌗托及排牙的重要参考标志。

3. 切牙乳突连线　是通过切牙乳突中点与中线垂直的直线。通常上中切牙唇面位于切牙乳突中点前 8 ～ 10 mm，两侧上颌尖牙牙尖顶的位于切牙乳突连线上。因此，切牙乳突可作为排列义齿人工前牙的重要参考标志。但是牙列缺失后，上颌前部牙槽嵴唇侧骨板吸收较快，切牙乳突会向上向前移位，人工牙的位置不能完全按照真牙与切牙乳突的关系排列，应当适当缩短距离。

4. 上颌结节连线　一般以两侧上颌结节最突点连线作为上颌结节连线，当上颌结节不明显时，可画出两侧上颌结节后取其中心点，两者连线作为上颌结节连线。

5. 上颌结节前 5 mm 连线　距上颌结节连线前 5 mm 连线，一般为排列上后牙最后缘，人工牙不能排在此连线后方，否则会干扰前伸、侧方𬌗运动。

6. 下颌前牙区牙槽嵴顶连线　一般为下颌中切牙牙槽嵴顶点相连的一条直线，要延伸到模型边缘上。

7. 磨牙后垫中 1/2 的标志线及磨牙后垫前缘线　先画出磨牙后垫的外形，并于下颌模型侧缘标注出磨牙后垫中 1/2 和磨牙后垫前缘的位置。前者作为𬌗堤高度的标志，后者作为人工牙排列时最后缘的标志（图 6-7）。

二、无牙颌的分区

全口义齿基托覆盖下的无牙颌组织，不同的部位其组织结构特点不同，对义齿修复所起的作用也不同。根据组织结构特点，无牙颌可分为主承托区、副承托区、边缘封闭区和缓冲区四个区域。

（一）主承托区

主承托区（primary stress-bearing area）包括上下颌牙槽嵴顶，以及除上颌硬区之外的硬腭水平部分。该区域表面通常为附着黏膜，有高度角化的复层鳞状上皮，黏膜下层致密，有一定的弹性，移动度小，能够抵抗义齿基托的压力，是承担义齿咀嚼压力的主要区域。义齿基托应与主承托区黏膜密合。

当下颌牙槽嵴低平时，下颌后部牙槽嵴颊侧的颊棚区趋于水平，由于其表面骨质致密，能承受较大的垂直向压力，可作为下颌义齿的主承托区。

（二）副承托区

副承托区（secondary stress-bearing area）包括上下颌牙槽嵴的唇颊侧和舌腭侧斜面。该区域黏膜为附着黏膜向非附着黏膜过渡，上皮角化程度降低，黏膜下层疏散，黏膜下可含有脂肪、腺体、甚至有肌纤维附着。副承托区不能承受较大的咀嚼压力，可抵抗义齿受到的水平向作用力，有利于义齿的稳定。义齿基托也应与副承托区黏膜密合。

（三）边缘封闭区

边缘封闭区（border seal area）包括上下颌口腔前庭沟底、唇颊舌系带附着部、下颌舌侧口底黏膜反折处、上颌后堤区和下颌磨牙后垫。边缘封闭区外围为唇颊、口底和软腭等活动组织，该区域黏膜下有大量疏松结缔组织，软组织活动度大，不能承受咀嚼压力，在功能状态下，边缘伸展适宜的义齿基托不会干扰肌肉运动，而且始终与边缘封闭区接触，形成边缘封闭。义齿基托边缘既不能过短，也不能过长，唇颊舌侧基托边缘应由黏膜包裹，另外上颌义齿后缘应形成后堤，借助黏膜的让性（resilience）使义齿后缘与黏膜密合，形成完整的边缘封闭，使空气不能进入义齿基托与承托区黏膜之间，利用大气压力保证义齿的固位。义齿应当与边缘封闭区紧密贴合，注意制作的蜡型和最终的义齿基托应当充满模型的边缘。

（四）缓冲区

缓冲区（relief area）为无牙颌的骨性隆凸部位，如上颌隆凸、颧突、上颌结节颊侧、下颌隆凸、下颌舌骨嵴以及牙槽嵴上的骨尖、骨棱等部位，表面被覆黏膜较薄，切牙乳突内有神经和血管。这些部位均不能承受咀嚼压力，全口义齿基托组织面在上述的相应部位应做缓冲处理，以免因压迫导致疼痛，或形成支点而影响义齿的稳定。也可在需要缓冲的部位，如切牙乳突、骨突骨尖、上颌隆凸、松软牙槽嵴、下颌舌骨嵴等部位，贴一片与部位形状相同的薄蜡片或者软锡箔，并压紧，边缘贴实。但是注意不要缓冲过多形成空腔，否则会导致黏膜因负压而引起乳头状增生。

三、后堤区的制作

全口义齿良好的固位依赖于良好的边缘封闭，当义齿前牙受力后，义齿后部常会出现翘动，导致边缘封闭的破坏，同时常规树脂基托聚合时会出现收缩变形，收缩一般会向厚的部位，因此在义齿基托后部有时会出现不密合，这些都需要在义齿后部对于一些具有一定动度的软组织加压，可以减少由于基托变形或者前牙受力后出现的义齿后部的翘动所造成的边缘封闭的破坏。这种在义齿后缘制作一些结构来给可变形组织适当压力以保障边缘封闭的区域称为后堤区。患者口内前部是硬腭，后部为软腭，软硬腭之间为颤动线，在解剖上是腭腱膜的位置，这个部位具有一定的让性，且没有过大的动度，适于后堤区的制作。临床上常在颤动线部位制作后堤区。临床上有两种常用方法来制作义齿后堤区。一是在制取印模时直接用塑性材料压出后堤区，再灌制模型。具体方法是先在口腔内用变色笔画出可压缩组织的范围，检查相应部位的可压幅度（该区域被义齿基托压迫而不会产生不适感的适当深度），再用塑性材料添加在相应个别托盘局部，获得后堤区，一般压缩量大致为可变组织的变形量的一半。

　　另一种方法是先灌制模型，再在模型上刮出后堤区。可以根据患者口内所画出的可压缩组织的范围及幅度直接在模型上按照相应范围和深度刮出相应后堤区（可压缩量的一半），也可以在模型上根据经验数据确定后堤区范围及深度，直接用刀刮出。常用后堤区范围一般由一侧翼上颌切迹颊侧 2 mm 开始，经翼上颌切迹至腭小凹后 2 mm 到达另一侧翼上颌切迹颊侧。一般在翼上颌切迹和中线部位能被压缩约 0.5 mm，在其他部位能被压缩 1 mm 深。具体做法就是沿此线做 V 字形切迹，深度为 1 ～ 1.5 mm，然后沿此切迹向前 5 mm 范围内将石膏模型部分刮除，越向前、越近中线和牙槽嵴，刮除越少，形成弓形后堤区（图 6-8）。

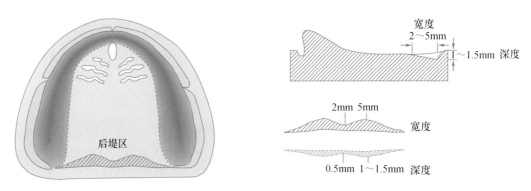

图 6-8　后堤区的位置、形态和深度

四、暂基托的制作

　　无牙颌患者的颌位关系记录通常借助上下𬌗托来完成。𬌗托由基托和𬌗堤（occlusal rim）两部分组成，利用𬌗堤恢复垂直距离，借助上下𬌗堤平面的定位锁结来记录正中关系。𬌗托不仅要记录垂直距离和正中关系，还要利用𬌗堤确定全口义齿人工牙的排列位置和选择人工牙的参考标志，包括义齿的𬌗平面、前部丰满度，以及𬌗堤唇面的一些标志线。𬌗托的基托部分相当于义齿的基托，用于承载𬌗堤，并保证𬌗托在口内和模型上的固位和稳定。基托分为暂基托（temporal denture base，trial denture base，record base）和恒基托（permanent denture base）两种。暂基托只用于制作𬌗托、排列人工牙和形成义齿基托蜡型，最终由热凝树脂的义齿基托替换。恒基托是由热凝树脂提前制作好的义齿基托，先用于制作𬌗托，然后在其上排列人工牙，是最终完成义齿的一部分，不被替换。恒基托与组织更密合，有利于确定颌位关系时𬌗托的固位和稳定，以及以后在口内试排牙，但义齿完成时的二次装胶和热处理容易使恒基托变形，导致义齿固位力降低。

（一）制作暂基托的材料

　　制作暂基托的材料有基托蜡片（baseplate wax）、虫蜡基托板（shellac base plate）、室温固化树脂（自凝树脂）、光固化树脂。基托蜡片容易变形，且稳定性差，必要时可用两层蜡片并埋入金属增力丝加固；虫蜡基托板可加热成形，降温后不易变形，但组织面贴合度差；最好使用坚固不易变形的后两种材料制作暂基托（图 6-9）。

（二）制作暂基托的要求

　　1. 基托材料坚固不变形。
　　2. 与模型的组织面紧密贴合。

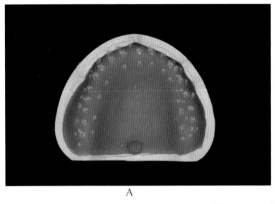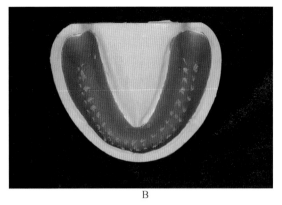

图 6-9 工作模型及暂基托

A. 上颌；B. 下颌

3. 边缘伸展适度，与义齿基托要求相同。

4. 具有良好的固位、稳定性。

（三）制作暂基托的方法

1. 蜡暂基托的做法 在已经画好标志线的模型上涂分离剂，取一块大小合适的蜡片，在酒精灯上烤软，放在模型上。上颌从腭穹窿中心开始，下颌从舌侧开始，均匀地向牙槽嵴及唇颊侧方向轻轻推压，使蜡片与模型完全紧密贴合。厚度要均匀一致，防止用力过大导致局部蜡片过薄，根据模型上的基托边缘线切除周围多余的蜡片，用热蜡刀将周围烫平整、光滑。为防止在口内颌位关系记录时暂基托变形，可在上颌基托腭侧及下颌基托舌侧，各弯制一条与颌弓走行一致的不锈钢丝，形状尽量与牙槽嵴舌侧、腭侧的组织面大致相同；烧热后埋入基托内，以增加蜡托的强度。由于蜡基托强度不足，不是一种理想的材料，尤其是剩余牙槽嵴大量吸收的患者，蜡基托变形会给颌位关系确定带来很大误差，建议尽量采用树脂等高强度材料制作暂基托。

2. 自凝树脂暂基托的做法 先用蜡填倒凹和覆盖模型上不规则的易损结构，以便基托取下和戴上时都不会刮损破坏模型。上颌模型常见的倒凹和不规则形态位于前部牙槽嵴的唇侧、腭皱区，上颌结节颊侧。在下颌模型，下颌舌骨后区通常也存在大的倒凹。涂分离剂，待分离剂干燥后再涂布一层，将调拌至拉丝期末的自凝树脂按于模型上形成基托，厚度约 2 mm。固化后，自模型上取下暂基托，打磨，备用。也可先将单体均匀喷洒在模型表面，注意单体不要过多，不要汪在局部，再将自凝粉撒布在湿润的模型表面，注意撒布要均匀，去除多余单体，待初步干燥后，再次喷洒单体，撒布自凝粉，可多次重复直至达到 2 mm 厚度。可以在树脂硬固前在牙槽嵴顶表面制作小球状或者倒刺状固位装置，待树脂材料完全硬固后取下基托打磨修整。

3. 光固化树脂暂基托的做法 同样用蜡填倒凹、涂分离剂后，将预成的光固化树脂基托板放在模型上，轻轻按压成形，用蜡刀切去多余的材料，在牙槽嵴顶表面制作小球状或者倒刺状固位装置，然后用光固化灯固化，硬固后取下。然后用打磨机修整基托边缘，注意牙槽嵴顶和牙槽嵴颊侧等需排牙区域暂基托不宜过厚，以防止干扰排牙。打磨光滑基托表面，打磨过厚的地方（超过 3 mm 的部位），由于基托受热时会变形，要注意打磨时不能对基托施加过大压力。完成的基托应有足够的厚度以保证强度和准确性，同时又不能妨碍排牙或者颌位关系确定。将树脂基托放回模型上不能有任何翘动。

五、蜡堤的制作

蜡堤常采用基托蜡制作，分为直接法和间接法，直接法是在患者口内直接制作，间接法则是在口外模型上制作后再在口内做相应修整。在技工室制作的属于间接法。

（一）间接法蜡堤制作

用酒精灯将蜡片均匀烤软后，卷成长方条状，按照牙槽嵴顶外形适当弯曲，压在基托牙槽嵴顶位置上，用热蜡刀将蜡条和基托连接处融化固定，形成初步蜡堤。

在蜡堤硬固之前调整蜡堤的位置形态，上颌前牙区蜡堤沿前牙区牙弓，外形呈弧形，蜡堤最前缘距切牙乳突连线 8 ～ 10 mm，在切牙乳突连线处前牙区蜡堤与后牙区蜡堤相连。后牙区蜡堤一般位于后牙区牙槽嵴顶连线正上方。前牙区蜡堤宽度为 5 mm，高度为 8 mm，从双尖牙至磨牙区蜡堤宽度一般为 7 mm、10 mm。蜡堤后缘应向前形成 45° 斜坡状，蜡堤后缘高度为 5 mm，蜡堤𬌗平面与牙槽嵴顶大致平行。临床上常在蜡堤完全硬固前将戴有蜡堤的模型𬌗面朝下在玻璃板上按压使𬌗面平坦。一般蜡堤前牙区𬌗面边缘到基托边缘最高点的平均距离为 20 ～ 22 mm。蜡堤前缘与基托前部颊面大致移行呈直线。

下颌前牙区按照前牙区牙槽嵴顶连线位置调整蜡堤位置，后牙区蜡堤在牙槽嵴顶连线上，蜡堤宽度从前牙、双尖牙至磨牙同样为 5 mm、7 mm、10 mm。蜡堤的高度和磨牙后垫 1/2 处平齐，一般下前牙蜡堤到基托边缘最下缘距离约为 19 mm。

（二）直接法蜡堤制作

先将基托在患者口内试戴，观察其边缘伸展情况、密合度和稳定度，可以对基托进行必要调整，如存在较大误差需要分析原因，必要时重新制取印模、模型及暂基托。基托试戴合适后，同样按照间接蜡堤制作法制作蜡堤在基托上，不同的是在蜡堤没有硬固之前，将带有蜡堤的基托戴入口内，用𬌗平面板在口内压至前牙区𬌗平面与瞳孔连线平行，后牙区𬌗平面与鼻翼耳屏线平行。𬌗平面依患者年龄可位于上唇下缘下 2 mm 或平齐上唇下缘。同理制作下颌蜡堤，在蜡没有硬固之前戴入患者口内让患者咬至适宜的垂直距离，然后对蜡堤进行适当的调整，实际上直接法制作蜡堤已经构成了确定颌位关系的一部分。

六、确定颌位关系

颌位关系（maxillomandibular relationship or jaw relation）或称颌位（jaw position）泛指上下颌之间的相对位置关系。颌位关系通常包括垂直关系（vertical relation）和水平关系（horizontal relation）两个内容。垂直关系为上下颌之间在垂直方向上的位置关系，常用鼻底至颏底的面下 1/3 高度表示，称为垂直距离（vertical dimension）。水平关系为上下颌之间在水平方向上的位置关系。口颌系统在进行各种功能活动时，下颌可进行灵活的、有规律的运动，与上颌处于各种不同的相对位置。在下颌的各种颌位中多数是不稳定的（如下颌前伸和侧方运动中的颌位），只有少数颌位是稳定的。可以利用这些稳定的颌位来指导义齿建𬌗。

当天然牙列存在时，有 3 个稳定的颌位。一个是正中𬌗（centric occlusion）位，又称为牙尖交错位（intercuspal position），是指上下颌牙尖窝交错最广泛接触的位置，是由牙齿确定的位置，又称为牙位。第二个颌位是当下颌生理后位，髁突位于关节凹生理后位（有学者认为是最上位）时的位置，称为正中关系（centric relation）位，是由关节确定的，又称关节位。少部分人的正中𬌗位与正中关系位为同一位置，但多数人的正中𬌗位位于正中关系位的前方 1 mm 范围之内。第三个颌位是下颌习惯性闭合到达的上下牙接触的位置，是由肌肉决定的，又称为肌位。当牙列缺失后，没有了上下颌后牙的支持和牙尖锁结作用，牙位消失，上下颌之间只有颞下颌关节、肌肉和软组织连接，由于肌肉状态、位置不同，肌位不稳定，因此唯一稳定的可以重复的位置就是关节位，也就是正中关系位。目前较公认的做法就是全口义齿建𬌗在适宜的垂直距离的正中关系位上。

临床上在制作全口义齿前，需要先取得无牙颌的颌位关系记录（maxillomandibular relationship

records，jaw relation records），即确定并记录垂直距离和正中关系（水平颌位关系）。同时记录
𬌗平面位置、唇颊面丰满度、标志线等。

颌位关系记录的内容：

1. 调整𬌗托唇面丰满度 在蜡堤硬固之前将上托戴入患者口内，检查患者在自然、放松状态下面部的丰满度。可通过在上𬌗托唇面添加或去除蜡的方法，来调整𬌗托对上唇的支持，获得满意的丰满度。

2. 确定𬌗平面 𬌗平面前部应位于上唇下缘下方 1 ～ 2 mm，并与瞳孔连线（interpupillary line）平行，𬌗平面后部与鼻翼耳屏线（Camper's line，Ala-Tragus line）平行。可用𬌗平面板（Fox plane）置于上𬌗堤𬌗平面上，检查𬌗平面的位置，在蜡堤硬固前可以加压进行相应调整，如果存在不足可以取出上𬌗托添加至符合要求（图 6-10，图 6-11）。如果蜡堤已经硬固，可以使用烫蜡板进行修整。

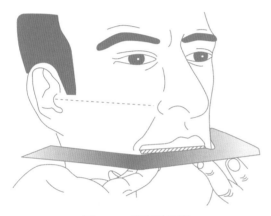
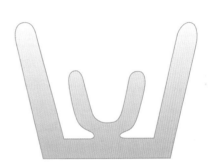

图 6-10 确定𬌗平面　　　　　　　　图 6-11 𬌗平面板

3. 确定垂直距离（determine the vertical dimension） 患者上身坐直，保持头颈部直立，目光平视。用笔在患者鼻底和颏底处皮肤表面各做一标记点，将上𬌗托戴入患者口内，嘱患者放松，上下唇轻轻闭合，用垂直距离测量尺测得患者息止颌位时的垂直距离。为使患者消除紧张，可教其反复练习发唇音，或做吞咽动作。息止颌位垂直距离减去 2 ～ 3 mm 即为该患者的参考咬合垂直距离。

在下颌蜡堤硬固前将下𬌗托戴入患者口内，检查上下𬌗托咬合时的垂直距离。通过调整下𬌗托蜡堤高度，使上下𬌗托轻轻咬合时达到所确定的咬合垂直距离，同时上下𬌗堤平面能够均匀接触。必要时可以在蜡堤局部进行添加或去除。

4. 确定正中关系（determine the centric relation） 在上颌蜡堤后牙𬌗平面上左右两侧分别切出前后两条不平行的 V 字形沟，深约 3 mm，蜡堤表面及 V 字形沟内涂一层凡士林。将下颌蜡堤𬌗平面后牙区（尖牙位置以后）去除 2 mm 厚的一层蜡。

先将上𬌗托戴入患者口内，在下颌蜡堤后部添加加热软化的印模膏或蜡等咬合记录材料，然后将其迅速戴入口内，采用卷舌后舔法、后牙咬合法等方法，使下颌后退咬合至上下颌蜡堤前部轻轻接触为止。待咬合记录材料硬固后，将上下𬌗托从口内取出，检查上下𬌗托，咬合记录材料应该固定于下颌蜡堤上，与上颌蜡堤对合准确、稳固。

如果采用哥特式弓描记法确定正中关系，可先制作上𬌗托确定丰满度和𬌗平面，然后下颌只做暂基托，或者上下颌均重新制作暂基托，将描记板和描记针分别固定于上下暂基托。描记装置应位于暂基托中央相当于第二前磨牙和第一磨牙区的位置，描记板与𬌗平面平行，描记针与描记板中央垂直接触。理想情况是应当先将已经确定好垂直距离的上下颌模型暂时上𬌗架，在𬌗架上将描记针和描记板固定在上下颌暂基托上，这样才能保证描记板和描记针符合要求，

减少误差。如没有条件上𬌗架，也可以将上下暂基托戴入口内，根据已经确定的垂直距离调整描记针高度，检查并确认下颌做前伸和侧方运动时上下暂基托之间无干扰。患者在保持咬合接触情况下引导其下颌进行前伸、后退和左右侧方后边缘运动，然后将暂基托从口内取出并观察描记板上的哥特式弓印迹。检查无误后，将描记针锁定装置的圆孔对准哥特式弓印迹的尖端并固定，再重新戴入口内，嘱患者下颌后退咬合，描记针进入锁定装置的圆孔内，此时上下颌即处于正中关系位。将调拌好的印模石膏或者𬌗记录硅橡胶从唇颊侧注入上下暂基托之间的空间内，待石膏硬固后就可以保持上下暂基托间的位置关系，此时可将石膏连同上下暂基托一起取出，完成颌位关系记录。

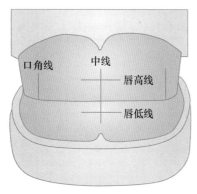

图 6-12　𬌗堤唇面标志线

5. 𬌗堤唇面标志线（mark reference lines at labial surface of occlusal rim） 确定颌位关系记录的最后，还要将上下𬌗托戴入口内，用蜡刀在蜡堤的唇面刻画一些标志线，作为选择人工前牙的长度和宽度的参考，同时可指示人工牙排列的位置（图 6-12）。

（1）中线（midline）：在上下𬌗堤唇面标记的中线应与整个面部中线一致，此线将是义齿人工牙排列的中线，即两个上中切牙近中接触点的位置。确定面部中线时，应参考眉尖点、鼻根点、鼻尖、鼻小柱、人中、唇珠和颏底等多个参照点，确定出左右均衡的面部中线。根据整个面部正面形态，面部中线可以是一条直线，也可能是一条轻度弯曲的曲线。

（2）口角线（line of angulus oris）：当上下唇轻轻闭合时，将口角的位置标记在上𬌗堤唇面，口角线应与𬌗平面垂直。用于上颌人工前牙近远中宽度的选择。

（3）唇高线（high lip line）和唇低线（low lip line）：在患者微笑时，将上唇下缘和下唇上缘的位置分别标记在上下𬌗堤的唇面，称为唇高线和唇低线。用于上下颌人工前牙𬌗龈径的选择。

七、颌位关系验证

颌位关系记录完成后，临床医师需要分别对垂直距离和正中关系进行验证，以保证其准确性（详细内容可以参考《口腔修复学》第 3 版相关章节）。由于颌位关系记录至关重要，颌位关系如果错误，常导致全口义齿彻底失败，因此临床上还需要在技师排好牙后交回临床进行颌位关系再次验证（verify the jaw relation）。临床上常检查以下 7 方面的内容。

1. 人工牙的排列位置是否在牙槽嵴顶上，是否偏离中性区。

2. 𬌗平面前面是否与瞳孔连线平行，后牙区是否与眶耳平面平行，小张口时是否与舌侧缘平齐，前牙区是否在唇下 2 mm 或者平齐，后面是否与磨牙后垫中 1/2 平齐。

3. 前牙区唇丰满度是否适宜。

4. 垂直距离是否适宜。

5. 水平颌位关系是否正确。

6. 是否存在适宜的纵𬌗、横𬌗曲线。

7. 正中𬌗是否实现尖窝交错𬌗平衡，前伸、侧方𬌗是否实现𬌗平衡。

临床上当天然牙缺失后，许多无牙颌患者存在咬合不稳定问题，因此在全口义齿制作过程中要不断验证颌位关系以及牙排列是否正确。如果发现问题，要在试排牙检查颌位关系过程中及时纠正。事实上，有经验的技师可以根据模型的解剖标志来直接确定或者判断颌位关系和排牙位置是否正确，因此作为技师，要学会关注这些重要标志，在排牙过程中以及排牙结束后不断分析排牙位置是否存在异常，及时纠正错误，这是全口义齿获得成功的关键因素之一。

第五节　面弓转移上𬌗架
Mounting Articulator by Face Bow Transfer

　　𬌗架是一个模拟人体上下颌和颞下颌关节结构的机械装置，可以在一定程度上模拟下颌的功能运动。通过𬌗架可以将口内的情况复制到口外，方便观察、设计及义齿制作和调整。𬌗架通常由固定上下颌模型的上下颌体，以及连接上下颌体的关节结构所构成。在全口义齿修复过程中，一般将上下颌模型固定在𬌗架上，保持上下颌模型间已确定好的颌位关系，在这个关系的基础上，进行人工牙的排列并调整上下颌人工牙的咬合接触关系。在𬌗架上完成的全口义齿戴入患者口中，其符合或接近患者的实际情况程度与所使用𬌗架的模拟程度相关（图6-13）。

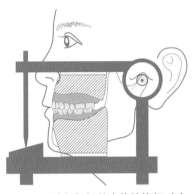

图 6-13　𬌗架与相关人体结构相对应

一、𬌗架的分类

（一）𬌗架具有的一般功能

　　1. 能稳定、准确、可靠地重现个体的下颌正中关系位或者正中𬌗位。这是𬌗架的最基本的功能，任何𬌗架都必须满足。但是仅满足此项功能的𬌗架，仅正中关系位或者正中𬌗位是准确的，任何垂直距离改变或者任何脱离开正中关系位或者正中𬌗位都是不准确的，这种𬌗架称为简单𬌗架。

　　2. 能转移、重现个体的铰链轴与上颌的位置关系。具有此项功能的𬌗架通过面弓转移将患者上颌体与铰链轴位置转移到𬌗架上，重现个体铰链轴与上颌的位置关系。这样𬌗架的闭合弧与患者一致，𬌗架垂直距离可以在一定范围内调整（5 mm），依然能够与患者实际情况保持一致。

　　3. 能重现个体的下颌对上颌的各种非正中颌位关系。能够将髁道斜度、切导斜度转移到𬌗架上，模拟患者的非正中颌位关系。

　　4. 能模拟患者的下颌个体运动特征。能够将患者的个体运动特征，如迅即侧移、髁间间距、个性化髁导转移到𬌗架上，更好地模拟患者下颌运动。

（二）根据𬌗架对以上功能实现的程度的分类

　　1. 铰链轴𬌗架（hinge type articulator） 铰链轴架的上下颌体之间为铰链轴。上下颌之间只能绕铰链轴旋转做上下开闭运动，而不能模拟下颌前伸和侧方运动，是简单𬌗架。

　　2. 平均值𬌗架（average values articulator） 其上下颌体之间有近似于颞下颌关节的髁球与固定倾斜角度的髁槽结构相连接，髁球可在髁槽内旋转和滑动，从而使下颌不仅可做上下开闭运动，还可近似模拟前伸和侧方咬合接触滑动运动。髁槽倾斜角度即髁导斜度按正常人的平均值设计（前伸髁导斜度25°，侧方髁导斜度15°）。由于存在个体差异，平均值𬌗架模拟下颌运动的准确性较差。因为没有转移铰链轴与上颌的位置关系，如果偏离正中关系𬌗或者正中𬌗，哪怕是垂直距离少量变化也会出现误差，属于简单𬌗架范畴。

　　3. 半可调式𬌗架（semi-adjustable articulator） 其髁导和切导斜度均可调节，可与每位患者的实际情况相对应，可以通过面弓转移将患者铰链轴与上颌之间的关系转移到𬌗架上，极大减少了垂直距离少量改变带来的整体𬌗的误差。这种𬌗架模拟下颌前伸和侧方𬌗运动较准确，操作简便，是目前最适合于修复临床应用的𬌗架。但是如果不做面弓转移，也不能在𬌗架上进行垂直距离的调整。半可调式𬌗架的典型代表是 Hanau H 型𬌗架。

4. 全可调式𬌗架（full-adjustable articulator） 对下颌运动的模拟比半可调式𬌗架更精确，𬌗架的髁间距可调节，可模拟迅即侧移等下颌运动特征，还可利用运动面弓将患者下颌三维运动特征转移到𬌗架上，在𬌗架上建立可准确模拟患者髁道特征的个体化髁导。

二、Hanau H 型𬌗架的结构

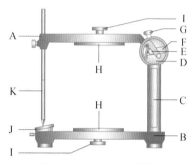

图 6-14　Hanau H 𬌗架
A. 上颌体；B. 下颌体；C. 侧柱；D. 髁导盘；E. 髁球；F. 髁槽；G. 髁导斜度调节螺丝；H. 架环；I. 固定架环螺丝；J. 切导盘；K. 切导针

Hanau H 型𬌗架的结构组成见图 6-14。

1. 上、下颌体 均呈 T 形，中部有螺丝固定的架环用于固定上下颌石膏模型，上颌体前端连接切导针，后部横向部分分别连接两侧的髁杆和髁球。下颌体前端为切导盘，后部两侧连接左右侧柱和髁导盘。

2. 侧柱与髁导盘 髁球位于髁导盘上的髁槽内，可旋转或前后滑动。旋转髁导盘可调节髁槽倾斜角度，即前伸髁导斜度。两侧侧柱与髁导盘可水平旋转，用于调节侧方髁导斜度（Bennett 角）。

3. 切导针与切导盘 切导针与上颌体前端连接，下端支撑于下颌体前端的切导盘上，调节上下颌体之间切导针的长度，可改变上下颌开闭的程度（垂直距离），通常将切导针置于零刻度位置，使上下颌体平行。切导盘的倾斜角度可调节，可根据需要确定下颌前伸和侧方运动时的切导斜度。

三、面弓转移上𬌗架

（一）面弓转移上𬌗架的概念

面弓转移（face bow transfer）上𬌗架（mounting the casts on the articulator）就是将上颌与颞下颌关节之间的位置关系转移到𬌗架上，使固定于𬌗架上的上颌模型与𬌗架的髁球之间的位

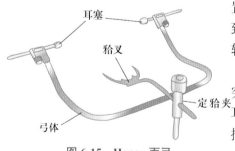

图 6-15　Hanau 面弓

置关系与人体一致，以避免因转动中心位置的差异而导致的全口义齿在𬌗架上的咬合接触关系和接触滑动运动轨迹与义齿戴入口内后的实际情况不一致。

由于确定和固定铰链轴点较为繁琐，而外耳道与髁突铰链轴位置相对固定（经验轴点），临床上常利用外耳道固定面弓。在弓体后端横杆处有耳塞，将两侧耳塞插入外耳道，利用外耳道与上颌位置关系，将铰链轴与上颌位置关系转移到𬌗架上（图 6-15）。

（二）面弓转移上𬌗架的方法

1. 调整𬌗架 将切导针固定在零刻度，使上下颌体平行；切导盘调至水平，两侧前伸髁导斜度固定为 25°，髁球紧贴髁槽前壁并扭紧正中锁；侧方髁导斜度调为 15°。

2. 面弓固定与转移 将烧热的𬌗叉插入并固定于上颌𬌗托的蜡堤上，𬌗叉中线与𬌗托中线对齐。然后将固定好𬌗叉的𬌗托戴入患者口内就位，使患者咬合在正中关系位。松开面弓弓体上定𬌗夹和耳塞横杆的螺丝，将𬌗叉柄插入定𬌗夹，弓体两侧耳塞完全插入外耳道内，调整两

侧耳塞横杆长度一致后拧紧固定螺丝。对于戴有眶指针的面弓，需要将眶指针指向患者眶下缘中点，然后在确定殆托无脱位的情况下，拧紧定殆夹螺丝，将殆叉与弓体稳固固定。

松开耳塞横杆螺丝，将耳塞从外耳道抽出，再将面弓、殆叉和殆托整体取下。然后将耳塞与殆架髁杆后方的定位杆对合，调整两侧耳塞横杆长度一致后拧紧固定螺丝。调整面弓前部高度，使眶指针指向上颌体下缘（对于有眶指针的面弓），或者使殆堤平面（殆平面）与殆架的上颌体平行或者呈15°角。用玻璃板或者支架在上殆托下方形成支撑，注意避免上殆托在支撑过程中移位。

3. 模型上殆架 打开殆架上颌体，将上颌石膏模型戴上殆托。然后调拌石膏，将上颌模型固定于殆架上颌体的架环上。待石膏硬固后拆除面弓及殆叉，取下殆叉时可先用酒精灯烧热殆叉柄，待与殆叉接触的蜡软化后，则可较容易地将殆叉与蜡堤分离。然后将殆架上下翻转，利用颌位关系记录对合上下殆托和模型，用同样方法将下颌模型固定在下颌体的架环上（图6-16）。用此方法上殆架时模型与架环固定连接，模型不能方便地直接从殆架和架环上取下和复位。为了便于义齿制作完成后重新上殆架调殆，可采取模型分段式上殆架（split mounting）。方法是：首先要将上下颌石膏模型底面修平整，在模型底面各预备三条放射状 V 形定位沟，在 V 形定位沟以及模型底面中央区域涂分离剂两遍，保留距模型边缘 8 mm 左右宽度不涂分离剂，待分离剂干燥后，调拌石膏置于模型底面与殆架架环之间。为了避免石膏收缩造成上殆架时轻微变形，可以先加石膏到距离架环 5 mm 处，待石膏硬固后再调少量石膏与上颌架环相连。采用模型分段式上殆架使模型和固定模型的石膏之间可分离、复位，这样如果在装盒时使用分层包埋，开盒时可以将义齿和模型整体取出，上回殆架上进行选磨调殆。

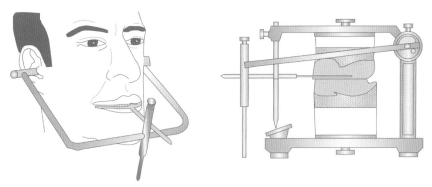

图 6-16　面弓转移上殆架

四、确定髁导斜度

下颌运动过程中，髁突在关节凹内运动的路径称为髁道（condylar path）。髁道又分为前伸髁道和侧方髁道，下颌在做前伸运动时髁突在关节凹内向前下方运动的路径称为前伸髁道，前伸髁道与眶耳平面的夹角称前伸髁道斜度，下颌在做侧方运动时非工作侧髁突向前向内向下的运动路径称为侧方髁道。髁导（condylar guidance）是殆架上髁球沿髁槽的运动轨迹，前伸髁导斜度是髁槽与水平面的夹角，侧方髁导斜度为髁槽与矢状面的夹角。采用可调节式殆架时，应将患者的髁道斜度转移至殆架，在殆架上确定患者的髁导斜度，髁导斜度与髁道斜度之间的关系是等效不等值。

（一）确定前伸髁导斜度

Christensen 发现，对于天然牙列者，当前伸髁道斜度（inclination of protrusive condylar guidance）呈正度数，下颌前伸至前牙切端相对时，上下颌后牙殆面之间出现一个前小后大的楔形间隙，前伸髁道斜度越大，此楔形间隙也越大，这一现象称为克里斯坦森现象（Christensen

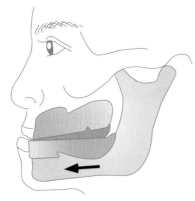

图 6-17　取前伸颌位记录

phenomenon）。无牙颌患者下颌前伸运动时上下𬌗托𬌗堤平面之间同样存在此现象。临床上常利用此现象确定前伸髁导斜度。具体方法是：利用上下𬌗托取得前伸颌位记录，即在上下𬌗托𬌗堤表面涂布分离剂后在下𬌗托𬌗平面加上烤软的蜡片或其他咬合记录材料，嘱患者下颌前伸约 6 mm 并轻轻咬合（图 6-17），待软蜡硬固后将𬌗托及蜡记录从口内取出。松开𬌗架髁导盘上的正中锁和固定髁槽的螺丝，将上下𬌗托分别与𬌗架上的模型对合，调节上颌体向后（模拟下颌前伸），使上下𬌗托和前伸颌位记录基本对合。然后扳动一侧髁槽固定螺丝，调节髁槽倾斜角度由最大至最小，当髁槽倾斜角度较大时，前伸颌记录的前部接触而后部分离，当髁槽倾斜角度较小时，前伸颌记录的后部接触而前部分离。在调节髁槽角度从大到小的过程中，前伸颌记录前后均同时接触时，髁槽的倾斜角度即为患者的前伸髁导斜度，拧紧髁槽固定螺丝将前伸髁导斜度固定，然后同样方法调出并固定另一侧前伸髁导斜度。两侧分别重复三次分别取平均值。

（二）确定侧方髁导斜度

侧方髁导斜度（inclination of lateral condylar guidance）可以采取与确定前伸髁导斜度相似的侧方𬌗记录来确定，但更简便的方法是根据前伸髁导斜度，利用如下的 Hanau 公式计算得出。

$$侧方髁导斜度（L）= \frac{前伸髁导斜度（H）}{8} + 12°$$

例如：前伸髁导斜度为 24°，代入公式计算，则侧方髁导斜度为 15°。

五、确定切导斜度

下颌从正中咬合做前伸运动时，下前牙切缘沿上前牙舌面向前下方运动的路径称为切道（incisal path），切道与眶耳平面的夹角为切道斜度。𬌗架的前部有切导盘，可调节前后和侧方倾斜角度，切导盘与水平面的夹角为切导斜度（inclination of incisal guidance），前伸和侧方运动时切导针沿切导盘滑动可以控制人工前牙排列的覆𬌗覆盖关系。当上下前牙排好，形成较小的切道斜度后，松开固定切导盘的螺钉，推切导针使上颌体后退至上下前牙切缘接触位，调节切导盘使切导针前后移动时，切导盘一直与切导针下端保持接触关系。扭紧螺钉，固定切导盘，此切导盘与水平面的夹角就是切导斜度。也可以先确定切导斜度（如 10°），当切导针顺切导盘面向后上方滑动时，使排列的前牙达到切缘接触。一般情况下可以考虑控制切导斜度将前牙覆𬌗覆盖关系变为两者比值为 1∶3 的关系，这样的关系有利于后牙建立平衡𬌗。

全口义齿人工牙排列的操作演示

第六节　人工牙的选择与排列
Selection and Arrangement of Artificial Teeth

一、人工牙的种类与选择

人工牙可以按照材料、形态等多种方式进行分类。

（一）人工牙的材料及其选择

制作人工牙（artificial teeth）的材料主要有陶瓷和丙烯酸树脂两种。瓷牙（porcelain tooth）

的优点是硬度高，耐磨损，色泽和质感与天然牙近似。但瓷牙脆性大，易崩损，不易磨改，与基托没有化学结合。瓷牙的前牙盖嵴面有固位钉，后牙盖嵴面有向内凹陷的固位槽，与树脂基托之间形成机械方式连接。临床常用的树脂牙的成分为甲基丙烯酸甲酯。树脂牙（acrylic resin tooth）的优点是质量轻，韧性好，修复间隙不足时易于磨改，方便排牙，而且树脂牙与基托为同种材料，依靠化学结合，连接牢固。缺点是硬度和耐磨损程度较差，色泽和质感上与天然牙有一定的差异。随着技术的进步，甲基丙烯酸甲酯复合树脂的人工牙在硬度、耐磨损程度和质感上有相对大的提高。目前市场上，树脂牙占了更大的比重。

（二）人工牙的大小和形态及其选择

1. 人工前牙的大小及选择　前牙的大小指其宽度和高度，一般厂家提供的不同型号的人工牙有不同的宽度和高度，可根据临床需要进行选择。

上颌前牙可根据颌位关系记录时标记在上颌蜡堤唇面上的标记线来确定，上颌蜡堤唇面两侧口角线之间的距离约为 6 个上前牙的总宽度。上前牙的高度可根据唇高线（微笑线）来确定，唇高线与𬌗平面的距离为中切牙切 2/3 的高度。下前牙宽度应与上前牙对应，并结合前牙的覆𬌗覆盖关系决定，唇低线与𬌗平面的距离为下中切牙切 1/2 的高度。

2. 人工前牙的形态及选择　人工前牙的形状通常指其唇面的几何形态和唇面突度。选择前牙形态时，最好根据患者原来天然牙的形态，例如拔牙前记录、模型、照片、拔除的离体牙等，否则应参考患者的面部形态，人工前牙形态一般与面型协调一致（图 6-18）。上前牙唇面可分为三种基本类型：

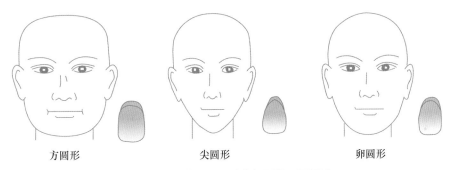

方圆形　　　　　　　　尖圆形　　　　　　　　卵圆形

图 6-18　上前牙唇面形态与面部正面形态

（1）方圆形：上颌中切牙的牙颈部较宽，唇面平坦，近、远中边缘近乎平行，切角近于直角。

（2）尖圆形：上中切牙唇面呈圆三角形，近中切角较锐，牙颈部较切端明显缩窄，唇面较突。

（3）卵圆形：上中切牙唇面颈部较切端稍窄，唇面较平坦，近、远中边缘向颈部缩窄不明显，两切角圆钝。

人类面部正面形态和倒置的前牙唇面形态基本一致。方圆形前牙适用于额部较宽、两颊侧面平行、下颌宽阔、下颌角明显的方圆形面部者。尖圆形前牙适用于面部上宽下窄、下颌角不明显、额部尖突、消瘦的患者。卵圆形前牙适用于面型圆突、额部和下颌下缘圆润的患者。

（三）人工后牙的大小及选择

人工后牙的大小指其颊面高度及其𬌗面的近远中宽度和颊舌宽度。不同患者牙弓近远中距离变化最大，所以人工后牙大小选择以近远中距离为主。一般人工后牙的近远中总宽度应小于尖牙远中面至磨牙后垫前缘的距离。也有学者认为：当下颌后部牙槽嵴近远中向倾斜度过大（与𬌗平面夹角＞22.5°）时，此处不适合排牙，此情况下的人工后牙应减小近远中径或减数。人工后牙的颊舌宽度以及𬌗龈距离往往与近远中宽度相匹配。另外，人工后牙的颊舌径通常小于天然牙，以减小义齿支持组织受力。后牙的颊面高度短于前牙，但前磨牙的高度应与前牙（尖牙）协调，不宜过短。

人工后牙的𬌗面形态可分为解剖式牙和非解剖式牙两种基本类型。

1. 解剖式牙（anatomical teeth） 人工牙𬌗面形态与天然牙相似，有牙尖和窝沟，在正中𬌗上下牙可形成有尖窝交错的广泛接触关系，在非正中运动可以实现平衡咬合。与刚萌出的天然牙相似的解剖式牙的牙尖斜度为33°和30°。

2. 半解剖式牙（semi-anatomic teeth） 牙尖斜度大的解剖式牙侧方咬合时，牙尖斜面相互接触产生较大的侧向力，为了减少全口义齿功能状态下侧向力，将人工牙的牙尖斜度降低为20°左右，称为半解剖式牙。当患者对侧向力耐受不足时，如牙槽嵴低平或呈刃状者，可考虑选择半解剖式牙。

3. 无尖牙（cuspless teeth） 人弓牙𬌗面形态与天然牙不同，𬌗面仅有窝沟而无牙尖，上下后牙为平面接触。此类牙切碎能力较差，且在侧方𬌗时由于不均匀接触，仍会存在较大侧向力。

4. 改良𬌗型人工牙 为了降低全口义齿功能状态下的侧向力，增加义齿稳定，实现功能状态下义齿作用力均匀同时地作用在尽可能多的支持组织上，从20世纪40年代起，对人工牙的𬌗面形态进行了许多改良，这些人工牙的外形与天然牙略有不同，如舌向集中𬌗、杵臼𬌗、线性𬌗、长正中𬌗等。改良𬌗型（modified occlusal scheme）通过不同方式改造人工牙的𬌗面形态，降低了侧向力，有利于义齿的稳定和支持组织的健康，另外改良𬌗型人工牙在正中𬌗咬合时有更大的自由度，适用于上下颌弓关系异常，或牙槽嵴条件较差的患者。

（四）人工牙的颜色及选择

选择人工牙的颜色应考虑患者的年龄、肤色和性别。年龄越大，牙齿颜色越暗；女性肤色较白者，牙齿颜色通常也较白；年龄大且肤色暗者，不宜选择较白的人工牙。

在选择人工前牙时主要考虑人工牙的大小、形态和颜色，并应考虑患者的要求。应根据牙槽嵴健康状况选择适宜的人工后牙𬌗面形态和牙尖高度，根据后部牙槽嵴近远中长度和颌间距离大小选择人工后牙的大小。牙槽嵴低平或刃状者，宜选择牙尖斜度低的人工牙或选择改良𬌗型人工牙，并适当减小人工牙的颊舌径。后牙颜色应和前牙协调一致。

二、人工牙的排列原则

（一）美观原则

1. 恢复面部丰满度 无牙颌患者一般由全口义齿的人工牙和基托共同支撑获得满意的唇丰满度。在临床上确定颌位关系时采用蜡堤确定适宜的唇丰满度和上前牙切缘的位置，人工牙排列时一般按照蜡堤位置进行排列。除此之外，排列上前牙还可以参考以下参考标志（图6-19）。

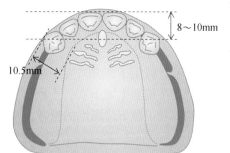

图6-19 上颌人工前牙排列位置与切牙乳突和腭皱的关系

（1）上中切牙唇面至切牙乳突中点距离一般为8～10 mm。前部牙槽嵴吸收越多，牙槽嵴顶越靠近切牙乳突，此距离应适当缩短。

（2）两侧上尖牙牙尖顶连线通过切牙乳突中点或后缘（年老者及牙槽嵴吸收严重者）。

（3）上尖牙唇面与腭皱的侧面通常相距10 mm。

（4）上前牙唇面与前庭沟和切缘连成的平面平行。

（5）上前牙切缘在唇下露出2 mm，年老者、上唇长者露出较少。

2. 体现患者的年龄、性别和其他个性特征 人工牙列的弧度应与颌弓形态一致，颌弓型和面型一致，也可分为方圆形、尖圆形和卵圆形三种。

人工牙排列可参考患者拔牙前记录或照片，可以模仿原有天然牙排列，排列成轻度拥挤、扭转等，以力求自然效果，同时可以体现患者增龄性变化，如牙齿有一定的磨耗，龈缘适当退缩等，在征得患者同意的前提下，尽量避免排列过于整齐，无个性的、千篇一律的"义齿面容"（denture face）。

人工牙排列还可以体现出性别、个性化特征。如男性患者选择更加方正锐利的人工牙，上尖牙排列时减少向远中扭转的程度，从前面观能看到尖牙的中 1/3，更加威武有力；女性选择切缘更加圆润，颈部更加突出的人工牙，尖牙排列增加向远中扭转的程度，从正面看只有近中 1/3 可见，更加柔美；精力旺盛、个性强健有力的患者，可以选择外形更接近方形、宽大、颜色较深的人工牙，切缘可以模拟磨耗，线角锐利，排列可以适当扭转，拥挤；个性较纤弱的患者，则采用相对较小、色白、外形较圆的人工牙，排列更对称。

（二）组织保健原则

全口义齿对于支持组织最常见的损伤是局部作用力过大导致支持组织损伤。人工牙的排列位置与咬合接触关系是影响义齿支持组织受力的重要因素。因此，为保护支持组织健康，防止义齿对支持组织产生异常作用力，人工牙的排列应满足以下原则。

1. 人工牙的排列应不妨碍唇、颊、舌肌的功能活动 在天然牙存在时，唇、颊、舌肌力量相互平衡，保证天然牙的稳定，当天然牙脱落后，原有天然牙所占的空间依然存在，这个天然牙所占的空间位置，称为中性区。当人工牙位于中性区时，人工牙所受唇、颊、舌肌的内外作用力相互平衡。当人工牙偏离中性区时，在临床上可能会受到颊舌向脱位的作用力，中性区的位置可以使用塑性材料在患者口内制取出，以便指导排牙。单纯在模型上无法准确分辨中性区的位置，但是根据解剖标志可以大致推断，天然牙一般位于下颌骨内外斜线之间。由于一般情况下下颌支持能力差于上颌，全口义齿排牙时以照顾下牙为主，可以考虑将人工牙排在下颌内外斜线中央，必要时可以向舌侧移动，但是不可越过内斜线，否则可能会干扰舌的运动。

2. 人工牙列的𬌗平面应与下颌磨牙后垫中 1/2 平齐 对于牙列缺失多年、牙槽骨均匀吸收的患者，一般要求上下后牙𬌗平面均分颌间距离。但是对于牙槽骨吸收不均匀患者，有时后牙人工牙𬌗面并不均分颌间距离。在模型上，一般𬌗平面与下颌磨牙后垫中 1/2 平齐，在上颌一般距离翼下颌韧带起点大约 5 mm，在口内检查𬌗平面应当与患者微张口时舌侧缘平齐，后者对于判断𬌗平面的位置更加重要。

3. 人工牙的排列位置在垂直方向上应尽量靠近牙槽嵴顶 全口义齿所受的作用力作为一个整体，它由下方的剩余牙槽嵴来承担，与天然牙相比全口义齿固位力相对不足，因此人工牙还应当尽量位于支持组织（剩余牙槽嵴顶）上方，如果偏离支持组织，则会导致义齿出现摆动、翘动等一系列问题。当人工后牙的𬌗力中心-功能尖位于牙槽嵴顶上时，可使𬌗力易于沿垂直方向传导至牙槽嵴。人工牙排列过于偏向牙槽嵴顶的唇颊侧，义齿行使功能时会产生以牙槽嵴顶为支点的侧向力矩，损害牙槽嵴健康，导致牙槽骨过度吸收。

4. 上下人工牙要建立平衡𬌗 全口义齿平衡𬌗概念详见本章第九节相关内容。平衡𬌗在功能状态下要求前牙接触，后牙也同时接触，工作侧接触，平衡侧也接触，这样可以避免全口义齿的翘动。这种平衡需要建立至少 3 个不在一条直线上的平衡接触点，根据平衡接触点的多少分为三点式平衡、多点式平衡和完善的𬌗平衡。一般前伸𬌗时，前牙至少有一点接触滑动，两侧后牙磨牙区至少有一点同时接触滑动，这样构成三点式𬌗平衡。两侧后牙区平衡点不可过于偏前，过于偏前如位于前磨牙区，全口义齿仍然存在翘动的风险。对于全口义齿，滑动接触平衡点越多，分布越广泛，平衡效果越好。多点接触就构成多点式𬌗平衡，如果每个牙前伸𬌗时都接触，就构成了完善的前伸𬌗平衡。同理在侧方𬌗时，工作侧有两点接触滑动，平衡侧有至少一点滑动接触，构成三点式𬌗平衡，多个牙同时滑动接触构成了多点式𬌗平衡，所有牙侧方𬌗接触构成完善的𬌗平衡。

5. 正中𬌗前牙不接触，前牙形成浅覆𬌗、浅覆盖　前牙覆𬌗覆盖如果过大，可能会导致支持𬌗力相对薄弱的上下颌前牙受力过大，因此一般建议采用浅覆𬌗、浅覆盖关系。在正中𬌗时前牙不接触，可避免上颌前部牙槽嵴受力过大，特别是对于上颌后缩或下颌前突、人工牙排列偏上颌牙槽嵴顶唇侧的患者。

（三）咀嚼功能原则

在保证支持组织健康的前提下，全口义齿人工牙的排列应尽可能地恢复患者的咀嚼功能，提高咀嚼效率。恢复患者较高咀嚼效能应注意的因素：

1. 保持上下颌人工牙𬌗面的锋利程度，降低破碎食物所需要的作用力。

2. 要增加有效接触面积，𬌗面的有效接触区域就是指功能状态下，上下颌人工牙𬌗面之间距离小于 0.5 mm 的区域，这个区域能够直接对食物产生破碎作用，有效接触区域的大小就是有效接触面积，一定的有效接触面积才能够有效地捣碎、磨细食物。

3. 增加咬合便利型，增加窝沟等食物排溢道，使破碎的食团能够有效排溢，减少破碎食物所需要的力量，同时促进食物在口内更有效地传递。

4. 建立正确的颌位关系，形成最广泛的尖窝接触关系，建立平衡𬌗。

5. 控制侧向力，保持全口义齿的稳定。

三、人工牙的排牙方法

人工前牙和后牙的排列要满足患者的美观、功能和发音的要求。从暂基托制作、蜡堤制作到排牙（tooth arrangement）及蜡型制作等全过程都需要遵循美观原则和功能原则。修整好的𬌗堤可用于指导人工牙的初步排列位置。技师在排列每一颗人工牙时，都要考虑到完成的全口牙的排列要与剩余牙槽嵴的形态和上下位置关系协调。

（一）排牙的顺序

1. 上颌前牙——依据𬌗堤的外形。

2. 下颌前牙——依据𬌗堤外形和上颌前牙的排列位置。

3. 上颌后牙——依据临床确定𬌗平面排列位置。

4. 下颌后牙——按照上牙排列下牙，必要时需要依据前牙的排列位置、磨牙后垫和剩余牙槽嵴顶的位置进行调改。

此种排牙方法依赖于临床准确确定的𬌗平面，如𬌗平面确定不准确，会对排牙产生明显影响。许多有经验的技师则选择先排下颌后牙，再排上颌后牙，也就是步骤1、2不变，步骤3排下颌后牙（依据前牙的排列位置、磨牙后垫和剩余牙槽嵴顶的位置），步骤4排上颌后牙（依据下颌后牙的排列位置）。

（二）前牙排列的注意事项

1. 人工牙的中线要与面部中线一致。

2. 对于多数患者而言，上颌前牙的切端位置影响美观和发音，而上颌前牙的颈部区域和上颌基托的丰满度则决定了义齿对唇部的支持情况（唇部的丰满度）。

3. 上颌前牙的唇面通常排列在上颌基托唇侧翼缘的稍唇侧。从义齿的组织面观察时，可以看到上颌 6 颗前牙对称一致地显露在基托的唇侧翼缘外。

4.前牙的覆𬌗一般应当排为浅覆𬌗，除非医师有特殊要求。

（三）排列前牙

1.上颌前牙

（1）中切牙：位于中线两侧，接触点与中线一致，切缘平齐𬌗平面，颈部微向舌侧和远中倾斜，唇面与𬌗堤平面平行。

（2）侧切牙：近中与中切牙接触，切缘高于𬌗平面 0.5～1 mm，颈部向舌侧和远中倾斜程度大于中切牙，唇面稍向远中旋转，与𬌗堤平面平行。

（3）尖牙：近中与侧切牙接触，牙尖与𬌗平面平齐，颈部微突向颊侧并稍向远中倾斜，近远中倾斜程度界于中切牙与侧切牙之间，唇面向远中旋转，与𬌗堤平面平行（图 6-20）。从前方看一般只能看到尖牙颊面的近中 1/3 或中 1/3，唇面弧度与蜡堤弧度、凸度保持一致，尖牙顶一般位于切牙乳突连线上，部分学者认为上颌尖牙舌隆突应当与上颌第一腭皱位置相对应。

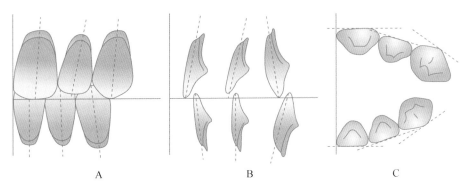

图 6-20　人工前牙的排列位置
A. 唇面观；**B.** 邻面观；**C.** 切端观

2.下颌前牙

（1）中切牙：近中接触点与中线一致，切缘高于𬌗平面 0.5～1 mm，颈部微向舌侧倾斜，近远中向直立，与上中切牙覆盖 1～2 mm。

（2）侧切牙：近中与下中切牙接触，切缘高于𬌗平面 0.5～1 mm，唇舌向直立，颈部微向远中倾斜，与上中切牙和上侧切牙覆盖 1～2 mm。

（3）尖牙：近中与下侧切牙接触，牙尖高于𬌗平面 0.5～1 mm，颈部向远中和唇侧倾斜，与上侧切牙和上尖牙覆盖 1～2 mm（图 6-20）。

3.上下颌前牙的个性化排牙　人工牙排列应当按照天然牙的倾斜角度进行排列，前牙少量不对称或者不规则排列可以获得更加自然美观的效果，但是多数患者更加喜欢洁白整齐的牙齿，这在制作前应当与患者充分沟通，由患者判断决定使用怎样的排牙方法。多数患者喜欢上下前牙排成中等的覆盖关系，但这些变化一般不可以违反功能原则为代价。

除了上述情况外，部分有旧义齿的患者喜欢某些旧义齿特征。对于这些患者，在全口义齿制作过程中可以参考这些特征，必要时可制取旧义齿或者天然牙的印模，灌注石膏模型，送给技师作为排牙参考。

对于多数进行全口义齿修复的患者，上颌中切牙的中线位置要与面部中线协调，中切牙的长轴就与面部长轴平行。中切牙的唇面位置与𬌗堤的唇面一致。通常中线的位置与人中的中线位置一致，并且一般与切牙乳突的中点位置一致，可能符合或者不符合唇系带所在的位置。

个性化排牙常用手法是稍微调整上颌侧切牙的排列位置，以获得更加自然的美观效果。调整的方法如下：①将牙长轴向远中倾斜；②调整其切端与中切牙切端的相对位置关系；③调整宽度；④调整龈缘位置；⑤调整颜色；⑥调整切端的形状、切角大小、邻面形态和接触。然而，就像前面所提及的，多数患者不喜欢这些个性化的排列，却倾向于完全整齐对称的排列。

上颌尖牙的牙尖通常与中切牙的切端平齐。其长轴垂直或者向远中倾斜，颈部较侧切牙向唇面突出。为了取得良好的美观效果，尖牙唇面向远中旋转，当从前方观察时看不到尖牙唇面的远中 1/2。

在正中𬌗位，通常下颌前牙与上颌前牙会形成一定的覆𬌗、覆盖关系。这样可以减少前牙的早接触，从而不会造成过大的咬合力作用于薄弱的前部剩余牙槽嵴。上颌前部牙槽嵴主要由松质骨组成，如果承受过大的咬合力，会造成快速吸收。下颌前牙的切端的排列不能位于唇侧前庭沟中心所在垂直平面的唇侧，更不能超越模型的唇侧边缘。如果将下颌前牙排列在剩余牙槽嵴的唇侧，在义齿行使功能时，产生的悬臂梁作用会造成义齿不稳定。

下颌尖牙的排列近似于上颌尖牙。

上下前牙形成的水平和垂直方向上的覆盖和覆𬌗量决定了切导的大小。为了控制前牙的受力，上下颌前牙通常排列为浅覆𬌗、浅覆盖关系，为了便于后牙建立平衡关系，前牙不能形成过陡的切导，否则前伸运动时后牙无法接触形成平衡，通常如果切导斜度大于 20°，就会很难形成平衡𬌗。技师要尽可能减少切导斜度。可以通过在允许范围内尽量减小覆𬌗，或者增加覆盖达到目的。减小切导斜度有助于后牙建立平衡。否则为了达到平衡𬌗，在排列后牙时，需要过陡的牙尖高度、过大的补偿曲线曲度和（或）过大的功能牙尖斜度，这会带来更大的侧向力，导致义齿不稳定。一般前牙覆𬌗、覆盖关系比例为 1:3 时后牙易于建立平衡𬌗，所以前牙排列为覆𬌗 1 mm，覆盖 3 mm，也可根据患者对外观的要求排为覆𬌗 0.5 mm，覆盖 1.5 mm，特殊情况由医师决定。覆𬌗关系与义齿的美观、发音和功能相关。如果义齿形成的咬合接触类型是非平衡𬌗型，则按照相应𬌗型要求进行排列。

（四）排列后牙

排列后牙时应尽量使其功能尖，即上牙舌尖和下牙颊尖，排在牙槽嵴顶上。可以根据模型边缘上的牙槽嵴顶连线标记排牙。以先排上颌后牙为例，这种排牙方法需要首先衡量已确定的𬌗平面是否存在问题，可按照解剖参考标志点进行必要调整。这种调整常在排前牙之前进行，一般临床上前牙𬌗堤的位置是在口内根据患者面部特征确定的，相对准确。后牙区排列位置相对容易出现差错，所以主要观察双侧后牙𬌗堤是否与下颌磨牙后垫 1/2 平齐，如果存在较明显的差异，可以先对𬌗平面进行调整，具体方法是保持前牙𬌗堤不动，修整后牙𬌗堤与磨牙后垫平齐。再开始排列人工牙。

1. 上颌后牙

（1）第一前磨牙：近中与上尖牙远中邻面接触，颊尖与𬌗平面接触，舌尖高于𬌗平面约 1 mm，舌尖对应下颌牙槽嵴顶连线，颈部微向颊侧倾斜。

（2）第二前磨牙：近中与第一前磨牙接触，牙长轴垂直，颊、舌尖均与𬌗平面接触，舌尖对应下颌牙槽嵴顶连线。

（3）第一磨牙：近中与第二前磨牙接触，舌尖对应下颌牙槽嵴顶连线，颈部微向近中和腭侧倾斜，近中舌尖与𬌗平面接触，近中颊尖和远中舌尖高于𬌗平面约 1 mm，远中颊尖高于𬌗平面约 1.5 mm。

（4）第二磨牙：近中与第一磨牙接触，舌尖对应下颌牙槽嵴顶连线，颈部向近中和腭侧倾斜程度大于第一磨牙，近中舌尖高于𬌗平面 1 mm，近中颊尖高于𬌗平面 2 mm，远中颊尖高于𬌗平面 2.5 mm（图 6-21）。

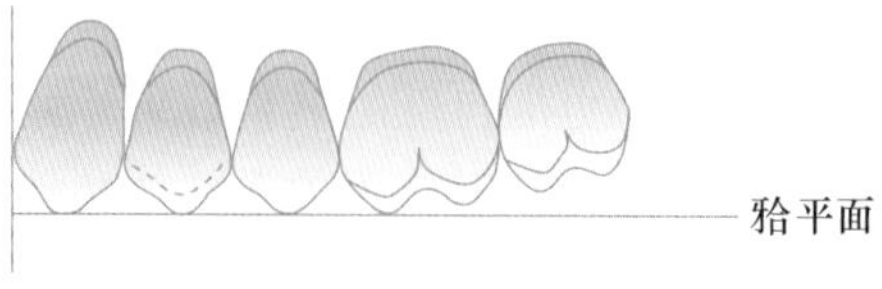

尖牙牙尖与排列好的上颌后牙颊尖应形成一条连续、光滑、向上弯曲的曲线——补偿曲线（compensating curve）。两侧同名后牙的颊、舌尖相连，

图 6-21　上颌后牙牙尖与𬌗平面的位置关系

也形成一条连续、光滑、向上弯曲的曲线——横殆曲线（transverse occlusal curve）。注意上颌后牙最后缘不要超过上颌结节前 5 mm 连线。必要时可以采用减径或减数的方法，确保不跨过该连线。

2. 下颌后牙 根据上颌后牙排列位置排列下颌后牙，使其形成具有正常覆殆、覆盖，上下牙尖窝交错最广泛接触的中性殆关系。下颌后牙牙尖连线也应形成与上牙相对应的纵向的司皮氏曲线（Spee's curve）和横殆曲线。

下颌后牙排在牙槽嵴顶连线上（图 6-22），上下颌后牙的殆平面是破碎食物的主要区域，如果殆平面位置过高会导致舌不易将食物推送到殆平面上，导致抬舌过高，义齿容易脱落，如果殆平面过低会导致咬舌等现象发生，所以要正确确定殆平面的位置，殆平面前部一般位于唇下 2 mm，与瞳孔连线平行，后部与鼻翼耳屏线平行，在小张口时，殆平面与舌侧缘平齐，后部与磨牙后垫中 1/2 高平齐（图 6-23）。为了尽可能减少下颌义齿在功能运动下的移位，人工牙不能排列在剩余牙槽嵴向上上升到磨牙后垫的斜面上，人工牙后缘要止于磨牙后垫前缘。如果近远中间隙不足以排列四颗人工后牙，可以根据间隙的情况减少第一前磨牙或者第二磨牙。如图 6-21 所示的情况，就不应该排列第二磨牙。为了取得更好的咀嚼功能，在情况允许时，尽量减少第一前磨牙而不是第二磨牙。

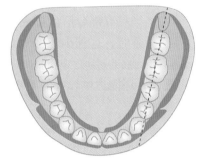

图 6-22 下颌后牙颊舌向排列位置
中央窝位于尖牙牙尖与磨牙后垫中心连线上

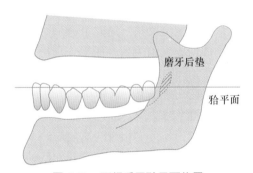

图 6-23 下颌后牙殆平面位置

后部牙槽嵴宽度明显不协调者，如果上下牙槽嵴顶连线与水平面夹角小于 80°，后牙应排成反殆关系，即将上下颌后牙上下左右交叉换位排列（图 6-24）。

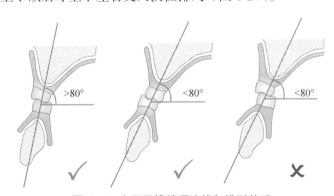

图 6-24 上下牙槽嵴顶连线与排列关系

排列后牙时也可以先排列下颌后牙，因为下颌全口义齿支持稳定能力远不如上颌，下颌全口义齿的修复效果一般也较差。因此，在排牙过程中要优先考虑下颌后牙，将下颌后牙排列在受力最合理的地方。在三维空间上可以根据下颌牙槽嵴的位置确定后牙颊舌向和近远中的位置。根据磨牙后垫以及下颌前牙的高度，确定殆平面高度，同时尽量使后牙殆面与牙槽嵴顶平行。排列前磨牙时要使得下颌第一前磨牙的颊面对齐尖牙的颊面。第一前磨牙的中央沟不仅与尖牙和侧切牙的接触点连线相衔接，还要对齐尖牙的牙尖。下颌第二前磨牙、第一磨牙和第二磨牙，应该排列在牙槽嵴顶连线上。下颌后牙排完后前磨牙和磨牙的中央沟的中心点都落在下颌牙槽嵴顶连线上。在垂直向，下颌后牙前方高度与尖牙一致，后牙𬌗面后部通常等高于磨牙后垫的中部到上1/3。对于上下牙槽嵴吸收均匀的患者，一般𬌗面平分上下颌剩余牙槽嵴之间的间隙，并且与上下剩余牙槽嵴平行。

在排牙过程中可以根据需要对人工牙𬌗面进行调磨以帮助建立平衡𬌗，但是应当尽量减少不必要的人工牙𬌗面调磨。

对于常见的平衡𬌗，上下后牙的颊舌尖形成尖窝交错的"紧密"接触。正确的排牙方法是：①正中𬌗时，上下后牙尖和窝紧密接触，相互交错；②在所有的非正中运动中都会有前后牙和左右侧的共同接触，同时工作侧的上下后牙的颊舌尖也有共同接触。

此外，上下后牙的排列要注意形成正常的覆盖关系，上颌颊尖的颊面应当位于下颌颊尖颊面的颊侧，对于解剖𬌗下颌颊尖与上颌中央窝接触，上颌舌尖与下颌中央窝接触，上颌颊尖舌斜面与下颌颊尖颊斜面之间存在一定的水平距离，构成后牙的覆盖。这个距离与人工牙颊舌径以及牙尖斜度有关，但不能没有距离，否则容易发生咬颊，特别是第二磨牙，其排列位置要与下颌后牙形成足够的水平覆盖量，尽量减少咬颊的可能。

长期的研究发现，天然牙拔除以后，下颌牙槽嵴向下向外吸收，而上颌牙槽嵴向上向内吸收。由于上下牙槽嵴的吸收方向不同，有时需要将后牙排列成反𬌗关系。若所有后牙都排列成反𬌗关系，称为完全反𬌗。这时上颌后牙的颊尖成为功能尖。当只有部分后牙排成反𬌗关系，如第二磨牙排列成反𬌗关系，而第一前磨牙为正常咬合接触关系时，这种排列称为部分反𬌗。此时第二前磨牙和第一磨牙的咬合接触为从正常覆𬌗、覆盖向反𬌗的过渡。同时，还要使得后牙的中央沟落在一条线上。这种排列方法能够被多数患者接受，还能达到较好的美观效果。后牙排列成反𬌗关系时，需要进行调𬌗以达到良好的咬合接触。

在正中𬌗时，与牙尖相对的窝底应当具备直径1 mm或者1 mm以上的平坦小平面，以便与对颌牙尖顶相对，因为全口义齿下方是黏膜组织，有较大的动度，而且由于患者咀嚼过程中头姿势的不同，神经肌肉状态不同，都会导致每次正中咬合时并不仅仅局限于一个点，而是一个范围，这就构成了所谓咬合的宽容度或者自由度，小平面的存在可以保证每次咬合都能够形成良好的正中止。正中𬌗时前牙不接触或者轻接触，双侧后牙的均匀接触，以减少前部剩余牙槽嵴的受力。

全口义齿蜡型制作的操作演示

第七节　全口义齿蜡型的制作
Wax-up of Complete Denture

一、基托蜡型的基本要求

全口义齿的蜡型就是在完成排牙后，用蜡恢复全口义齿整体外形，用于全口义齿的制作。这要求全口义齿蜡型必须完全恢复患者软组织外形，同时通过制作适宜的磨光面外形和边缘形态帮助全口义齿获得良好的固位和稳定，有利于恢复患者的咀嚼、发音、美观功能。

（一）蜡型基托边缘的伸展范围、厚度及形态

全口义齿基托边缘直接关系义齿的固位稳定，对于制作完好的模型，基托蜡型必须完全充满模型的前庭沟，完全贴合，一般距前庭沟底2 mm的区域是不能够任意修改的，只有这样才能够获得良好的边缘封闭。理想的基托边缘是圆弧形，厚度在2 mm以上。上颌后缘由后堤区向后逐渐变薄，与腭黏膜移行，形成自然衔接的形态，避免形成明显台阶而给患者带来不适。

上颌基托蜡型伸展范围应包括上颌结节的颊侧并延伸至翼上颌切迹，后缘应达到翼上颌切迹与腭小凹后 2 mm 的连线处，下颌基托蜡型后缘应盖过磨牙后垫的 2/3 或 1/2。边缘伸展目的是要在不影响功能运动的基础上形成良好的边缘封闭，也不可伸展过长。基托蜡型伸展达到预期要求后，要用蜡将蜡型的边缘封严烫实，防止装盒时石膏的进入。基托的厚度要均匀，一般在 2 mm 左右，在缓冲区如骨突处要加厚，以备义齿基托的缓冲。模型伸展不足区域可稍加厚呈圆钝状，前牙区颊侧基托的厚度视前牙区牙槽嵴的突度适当增减。

（二）基托蜡型磨光面外形的要求

义齿的磨光面包括基托的唇、颊、舌和腭侧面以及除了拾面以外的人工牙的外表面。良好的磨光面的外形可以使唇颊舌肌作用在基托上形成夹持力，使义齿更加稳定（图 6-25）。

1.基托蜡型唇颊面的外形要求　前牙区基托以美观为主，应适当恢复患者的丰满度及原有牙龈的外观形态，力求恢复原有自然解剖生理特征。在人工牙的根方蜡型制作出根面形态。后牙区基托蜡型以功能为主，可以和中性区外形保持一致，中性区可以在临床上通过整塑的方式获得。如果没有制取中性区，磨光面外形要有利于唇颊舌肌对基托形成夹持作用，也就是唇颊舌肌作用在基托上的力可产生向牙槽嵴方向的分力，防止产生脱位的力量。要满足这个要求，一般人工牙要排在基托基底拾方，不要偏离到基托基底部外缘的颊舌侧，否则舌上抬时或者唇颊肌会对基托产生脱位的分力，同时不要将基托过分做成凹面，否则容易在局部积存食物（图 6-26）。

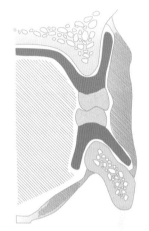

图 6-25　义齿磨光面外形

2.基托蜡型舌（腭）面的要求　上颌腭侧骨板在天然牙缺失后吸收较少，舌（腭）侧基托会占据舌头部分活动空间，因此在保证基托强度的基础上舌侧基托应尽量地做薄一些。可使用金属基托，但要注意金属基托铸造完成后必须在工作模型上准确就位，防止由于金属基托就位不良导致固位力下降。舌侧树脂基托可考虑做出腭皱形态，以往认为腭皱有助于改善发音功能，但最近的研究一般认为影响不大，所以除非为了美观，在临床上一般不再制作。人工牙舌侧牙龈的蜡型应尽量接近拾面，便于自洁。下颌舌侧边缘应充分伸展，人工牙应当位于基托舌侧边缘颊侧，义齿靠舌头向外下方压向牙槽嵴的力量保持稳定（图 6-26）。

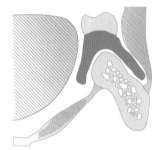

图 6-26　人工牙、下颌基托舌侧边缘及舌的关系

3.唇、颊、舌系带处蜡型制作　唇、颊、舌系带处蜡型形成 U 形切迹状缓冲，也就是系带缓冲区的底部要圆钝，避免形成 V 形，以防止应力集中。如果做成尖锐的 V 形，会导致义齿基托从系带处裂开。在组织面到光滑面外形上可以按照肌纤维运动的走行，形成圆弧形，防止肌肉运动对义齿产生影响。

4.磨光面蜡型表面处理　基托蜡型表面要求光洁，先用雕刻刀将蜡型表面尽量刮平滑，用小毛刷将碎蜡去除干净，然后将基托磨光面用酒精灯吹光，吹的时候应当用火焰的外焰轻轻将表面的蜡稍稍熔化达到平整，最后用棉花或者绸布将蜡型擦光滑。注意在修整蜡型前，要先刮净人工牙面上的蜡。

二、前牙区蜡型的制作方法

首先烫实基托边缘，然后对唇侧牙颈部及舌、腭侧不足之处用蜡勺进行补蜡，牙颈部的蜡要有一定厚度，注意不能贴蜡片，要采用熔蜡添加，避免气泡混入（图 6-27，图 6-28，图

6-29）。人工牙的牙颈部和唇侧蜡基托突度既要满足美观的要求，又要兼顾义齿的固位与稳定。恢复患者面部的突度后，不可随意增减唇侧蜡托的突度。烫蜡过程中注意手法，控制好蜡滴的走向，操作过程中避免给人工牙过大的压力。

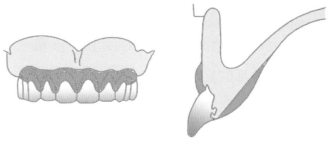

图 6-27　在上颌唇腭侧添蜡

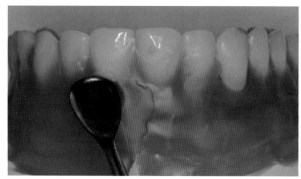

图 6-28　通过添蜡使唇颊侧颈部丰隆

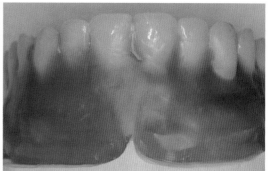

图 6-29　添蜡完成后准备进行蜡型的雕刻

（一）义齿基托颊侧蜡型制作

1. 颊侧牙龈制作　用雕刻蜡刀先将龈乳头区域的蜡刮平，沿着牙颈部顺时针方向剔除多余的蜡，再用雕刻刀逆时针方向雕刻出与牙面移行大约60°的斜面形成牙龈的形态，完全去除黏附在人工牙表面上的蜡。蜡边缘保持和人工牙牙颈部曲线一致，前牙区和牙长轴成60°，后牙区45°。注意牙龈不能雕刻成沟状，要与牙面移行，便于食物的排溢、清洁（图6-30，图6-31，图6-32）。

2. 前牙区颊侧蜡型的制作　前牙区颊侧应隐约雕刻出牙根形态（图6-33）。可以在牙根位置外侧加蜡后形成牙根形态和突度，在上颌以尖牙最长，侧切牙最短，中切牙居于尖牙和侧切牙之间。下颌以尖牙最长，中切牙最短，侧切牙居于尖牙和中切牙之间。后牙区牙根外观不重

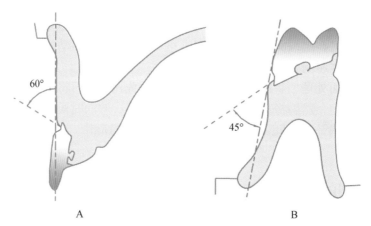

A　　　　　　　　　　　　　　　　B

图 6-30　沿着人工牙的牙颈线雕刻牙龈缘

A. 前牙；**B.** 后牙

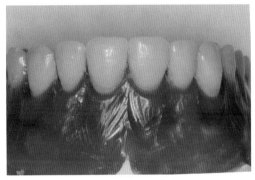

图 6-31 前牙区龈缘

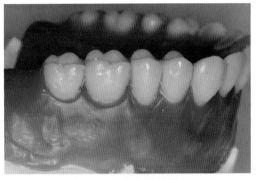

图 6-32 后牙区龈缘

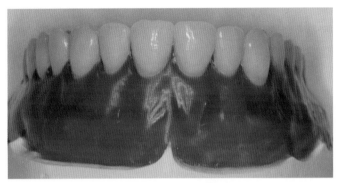

图 6-33 前牙区颊侧蜡型

要，应避免形成明显凹凸，防止引起食物残渣滞留。

3. 增龄性变化 由于无牙颌患者以老年人多见，随着年龄的增长，牙龈会呈现不同程度的退缩。在患者同意的前提下，全口义齿龈缘的高度应该依年龄而定，在制作义齿龈缘时可以看到人工牙的颈缘线。并暴露部分牙根，两牙之间的邻间隙不可过深，适度做出点彩（图 6-34）。

（二）舌腭侧蜡型制作

义齿基托腭侧表面与舌接触，以往认为舌侧基托表面结构与发音有关，如腭皱，目前研究表明没有明显相关性，所以较少制作特殊结构。只是为了减少对舌的干扰，在不影响基托强度的基础上，应尽量将腭侧基托做薄，人工牙舌侧与舌侧基托直接移行，不再做特殊处理。有时为了美观，可以恢复一些腭皱和 S 状的轻微隆凸。

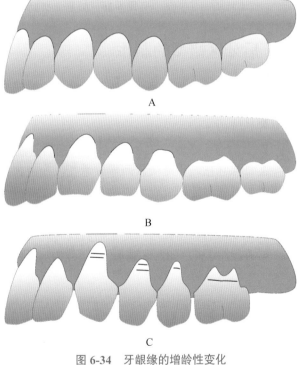

图 6-34 牙龈缘的增龄性变化
A. 青年人；**B.** 中年人；**C.** 老年人

1. 义齿舌侧 S 状隆凸的制作 S 状隆凸是在前牙区从牙颈部至上腭区之间形成的 S 状轻微隆突，后牙区同样，在舌侧牙颈部和牙槽区之间形成轻微的隆凸。

具体做法是首先向颈部缺蜡区加蜡，加至与基托蜡型相移行。牙冠暴露长度可与唇颊

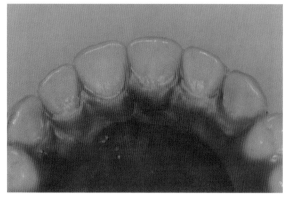

图6-35　义齿腭侧S状隆凸

侧相同，用蜡刀去除多余的蜡，蜡边缘保持和人工牙牙颈部曲线一致，形成自然的移行。边雕刻边注意完全去除龈𬌗方牙面上的碎蜡。前牙区腭侧蜡型应与人工牙移行（图6-35）。

2. 腭皱的形成　在2 mm厚度的腭部蜡型基托上形成1 mm高腭皱襞，形态不能复杂，避免食物残渣滞留和不舒适感（图6-36）。

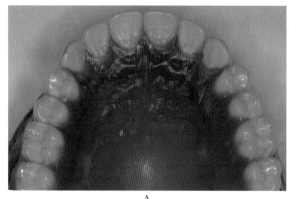
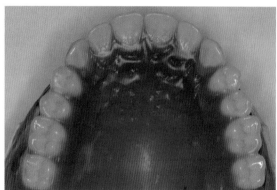

图6-36　A.腭皱初步蜡型；B.完成后腭皱蜡型

三、后牙区蜡型的制作

后牙区蜡型的制作与前牙区基本相同，要注意以下几点：

1. 上颌后牙区颊侧基托的磨光面的蜡型应当将肌肉组织作用力导向牙槽嵴，避免蜡型突出于基托边缘以外。

2. 上颌基托蜡型后缘为1 mm厚，向后自然移行。

3. 如果牙槽嵴重度吸收而导致承托区变窄，那么基托也相应变窄，一般人工牙不能突出边缘以外，基托只能做成直形或略突。

4. 下颌舌侧（口底）缘呈圆钝状，舌侧后缘呈渐薄的移行状，以减小舌根的异物感。

5. 当下颌舌侧基托边缘止于内斜线时，基托磨光面为直行。

6. 在组织缓冲区如上下颌隆凸和下颌内斜嵴区，基托应稍厚，以便于当该区有组织压痛时缓冲。

全口义齿装盒、装胶、打磨的操作演示

第八节　全口义齿的装盒、装胶、打磨
Flasking，Packing and Finishing of Complete Denture

一、全口义齿装盒

义齿蜡型完成后，将模型从𬌗架上完整取下，注意不要破坏模型底面的定位沟以及在𬌗架上与之定位沟相对应的结构，以便在模型装盒、装胶、完成义齿后能够重新上𬌗架进行调𬌗。这样准备好的模型就可以开始装盒了。

（一）常规热凝树脂分层装盒法

1. 下半型盒装盒　选择适宜大小的型盒，型盒内壁距义齿的水平距离至少为 0.5 cm，下半型盒高度应当尽量与义齿基托边缘平齐。型盒应当准确严密对位，无明显翘动、摆动。将已经制作好的模型放在下半型盒内，义齿基托边缘与型盒边缘平齐，去除与义齿制作无关的边缘过锐的边角。模型上涂 1～2 遍分离剂，但注意不要涂在蜡型上，待分离剂干燥后，将调好的石膏放在下半型盒内，将模型缓慢地放入型盒内，将石膏平面、模型边缘与型盒边缘平齐，注意当模型边缘与型盒边缘不等高时应当形成斜坡状，不要形成过于陡峭的突起和倒凹，以防止开盒时折断。等待石膏彻底硬固（图 6-37）。

2. 上半型盒装盒　下半型盒石膏硬固后，在石膏部分涂分离剂，分离剂干燥后盖上上半型盒，注意上半型盒应与下半型盒密合，防止有残余石膏阻挡型盒就位（图 6-38）。调拌石膏先加入第一层石膏，石膏高度应与全口义齿牙龈缘平齐，待石膏硬固后涂分离剂，分离剂干燥后放置第二层石膏，第二层石膏应刚好没过全口义齿𬌗面，等石膏硬固后涂分离剂，分离剂干燥后再将石膏填满型盒，盖上盒盖。注意灌入石膏时应防止形成气泡，石膏灌满后盖上上半型盒盒盖。为了防止包埋石膏影响龈缘形态，也可以在人工牙龈缘局部先用硅橡胶包埋材覆盖，再用石膏包埋，这样可以降低开盒后义齿龈缘部位处理难度。

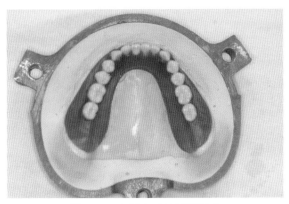

图 6-37　包埋完成的下半装盒

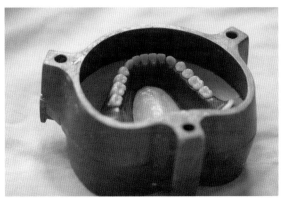

图 6-38　盖上上半型盒

（二）简易热凝树脂装盒法

1. 下半型盒装盒　选择型盒装盒方法同分层装盒法，只是模型上可以不涂分离剂。

2. 上半型盒装盒　待下半型盒石膏硬固后，涂分离剂后直接将上半型盒就位，将调好的石膏灌入上半型盒内，盖上型盒盖即可。这样装盒后，一般很难将模型及义齿在开盒时完整取出，只能破坏模型后取出完成的义齿。这样就无法做到开盒后直接再上𬌗架调𬌗，因此建议常规采用分层装盒技术。

二、全口义齿装胶、热处理、开盒

装盒石膏完全硬固后，将型盒浸入沸水中 4～6 分钟，开盒、除蜡，盒内残余的蜡用沸水冲洗干净，应注意有无人工牙松动移位，松动的人工牙应复位。在上下半型盒没有牙的区域涂分离剂，用单体小心涂擦人工牙面，切不可将分离剂遗留在牙面上，否则会导致最终人工牙的脱落或者人工牙周围的染色（图 6-39）。

热凝树脂在面团期时，分成条块状，分别压入上下型盒空腔内，将一层玻璃纸放在上下型盒之间缓慢加压，使多余的树脂缓慢排出。打开上下半型盒，去除多余树脂或在不足处添加树脂（图 6-40）。反复多次直至树脂刚好满足需要，去除玻璃纸，加压至上下半型盒完全就位，

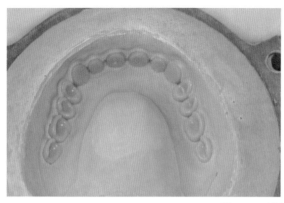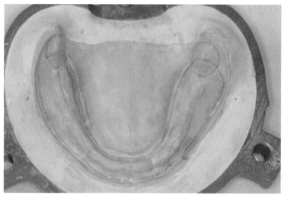

图 6-39　冲蜡后下颌型盒

静置 30～60 分钟。根据不同树脂的生产厂家所提供的热处理方法进行处理（图 5-113C），避免升温过快，导致单体来不及聚合就被排出，在义齿内部形成气泡。注意不得高于厂家指导温度，否则可能导致树脂变形。自然冷却后，开盒，去除装盒石膏，将工作模型及义齿完整取出。可用于再上𬌗架调𬌗。注意热的型盒一定要自然冷却，防止快速冷却导致的石膏模型炸裂变形而引起义齿变形及无法再上𬌗架调𬌗。

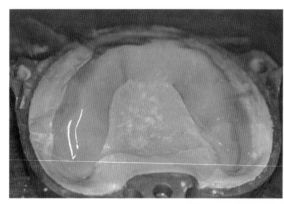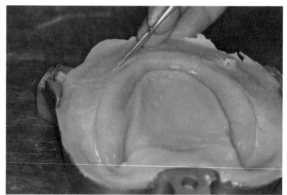

图 6-40　装胶后加压将多余的树脂去除

三、注塑法装盒

（一）装盒

将制作好蜡型的模型装在注塑专用型盒内，与常规装盒不同的是在装下半型盒时应在蜡型最长的对角线位置放置铸道及排气道。注意铸道的设计，防止形成死腔，导致树脂充填不全（图 6-41）。

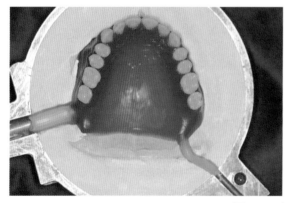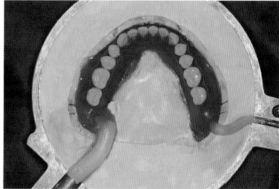

图 6-41　铸塑法装盒

（二）除蜡

常规除蜡，涂分离剂。

（三）压胶

将按照厂家指导调好的树脂加入注塑腔内，在注塑机上以6个大气压的压力将树脂填入型盒内，确认活塞不再下移后，保持5分钟（图6-42）。

（四）热处理、义齿完成

应当严格按照所选择热凝树脂厂家的建议煮盒，避免由于快速升温导致出现气泡、

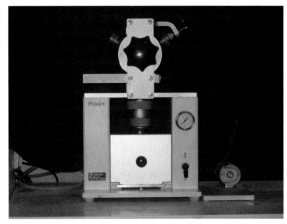

图 6-42　铸塑

变形等问题。煮盒后，应当缓慢降至室温后再开盒，否则可能会导致石膏炸裂、义齿变形。开盒过程中，应避免使用暴力，用石膏剪子剪断石膏时应当避免指向义齿中央，防止由于分力，导致义齿折断。如果再上𬌗架调𬌗，应当小心地将义齿连同工作模型取出，不要将义齿从模型上翘起，避免损伤工作模型，特别是工作模型下方的定位沟槽。然后将工作模型和义齿一同放置在𬌗架上进行再调𬌗。详见调𬌗相关章节。

（五）义齿打磨抛光

再上𬌗架调𬌗完成后，用石膏剪子小心去除工作模型石膏，开始打磨抛光。打磨抛光应当遵循由粗到细、序列打磨的原则。打磨首先去除任何飞边、残余石膏和树脂小瘤子等，小瘤子可使用小石头车针或者小型钨钢钻小心磨除，飞边可考虑使用大直径钨钢钻或者抛光石头低速磨除。注意应保护义齿基托边缘及龈缘、𬌗面等处，避免损伤重要结构。注意在不影响义齿外形前提下将义齿表面抛光光滑。具体过程：

1. 使用细棉布湿布轮和湿的浮石粉将可以抛光的区域抛光光滑。
2. 使用湿的锥型毡轮和湿的浮石粉将上腭穹窿部位抛光光滑。
3. 使用鬃刷和湿的浮石粉将人工牙邻接部位、龈缘等布轮不易抛光的部位打磨光滑。
4. 用干的细抛光布轮和硅藻土将义齿上细微的划痕打磨光滑。
5. 最后用干净的软鬃轮沾湿的细白垩（碳酸钙），使用非常轻的力量抛光完成。

注意打磨过程中避免加压和产热，防止基托受热变形。义齿完成后应当放入有少量水的聚乙烯树脂袋中转到临床。

第九节　全口义齿的选磨调𬌗
Selective Grinding for Occlusal Adjustment

一、全口义齿𬌗型

𬌗型（occlusal scheme，occlusal pattern）是指牙齿的𬌗面形态特点，以及由此确定的上下颌牙相对的咬合和滑动接触关系。理想的全口义齿𬌗型及咬合关系应能够保持义齿在行使咀嚼等功能时稳定，使𬌗力尽量均匀地、同时地传递到尽可能多的支持组织上。这样才能做到在恢复咀嚼、美观和发音功能的同时，维护口颌系统健康，尽量避免对支持组织的损伤。

全口义齿𬌗型可以分为解剖𬌗（anatomical occlusion）和非解剖𬌗（non-anatomical occlusion）

两类。解剖𬌗型是指模仿天然牙形态形成的𬌗型。非解剖𬌗型就是与天然牙形态存在差别的𬌗型。非解剖式𬌗型主要是针对全口义齿特征，对解剖𬌗型进行了不同的改良，其目的多是为了更好地控制侧向力，实现全口义齿稳定。包括半解剖式𬌗（semi-anatomical occlusion）、平面𬌗（monoplane occlusion）、舌向集中𬌗（lingualized occlusion）、杵臼𬌗（pestle-mortar occlusio）、长正中𬌗（long-centric occlusion）、线性𬌗（linear occlusion）等。其中长正中𬌗型是由徐军 2005 年设计提出的改良𬌗型，是第一个由中国人自己开发设计的𬌗型。

二、平衡𬌗

平衡𬌗（balanced occlusion）是指全口义齿的上下颌相对应的牙齿在正中𬌗及下颌前伸和侧方接触滑动过程中能始终保持均匀接触的咬合关系。其本质是为了避免全口义齿由于单侧受力出现翘动。具体表现为：在侧方𬌗工作侧𬌗面均匀接触滑动的同时，在非工作侧（也就是平衡侧）增加同时的滑动接触点，在前伸𬌗前方𬌗面均匀接触滑动的同时，在两侧后牙区（也就是前伸𬌗的平衡侧）增加同时的接触滑动点，这样在前伸和侧方运动时两侧同时接触滑动所产生的作用力合力的作用点会位于全口义齿的中心，避免义齿出现翘动、摆动。因为不在同一条直线的三点确定一个平面，当全口义齿在任何接触运动时均保持三个以上不在同一条直线上𬌗面接触点的均匀接触滑动，就可以保持义齿滑动过程中的平稳，避免出现翘动和摆动，这三点𬌗面接触点分布越广泛，义齿越稳定。根据实际滑动接触点数目的不同分为三点式（三个点同时接触）、多点式（多个点同时接触）和完善的平衡𬌗（所有牙都同时接触）。一般来说，平衡𬌗对于全口义齿非常重要，大部分𬌗型的全口义齿均要求建立平衡𬌗，以维持义齿在行使功能时固位和稳定，防止义齿出现翘动和摆动。

（一）正中𬌗平衡

下颌在正中𬌗位时，上下颌人工牙间尖窝交错、最广泛的均匀接触，称为正中𬌗平衡（centric balanced occlusion）（图 6-43）。实现正中𬌗平衡后，在正中𬌗时所有后牙功能尖都与对颌牙窝紧密接触，形成尖顶和窝中央小平面的接触。每个人工牙受力都是沿轴向方向，所有受力点均匀分布，力量大小一致，最终所有作用力合力中心位于全口义齿的中央，且方向与𬌗平面垂直。实现正中𬌗平衡主要是注意防止每个人工牙受力点受力大小不一，或者受力方向为非轴向力导致最终合力偏离全口义齿的中心，与𬌗平面形成角度，形成侧向力，导致功能状态下全口义齿偏斜，支持组织局部受力过大。正中𬌗时一般咬合力最大，所以正中𬌗的不平衡会带来更大损伤。

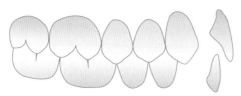

图 6-43　正中𬌗平衡

（二）非正中𬌗平衡（eccentric balanced occlusion）

1. 前伸𬌗平衡　下颌前伸至上下前牙切端相对，然后滑回正中𬌗位过程中，前、后牙都有接触，称为前伸𬌗平衡（protrusive balanced occlusion）（图 6-44）。前伸𬌗平衡不是一个咬合接触点，它涉及前伸咬合运动的全过程。也就是在每个时间点都有前后牙同时接触，且接触滑动应当与下颌前伸运动相协调，用咬合纸检查，可以形成顺畅连续的咬合印迹。前伸𬌗平衡本质就是：在前伸𬌗时，如果只有前牙接触，那么𬌗力方向为非轴向，但是如果前后牙都接触，虽不能改变受力方向，但是最终的合力作用点会位于全口义齿的中央，避免了全口义齿作用力点位于前方导致的义齿翘动。在前伸𬌗平衡的过程中，每一个时刻前后牙应当同时地均匀接触，前后力量应当一致。在前伸接触滑动过程中，只要接触点分布均匀，个别受力点不接触，依然能够获得全口义齿前伸𬌗的平衡，所以根据前伸𬌗时接触点数目的不同，可以可分三点式接触、多点式接触和完善接触的前伸𬌗平衡。如果上下前牙接触滑动，两侧最后磨牙区各有一牙尖接触滑动，称为三点式接触前伸𬌗平衡。如果前牙接触，后牙除最后磨牙区接触两点外，至少还有一牙尖接触，但未达到所有牙尖全部接触者，称为多点式接触前伸𬌗平衡。如果前伸𬌗时所有牙都同时发生接触滑动，称为完善的前伸𬌗平衡。

2. 侧方𬌗平衡 下颌侧方咬合至工作侧上下颌后牙颊尖相对，然后滑回正中𬌗位过程中，工作侧和非工作侧都同时接触，称为侧方𬌗平衡（lateral balanced occlusion）（图6-45）。非工作侧因此称为平衡侧。侧方𬌗平衡也是涉及侧方滑动的全过程，同样是每个时间点工作侧和平衡侧都有相同力量的接触力点存在，用咬合纸检查也能够看到顺畅连续的咬合印迹，侧方𬌗平衡同样是在作用力方向非轴向的情况下，将作用力合力由工作侧移到了全口义齿的中心，避免了全口义齿的翘动，促进了稳定。在侧方𬌗运动时，如果有个别牙不接触，但是剩余𬌗接触点都大小相等，且均匀分布于全口义齿的后牙区，也可以建立侧方𬌗平衡。如果侧方𬌗时有三个接触点同时接触，就是三点式接触侧方𬌗平衡，这三个点一般在工作侧有两个点，平衡侧有一个点，且均匀分散。如果多于三个点同时接触，那么就是多点式接触侧方𬌗平衡，如果是所有后牙都均匀接触，那么就是完善的侧方𬌗平衡。

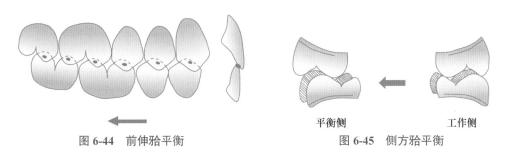

图6-44 前伸𬌗平衡　　　　　　　　图6-45 侧方𬌗平衡

正常咀嚼食物时，前伸咬合和侧方咬合的过程中会有食团位于上下牙之间。在咬穿食物的过程中，义齿存在脱位和翘动的趋势，义齿固位力起着非常重要的作用，而当食物咬穿后，义齿的平衡咬合接触会使义齿保持稳定，恢复正常组织均衡受力。如果没有平衡𬌗，义齿在回到正中𬌗时不能保持稳定，重新开口咀嚼时义齿就容易脱位或翘动，易导致支持组织损伤。所以尽管前伸𬌗及侧方𬌗平衡一般在上下颌牙之间没有食物或者在咀嚼末期才起到作用，但平衡𬌗对于大部分𬌗型来说，还是非常重要的。

三、平衡𬌗理论

Gysi于1908年提出平衡𬌗理论的同心圆关系学说，即髁道、切道和牙尖工作斜面均为同心圆上的一段截弧。并依此理论设计𬌗架。根据此理论，具有平衡𬌗的义齿，下颌在前伸和侧方咬合滑动过程中，髁突与关节斜面、上前牙与下前牙切缘、上下后牙𬌗面均同时保持均衡接触。髁导、切导和牙尖工作斜面的法线相交于一点，髁突、前牙切端和下颌后牙牙尖接触斜面均以此点为同一圆心运动，此点称为转动中心或者𬌗运中心（图6-46，图6-47）。

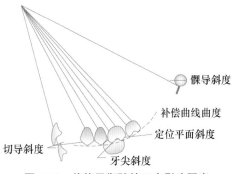

图6-46 前伸平衡𬌗的五个影响因素

（一）前伸𬌗平衡的五因素十定律

下颌前伸运动主要是下颌前牙切缘与上颌切牙舌面相互接触滑动，后牙区功能尖与窝壁相互接触滑动，当前后牙都同时均匀接触时，就形成了前伸𬌗平衡，当不能形成均匀的同时接触时，需要对前后牙齿位置，扭转角度等相关因素进行调整，使之形成前伸𬌗平衡。当上下颌全口义齿位于𬌗架上时，影响𬌗架上全口义齿达到前伸𬌗平衡主要因素有五个，分别是：髁导斜度、切导斜度、牙尖斜度、补偿曲线曲度和定位平面斜度，这五个相关影响因素及其相互关系就构成了五因素十定律。五因素十定律就是指导𬌗架上实现全口义齿的𬌗平衡的一个基本原则

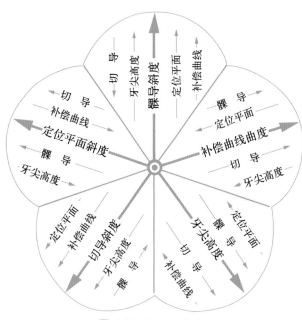

图 6-47　**Hanau Quint**

（1）髁导斜度：为髁槽与水平面的夹角，是用前伸颌位关系记录将髁道斜度转移到𬌗架上的。

（2）切导斜度：为切导盘与水平面的夹角，与切道斜度相对应。

（3）补偿曲线曲度（prominence of compensating curve）：补偿曲线是全口义齿上颌的尖牙牙尖与所有后牙颊尖相连所形成的凸向下的曲线。

（4）牙尖斜度（inclination of cusp）：牙尖斜面（又称牙尖工作斜面或平衡斜面）与各自牙尖底的夹角称为牙尖斜度。

（5）定位平面斜度（inclination of orientation plane）：上中切牙近中切角与上颌两侧第二磨牙的近中颊尖相连而成的三角平面称为定位平面。定位平面与眶耳平面的夹角称为定位平面斜度。

根据同心圆学说，五因素之间的相互关系可用以下公式表示。

$$前伸𬌗平衡 = \frac{髁导斜度 \times 切导斜度}{牙尖斜度 \times 补偿曲线曲度 \times 定位平面斜度}$$

根据这一公式可发现，当某一因素改变而其他因素不变时，均会破坏𬌗平衡。而为了保持平衡，可相应地调整其他四个因素或其中之一。五因素之间两两对应，形成十种正、反变关系，即十定律。如髁导斜度增加，可通过减小切导斜度，或增大补偿曲线曲度，或增大牙尖斜度重新获得平衡。当没有实现平衡时，此公式结果需要增加或减少以实现平衡，也可借助五者之间的相互正、反变关系来做相应调整以便获得平衡。图 6-47 为 20 世纪初工程师 Hanau 提出的𬌗平衡五因素相互对应关系，此图称为 Hanau Quint。

髁导斜度对于某个患者来说是不能改变的。如果前伸𬌗时前牙接触而后牙不接触，说明切导斜度大，此时可降低切导斜度或者增大牙尖斜度或者加大补偿曲线曲度或者加大定位平面斜度获得平衡。而对于不同个体的患者来说，髁导斜度大小不同，相应地可选择不同牙尖斜度的人工牙，采取不同的排牙方式（切导斜度、补偿曲线曲度等）获得平衡。五因素十定律过于繁琐，而其中牙尖斜度、补偿曲线曲度和定位平面斜度之间为联动关系，孙廉教授将其简化为三因素四定律：

$$前伸𬌗平衡 = \frac{髁导斜度 \times 切导斜度}{牙尖工作斜面斜度}$$

将牙尖斜度、补偿曲线曲度和定位平面斜度简化为牙尖工作斜面斜度，即牙尖工作斜面与水平面的夹角。

（二）侧方殆平衡

侧方殆平衡与前伸殆平衡类似，与侧方殆平衡相关的因素包括平衡侧髁导斜度、侧方切导斜度、工作侧和平衡侧牙尖斜度和横殆曲线曲度（prominence of transverse curve）（图6-48）。

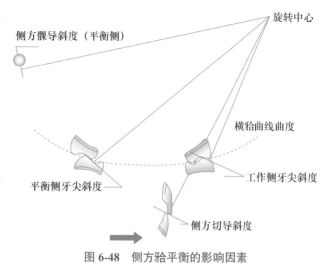

图 6-48　侧方殆平衡的影响因素

四、改良殆型

义齿的稳定来源于侧向力的控制，侧向力的一个重要来源是咬合时斜面的接触，侧向力大小与牙尖斜度相关。按照咬合的时间不同，侧向力来源一是正中殆，一是非正中殆。

在非正中殆时不可避免地产生斜面接触，建立前伸、侧方殆平衡主要是保持工作侧和平衡侧同时接触，这样可以使义齿受到的殆力作用点由义齿的一侧移向义齿中央，在一定程度上降低了侧向力。

正中殆接触一般认为在咀嚼末期的殆力最大，此时的侧向力会带来更大破坏，因此在正中殆时应建立良好的咬合终止点，减少斜面接触。全口义齿咬合终止点一般为牙尖顶与窝底平面接触。患者戴用全口义齿后，常常由于咀嚼时头的姿势不同，肌肉疲劳状态不同，以及松软的黏膜组织支持的全口义齿本身会存在一定波动，导致全口义齿每次咬合都咬在不同位置上。因此，对于正中殆咬合接触不能局限于点状接触，而要扩大窝底平面面积，使牙尖顶在各种情况下，咀嚼末期都能作用于平面上。这种当正中殆时牙尖顶对应窝底平面，牙尖顶在对应接触平面上可以自由移动的范围称为该种人工牙殆型的宽容度。为了避免患者在最大殆力时产生侧向力，应当根据患者的情况选择不同正中殆宽容度的殆型。

当患者颌位关系稳定时，上下颌间呈中性关系，患者的每次习惯性咀嚼末期较为集中，则人工牙无需较大宽容度。

如果患者颌位关系不协调，较大宽容度人工牙还可以兼顾使殆力中心在牙槽嵴顶上以及中性区原则。

不同殆型人工牙具有不同宽容度，从理论推导一般线性殆＞长正中殆＞杵臼殆＞舌向集中殆＞解剖殆，可根据患者对宽容度的需求选择不同殆型全口义齿。

（一）舌向集中殆

舌向集中殆又称为舌侧集中殆或舌尖接触殆，该殆型殆接触集中在偏舌向位置，均为上舌尖与下牙窝的接触。经典的舌向集中殆是将解剖殆型的上颌后牙颊尖外翻上抬，颊尖舌斜面与下牙颊尖离开0.5～1 mm，仅保留上后牙舌尖与下后牙殆面窝底或边缘嵴接触，下后牙正常排列。上后牙舌尖与下牙建立最广泛的殆接触，如果需要调殆，则动下牙窝而不动上舌尖（图6-49）。

舌向集中殆正中殆时，上后牙舌尖咬在下后牙的中央窝和（或）边缘嵴上。侧方殆时，工作侧：上舌尖顶与下颌牙窝的舌侧壁接触滑动，上颊尖不与下牙接触；平衡侧：上舌尖顶与下颌牙窝的颊侧壁同时接触滑动。

前伸殆时，下颌前牙切端与上颌前牙舌面接触滑动，上颌后牙舌尖顶与下颌窝的后斜面同

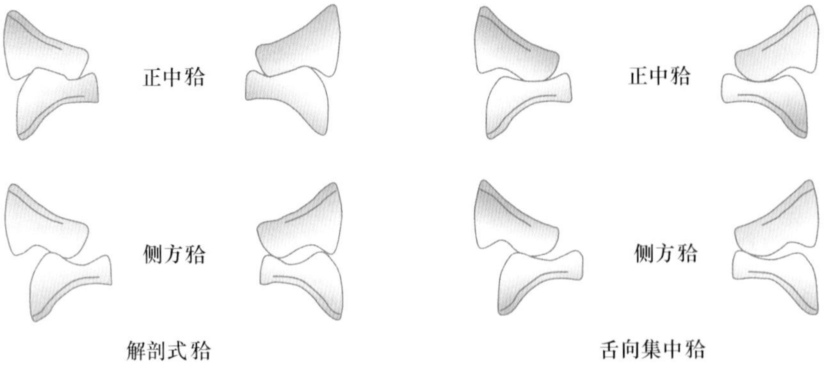

图 6-49 解剖𬌗与舌向集中𬌗人工后牙𬌗面形态与咬合接触比较

时接触滑动。

舌向集中𬌗通过将人工牙𬌗面的咬合力点向舌向偏移，使作用力方向更加偏向支持组织，减少了侧向力，增加了义齿稳定性；舌向集中𬌗相对于解剖𬌗增加了颊舌向宽容度；对于上下颌关系轻度不调患者，可以避免排列反𬌗，增进了美观。适合于牙槽嵴低平以及轻度反𬌗患者。

（二）杵臼𬌗

杵臼𬌗（condyloform occlusion）是 Gerber 教授设计的𬌗型。他认为人的磨牙越磨耗越像关节结构，所以他把人造磨牙的外形设计成了小关节窝与小髁突的外形对应关系（图 6-50）。这样增加了义齿的宽容度。同时，Gerber 教授认为在上下颌牙齿存在食物时，保持义齿的稳定依然非常重要，提出“多局部自治性咬合稳定性”（multilocal autonomous chewing stability）理论，也就是（后牙）每一功能单位单独受力时义齿都应是稳定的，所以强调通过严格定位将人工牙支持尖（或窝）准确地排在牙槽嵴顶上；但无牙颌剩余牙槽嵴的情况与颌弓关系是各不相同的，为此，在 567 区域他设计了 4 种𬌗接触方式：

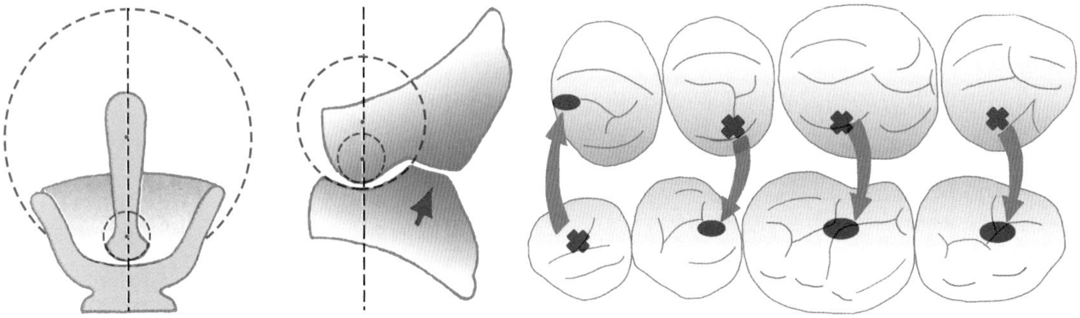

图 6-50 杵臼𬌗（“✖”代表牙尖、“⬬”代表窝）
from Dr Gerber，1954

1. 上下颌弓关系正常时，上近中舌尖（小髁突）接触在下中央窝（小关节窝），下颊尖颊斜面与上颊尖舌斜面接触。

2. 上下颌弓关系为反𬌗关系时，上颊尖与下窝接触，让上舌尖在侧方𬌗时无接触。

3. 也可扭转上牙（或调磨上颊尖），仅限于使上舌尖与下窝接触。

4. 当下颌需要缩短缩窄牙弓时，用同侧另一个 $\overline{5}$ 代替同侧 $\overline{6}$，即排两个 $\overline{5}$，让 $\underline{56}$ 的舌尖与下窝接触，用对侧 $\overline{4}$ 代替同侧 $\overline{7}$，不排 $\underline{7}$ 或以 $\underline{7}$ 代 $\underline{6}$，让 $\overline{7}$ 处 $\overline{4}$ 的颊尖与 $\underline{6}$ 远中窝或边缘嵴接触。

关于 $\frac{4}{4}$，他设计的是让 $\overline{4}$ 的颊尖咬在 $\underline{4}$ 的近中边缘嵴上，等于延续了 3 的接触方式。第 3 种𬌗接触方式与舌向集中𬌗类似。

杵臼𬌗与舌向集中𬌗相比进一步增加了人工牙的宽容度，同时增加了义齿存在食物时的稳定性，比舌向集中𬌗有更广泛的适应证。目前许多舌向集中𬌗商品牙也借鉴了杵臼𬌗的概念，两者界限不十分明确。

（三）线性𬌗

线性𬌗是 1970 年 John P. Frush 医生提出的一种非常特殊的𬌗型，不同于以往发明的全口义齿𬌗型。

按空间分布将常见𬌗型分为三类（图 6-51）。

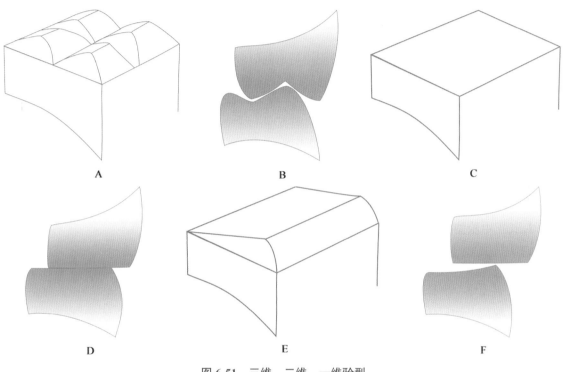

图 6-51　三维、二维、一维𬌗型

第一类——三维𬌗型（有牙尖𬌗型）：𬌗接触分布在三维空间里，有长度、宽度、高度；各种解剖式𬌗型，无论牙尖斜度是 5° 还是 33°，各种有牙尖的改良𬌗型都属此类，是数量最多的一类（图 6-51A、B）。

第二类——二维𬌗型（平面𬌗型）：𬌗接触分布在二维平面上，有长度、宽度；平面𬌗与有沟窝但无牙尖的平面𬌗属此类（图 6-51C、D）。

第三类——一维𬌗型（线性𬌗）：𬌗接触分布在一维线段上，只有长度。只有线性𬌗一种属于此类（图 6-51E、F）。

线性𬌗型的主要理论内容与设计是：线性𬌗的刃易于穿透食物，从而可以降低𬌗力，降低对支持组织的压力；无论在正中𬌗还是非正中𬌗接触时，只产生垂直向𬌗力，可以把使义齿倾斜的力降到最低点，从而增加义齿的稳定性；在刃的舌侧有食物压碎区，帮助提高咀嚼效率。

线性𬌗型全口义齿的排牙方法：

1. 颌弓关系正常排牙方法

（1）正中𬌗时，前牙不接触，零覆𬌗或 0.5 mm 开𬌗；下后牙颊尖排成一条直线刃，与上后牙𬌗平面上颊舌向的中央处产生接触，$\overline{67}$ 直线刃的舌侧形成𬌗台与上颌𬌗平面间有 0.5 ～ 1 mm 的间隙。

（2）非正中𬌗时，下颌后牙颊尖所形成的刃与上颌𬌗平面的接触位置前移或左右移。

2. 颌弓关系不正常时排牙方法　也是 $\dfrac{A\ |\ B}{C\ |\ D}$ 交叉换位成 $\dfrac{A\ |\ B}{C\ |\ D}$。

下颌排为平面𬌗，上颌后牙颊尖形成直线刃，正中𬌗、非正中𬌗时上刃接触于下颌平面𬌗上。

（四）长正中𬌗

长正中𬌗型于 2005 年由徐军设计，主要工作原理如下：

（1）患者可由确定水平颌位关系时所确定的最后退接触位这一可适位自由回到正中𬌗位的最适位，不产生近远中向侧向力，复查时不需调𬌗，不需适应性磨耗便可回位，因而不产生近远中向义齿的移位。戴牙后，患者可毫不困难地找到最适位，与最后退位之间没有任何障碍。

（2）让每一次咬合产生的𬌗力尽可能均匀地同时分布于全部承托区。

长正中现象存在于 90% 的天然牙中。在全口义齿，由于牙槽骨的不断吸收、人工牙的磨耗，这一现象更加明显。长正中𬌗就是基于这一长期变化，在舌向集中𬌗的基础上增加了近远中向的宽容度，可以使人工牙自由地在近远中方向上滑动，患者可由正中关系位自由回到正中𬌗位或习惯性肌位。由于在正中关系位、正中𬌗位或习惯性肌位之间没有任何障碍，所以实现了在不产生近远中向和（或）颊舌向的水平向力、不需复杂调𬌗、不需适应性磨耗、不产生义齿移位的前提下的自由转变。同时，适当加大了部分上颌支持尖大小，在不增加侧向力的前提下增加了咀嚼效能，保证一定的咀嚼效率与外形。

1. 长正中𬌗型特征（图 6-52）

（1）贯通第一双尖牙远中边缘嵴。

（2）贯通第二双尖牙近远中边缘嵴。

（3）贯通第一磨牙近中边缘嵴。

（4）取消下颌后牙颊舌尖三角嵴。

（5）自 $\overline{4}$ 远中至 $\overline{6}$ 远中窝，$\overline{7}$ 近中至远中窝形成近远中向圆柱面曲面的一部分。

（6）上颌双尖牙加高舌尖。

（7）上颌磨牙加高近中舌尖。

（8）降低上后牙颊尖三角嵴。

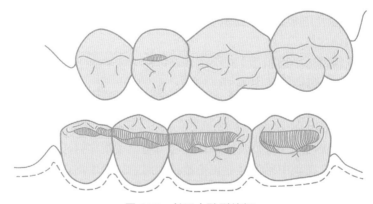

图 6-52　长正中𬌗型特征

2. 正中𬌗的𬌗接触　为 $\underline{54\,|\,45}$ 的舌尖、$\underline{76\,|\,67}$ 的近中舌尖与下颌牙窝的接触（图 6-53）。与舌侧集中𬌗不同的是：

（1）$\underline{76\,|\,67}$ 的远中舌尖不产生𬌗接触。

（2）$\underline{54\,|\,45}$ 的舌尖不咬在会产生近远中向阻挡的边缘嵴上。

（3）$\underline{7654\,|\,4567}$ 产生𬌗接触的舌尖在一定范围内可自由前伸，也可自由后退。

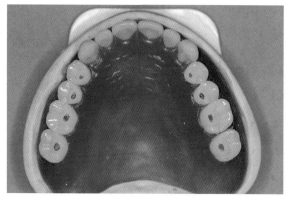
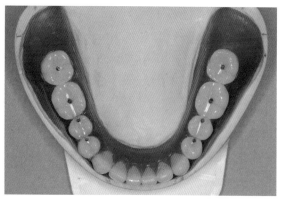

图 6-53　长正中𬌗型正中𬌗时的咬合接触关系

3. 前伸𬌗的𬌗接触　前牙接触时，两侧 <u>76</u>|<u>67</u> 的远中边缘嵴的近中斜面与 <u>76</u>|<u>67</u> 近中舌尖顶接触滑动（图 6-54）。

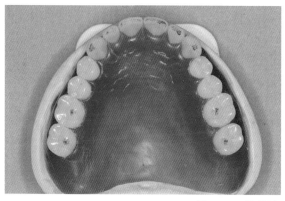
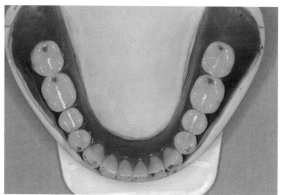

图 6-54　前伸𬌗时的咬合接触关系

4. 侧方𬌗的𬌗接触　工作侧：上舌尖与下窝的舌壁接触滑动。平衡侧：上舌尖与下窝的颊壁接触滑动（图 6-55）。

5. 调𬌗

（1）正中𬌗时，调尖不调窝，一侧有 3 个接触点即可，4 个最好。

（2）前伸𬌗时，调窝斜面不调尖，后牙两侧各有一个接触点即可。

（3）侧方𬌗时，调窝壁不调尖，工作侧、平衡侧各有两点同时接触即可。解剖式𬌗调侧方𬌗时之所以复杂，以 6 为例，工作侧要

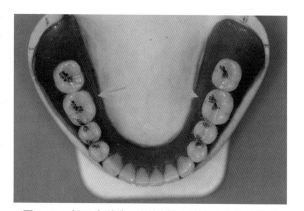

图 6-55　长正中𬌗在一侧侧方𬌗时的咬合接触关系

照顾到 8 尖 8 个斜面，平衡侧要照顾到 4 尖 4 个斜面，共 12 尖 12 斜面要同时考虑；而长正中𬌗型只需考虑 2 尖 2 斜面。

（五）徐军无牙颌分类法及𬌗型选择

徐军 2005 年提出以下无牙颌分类法：

第一类：有高圆形牙槽嵴，可明确确定主承托区、副承托区、边缘封闭区与缓冲区。

第二类：不可明确区分四区，但可完全区分肌静力区与肌动力区。可为刃状牙槽嵴，可为低圆形牙槽嵴，也可为低平形牙槽嵴。其共同特征是膜龈联合界线清晰，义齿边界可界定，即

可确定承托区的范围。

肌静力区的概念是由 Frush 医生提出的，他以吞咽、开闭口、说话、咀嚼等生理活动时，无黏膜活动的区域定义为肌静力区，为义齿的承托区；有肌肉黏膜活动的区域，为肌动力区。两者之间的交界为肌静力线。该概念实际涵盖了第一类，但第一类情况下肌静力区可分作三区，且肌静力线以边缘封闭区形容更符合实际情况，故此概念最好不用于第一类情况下。

第三类：部分区域可分肌静力区与肌动力区。多为低平形牙槽嵴，部分区域膜龈联合界线清晰，可区分肌静力区与肌动力区；另一部分没有肌静力区，义齿边界难以界定。

第四类：完全为肌动力区。凹陷形牙槽嵴，骨吸收至颌骨本体，多为下颌。仅可区分出唇颊侧与舌侧黏膜，中间为 1～2 mm 宽、柔软而活动的纤维条索样牙槽嵴黏膜残余。颏孔开口处位于骨嵴顶，可触及颏神经。患者的上下颌可同为一类，也可能不同。

建议适应证：

一类无牙颌：追求高咀嚼效率：较适宜用解剖𬌗型、长正中𬌗型树脂牙。

如果颌间隙足够，除解剖𬌗外，也可用杵臼𬌗、舌向集中𬌗、长正中𬌗型。

二类无牙颌：较适宜用长正中𬌗型、舌向集中𬌗、杵臼𬌗。

三类无牙颌：首选线性𬌗，如骨量尚可，有利于被覆黏膜逆转化。

四类无牙颌：线性𬌗。

颌弓关系严重不协调，颌位严重不稳定：建议首选线性𬌗。

五、咬合检查与选磨调𬌗

调𬌗最早可以在排牙之初就对人工牙异常部位进行调磨，但是一般应尽量保持人工牙的正常形态，采用调整人工牙角度及位置来实现人工牙平衡的需求，一般调𬌗仅仅是弥补原有𬌗面形态的不足。

（一）理想的全口义齿𬌗的基本要求

1. 正中𬌗时上下前牙不接触，上下后牙尖窝交错，上下后牙支持尖（上后牙舌尖和下后牙颊尖）均分别与对𬌗牙中央窝或边缘嵴接触，与牙尖中心相对应的中央窝与边缘嵴上下颌接触点周围最好有直径 1～1.5 mm 平坦区域。

2. 工作侧上颌舌尖在下颌窝的舌斜面上滑动，或者下颌颊尖在上颌窝的颊斜面上滑动形成连续的滑行轨迹，平衡侧上颌舌尖在下颌窝的颊斜面上滑动，或者下颌颊尖在上颌窝的舌斜面上滑动形成连续的滑行轨迹。

3. 前伸𬌗时，下前牙切端沿着上前牙舌斜面滑动，后牙上颌舌尖沿下颌窝的远中斜面滑动，下颌颊尖沿着上颌窝的近中斜面滑动形成连续的滑行轨迹。

（二）调𬌗的方式

调𬌗（selective occlusal grinding）分为：①𬌗架上调𬌗；②口内调𬌗；③再上𬌗架调𬌗。

在技工室主要完成的是𬌗架上调𬌗和部分再上𬌗架调𬌗。口内调𬌗时，由于全口义齿为黏膜支持，口内咬合检查时义齿有一定的动度，咬合检查结果的准确性和可重复性较差，相应口内调𬌗的准确性差。如果全口义齿存在干扰点，这些干扰点会导致全口义齿微小的移动，这样会严重影响调𬌗精度。因此，口内调𬌗的精度在某种程度上依赖于制作完成全口义齿𬌗的准确度，要尽量保证𬌗架上𬌗的准确性。虽然通过临床上面弓转移等技术最大限度提高了全口义齿𬌗的精度，但是误差依然无法完全避免，因此口内调𬌗建议的做法是将义齿重新上𬌗架调𬌗。

再上𬌗架调𬌗的方法有两种。一种是在义齿分层装盒、装胶、热处理后，打开型盒时将模型与义齿完整取出，按照模型底面的定位沟将模型和义齿重新上到𬌗架上，再进行选磨调𬌗。用此种方法可去除因蜡型制作、装盒、装胶等处理导致的人工牙变位、垂直距离增大等误差。但如果是在颌位关系确定和面弓转移上𬌗架等步骤中出现的误差，则无法去除，这就需要另一种临床再上𬌗架调𬌗方式。这种方式主要是将完成的义齿戴入患者口内后，重新取得颌位关系记录，然后面弓转移，用湿纸泥填倒凹后用石膏灌制模型，再上𬌗架调𬌗。

（三）调𬌗一般过程

1. 咬合检查与调𬌗　咬合检查的目的是确定正中𬌗、侧方𬌗和前伸𬌗接触滑动过程中是否存在早接触、𬌗干扰和低𬌗，并确定所在部位。早接触（premature contact）是指当正中𬌗多数牙尖不接触时个别牙尖的接触。𬌗干扰（occlusal interference）是指侧方和前伸𬌗接触滑动过程中多数牙尖不接触而个别牙尖的接触。低𬌗是指多数牙尖接触而个别牙尖不接触。咬合检查通常是将咬合纸置于上下牙之间，上下牙撞击或者相互接触滑动后，在咬合接触的部位会染色显示咬合印记，医生根据咬合印记判断需要调磨的部位，调磨后重新进行咬合检查。经过反复检查和调磨，最终达到平衡𬌗接触。咬合检查可采用不同颜色的咬合纸，在正中𬌗、侧方𬌗和前伸𬌗分别进行。正中𬌗检查时应使上下牙在小开口范围内做快速叩齿动作，前伸𬌗检查时下牙从正中𬌗向前接触滑动至前牙切缘相对，侧方𬌗检查时下牙从正中𬌗向工作侧接触滑动至工作侧颊尖相对。

2. 调𬌗注意事项

（1）保持垂直距离，避免因调𬌗降低垂直距离。

（2）保持𬌗面形态，避免因调磨过多导致人工牙𬌗面的牙尖和沟窝形态被磨除。调𬌗工具应使用小的磨头或大号球钻。

（3）要少量多次，判断误差的大小，如果误差较大，可以适当加大调磨量，越接近最终的效果越要控制好调磨量。每次调磨量要少，每次调磨后重新咬合检查时调磨过的接触点应仍然保持接触，即"原地点重现"，避免使高点变成低𬌗，越调磨接触点越多，逐渐达到多点接触甚至完善接触平衡𬌗。

（4）调𬌗时应单颌调磨，侧方前伸𬌗调磨方向应沿接触点的滑行轨迹进行。

3. 选磨调𬌗的步骤

（1）判断上下颌人工牙位置是否异常：调磨之前要首先检查上下颌人工牙位置是否异常，判断标准有：①是否存在适宜的纵𬌗、横𬌗曲线。②从垂直向来看尖窝应位于上下颌牙槽嵴顶连线上。

如果不满足上述标准，首先判断是尖异常还是窝异常（是否在牙槽嵴顶连线上是否存在适宜的纵𬌗、横𬌗曲线），按照排牙标准调整人工牙位置，如果上下颌之间存在矛盾要首先照顾下颌，或者照顾上下颌条件较差的一侧。在排牙时期可以对单个牙位置进行调整。义齿完成后尖窝相对位置误差如果小于牙尖斜面的1/3，可以考虑对异常的尖窝进行调磨，如果尖窝位置误差大于1/3，即使是完成后的全口义齿也应考虑对人工牙位置进行调整，个别牙异常可以通过将个别牙磨下来后，用自凝树脂将人工牙重新固定。

（2）正中𬌗早接触的选磨调𬌗：正中𬌗调磨首先要确保功能尖与对应窝的准确对位，如果不能准确对位，应当分析功能尖和窝的位置，调磨异常的功能尖或者窝形态使之准确对位。功能尖和窝是否异常可以结合剩余牙槽嵴顶的位置、𬌗平面的位置，纵𬌗、横𬌗曲线的位置综合判断。如果个别功能尖和对应的窝已经达到适宜的尖窝交错，但是未实现全部功能尖窝接触的正中𬌗平衡，需要减低该功能尖或窝，使别的功能尖窝也能达到接触，如果能够根据𬌗曲线直接判断功能尖和窝哪个异常，直接调磨异常侧即可，如果无法直接判断功能尖还是窝异常，应检查该功能尖侧方𬌗时平衡侧𬌗接触情况，如果在侧方𬌗平衡侧时该功能尖依然存在𬌗干扰，则说明该功能尖过高，则调磨功能尖。如果在侧方𬌗平衡侧时无干扰，则说明该功能尖并不高，则调磨与功能尖相对的对颌牙的中央窝或边缘嵴。

（3）侧方𬌗干扰的选磨调𬌗：在达到正中𬌗平衡后，相应的功能尖和对应的窝就不再调磨，正中𬌗是侧方𬌗滑动的起点。在侧方𬌗时，只调磨与功能尖相对应的窝斜面。工作侧主要调磨与上颌舌尖相对应的下颌窝的舌斜面，或者与下颌颊尖相对应的上颌窝的颊斜面，要形成连续的滑行轨迹，平衡侧调磨上颌舌尖相对应的下颌窝的颊斜面，或者下颌颊尖相对应的上颌窝的舌斜面，要形成连续的滑行轨迹。如果平衡侧出现功能尖顶之间的相互干扰，可以判断上下颌功能尖的重要性，调磨相对不重要的功能尖顶，有些学者认为可以直接调磨下颌功能尖顶，保留上颌功能尖顶。侧方𬌗调磨也可遵循 BULL 法则（buccal-upper，lingual-lower），即保护功能尖原则，尽量调磨非功能尖，上颌调磨颊尖下颌调磨舌尖。对于侧方𬌗工作侧前牙的干扰，应选磨下前牙的唇斜面或上前牙的舌斜面，避免磨短上前牙。

（4）前伸𬌗干扰的选磨调𬌗：调磨前伸𬌗时，同样是以正中𬌗为起点形成滑行轨迹，所以正中𬌗尖窝依然不再调磨，前伸𬌗时，上颌后牙区调磨的是与下颌颊尖相对应的上颌窝的近中斜面，下颌后牙区调磨的是与上颌舌尖相对应的下颌窝的远中斜面，要形成连续的滑行轨迹。对于前牙区，应选磨下前牙的唇斜面或上前牙的舌斜面，避免磨短上前牙。前伸𬌗调磨也可遵守 BULL 法则和 DUML 法则（distal-upper，mesial-lower），即分别调磨上牙颊尖远中斜面和下牙舌尖近中斜面。

六、上𬌗架调𬌗

调整正中𬌗时要锁定两侧髁球，做𬌗架的开闭运动，咬合纸要对称双侧同时放置。在技工室重上𬌗架调𬌗时往往由于装盒而略抬高垂直距离，使切导针与切导盘略有分离，需要调磨至原高度，用蓝色（或红色）咬合纸检查上下颌人工牙𬌗面，咬合最重的部位形成一个蓝色的圈。咬合高点部位可能在尖或窝的斜面上，判断上下颌异常的部位，按照调𬌗原则多次调磨直至尖窝形成尖顶式均匀接触，如果一对尖窝形成了尖顶式接触，但是别的牙尖还没有形成，且无法直接判断尖还是窝异常，则需要结合侧方𬌗检查，打开同侧髁球，做平衡侧运动，可以配合另一种颜色咬合纸检查，如红色，如果侧方𬌗平衡侧运动显示该牙尖同样存在干扰，说明牙尖过高了，则调尖，否则调窝，直至所有功能尖都和窝实现了尖顶式均匀接触，并使切导针与切导盘接触。这样就完成了正中𬌗调磨。

正中𬌗调磨完成后，开始调侧方𬌗。松开一侧髁球，使下颌模型向一侧滑动至与上下颌工作侧人工牙颊尖相对，再由颊尖相对滑动回正中𬌗，用红色咬合纸检查标示滑行轨迹，再用蓝色咬合纸标明正中𬌗接触点，不要调磨蓝色、红色重合印记，仅调磨红色印记，直到工作侧在由颊尖相对滑动回正中𬌗时支持尖与斜面至少存在两条均匀同时接触光滑连续的滑动印迹，平衡侧上下人工牙至少有一条同时接触的光滑连续的滑动印迹，这样就达到一侧侧方𬌗平衡，固定已经调磨完成的髁球，打开另一侧髁球，调磨另一侧直至两侧侧方𬌗都调磨完成。注意在侧方𬌗调磨时人工牙支持尖斜面可以调磨，但支持尖顶及正中𬌗时其所对应的牙窝底应尽量不再调磨。

侧方𬌗调好后，最后进行前伸𬌗调磨。松开两侧髁球，将下颌全口义齿前伸至前牙切端相对，再由切端相对咬合回正中𬌗位，用红色或绿色咬合纸标记滑动轨迹，再用蓝色咬合纸标出正中𬌗时尖窝接触的位置，保留两种颜色重合的位置，调磨仅有红色或绿色的早接触点，反复多次，直至达到上前牙舌面出现均匀接触光滑连续的滑动轨迹，同时每侧后牙区至少有一条光滑连续的滑动轨迹，形成前伸𬌗平衡。注意当下颌全口义齿退回正中𬌗位时，前牙脱离接触，仅后牙发生接触。

第十节　全口义齿修理
Repair of Complete Denture

一、全口义齿重衬

全口义齿重衬（relining）就是当基托组织面与患者口内支持组织不密合时，在基托组织面加入新的树脂材料，使基托组织面与周围组织贴合，增加固位和支持力。

（一）直接重衬法

在义齿基托组织面添加树脂材料，在树脂材料硬固前直接戴入患者口内整塑至树脂硬固，称为直接重衬法。具体方法是：首先把义齿冲刷干净，检查边缘长短，做适当的调整，然后将义齿的组织面均匀磨除 1 mm，露出新鲜的粗糙面。将专用粘接剂或者单体涂布在要重衬的区域，在不需要重衬的区域如牙面和磨光面，可涂布一些凡士林，防止树脂粘在这些区域。同时，为了避免刺激患者口腔黏膜，在重衬前可在患者口腔内涂少量的液状石蜡。将调好的自凝树脂在粥样期放到义齿的组织面，放入患者的口中，引导患者轻轻咬合在正中𬌗位，并作功能性整塑，当自凝树脂初步硬化的时候从患者口中取出，并检查边缘和组织面有无缺损的地方。将义齿放入温水中浸泡 3～5 分钟（部分重衬材料在温水中可以加入适量配套硬化催化剂），等待其完全硬固之后，将表面多余的树脂磨除掉，修整边缘，打磨抛光。完成后的义齿戴入到患者口内，需要检查固位、咬合及边缘封闭。需要注意的是，某些自凝树脂在凝固过程中会产热，易烫伤黏膜，需要及时取下义齿，同时还需要注意患者是否有过敏史，如有过敏史，可采取间接重衬的方法。

（二）间接重衬法

间接重衬是在技工室完成的。首先，将旧义齿的组织面均匀地磨除 1 mm 左右，将调好的印模材料放到义齿的组织面上进行功能整塑，待印模材硬固后，从患者的口腔内取出（图6-56，图 6-57）。取出困难时可通过患者轻轻漱口将义齿取出，将边缘多余的印模材用手术刀修掉，并用蜡封好边缘，然后按照常规进行装盒、冲蜡、去除印模材。在装胶之前，用单体涂抹组织面 2 遍，促进重衬材料与义齿组织更好地结合。常规装胶后，水浴加热聚合。当水温增到 70℃后，要在 70℃保持 3 小时，这样会使基托的变形率降低。然后按常规打磨抛光。

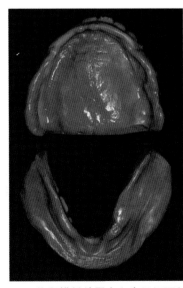

图 6-56　将印模材放置在义齿组织面制取印模

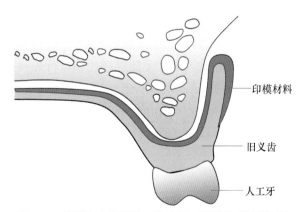

印模材料

旧义齿

人工牙

图 6-57　印模材占据部分义齿空间，再置换成树脂材料

（三）软衬材料重衬

软衬材料是一种高分子的弹性衬垫物，具有一定的黏弹性。可用于牙槽骨严重吸收、黏膜菲薄和刃状的牙槽嵴患者，有一定的缓冲作用，另外还可用于颌面赝附体的组织面，以及牙槽骨有很大倒凹的病例。

由于软衬材料不能与旧义齿的基托树脂结合，所以两者之间需要使用新的硬质树脂材料连接，新的硬质树脂材料与软衬材料一般需要 2～3 mm 的空间。首先将义齿组织面磨除 2～3 mm，在患者口内用取闭口印模的方式制取印模，将多余的印模材去除，用蜡封好边缘，直接装盒，常规开盒冲蜡后，去除印模材，在石膏表面涂布分离剂。待分离剂干燥后，在下半型盒模型的组织面上均匀铺一层蜡片，厚度大约在 1.5 mm，这是软衬材料的空间。在上半型盒原有义齿的组织面要用单体均匀涂抹两遍，然后将面团期的树脂装入上半型盒（图 6-58），上下型盒之间放上塑料薄膜对合型盒。加压后，有部分树脂溢出，打开型盒，去除多余树脂，重新加压，直至没有树脂溢出。将溢出的树脂飞边去除掉，放置 15 分钟左右，树脂变硬之后将蜡片取出，将软衬材料放在已经硬固的树脂基托表面，上下型盒之间放入塑料薄膜，反复加压直到无软衬材料渗出。去除薄膜，按常规煮盒，开盒，义齿打磨抛光（图 6-59）。

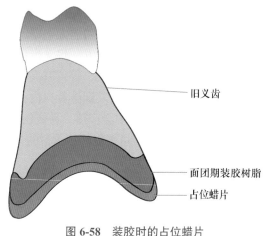

旧义齿

面团期装胶树脂

占位蜡片

图 6-58　装胶时的占位蜡片

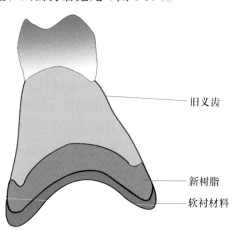

旧义齿

新树脂

软衬材料

图 6-59　装胶完成后结构

二、人工牙的脱落或折断

当义齿局部受到异常作用力或者存在咬合不平衡或者有早接触时，会导致全口义齿牙弓上某个部位上的牙折断或脱落，有时由于装胶时牙面上粘上分离剂，而且没有清除干净，可能会导致人工牙脱落。如果脱落的人工牙可以继续使用，将此人工牙复位，调适量的石膏放在人工牙列的唇面。石膏凝固后取下，检查石膏模块与牙列的唇面吻合情况，如果不吻合，则需要重新制作石膏模块，吻合后将人工牙取下，磨除人工牙盖嵴部及相对应基托局部部分树脂，利用石膏模块将人工牙和基托复位，表面涂单体后，调适量自凝树脂添加在缺隙处，待自凝树脂硬固后取下磨光即可。

如果折断的人工牙不能继续使用，首先将折断的残余人工牙磨除，保留唇侧牙龈处的基托，再将舌侧的基托磨除一些，同时将基托与人工牙相连接的表面打磨粗糙。选择与义齿上人工牙大小、颜色、形态相近的牙，调改使其可以在牙弓上就位，将单体涂抹在基托和人工牙要连接的表面，然后调拌自凝树脂，在面团早期添加在基托局部，将调磨好的人工牙在局部复位，待自凝树脂硬固后，进行打磨抛光。如果需要修理的人工牙的数目较多，可按要求用蜡将排好的人工牙固定好，雕出牙龈形态，进行常规装盒热处理。人工牙修理后需要注意与对颌的咬合关系，必要时需上𬌗架进行调𬌗，力求达到𬌗平衡。

如果是瓷牙折断，若无合适的牙更换，可采用含有瓷成分的光固化树脂修补。

三、基托的折断与修理

（一）常见基托折断的原因

1. 异常外力导致折裂，如不慎将义齿摔落到坚硬的地方，造成基托唇颊侧的折裂或折断。

2. 制作缺陷，如基托厚薄不均，某些地方过薄，从而导致基托发生折裂。

3. 横𬌗曲线异常导致义齿折断。反横𬌗曲线会导致义齿产生向两侧的分力，最初常从中切牙之间出现裂隙，然后向后延伸直至义齿劈成两半。主要原因是上颌全口义齿受力时，基托以中线为支点，对称性地向组织面弯曲，基托形成了一个三角式的弯曲，这就是导致基托纵裂的生物力学原理。

4. 两侧后牙位置过于偏颊，位于牙槽嵴顶颊侧，咬合时可能会以牙槽嵴为支点，造成基托左右翘动，从而造成了基托的纵裂。

5. 当牙槽嵴吸收，出现基托与组织面不贴合而产生空隙时，也会导致义齿翘动，造成基托折断。

（二）预防基托折断的方法

1. 建立正常的横𬌗曲线。

2. 两侧后牙要尽量排在牙槽嵴顶区。

3. 防止基托中部形成结构薄弱区，防止基托过薄或出现制作缺陷。

4. 在应力集中区采用金属铸网或者金属基托加强基托强度。

5. 对上颌硬区相对应的基托组织面进行适当的缓冲，保持后牙区的基托与黏膜贴合，减少支点形成。

6. 当下颌明显宽于上颌时，可以考虑排成反𬌗。

（三）修理方法

分析基托折断的原因，去除相关因素，根据折断的部位不同，采取自凝树脂构筑法或装盒热凝树脂填胶法修理。

首先检查损坏的基托是否可以完全准确对位，是否完整，分析折断原因，注意设法去除导致基托折断的病因，防止折断再次发生，如有需要可以重新制作义齿。

1. 唇颊侧基托的修理　当折断的唇颊侧基托可以和义齿基托完整对合时，可以用瞬间粘接剂（如502胶）将断端粘牢固，在基托组织面灌注石膏模型。待模型硬固后，取下义齿，用小桃石顺着折断线将两侧的基托各磨除 1～2 mm，要贯穿基托全层，到达组织面，露出基托的新鲜的粗糙面。在模型上涂布分离剂，待分离剂干燥后将义齿复位，在待粘接的树脂表面涂抹单体两遍，调拌自凝树脂，在拉丝期末，将自凝树脂添加在缺损处，抹平表面。为了防止单体挥发，可以将单体涂在自凝树脂表面，等待树脂硬固之后进行打磨抛光。

当折断的基托丢失或成碎片状时，如果缺损过大，建议重新制作；如果关键结构未破坏，可考虑修理。将义齿断端打磨粗糙，暴露新鲜树脂表面，将义齿在口内就位，使用成品托盘，制取印模，进行功能整塑。待印模材硬固后，连带义齿一起将印模取出，灌制石膏模型。当缺损较小时可考虑用自凝树脂在戴有义齿的模型上直接恢复局部外形，当缺损较大时应首先用蜡恢复局部外形，常规装盒、冲蜡后，使用分离剂涂抹石膏模型表面，使用单体涂抹基托表面，常规填入热凝树脂，煮盒、开盒，打磨抛光完成义齿修理。

2. 上下颌义齿折断的修理　上下颌义齿的折断或裂纹大多出现于两个中切牙之间，先将折断面洗净擦干，使用瞬间粘接剂（如502胶）将断端粘牢固对合在一起，检查粘接后的密合性和位置的准确性，使用湿纸泥填组织面倒凹，灌注石膏模型。等待石膏硬固之后，取下义齿，将折断线两侧的基托磨除 1～2 mm，要贯穿基托全层，到达组织面。折断线两侧的基托最好磨成斜面，加大新树脂与旧基托的结合面积。石膏模型组织面涂布分离剂，将义齿复位，在基托断面涂单体两遍，调拌自凝树脂，树脂在拉丝期末填在基托缺损处，表面抹平，待树脂硬固后，取下义齿打磨抛光，在患者口内试戴调整即可。如采用热凝树脂修复，则需要用蜡恢复折断处的蜡型，进行常规装盒、开盒、打磨、抛光。具体方法同颊侧基托折断的修复方法。自凝树脂由于其自身的特点，一般质地较松软，内部微孔隙较多，而且会有少量单体残留，因此其强度相对较差，且易于存留真菌污物等，对于容易过敏的患者慎用。但是其优点是因为没有再加热过程，所以义齿基托变形率较热凝树脂小。而热凝树脂质地相对更加致密，强度更高，聚合较充分，残留单体少，但是由于存在再加热过程，所以义齿基托变形率较自凝树脂更大。

第十一节　复制义齿技术
Duplicate Dentures

部分无牙颌患者戴用义齿多年，自觉舒适，只是因为义齿损坏或者重度磨耗、不美观等原因要求重新制作。为了使患者更容易适应新义齿，将旧义齿全部或部分特征如人工牙位置和磨光面外形等特性复制到新的义齿上，称为复制义齿技术。此类患者的旧义齿一般多位于中性区，患者戴用多年后，患者神经肌肉已经完全与义齿相协调。

复制义齿（duplicate dentures）的目的就是将旧义齿的位置、磨光面形态转移到新义齿上，以便患者更好地适应新义齿；或者通过复制义齿用于制作过渡性义齿以改善义齿老化问题；或者用于科研目的。

在复制义齿前应检查旧义齿是否存在问题。此类患者往往戴用旧义齿多年，存在不同程度的人工牙磨耗、上下颌的颌间距离降低、咀嚼效率下降、义齿基托不密合、基托伸展异常等问题，可根据检查情况，首先进行修改或者在复制过程中，复制好的方面，改善异常方面。

1. 临床检查　首先检查旧义齿的外形、义齿基托边缘外形及伸展、垂直距离及正中颌位关系、人工牙有无异常，如果存在异常可以在复制之前首先对义齿进行必要的修理，之后再进行复制。

2. 复制旧义齿技术　金属硅橡胶型盒技术相对较为精确，一般使用金属型盒（图6-60）。用专用硅橡胶材料包埋后，使用自凝树脂和树脂牙，也可以用热凝树脂完成。如果复制质量要求不高，也可采用比较容易操作的藻酸盐印模材料。这种复制义齿一般仅作为个别托盘或者用来指导排牙或者用于制作个别托盘。复制全口义齿的时间仅为1小时左右。如果用于制作最终全口义齿，需要进行人工牙的置换、基托修整等，这种复制不是完全复制，一般最终采用热凝树脂填胶法来完成。以下技术就是利用复制义齿技术完成最终义齿制作。

首先将旧义齿冲刷干净，进行必要的修补，对于组织面不密合的患者需要首先进行重衬（相关技术详见相关章节），选取图6-60型盒或普通装盒型盒。打开型盒，将调拌好的印模材放置到下半型盒内。可预先将印模材料仔细地涂在组织面不易被填充到的部位，然后将义齿放入型盒内，将印模材没过义齿边缘约2 mm。修整多余的印模材料（图6-61）。

待下半型盒的印模材料硬固后，可以在印模材表面涂抹分离剂，待分离剂干燥后，再次调拌印模材料，将印模材涂抹在人工牙𬌗面龈缘等关键部位，盖上上半型盒，将剩余的印模材倒入型盒，并压紧上下型盒（图6-62）。

如果采用藻酸盐印模材料，要注意掌握好凝固时间，不能等待时间过长，应该在15分钟内完成，以防止变形。待印模材硬固后，分开上下型盒，仔细地将旧义齿取出，不要因倒凹而损坏印模。用蜡勺将红蜡熔开，倒入牙列内，适量超出龈缘，待蜡硬固后，调拌自凝树脂材料

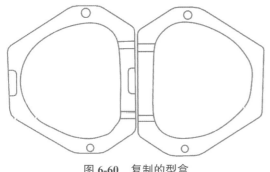

图 6-60　复制的型盒

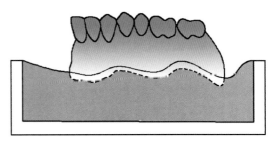

图 6-61　用印模材装下半型盒

填入下半型盒内，将上下型盒对紧，压出多余树脂，用压力器固定型盒，保持一定的压力直至树脂材料凝固（图 6-63）。

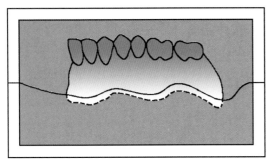

图 6-62　用印模材装盒

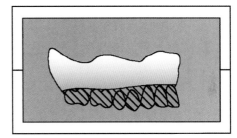

图 6-63　用蜡充填牙列区，用自凝树脂装基托区域

开盒，取出复制的义齿，将多余的树脂飞边打磨干净。送到临床重新确定垂直距离和颌位关系。

将重新确定好颌位关系的复制义齿上𬌗架，选择与旧义齿型号一致、颜色相近的人工牙进行替换，按照常规排牙的顺序将蜡牙逐个替换成新的人工牙，必要时可做微小的调磨。制作基托蜡型，按原有的形态进行修整。完成后送到临床进行试戴。试戴无误后，可利用该义齿制取闭口式印模，取出印模，进行适当蜡型调整后直接常规装盒，开盒冲蜡，去除复制的义齿树脂基托部分，热凝树脂装胶，完成义齿制作。

进展与趋势

　　全口义齿的制作涉及面广，影响因素众多，但规范化的操作可以有效地控制义齿制作质量，提高修复效果。目前国内口腔修复学界已经意识到此点，使得全口义齿制作工艺日趋规范化。具体表现为在全口义齿理论指导下，不断改进技术，减少误差，在排牙、分层装盒、铸塑技术、再上𬌗架调𬌗等诸多方面有了长足进步。规范化的制作技术可以明显改善全口义齿的修复效果，需要扎实地掌握和推进。

　　在新技术方面，以计算机辅助设计 / 计算机辅助制作（CAD/CAM）技术为代表的数字化新工艺蓬勃发展，为数字全口义齿技术奠定了坚实的基础。数字全口义齿技术已实现人工智能虚拟排牙，切削法制作全口义齿，在临床取得了很好的效果。3D 打印技术已在诊断性全口义齿方面得到很好地应用，未来也将实现正式全口义齿的 3D 打印。若数字印模技术和美学效果预测得到实现，全流程的数字化全口义齿制作将变为现实。

　　2002 年的 McGill 共识指出："传统下颌全口义齿不再是无牙颌最适用的首选的修复

治疗方法，大量证据表明，下颌两个种植体的种植覆盖义齿应该成为下颌无牙颌修复治疗的首选。"种植覆盖义齿作为全口义齿更佳方案，对于身体状况良好的患者成为首选，但是对于身体状况不佳的患者仍依赖于传统的全口义齿技术。而且种植覆盖义齿是在全口义齿上的进一步提高，其基本操作也需要遵循原有的全口义齿修复原理。流行病学调查显示：随着我国老龄化社会的来临，无牙颌患者的绝对数量非但不会下降，还会有增加的趋势，因此应当对全口义齿的制作引起足够重视。

小　结

全口义齿制作程序繁多、工艺复杂。任何不规范操作都可能会对全口义齿效果产生明显影响。本章主要介绍全口义齿修复工艺的规范化操作流程，并详细介绍了模型灌制、排牙、蜡型制作、分层装盒、铸塑技术、上𬌗架调𬌗以及再上𬌗架调𬌗等主要加工工艺。只有对每个步骤都进行标准化规范化操作，才能保证制作完成的修复体获得最佳的临床应用效果。

Summary

The manufacturing technology of complete denture is complex. Standard technical procedures in complete denture manufacturing will bring improved effect on the quality of the complete denture. This chapter consists of the contents such as the quality standards, and operational processes of restorative technology. The detailed instructions of main processing technologies are also given here, including impression and cast, maxillo-mandibular relationship recording, selection and arrangement of artificial teeth, wax pattern preparation, layered flasking, casting polymerization, selective occlusal grinding on the articulator, remounting articulator, and polishing technique, etc. Only when the standard operation procedures were followed in each step, could the final restoration harvest best clinical effects.

Definition and Terminology

全口义齿（complete denture）：A dental prosthesis that replaces all the natural dentition and associated structures of the maxillae or mandible. It may be supported solely by the mucosa or attached to implants in the alveolar process.

工作模型（dental cast）：A positive life size reproduction of a part or parts of the oral cavity.

蜡型（wax pattern）：A wax form that is the positive likeness of an object to be fabricated.

选牙（tooth selection）：The selection of a tooth or teeth（shape, size, color）to harmonize with the individual characteristics of a patient.

排牙（tooth arrangement）：The placement of teeth on a denture or temporary base with definite objectives in mind.

装盒（flasking）：The act of investing a pattern in a flask. The process of investing the cast and a wax denture in a flask preparatory to molding the denture base material into the form of the denture.

𬌗型（occlusal pattern, occlusal scheme）：The form or design of the occluding surfaces of a tooth or teeth. These forms may be based on natural or modified anatomic or nonanatomic concepts of teeth.

冲蜡（wax elimination）：The procedure of removing the wax from a wax pattern invested in a mold preparatory to the introduction of another material into the resulting cavity. This may be done by dry heat alone or by irrigation with boiling water followed by use of dry heat. It's also called wax burnout.

平衡殆（balanced occlusion）：An occlusion of the teeth that presents a harmonious relation of the occluding surfaces in centric and eccentric positions within the functional range of mandibular positions and tooth size. The simultaneous contacting of the maxillary and mandibular teeth on both sides and in the anterior and posterior occlusal areas of the jaws. This occlusion is developed to prevent a tipping or rotating of the denture base in relation to the supporting structures. This term is used primarily in connection with the oral cavity，but it may be used in relation to teeth on an articulator.

殆平面（occlusal plane）：A plane passing through the occlusal or biting surfaces of the teeth. It represents the mean of the curvature of the occlusal surface.

调殆（occlusal adjustment）：The intentional mechanical grinding of selected biting surfaces of teeth to improve the contact of or relationship between opposing tooth surfaces，their supporting structures，the muscles of mastication，and the temporomandibular joints. In complete denture restoration，this process by selectively grinding the biting surface of artificial teeth will help to reach the balanced occlusion and improve the stability of the denture.

装胶（packing）：Filling and compressing a denture base material into a mold in a flask.

复制义齿（duplicate denture）：A second denture intended to be a copy of the first denture.

（刘建彰　徐　宏　杨亚东　邹　汶）

第七章 覆盖义齿与固定-活动联合修复工艺

Dental Technologies for Overdentures and Fixed-removable Prostheses

第一节 覆盖义齿和固定-活动联合修复的相关理论
Basic Theories of Overdentures and Fixed-removable Prostheses

一、覆盖义齿的概念

覆盖义齿（overdenture）是指义齿的基托覆盖并支持在已做了完善治疗的牙根或牙冠上的一种全口义齿或可摘局部义齿，这些被覆盖的牙根或牙冠称为覆盖基牙。由于这种义齿的基托下面保存基牙，因此减少了牙槽骨的吸收，并能增强义齿的支持、固位和稳定。

二、覆盖义齿修复时保留牙根的意义

第一，保留牙根可以有效地保存牙根部位的牙槽骨。此部分牙槽骨的保存对义齿修复具有一定的意义，它可以增加义齿基托的覆盖面积，减少可摘义齿水平方向上的移位，从而增加了义齿的固位和稳定性。同时，保留牙根就保存了该牙根部位牙周膜上的本体感受器，有助于患者对可摘义齿的感觉、适应和使用。

第二，保留牙根可以改善义齿的支持，可以提高覆盖义齿的咀嚼效能。对于黏膜支持式或牙齿黏膜混合支持式的可摘义齿，由于支持的黏膜组织有一定的弹性，因此当义齿在行使咀嚼功能时，黏膜受压发生形变导致义齿下沉，咀嚼效能降低，出现嚼不烂食物的情况。如果在义齿基托下保留牙根，就会维持义齿的稳定，减少义齿的下沉，可以有效地改善义齿的支持，提高覆盖义齿的咀嚼效能。

第三，保留牙根就可以在牙根上设计使用一些特定的装置以辅助可摘义齿的固位。临床修复中一般设计套筒冠或各类的附着体来作为辅助可摘义齿固位的装置。这些设计和装置可以大大地提高义齿的固位并保持其稳定。

第四，保留牙根可以改善义齿基牙的保健。对患有牙周炎、基牙已经有松动的病例，将松动的基牙进行完善的根管治疗后再行截冠处理，可以改善基牙的冠根比，减少基牙的松动度，延长基牙的寿命。

第五，保留牙根有利于减少拔牙对患者心理的不良影响。有些患者不能接受全口无牙的状况，保留了牙根利于改善他们的心理状态。

综上所述，保留牙根利于保留牙槽骨，改善义齿的支持、固位和稳定，也就可以提高义齿的咀嚼功能。另外，保留牙根也可以对患者的心理起到积极的作用。因此，在临床上保留牙根进行修复是非常有意义的。

三、覆盖义齿的分类

覆盖义齿有多种形式，分类方法也有多种。

1. 根据覆盖义齿制作的时机不同，覆盖义齿可分为即刻覆盖义齿、过渡性覆盖义齿和长期性覆盖义齿。

2. 根据覆盖义齿覆盖的范围不同，覆盖义齿可分为全口覆盖义齿和局部覆盖义齿。

3. 根据覆盖义齿基牙处理方式的不同，覆盖义齿可分为简单覆盖义齿、根帽式覆盖义齿和应用了套筒冠设计和各类附着体的复杂覆盖义齿。

4. 根据覆盖的是天然牙齿还是种植体，覆盖义齿可分为天然牙支持的覆盖义齿和种植体支持的覆盖义齿。本章仅介绍天然牙支持的覆盖义齿，有关种植体支持的覆盖义齿将在第八章"种植修复工艺"中讲述。

四、覆盖义齿基牙的处理方法

覆盖义齿的基牙处理方法是随着口腔医学技术、修复材料和器械的发展而不断进步的。最初，修复医师只是把设计保留的基牙经过完善治疗后，简单地截除牙冠，对保留的基牙牙根根管口进行单纯的银汞或树脂充填后就进行覆盖义齿修复，即单纯充填的方法。但这种方法对于根面边缘位于龈下的残根效果不理想，对龈下残根进行单纯充填后覆盖，不仅不利于根面防龋，而且容易压迫牙龈造成根周牙龈炎症；通过在根面上制作根帽的方法，可以解决上述问题，此即为单纯根帽的方法。上述两种方法均简单易行，但是对覆盖义齿只起到了支持作用，而对义齿的固位和稳定没有帮助。随着科技和口腔修复工艺的进步，出现了各种各样的用于残根、残冠修复的附着体以及套筒冠技术，它们的应用很好地解决了覆盖义齿的固位和稳定的问题。现在临床上常用的附着体形式包括球帽式附着体、磁性附着体、杆卡式附着体、栓道式附着体等。我们把使用了附着体或套筒冠技术的覆盖义齿称为复杂覆盖义齿。

五、覆盖义齿与固定-活动联合修复

固定-活动联合修复（fixed-removable prostheses）是指修复体的一部分固定在基牙上，而修复体的另一部分与可摘义齿相连，两者之间靠摩擦力、磁力、锁扣力等机械形式起到固位作用的修复方法。这种修复方式通常要使用各类附着体或套筒冠作为固位体。这种修复方式结合了固定义齿固位好、稳定、舒适、美观和可摘义齿适应证广泛的优点，使患者得到的修复体较传统靠卡环固位的可摘局部义齿及靠吸附力、大气压力和界面作用力固位的全口义齿具有更好的稳定性、功能性、美观性和舒适性。

有些覆盖义齿修复时，要在覆盖义齿的基牙（包括残根和残冠）上使用一些特定的设计和装置，这些特定的设计和装置的一部分要固定在基牙上，另一部分要连接和固定在可摘义齿上，在义齿戴入口内后，这两部分嵌合或连接在一起，起到固位的作用。这种覆盖义齿采用的就是固定-活动联合修复的固位方式。

六、附着体

附着体（attachment）是一种可以替代卡环作为固位体进行可摘义齿修复的固位装置。它通常由两部分组成，其中一部分固定在口腔内的牙根、牙冠等基牙或种植体上，另一部分与可摘义齿相连，两部分之间靠不同形式的机械力连接，达到固位的目的。附着体有多种形式，临床较常见的有磁性附着体、球帽附着体、杆卡式附着体和栓道式附着体。

可见，覆盖义齿是一类义齿的总称，固定-活动联合修复是覆盖义齿的一种修复方式，附着体是固定-活动联合修复中使用的一种方法。本章的主要内容是介绍各种附着体及套筒冠的修复工艺技术。

第二节　简单和根帽式覆盖义齿的制作工艺
Manufacturing of Simple Overdentures and Root Coping Overdentures

覆盖义齿基牙的处理方式分为简单处理和复杂处理两种。简单处理即对基牙不使用附着体和套筒冠等技术，仅进行简单的充填（filling）处理或根帽（root coping）覆盖，此类覆盖义齿分别称为简单覆盖义齿和根帽式覆盖义齿。

一、简单覆盖义齿的制作工艺

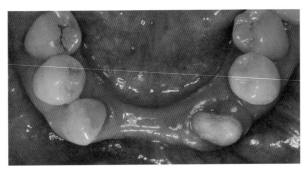

图 7-1　简单覆盖义齿牙根处理

简单覆盖义齿基牙的处理可由修复医师完成。一般情况下，保留的牙根根面位于牙龈上至少 1.0 mm，然后将保留的牙根根管口用长期性充填材料进行封闭或充填（图 7-1）。修复过程中，医师一般会在技工设计单上标注覆盖基牙的位置和情况。在工艺制作过程中，技师只需要细心核对设计单，在制作过程中注意保护好模型上覆盖基牙的位置不要受到损坏即可。

二、根帽式覆盖义齿的制作工艺

这是一种对设计保留的残根、残冠的根面用金属根帽进行保护，然后再进行覆盖义齿修复的方法。

1. 根帽的制作方法　首先，临床医师对设计保留的、已经过完善根管治疗的基牙进行截冠，牙体预备体根面齐龈或在龈上 0.5 mm，并按要求完成根管牙体预备，制取印模，灌制模型。

其次，技师在模型上制作根管蜡型，并在根面制作根帽蜡型，要求根管蜡型充满整个根管预备体，根帽蜡型能覆盖整个根面，根面表面要在牙龈以上至少 1.0 mm 并与咬合平面平行，边缘要与根面预备体边缘移行（图 7-2）。根帽的根面部分应尽量薄，以给根帽上方排牙留出尽量多的空间，根帽蜡型完成后，常规包埋、铸造、打磨、抛光，然后将金属根帽消毒后戴在模型上转送回临床。

最后，临床医师在试戴合适并消毒后，将金属根帽粘入基牙预备体，粘接剂完全凝固后，清洁根帽（图 7-2B）。然后按常规可摘义齿制作方法完成修复体即可。

2. 根帽的优缺点　该方法的优点为根帽可以对基牙根面进行有效的防龋保护，根帽也容易

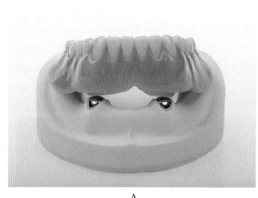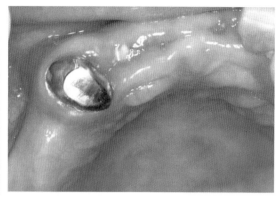

图 7-2　根帽式覆盖义齿

A. 根帽式覆盖义齿；**B.** 覆盖牙根上制作了根帽

清洁；对部分断端在牙龈下的残根，可通过根帽修复使残根达到龈上，当戴用覆盖义齿后，该基牙不容易发生牙龈压迫和炎症。该方法的缺点是基牙上的根帽仅为覆盖义齿提供支持的作用，而没有其他的辅助作用。

第三节　附着体义齿的制作工艺
Dental Technology for Attachment Dentures

一、概述

（一）附着体的基本结构

作为含有固位装置的附着体通常由两部分组成，其中一部分固定在口腔内的牙根、牙冠等基牙或种植体上，另一部分与可摘义齿相连，两部分之间靠不同形式的机械力连接，以达到固位的目的。多数附着体是由阴型（matrix，又称为阴性部件）和阳型（patrix，又称为阳性部件）两部分组成精密的嵌合体，两部件靠摩擦力或弹力起到固位作用；也有一种磁性附着体，两部件分别称衔铁（keeper）和磁体（magnet），两部件靠磁力起到固位作用。有些附着体还配有其他辅助部件。

1. 阳性部件　附着体的阳性部件为凸形结构，一般由固位部分和固定部分组成。附着体的固位部分与阴性部件嵌锁连接，产生固位力。不同类型的附着体固位部分形态各异，常见形态有球形、圆柱形、锥台形、翼形等。阳性部件的固定部分是指与牙冠、牙根相连接的部分，可使阳性部件与牙根、牙冠连接和固定在一起。

2. 阴性部件　附着体的阴性部件为凹形结构，同样由固位部分和固定部分组成。固位部分与阳性部件形成嵌锁连接，产生固位力，常见形态有凹槽形、锥筒形等。阴性部件的固定部分通过固位装置与可摘义齿组织面相应部位连接并固定为一体。

（二）附着体的分类

1. 根据附着体的精密程度　可将附着体分为精密附着体（precision attachment）和半精密附着体（semi-precision attachment）。

（1）精密附着体：是指附着体的阴阳部件均为金属预成件，使用时，一部分部件与基牙金属冠或基底冠通过物理固位或采用激光焊接连接为整体；另一部分部件通过物理固位或金属粘接剂等形式固定在可摘义齿相应的部位，当附着体的两部分接触后能产生紧密的吻合（图7-3A）。

（2）半精密附着体：通常半精密附着体的阴性部件或阳性部件为树脂熔模预成件，另一部件为金属预成品；其中树脂熔模预成件与基牙上的金属冠、金属基底冠或义齿支架蜡型相连接，通过铸造而成为一个整体，最后铸造而成的附着体金属部件与金属预成件内的塑料部件嵌合在一起，从而为义齿提供固位（图7-3B）。

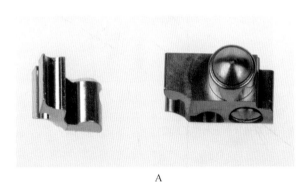
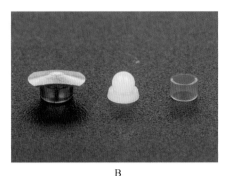

A　　　　　　　　　　　　　　　B

图7-3　精密附着体与半精密附着体
A. 精密附着体；**B.** 半精密附着体

2. 根据附着体与基牙的关系　可将附着体分为冠内附着体（intracoronal attachment）、冠外附着体（extracoronal attachment）和根面附着体（root attachment）。

（1）冠内附着体：是指附着体的阴性部件镶嵌在基牙牙冠内，不突出于牙冠，附着体阳性部件安置于义齿支架上，附着体阴阳性结构结合为整体而置于牙冠内。

（2）冠外附着体：是指附着体固定在牙冠上的部分突出于牙冠以外，另一部分则安置于义齿支架上，附着体阴阳性结构结合为整体而置于牙冠外。

（3）根面附着体：其阳性部件安置于基牙牙根的根面上或根管内，另一部分阴性部件则安置于义齿基托组织面内，附着体阴阳性结构结合为整体而被义齿覆盖。

3. 根据附着体结合方式的硬性程度（rigidity）　可将其分为刚性附着体（ridge attachment）和弹性附着体（resilient attachment）。

刚性附着体是指附着体的阴阳两部分之间呈刚性连接，几乎没有相互之间的运动。而弹性附着体是指附着体的两部分之间可在特定的方向上有一定量的运动。一般来说，精密附着体属于刚性附着体；半精密附着体属于弹性附着体。由于刚性附着体的阴阳两部分之间几乎没有运动，因此主要用于非游离端缺失的修复体上；而弹性附着体在完全就位后，由于其两部分间能在一定方向上有一定量的运动，能起到应力中断（stress breaking）的作用，可用于游离端缺失的可摘义齿修复。

4. 根据附着体阴阳两型之间的固位力是否可以调节　可将附着体分为主动固位式附着体（active attachment）和被动固位式附着体（passive attachment）。

（1）主动固位式附着体：其阴阳两型之间的固位力可以进行调节，它主要用于可摘局部义齿修复和覆盖义齿修复。

（2）被动固位式附着体：其阴阳两型之间的固位力不能调节，主要用于跨度较大的非游离端缺失的可摘义齿修复，或在固定-活动联合修复中起到应力中断的作用。

5. 根据附着体的固位方式　可分为机械式附着体（mechanic attachment）和磁性附着体（magnetic attachment）。

附着体两部分之间的固位力有弹力、摩擦力、锁扣力、磁力等，靠磁力固位的附着体称磁性附着体，其他靠机械力固位的附着体统称为机械式附着体。球帽式附着体、杆卡式附着体、栓道附着体等都属于机械式附着体。

6. 根据附着体的结构形式或形状分类 可分为球帽式附着体、磁性附着体、杆卡式附着体、栓道式附着体等，这也是临床上最常使用的分类。

二、附着体义齿制作的特点和要求

附着体的种类较多，除现在常用的附着体以外，今后可能还会不断出现新的种类的附着体，而每个种类附着体的使用都有其自身的特殊性。附着体义齿制作工艺复杂、技术要求高、制作周期长、使用的设备和材料种类也多，因此附着体义齿的制作对技师的技术能力具有更高的要求，要求技师既要有扎实的理论知识功底，又要有很好的工艺技术水平。所以从事这方面工作的技师不仅要掌握可摘义齿的制作工艺技术，还要有固定义齿甚至种植义齿制作工艺的技术能力。

由于附着体类型的差异，附着体义齿在制作方法上也不尽相同，但它们的共同特点是对修复体精度要求非常高，对义齿的制作工艺要求也高。例如，在附着体阴性和阳性结构结合的区域不能有一点偏差；同时修复体在制作中所需的各种材料必须匹配，所需的设备必须精准和齐全。此外，附着体应有利于基牙与牙周组织的健康，并且要高度抛光，外形有利于保持牙龈组织健康。

三、附着体义齿的工艺流程

尽管附着体的种类不同，各类附着体义齿在制作中的工艺程序或细节也有所不同，但基本的工艺流程是一致的（图7-4）。

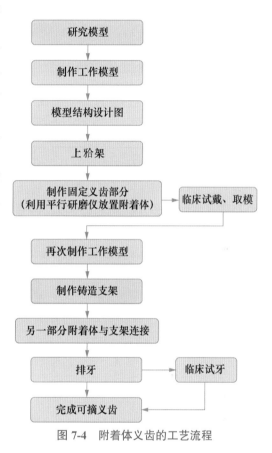

图7-4 附着体义齿的工艺流程

第四节 球帽式附着体义齿的制作工艺技术
Manufacturing of Ball–socket Attachment Dentures

一、球帽式附着体的特点与结构

1. 特点 此类附着体外形呈球帽状（ball-socket），又称为按扣式附着体和栓钉式附着体（stud attachment）。其特点是借助球帽的固位将义齿固定部分和可摘义齿部分连接在一起。球帽附着体具有体积小、结构简单的特点，是各类附着体中比较简单的一种。它包括一个固定在基牙根面上或基牙外侧的球形或柱形金属突起，以及一个与突起相适合的碗扣状凹形。当义齿就位时，突起和凹形嵌合在一起形成弹性锁扣的方式，以增加义齿的固位、稳定和支持。

通常在患者口内缺失牙较多、残留牙或牙根健康条件较差但牙槽骨吸收水平不超过根长1/3并经过完善治疗的情况下，可设计使用球帽式附着体。所以，球帽式附着体适应证相对广泛。它利用患者口内的残根和残冠，通过降低其冠根比，从而利于牙槽骨高度的保持，甚至有时在口内仅留1个残根也可应用（图7-5）。

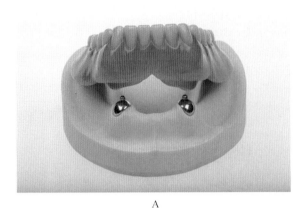
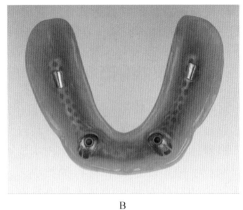

A   B

图 7-5　球帽式附着体义齿
A. 义齿戴入过程；**B.** 义齿组织面观

2.结构

（1）球帽式附着体的阳性部分：其材质是预成的金属或塑料件，直径一般在 1.7 ～ 2.5 mm。预成的金属球帽阳性件可通过焊接、铸接和粘接的方法与修复体的固定部分连接。预成塑料件可与修复体固定部分蜡型完成连接，再通过包埋、铸造等工艺使之形成一体。为了保证球帽式附着体金属部分的强度，其铸造或铸接的金属不提倡使用软质金属。

（2）球帽式附着体的阴性部分：其材质也有金属和塑料两种。预成的金属阴性部件可通过胶连技术与修复体的可摘义齿部分连接在一起，其固位力可根据需要进行调节。预成的塑料件又被称为弹性帽，其固位力分为大、中、小三种，一般由不同的颜色表示。在弹性帽外部通常还配有一个金属保护帽，金属保护帽可通过焊接、粘接技术与可摘义齿部分连接；弹性帽在义齿完成后或经过患者戴过一段时间后才能放入可摘义齿相应部位的金属保护帽内的位置，并可以根据需要定期进行更换。

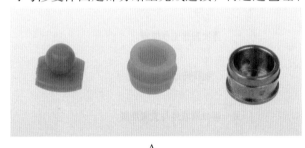

A

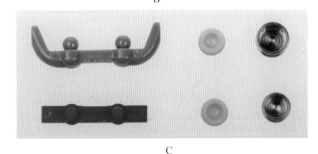

B

C

图 7-6　球帽式附着体
A. 根面球帽式附着体；**B.** 侧位球帽式附着体
C. 侧位垂直球帽式附着体

二、球帽式附着体的种类

球帽式附着体根据使用部位的不同可分为三种类型（图 7-6）：用于基牙根面上部的根上球帽式附着体、用于基牙侧面的侧位球帽式附着体和用于基牙近远中缺牙区牙槽嵴上的杆上垂直球帽式附着体，即在基牙侧位的水平杆上放置球帽式附着体，来代替杆卡固位的固位方式。

三、球帽式附着体义齿的制作步骤与要求

1.确定和记录义齿的就位道　按固定义齿要求制作工作模型可卸式代型，然后将工作模型

置于观测台上，按照可摘局部义齿模型观测方法确定和记录工作模型的就位道。

2. 制作义齿固定部分的蜡型　制作固定部分蜡型，在适当的部位可根据需要使用成形树脂材料（pattern resin）以增加蜡型的强度，并在𬌗架上观察和确定咬合关系。

3. 安放球帽式附着体的阳性部件　安放球帽式附着体的阳性部件，需借助观测台并利用专用的把持棒将预成件与蜡型连接固定，若使用金属材质的预成件，必须将预成件底座四周用蜡固定牢固，然后采用铸接方法完成。采用塑料预成件方法安放球帽式附着体的阳性部件的具体要求如下：

（1）当安放根面球帽阳性部件时，球帽要位于根面适当的位置，可适当向舌侧放置，注意不能影响义齿的美观和咬合关系。在阳性部件的下方要保留约 1 mm 厚度的蜡以保证整个根帽的强度（图 7-7）。

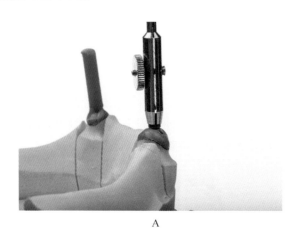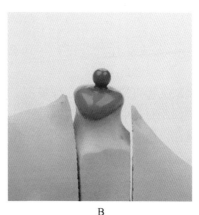

A　　　　　　　　　　　　　B

图 7-7　制作根面球帽式附着体蜡型
A. 根面球帽式附着体阳性部件安放过程；**B.** 蜡型完成

（2）当安放基牙侧面球帽阳性部件时，球帽要位于牙槽嵴颊舌向的中部，其下方要留有 1 ～ 2 mm 的间隙以便患者口内的清洁。注意与球帽连接处的蜡型厚度不应少于 2 mm，以保证该处金属有足够的强度（图 7-8）。

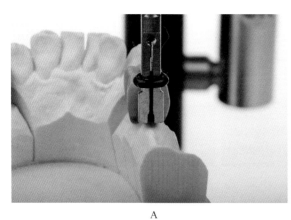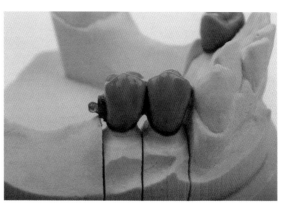

A　　　　　　　　　　　　　B

图 7-8　制作侧位球帽式附着体蜡型
A. 侧位球帽式附着体阳性部件安放过程；**B.** 蜡型完成

（3）侧位垂直球帽式附着体可分为单端式和双端式两种。当安放阳性部件时，水平杆要位于牙槽嵴颊舌向的中部，其下方要有 1 ～ 2 mm 的间隙以便于患者口内的清洁（图 7-9）。

4. 完成义齿的固定部分　按照常规固定义齿的要求包埋、铸造，一般不使用软质金属材料，以免影响固定部件的强度。在喷砂时要注意对球帽的保护，避免球帽的损坏，最后

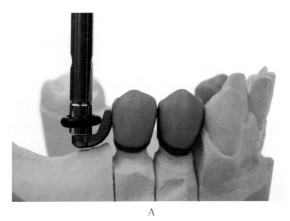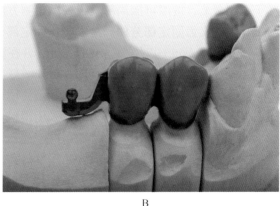

图 7-9　制作侧位垂直球帽式附着体蜡型

A. 侧位垂直球帽阳性部件安放过程；**B.** 蜡型完成

完成打磨与抛光工作。若设计中包含烤瓷或烤塑工序，将在此时完成该部分的制作（图7-10）。

5. 制取义齿可摘部分的工作模型　完成的根帽附着体固定部件要在患者口内进行试戴，但不要粘接，此时制取印模再灌制的工作模型上要含有固定部件。固定部件的组织面内部要用成形塑料灌注以便能随时摘戴，便于操作。随后要上𬌗架并检查咬合关系（图7-11）。

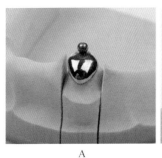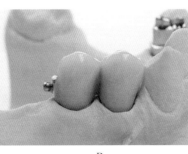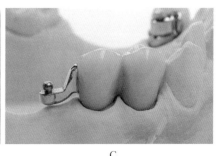

图 7-10　完成义齿的固定部分

A. 根面球帽式附着体；**B.** 侧位球帽式附着体；**C.** 侧位垂直球帽式附着体

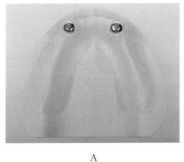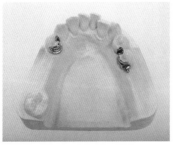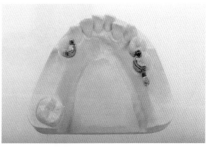

图 7-11　制取义齿可摘部分的工作模型

A. 根面球帽式附着体；**B.** 侧位球帽式附着体；**C.** 侧位垂直球帽式附着体

6. 制作铸造支架　将球帽阴性部件的替代体置于球帽的阳性结构上并加以固定，然后按照可摘义齿要求制作铸造支架（铸网）。

7. 支架与球帽式附着体阴性部件的连接　在金属支架完成和就位后通过激光焊接、金属粘接等方法将球帽阴性部件的金属帽与铸造支架进行连接（图7-12）。阴性部件中的固位部分（弹性垫）一般不在此时放入金属帽中。

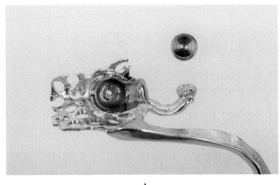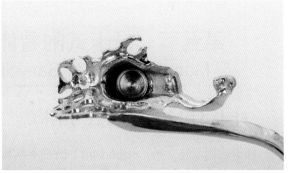

A　　　　　　　　　　　　　　　　　B

图 7-12　支架与球帽式附着体阴性部件的连接
A. 金属帽与铸造支架连接前；**B.** 金属帽与铸造支架连接后

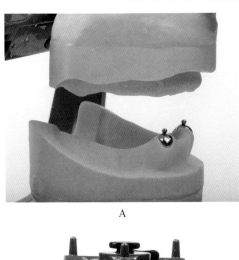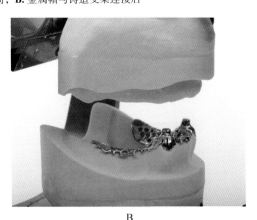

A　　　　　　　　　　　　　　　　　B

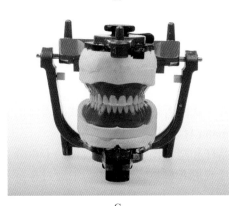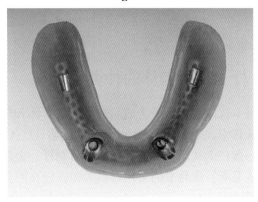

C　　　　　　　　　　　　　　　　　D

图 7-13　球帽式附着体义齿的完成
A. 工作模型上𬌗架；**B.** 制作铸网；**C.** 排牙；**D.** 塑料成形

8. 完成可摘义齿　以根面球帽式附着体的义齿为例，按可摘义齿制作要求排牙，并在临床进行试牙后完成义齿的可摘部分（图 7-13）。

9. 调整或更换弹性垫　患者在戴牙 1 周以后，于临床将弹性垫置于义齿组织面内部，并在临床粘接根帽（图 7-14）。弹性垫一般在患者佩戴 2 年后需进行更换。

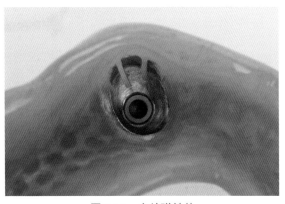

图 7-14　安放弹性垫

第五节　杆卡式附着体义齿的制作工艺技术
Manufacturing of Bar-clip Attachment Dentures

一、杆卡式附着体的特点与结构

杆卡式附着体（bar attachment）的基本结构由金属杆（bar）和固位卡（clip）组成，也简称为杆式附着体。其主要特点是：金属杆与根帽或金属冠通过铸造或焊接的方法形成一个整体，再利用粘接剂固定在基牙上；固位卡通常由弹性较高的金属片或尼龙材料制成并安装在可摘义齿基托组织面内。杆卡式附着体义齿通过杆与卡之间的卡抱作用产生摩擦力固位（图7-15）。

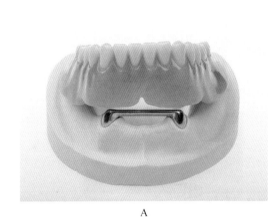
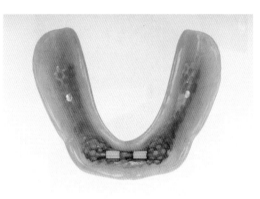

A　　　　　　　　　　　　　　　　　B

图7-15　杆卡式附着体义齿
A. 义齿戴入过程；**B.** 义齿组织面观

二、杆卡式附着体的种类

杆卡式附着体可分为成品杆卡式附着体和自制杆卡式附着体，成品杆卡式附着体的类型有Dolder杆卡式附着体、Hader杆卡式附着体、Ackermann杆卡式附着体。

一般杆卡式附着体的杆可分为自制杆、金属成品杆和塑料预成杆。附着体的卡也分为自制卡和成品卡，成品卡的常用材料为弹性较高的金属片或尼龙材料，自制卡一般通过金沉积的方法获得（图7-16）。

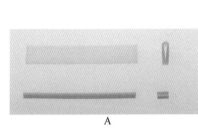
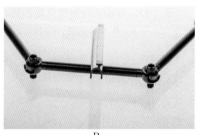
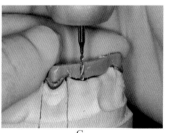

A　　　　　　　　　　B　　　　　　　　　　C

图7-16　杆卡式附着体
A. 塑料预成杆卡式附着体；**B.** 金属成品杆卡式附着体；**C.** 自制杆卡式附着体

三、杆卡式附着体义齿的制作步骤与要求

1. 确定和记录义齿的就位道　首先按固定义齿要求制作可卸式代型，然后将工作模型置于

平行观测仪上，按照可摘局部义齿模型观测方法确定和记录工作模型的就位道。

2. 制作根帽或金属冠的蜡型　按照固定义齿要求制作根帽或金属冠的蜡型，并且要求临床冠部分的高度不宜过高、不能出现倒凹。

3. 制作和安放杆卡式附着体的杆

（1）塑料预成杆：使用塑料预成杆是最常用的制作杆卡式附着体杆的方法。首先根据基牙间隙距离截选适当长度的成品塑料预成杆，安装时要使用专用的把持棒在平行观测仪上完成。预成杆放置原则：①前牙杆应与双侧中心连线平行；②杆与牙槽嵴必须保持平行；③杆应位于牙槽嵴顶上；④杆与双侧牙槽嵴顶连线的夹角平分线垂直；⑤杆的底部与牙龈黏膜保持2 mm以上的间隙。当预成杆与金属冠蜡型连接后，可按照常规固定义齿制作要求完成包埋、打磨与抛光等工序（图7-17）。

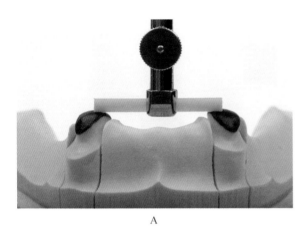 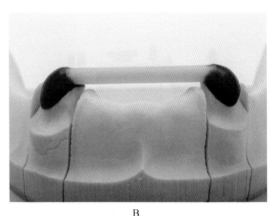

图 7-17　安放塑料预成杆
A. 预成杆安放过程；**B.** 蜡型完成

（2）自制杆：采用自制的方法制作附着体的杆，首先要在安放杆的位置添加切削蜡，然后将模型移到平行研磨仪上进行切削和研磨（具体研磨方法见本章第九节带状卡环的制作部分）。最后按照上述塑料预成杆的应用方法完成后续工序（图7-18）。

（3）金属成品杆：首先按常规固定义齿制作方法完成根帽或金属冠，根据模型上间隙的实际大小截选适当长度的金属成品杆，再按上述安放塑料预成杆的要求确定金属杆的位置，最后利用激光焊接机将其连接为一个整体（图7-19）。

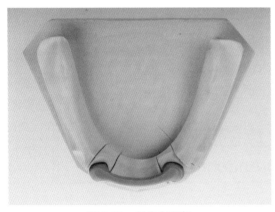 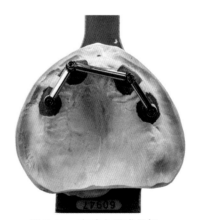

图 7-18　制作自制杆　　　　　图 7-19　安放金属成品杆

4. 制取工作模型　完成的金属件在患者口内试戴后，再次制取工作模型。根据具体情况，在有些区域需使用成型塑料灌注模型。

5.完成可摘义齿

（1）固位卡的安放要求：①固位卡的数量要求根据金属杆的长度进行选择，一般为1～2个。②合理选择安放固位卡的位置，注意固位卡的两端不应压迫基牙牙龈乳头。

（2）可摘义齿的制作：为了保证义齿强度，建议在可摘义齿基托内部设计加强网。若使用塑料固位卡的杆卡式附着体，在排牙前，要使用占位卡来确定将来固位卡的位置。首先占位卡调改合适后置于金属杆上，使用石膏将占位卡和杆固定，然后按照可摘义齿制作要求完成义齿。当义齿完成后取出占位卡，在患者佩戴1周后使用专用工具将塑料固位卡嵌入基托相应部位。

通常杆卡式附着体义齿相应唇侧部位的基托边缘稍短一些，以免义齿受力时下沉压迫该处组织。塑料固位卡需要定期更换。若使用自制杆卡式附着体的义齿，其固位卡一般采用金沉积的方法制作，但在其外部要有强度较高的金属套加以保护，两者之间用金属粘接剂连接（图7-20）。

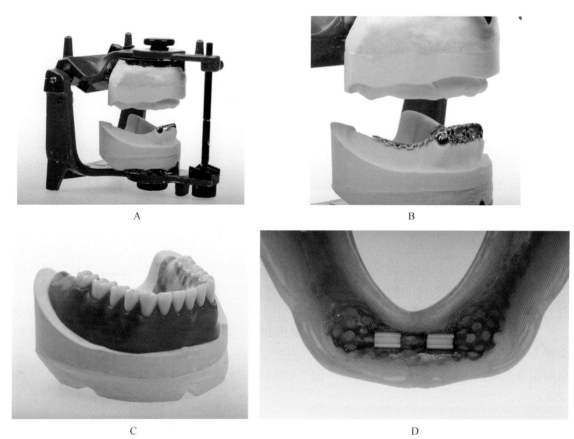

A

B

C

D

图 7-20　杆卡式附着体义齿的完成
A. 工作模型上𬌗架；**B.** 制作铸网；**C.** 排牙；**D.** 安放固位卡

第六节　磁性附着体义齿的制作工艺技术
Manufacturing of Magnetic Attachment Dentures

一、磁性附着体的结构

磁性附着体是一种利用磁性材料的吸附力作为固位力的固位装置。它由磁体和衔铁组成，有圆柱体和长方体两种形状（图7-21A）。在使用时磁体部分固定在可摘义齿组织面内，衔铁以根帽的形式与金属合金铸造在一起粘固于牙根内（图 7-21B）。磁性附着体根据体积的大小有不同的规格，可应用在不同大小的牙齿上。较大体积的磁性附着体提供的固位力也较大，反之亦然。一个磁性附着体一般可提供 400～800 克的固位力。当义齿戴入后，磁体与衔铁紧密接触产生磁力，为义齿提供固位力（图 7-22）。

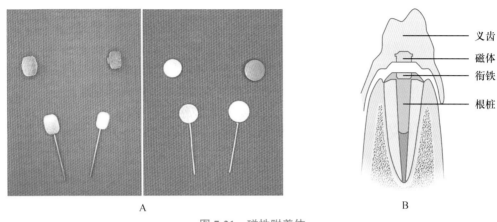

图 7-21　磁性附着体
A. 磁性附着体；**B.** 磁性附着体义齿示意图

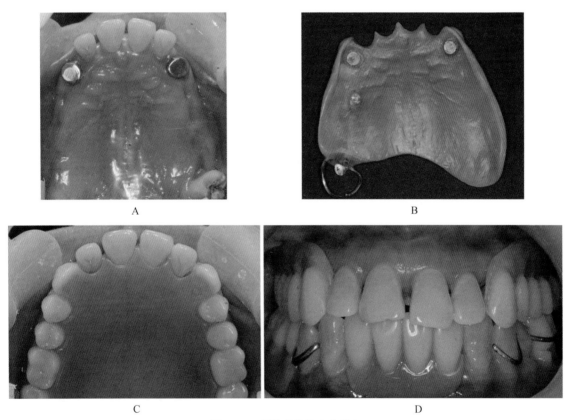

图 7-22　磁性附着体义齿修复
A. 双侧上尖牙应用磁性附着体；**B.** 磁性附着体义齿组织面
C. 磁性附着体义齿戴入口腔内𬌗面观；**D.** 磁性附着体义齿口内正面观

二、磁性附着体的种类与特点

1. 种类　磁性附着体可分为天然牙用磁性附着体、种植体用磁性附着体两种类型。本节讲述的是天然牙用磁性附着体的修复工艺技术，种植体用磁性附着体的使用将在第八章讲述。

2. 特点

（1）固位力持久：磁性附着体的固位力来自于磁体与衔铁间的吸附力而非摩擦力，在正确使用情况下，其固位力不会随着覆盖义齿的使用而下降。

（2）可保护基牙：由于磁性附着体基牙受侧向力较小，可利于保护基牙。即使基牙是轻度松动牙也能使用较长时间。

（3）使用简单：磁性附着体的操作方法对口腔修复医师和技师来说均比较简单。

（4）美观舒适，摘戴方便：磁性附着体位于可摘义齿的组织面内，其美观性和舒适性均较好；在磁性附着体修复时，不需要严格的就位道，因此可摘义齿摘戴也很方便。

三、磁性附着体义齿的制作步骤与要求

1. 制作根帽蜡型

（1）按固定义齿要求制作可卸式代型，使用专用蜡取出完整的根管蜡型。

（2）安放衔铁制作根帽蜡型：将工作模型放置在观测台上，选择和确定义齿的就位道后，将衔铁柄弯曲，并借助专用把持器将衔铁置于预备体上用蜡固定。安放衔铁时要注意使衔铁的上表面与咬合平面平行，下表面要离开根管口 0.3 mm 左右，然后用嵌体蜡形成根帽形状，衔铁上表面的蜡要去除干净（图 7-23）。然后安放铸道，取下根帽蜡型。

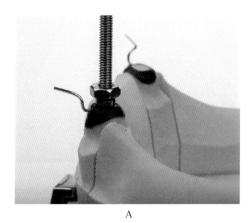
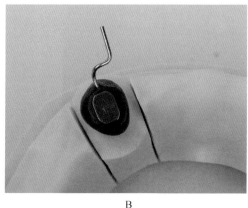

A   B

图 7-23　安放衔铁
A. 衔铁安放过程；**B.** 蜡型完成

2. 完成根帽　根帽蜡型制作完成后采用常规方法包埋、铸造。打磨时注意衔铁的表面禁止喷砂和打磨，只能采取抛光处理或在平滑面上放置 0 号砂纸采用 "8" 字形的方法进行研磨。根帽最终应达到：表面高度抛光，根帽高度尽量低，其上表面一般在牙龈上 1 ~ 2 mm，以减小牙根所受的侧向力；根帽的上表面无悬突，与咬合平面平行（图 7-24）。

3. 义齿的完成　根帽于口内试戴合适后可直接粘接在牙根上，再次制取工作模型。模型上需使用磁体的替代体，以显示出磁体位置与体积，便于排牙。为了增加义齿强度，在磁体上方要设计铸网或金属支架，然后按常规要求完成义齿。

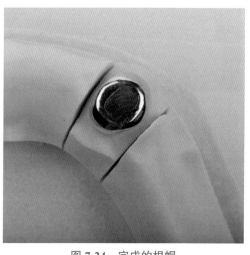

图 7-24　完成的根帽

　　义齿完成试戴 1 周，待义齿充分下沉后，可使用自凝树脂或金属粘接剂将磁体与义齿连接（图 7-25）。

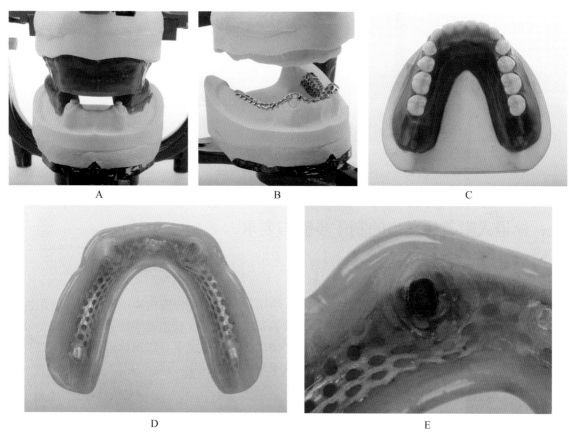

图 7-25　磁性附着体义齿的完成

A. 工作模型上𬌗架；**B.** 制作铸网；**C.** 排牙；**D.** 树脂基托成形；**E.** 安放和固定磁体

第七节　栓道式附着体义齿的制作工艺技术
Manufacturing of Slot Attachment Dentures

一、栓道式附着体的特点

　　栓道式附着体的基本结构由栓体和栓道（slot）组成。栓体是此类附着体的阳性结构，在一般情况下与附着体义齿的固定部分相连接；属于阴性结构的栓道则与可摘义齿部分连接在一起。典型的栓道式附着体主要以栓体栓道间的摩擦力为义齿提供固位，同时还为义齿提供引导就位并能防止侧向移动；有时为了弥补固位力减小或不足的缺陷，一些栓道式附着体上另外设计了制锁结构；为了减轻游离端受力时对末端基牙产生的不利扭力，有的附着体系统设计了铰链和弹性关节装置（图 7-26）。

二、栓道式附着体的种类

　　栓道式附着体的种类很多，简单地可分为自制栓道式附着体和成品栓道式附着体。其制作材料可选择贵金属、非贵金属等。下面以成品栓道式附着体为例说明其步骤和要求。

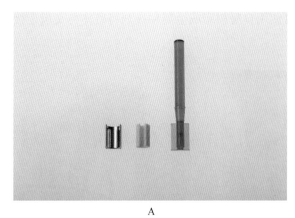
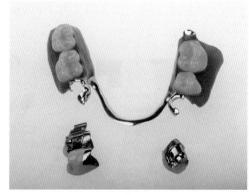

A   B

图 7-26 　栓道式附着体义齿
A. 塑料预成栓道部件；**B.** 栓道式附着体义齿的组成部分

三、栓道式附着体义齿的制作步骤与要求

1. 确定和记录义齿的就位道（方法同前）。

2. 制作义齿固定部分的蜡型（方法同前）。

3. 安放栓道式附着体的栓体（阳性部件）：使用专用的把持棒安放栓道式附着体的阳性部件。可通过铸造、铸接、激光焊接完成与固定义齿部分的连接。栓道的安放一般应位于基牙远中的牙槽嵴上，其下方要留有 2 mm 的间隙便于清洁。通常情况下，每组栓道式附着体要有一个以上的基牙提供支持，并在基牙舌侧设计带状卡环（图 7-27）。

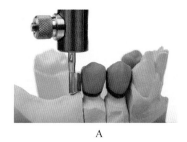
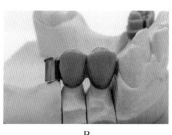
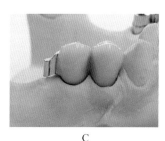

A   B   C

图 7-27 　栓道式附着体阳性部件的完成
A. 栓道式附着体阳性部件安放过程；**B.** 制作蜡型部分；**C.** 固定义齿部分完成

4. 完成可摘义齿。

5. 附着体的栓道（阴性部件）与可摘义齿连接（图 7-28）。

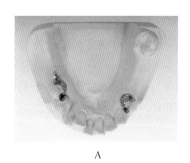
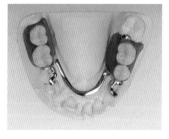
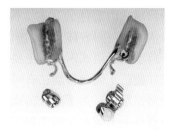

A   B   C

图 7-28 　栓道式附着体义齿的完成
A. 制取工作模型；**B.** 制作可摘义齿；**C.** 各组成结构的展示

第八节　套筒冠义齿的制作工艺技术
Manufacturing of Telescopic Prostheses

一、套筒冠的结构与特点

1. 套筒冠的结构　套筒冠（telescopic crown）修复体是指含有两层经过研磨的高度密合的内外冠的修复体，又称双重冠。其中内冠通常为铸造金属全冠或全瓷冠，并固定在基牙上，一般以同种材质制成的外冠与可摘义齿的相应部位连接，义齿靠内外冠之间的摩擦力产生固位。有时为了增加义齿的固位力，在内外冠之间设计一些辅助的固位装置。

2. 套筒冠的特点　制作套筒冠修复体不需要特殊的附着体预成件。套筒冠修复的适应证较广，当口腔余留牙较少且余留牙条件不佳时，如果进行常规的可摘局部义齿修复，首先需要调改基牙外形，有时还需要将基牙进行根管和牙周治疗或桩核冠处理后，才能进行可摘局部义齿修复。采用套筒冠修复技术，可将活动、固定两部分义齿作为一个整体进行设计与制作。

套筒冠义齿首先在调改基牙的同时改善冠根比例制作内冠，然后做套筒冠修复体的可摘部分，这样不仅利于建立𬌗关系，而且美观，不暴露卡环，义齿固定稳定性也好。另外，采用此种修复方法，当义齿戴入后能将基牙连为整体，起到牙周夹板的作用，避免基牙单独受力，使基牙受力均匀。此外，套筒冠也常用于𬌗重建以及需要升高咬合选择𬌗垫修复的情况。对于颌骨及牙列缺损的患者，包括先天性牙列缺损、腭裂、外伤或肿瘤术后的颌骨和牙列缺损患者，余留牙往往位置异常，固位形也差，用一般卡环固位效果不好，而采用套筒冠方法则使义齿设计灵活，外形美观，固位稳定性得到加强（图 7-29）。

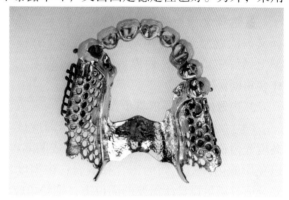

图 7-29　套筒冠义齿

二、套筒冠修复体的分类

1. 根据患者的摘戴方式分类

（1）患者自行摘戴式：此类型是最常用的一种形式，多用于患者口内有少数余留牙做覆盖义齿修复时。

（2）术者摘戴式：此类型利用螺钉辅助固位，必要时医师可将义齿取下。此类型允许治疗计划有一定修改余地，也可定期清洗，但制作工艺及步骤复杂。

（3）固定式：可用此形式将牙固定成一组。形式可以有两种：将内冠相连，外冠制成单个的；或内冠是单个的，外冠连为一个整体。这种设计能减轻部分牙的松动问题。

2. 根据内冠外形分类

（1）平行壁套筒冠：此种套筒冠的特点是内冠外形垂直。

（2）锥形套筒冠（conical crown）：此种套筒冠的特点是内冠外形为锥形，向𬌗方聚拢。一般轴壁聚拢度为 2°～6°。

（3）缓冲型套筒冠：此种套筒冠的特点是内冠近龈方垂直，𬌗方为锥形。

（4）卵圆型套筒冠：此种套筒冠的特点是内冠外形为卵圆形。

（5）不规则型套筒冠：此种套筒冠的特点是内冠外形不规则。

3. 根据内冠外部的覆盖方式分类　可分成全覆盖式和部分覆盖式两类。

4. 根据有无辅助固位方式分类　可分为单纯摩擦固位型和增加辅助固位型两类。较多见的是用弹簧附着体增加套筒冠的固位。

三、套筒冠义齿制作的工艺流程

套筒冠义齿制作的工艺流程见图7-30。

四、套筒冠义齿的制作要求与步骤

1. 工作模型的准备　按常规方法把工作模型制作成可卸式代型。将制作好的可卸式代型模型固定于平行研磨仪的工作台上，调整工作台，使其可任意转动。

2. 选择义齿就位方向　转动工作台，选择义齿的就位方向后锁定工作台。在工作模型上做好定位标志，使以后的制作过程中工作台角度保持不变。

3. 内冠的制作要求与步骤

（1）内冠要求：内冠的轴面与𬌗面应该高度光滑而平整，轴面不能出现突起或凹陷，以免影响内外冠之间的密合和嵌合；内聚度要合适，满足设计所需要的固位力；轴𬌗角应呈小圆弧角，避免应力集中；内冠冠壁厚度一般约为0.3 mm，不宜过厚。

（2）选用研磨蜡按常规方法制作内冠蜡型，保证蜡型厚度为0.3 mm以上，并封闭颈缘。将模型置于平行研磨仪上，依设计要求选择研磨钻针或选择相应角度的蜡刀，保证内冠的内聚角度为2°～6°。在修整过程中应注意磨头或蜡刀与颈缘保持1 mm的距离形成内冠肩台，在内冠的轴𬌗角处修成小圆弧角。最后将蜡型表面修整光滑（图7-31）。

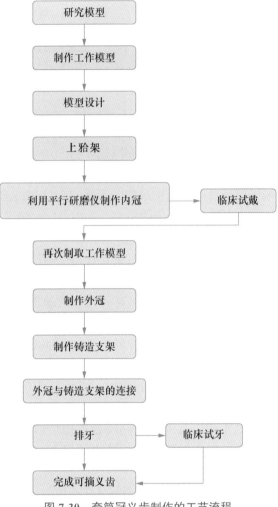

图7-30　套筒冠义齿制作的工艺流程

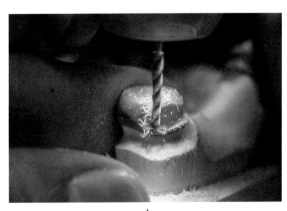

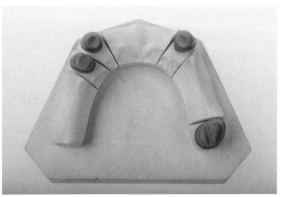

图7-31　制作内冠蜡型
A. 内冠的研磨；B. 蜡型完成

（3）用常规方法安插铸道、包埋、铸造、喷砂，即获得金属内冠。然后去除铸道，在模型上试戴，调磨使之完全就位。按标记将工作模型固定在平行研磨仪上，选择相应角度的车针打磨金属内冠，最后完成抛光（具体方法见本章第九节带状卡环的研磨与抛光）（图7-32）。

（4）内冠完成后需要在患者口内试戴，用硅橡胶印模材料制取印模，并灌注包含所有内冠的工作模型（内冠内表面在灌注模型前一般首先涂抹分离剂，然后用成形塑料填满并插入代型钉固位，这样有利于在制作外冠时能随时方便地从模型上取下内冠）。常规方法记录殆关系或颌位关系，然后上殆架（图7-33）。

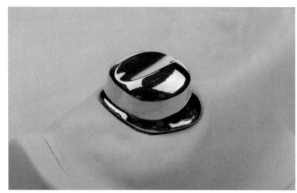

图7-32　制作金属内冠

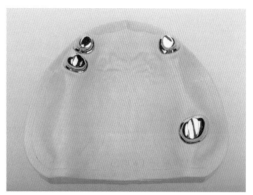

图7-33　制取工作模型

4. 外冠的制作要求与步骤

（1）外冠制作的要求

1）外冠的形态要正确地恢复基牙的解剖生理形态，轴面突度要合适，以促进牙周组织健康。外冠要正确地恢复与邻牙的邻接关系，以保持良好的自洁作用；外冠应正确地恢复正常的咬合关系，恢复其咀嚼功能；外冠还要恢复美观功能。

2）在内外冠之间，如果是非缓冲型圆锥形套筒冠，作为固位体的内冠，其殆面和轴面应与外冠组织面密合，以保证固位体的固位力，为义齿提供固位和支持作用。如果是缓冲型圆锥形套筒冠，其内冠殆面和轴面与外冠的组织面之间有一定的间隙，以保证义齿行使功能时可以获得良好的缓冲。该间隙的大小可依患者牙槽嵴顶黏膜弹性而定，一般殆面部位的间隙约为0.3 mm，轴面部位的间隙约为0.3 mm。在颈缘的位置应特别注意，要求颈缘应光滑，位置要正确，不得有悬突或缺陷。内冠的颈缘应与基牙颈部的斜面肩台密合接触，不宜过长而压迫牙龈组织，也不宜过短而引起基牙颈部牙体组织暴露。内冠的基牙肩台宽度一般为0.3 mm。金属树脂外冠、金属烤瓷外冠的唇颊侧均应有金属颈缘保护线，宽度一般为0.2～0.4 mm。另外，外冠所用的材料均应选择与内冠为同一种生物相容性的材料。

（2）外冠的制作步骤：制作外冠蜡型时可使用专用蜡和成形塑料，在唇颊颈缘处要形成宽度为0.2～0.4 mm的金属颈缘保护线。然后按常规要求完成金属外冠（也可以先制作铸造支架再制作金属外冠）（图7-34）。

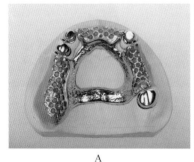
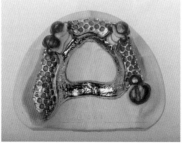
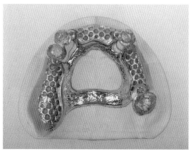

A　　　　　　　　　B　　　　　　　　　C

图7-34　制作金属外冠

A. 制作铸造支架；**B.** 用成形塑料制作外冠；**C.** 外冠铸造完成

5. 制作可摘义齿　将外冠就位于工作模型上，按照设计要求制作铸造支架。注意外冠的连接装置应与支架紧密接触，然后进行铸造、打磨、抛光，在工作模型上用激光焊接或金属粘接的方法使外冠与支架形成一个整体。此时，根据设计要求完成外冠唇颊面的塑形（一般采取烤塑方法），最后经临床试戴合适后完成可摘义齿（图7-35）。

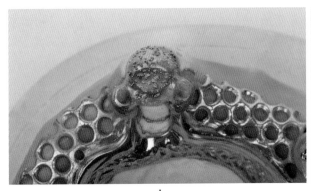
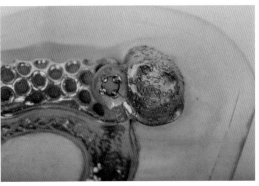

图 7-35　外冠与支架的连接
A. 用金属粘接剂完成外冠与支架的连接；**B.** 用激光焊接方法完成外冠与支架的连接

第九节　附着体辅助装置的制作工艺技术
Manufacturing of Auxiliary Parts of Attachments

一、附着体辅助装置的种类与特点

附着体辅助装置（auxiliary parts）是附着体义齿中辅助增加配合附着体功能的一种装置，常用的附着体辅助装置（部件）包括以下几种类型：

1. 带状卡环（bracing unit，bracing arm）　位于基牙的舌侧，是连接附着体、支架或基托的金属对抗臂。具有支撑、传导𬌗力、引导义齿就位、增加义齿固位和稳定的作用。此类辅助装置在附着体义齿中使用率最高。带状卡环一般上下有 2 个肩台，其高度为基牙舌侧高度的 1/2 ～ 2/3，宽 2.5 ～ 4 mm。在带状卡环的近中和远中（即带状卡环的起始部或末端），一般还设计有防止义齿侧向移动和引导义齿就位的栓道装置，其深度不应超过带状卡环的垂直高度（图 7-36）。

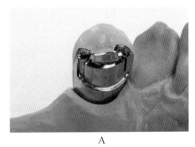
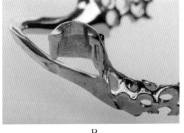
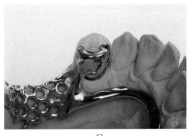

图 7-36　带状卡环
A. 带状卡环的固定部分；**B.** 带状卡环的活动部分；**C.** 带状卡环就位后

2. "O" 型圈（"O" ring）　是位于附着体部件或金属冠上的金属圈型结构。具有增加义齿固位和稳定的作用（图 7-37）。

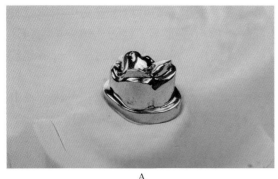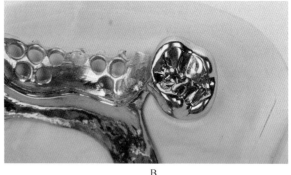

图 7-37　"O"型圈义齿

A. "O"型圈完成；**B.** 义齿戴入后

3. 弹簧或"撞针"（plunger）　是位于附着体内的弹性较大的金属螺旋状结构，一般通过与"撞针"联合应用使附着体的固位力具有调节作用和缓冲性质。

4. 螺钉（screw）　具有固定附着体各部件的功能。有时，对于某些类型如按扣式附着体或栓钉附着体，通过螺钉的拧入或拧出可调节按扣球形头部的大小，从而调节固位力的大小。

二、附着体义齿中带状卡环的制作

1. 工作模型的准备　按照固定义齿制作要求，经修整模型、插钉、灌注模型底座等步骤，最后制成可卸式代型。

2. 上𬌗架　检查模型的咬合关系，选择平均值或半可调节式𬌗架完成颌位关系的转移。

3. 确定义齿共同就位道　按常规可摘义齿制作要求确定、记录附着体义齿的就位道，使附着体义齿在制作过程中，可根据需要恢复原有义齿共同就位道。

4. 带状卡环蜡型部分的制作（图 7-38）

（1）恢复牙体形态：按设计要求采用基底冠专用蜡、成形塑料和切削蜡恢复牙体形态。

（2）研磨蜡型舌侧部分：将模型置于水平研磨仪上，选用直径 0.7 ～ 1 mm 的垂直研磨车针，转速控制在 1500 转 / 分，研磨基牙舌侧蜡型。带状卡环要求宽度一般为 2.5 ～ 4 mm，在基底冠颈部的肩台宽度为 1 mm；在带状卡环𬌗方的肩台，大致呈 45°的斜面，中部可略凹陷，以便防止食物嵌塞和减小异物感。

（3）制作带状卡环的栓道：栓道具有引导义齿就位和稳定义齿作用，选用直径为 0.8 ～ 1 mm 的研磨钻针，控制水平研磨仪使钻针在特定的范围内只能进行垂直向上下运动，打孔时其转速不应超过 2000 转 / 分。

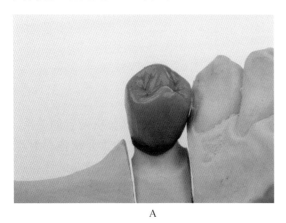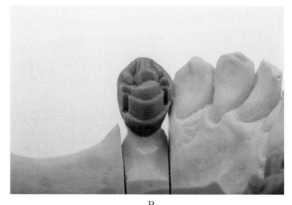

图 7-38　带状卡环蜡型部分的制作

A. 恢复牙体形态；**B.** 带状卡环蜡型部分的研磨

（4）固定义齿部分的包埋、铸造、喷砂：为了美观，根据需要可将固定义齿颊侧蜡型部分进行回切以便烤瓷与烤塑。当附着体义齿固定部分的蜡型完成后，经过铸道安插、包埋和铸造形成金属铸件。注意在喷砂时压力不超过 3 个大气压，最后选用玻璃珠进行氧化膜清除处理。

（5）固定义齿部分的完成：当铸件戴入模型调改合适后，可首先将固定义齿的饰面部分进行烤瓷与烤塑，然后将工作模型放在水平研磨仪上，恢复原有模型的就位道，使用金属研磨针，对带状卡环、自制栓道结构进行研磨与抛光。

1）铸件的研磨要求：在水平研磨仪（paralleling milling machine）上使用专用金属研磨车针，要求机器转速控制在 5000 ～ 6000 转 / 分。

选择研磨车针时，要求其纹理由粗至细逐步选用，并适当涂抹润滑剂来保护车针。对栓道的研磨，车针只能做上下运动。

2）铸件的抛光要求：在对铸件抛光时，要选用直径为 1.0 mm 的车针，机器转速不超过 3000 转 / 分。在整个研磨过程中，要始终对附着体的结构进行认真保护（图 7-39）。含带状卡环附着体的固定部分完成后，还要经过口内试戴、取模、制作可摘义齿等制作过程。

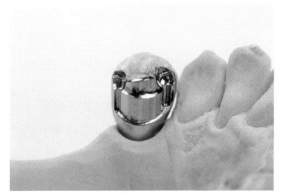

图 7-39　带状卡环抛光完成

进展与趋势

覆盖义齿修复和固定-活动联合修复技术是口腔修复常用的方法。两种修复方法主要采用附着体修复技术和套筒冠修复技术。随着修复工艺技术的不断提高和机械加工技术的不断精细化，制作精密、方便实用、效果更佳的附着体或固定-活动联合修复方式成为临床常规；同时，多种联合方式的使用更加便捷和灵活，如套筒冠与附着体联合应用、传统卡环与磁性附着体联合应用等。此外，随着种植技术大范围的普及与开展，覆盖义齿修复方式、固定-活动联合修复技术被广泛地应用于种植修复中，为种植修复带来了更加广泛的适用范围和条件；同时，种植技术的进步也为附着体修复、固定-活动联合修复技术、覆盖义齿修复方法提供了更广阔的使用条件和更大的应用空间，种植修复技术与覆盖义齿修复技术、固定-活动联合修复技术的联合将促进彼此的共同发展和创新。

小　结

本章介绍了覆盖义齿修复和固定-活动联合修复技术的概念和方法，从分析两者的关系、区别开始，逐步介绍两种修复方法在口腔修复工艺上的特点和异同，尤其注重介绍各类附着体技术和套筒冠技术的原理和工艺学应用方法。这些技术的临床应用依赖于精确的设计和制作，尤其是平行研磨仪的使用为上述修复技术和方法获得平行就位道提供了基本保证。上述方法和技术依赖于技师将固定修复工艺与可摘修复工艺技术熟练、灵活地结合，并能进行精确的操作。

Summary

This chapter introduced the concept and manufacturing methods of overdentures and fixed-removable prostheses. The characteristics and step-by-step manufacturing technologies of overdentures and fixed-removable prostheses were respectively described, the relationship, difference between overdenture and fixed-removable prosthesis were also introduced. Technologies of different attachment systems and telescopic crowns are the core parts used in the making overdentures and fixed-removable prostheses. The successful utilization of these technologies in clinics relies on the precise designation and manufacturing of the prostheses, especially, the paralleling milling machine is the key to produce path of insertion of the prostheses in parallel. Furthermore, all of these are dependent on the practiced technician who can master both the technologies of fixed prosthodontics and those of removable prosthodontics with proficiency, flexibility, and precision.

Definition and Terminology

覆盖义齿（overdenture）：Overdenture is a removable denture or dental prosthesis that covers on one or more remaining natural teeth, the roots of natural teeth, and/or oral implants.

固定-活动联合修复（fixed-removable prostheses）：Fixed-removable prosthesis is a kind of prosthesis for restoring partial edentulous jaws in which the attachments or telescopic crowns are normally used as the direct retainers. These prostheses have two parts, one part is fixed on the root, crown or oral implant, while the other part is attached to a removable denture. This prosthesis combines the features of both fixed prosthodontics and removable prosthodontics.

附着体（attachment）：Attachment is a mechanical device that is used for the fixation, retention, and stabilization of prosthesis. It normally contains matrix and patrix which closely fit with each other.

套筒冠（telescopic crown）：It contains double crowns where the outer crown is manufactured to fit over an inner coping or crown. The friction between the double crowns provides the main retentive force for the overdenture.

研磨仪（milling machine）：A machine or device used for grinding or forming materials into a desired form, such as a desired path of insertion. It can be used to machine a bracing unit, proximal boxes, bar or other forms on cast restorations which can be used as retainers for fixed or removable prostheses.

（王　兵　佟　岱　屈　健　周永胜）

第八章 种植修复工艺

Lab Technology in Implant Dentistry

第一节 种植修复的基础理论
Fundamental Theories of Implant Dentistry

一、种植修复的理论基础

（一）种植体与骨之间的结合——骨结合

20 世纪 50 年代中期，瑞典哥德堡大学的 Brånemark 教授在动物实验中意外发现，高纯度钛与机体的生物相容性好，与实验动物兔的胫骨骨组织产生紧密结合。1965 年 Brånemark 教授开始了钛种植体的人体应用研究，于 1977 年报告了种植义齿 10 年疗效观察分析，并提出"骨结合"（osseointegration）理论。到目前为止，骨结合仍被作为人工牙种植成功的标志，它是确保种植体周围骨组织能长期保持稳定并承担功能负荷的基础。骨结合理论奠定了现代口腔种植学的基础。

Brånemark 工作的重大意义在于强调了种植体愈合的生理及生物学过程。当一个金属异物被植入生物体内时，生物体内会产生一个类似正常生物学反应的愈合过程。微创的手术过程、生物相容性（biocompatibility）极好的特别是能抗锈蚀的金属种植体，以及无干扰的愈合期是这个正常生物学反应的前提条件。具备了这些条件，有生命的骨组织就会对钛种植体发生正常的生物学反应，而不产生排斥反应。

经过几十年临床与实验研究的重复与完善，骨结合最终被定义为有生命的骨组织与种植体之间直接的结合，无纤维组织围绕种植体，这种结合必须而且能够承受负重。

（二）种植体与软组织之间的结合——种植体周围的生物学宽度

黏膜和种植体之间界面的成功愈合和保持稳定也是种植成功和种植修复长期稳定的关键因素。牙种植体穿透上皮组织露出于口腔，需要建立一个良好的软组织封闭，为种植体提供防止口腔细菌及其毒素进入内环境的一道屏障，构成了与天然牙相似的生物学宽度。种植体周围的黏膜组织类似于天然牙周围的牙龈组织，也有口腔上皮、沟内上皮和结合上皮，无角化的沟内上皮与角化的口腔上皮相连续，与种植体之间形成种植体周软组织沟（peri-implant sulcus）。沟底的结合上皮有 2 ～ 5 层细胞，与种植体表面黏附。超微结构研究显示结合上皮细胞与种植体表面的附着是由基板和半桥粒构成的，类似天然牙。但是与天然牙牙龈相比，这层相对少血管的软组织防御机制较弱，相对较容易产生炎症。

（三）种植修复体的基本构造

种植修复体的基本结构可分为如下三个部分（图 8-1）。

1. 植入体　是植入骨内的部分，目前最常用的仍是预制件，不同厂家制作的种植体的形态、长度、直径、表面处理等不尽相同。但是不管怎样，种植体必须采用生物相容性优异的材料如钛、生物陶瓷等制作。迄今为止，钛仍然是牙种植体的首选材料。钛是一种稀有金属，元素周期表序列为 22 位，原子量为 47.9，比重为 4.5 g/cm³。按纯度可分为 4 级，4 级最硬，但韧性小于 1 级。4 级含多于 99% 的纯钛，100% 的纯钛不能使用也不经济。大部分牙种植体由商业纯钛，即 4 级钛制成。目前普遍认为：以纯钛金属制成的骨内植入体能够产生良好的骨结合界面，其形状可为圆柱形、锥形，常带螺纹；表面进行粗化处理，如喷砂加酸蚀表面（sand-blasted large-grift acid-etched, SLA）、阳极氧化、亲水表面等，因为粗糙表面可以增加种植体与骨细胞的接触面积，适度粗糙的表面比光滑表面具有更高的骨–种植体结合率。

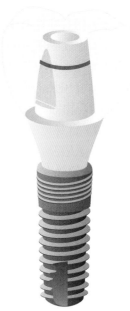

图 8-1　种植义齿的基本结构

2. 基台　是种植体穿过软组织的部分，通常用螺丝将其固定在种植体上。它可以采用预制部件，或者使用个性化制作的部件。基台按其功能又可以分为愈合基台、修复基台。愈合基台应用在种植体植入后到修复体戴入前这一过程，主要作用是保障软组织愈合、建立种植体穿出软组织的轮廓。修复基台是连接在种植体颈部，为种植修复体提供支持与固位的装置，制作修复基台采用的材料需要有良好的生物相容性，如纯钛、氧化锆、贵金属等，并加工成适当的外形及表面光洁度，以保障软组织的健康。

3. 上部结构　指修复体通常所具有的冠、桥、支架、附着体等结构。与常规义齿相比，种植义齿可通过标准预制的构件，更方便、更精确地通过基台将修复体与种植体相连接。

（四）种植义齿的适应证和注意事项

1. 最适于考虑作种植修复治疗的病例

（1）下颌无牙颌、牙槽嵴严重吸收，常规全口义齿难以甚至无法实现可接受的固位和稳定效果。

（2）少数缺牙（1～2 个），缺隙两侧邻牙健全，常规固定桥修复需大量牙体预备。

（3）口腔耐受力差，易发生黏膜压痛、溃疡，对可摘义齿的异物感无法适应等，曾反复多次地修改或重做甚至无法戴用可摘义齿。

（4）因各种原因行颌骨切除术后，常规修复难以实施或效果难以保证。

具有上述情况，患者要求或接受种植治疗，经济条件允许，无过大治疗风险，种植修复治疗往往是最佳选择。

2. 优先考虑种植修复治疗的病例　患者以往有戴用可摘、固定修复体经验，主观上明显倾向于接受固定修复方式，但现有余牙条件不能提供足够支持（如游离端缺牙、过大的缺牙间隙）。

3. 种植修复治疗适应证选择的全身注意事项

（1）心血管疾病患者，如控制不良的高血压、不稳定性心绞痛、半年内发生过心肌梗死的患者。

（2）内分泌疾病患者，如血糖控制不良的糖尿病患者、重度肾上腺疾病或甲状腺疾病患者。

（3）血液病患者，如白血病及其他出血性疾病患者。

（4）种植义齿可能成为感染病灶者，如有细菌性心内膜炎病史者、心脏等器官移植者不宜种植。

（5）急性炎症感染期患者，如流行性感冒、气管炎、胃肠炎、泌尿系感染，在感染未彻底控制期间不宜种植。

（6）妇女妊娠期或准备妊娠。

（7）重度吸烟（大于10支/日）、酗酒者及吸毒者。

（8）严重心理障碍患者，精神、情绪极不稳定者，个人期望值不切实际。

（9）应用某些药物期间，如服用抗凝血制剂导致凝血功能过度低下、静脉注射双膦酸盐、使用化疗药物。

（10）自身免疫性疾病患者行种植治疗应慎重，从病变程度、服用药物对种植治疗的影响等角度考虑是否适合种植，如硬皮病、系统性红斑狼疮、干燥综合征、类风湿关节炎。

（11）颌骨发育尚未完成，年龄不足18岁，一般不宜种植。

4. 种植修复治疗适应证选择的口腔局部注意事项

（1）牙槽骨量不足且无法行骨增量手术。

（2）牙槽骨存在病理性改变者，如局部的残根、异物、肉芽肿、囊肿以及炎症反应者，应在消除上述病理性改变后再行种植。

（3）牙周炎未控制或口腔卫生情况太差且习惯无法改善者。

（4）张口度过小，无法行种植植入手术。

（5）缺牙区近远中间隙不足5 mm或𬌗龈距不足4 mm。

（6）经过放射治疗的颌骨。由于此类颌骨内的骨细胞及血管经过放疗后都已损伤，容易导致种植失败。

（7）拟行种植前正畸治疗的患者一般需要待正畸完成后再行种植修复。

（8）有夜磨牙、紧咬牙等副功能活动但未能有效控制，种植体遭受创伤性负荷风险很大且不接受戴用保护性𬌗垫的患者。

（9）口腔黏膜病变患者，如白斑、红斑、扁平苔藓以及各类口炎患者行口腔种植修复应慎重。

二、种植修复的设计原则

（一）种植修复设计的总体原则

种植义齿修复计划主要从以下几方面考虑，如生物力学的合理性、美学修复效果的评估、种植位点及种植体数目、种植固定义齿的固位方式等。

1. 种植义齿修复的生物力学　种植体周围的骨结合界面与天然牙牙周支持组织有着本质区别。骨结合种植体的界面不会对牙槽骨产生类似牙周膜韧带组织那样的牵拉力，但迄今为止，种植修复的临床实践中，仍基本沿用常规义齿修复的有关生物力学的基本原则。

（1）皮质骨对负荷的支持能力优于松质骨。

（2）种植体长轴若与𬌗力方向一致，近似垂直于𬌗平面，则𬌗力沿种植体长轴传导，种植体周围各部分能均匀分担负荷，此时种植修复体受力后对牙槽骨的压力分布广泛、均匀，可以获得长期稳定的较好的临床效果。

（3）种植体长轴与𬌗力方向有一定角度时，𬌗力的水平向分力传导到种植体上会造成负荷分布在较小区域，在种植体颈部和牙槽嵴顶附近的骨组织上产生较大应力。种植体长轴与𬌗力线的夹角越大，种植体承受的水平分力越大，种植体上部结构受损的风险也越高。

（4）通常情况下，种植体的直径会小于同一位点的天然牙牙根的直径，因此种植修复后修复体的直径往往会明显大于种植体直径。在种植体受到咬合力作用时，容易对种植体形成扭力，咬合接触点距离种植体长轴越远则扭矩（torque）越大，因此必要时可采用减数、减径等方式以减小修复体及种植体受的不良应力。

（5）用多个种植体支持冠桥修复体时，种植体应尽量呈面式分布。直线分布的种植体抗扭转力的能力较差。如条件所限种植体只能呈直线分布时，也要尽可能避免悬臂梁的结构，防止过大扭转力加于某一个种植体。

（6）单端固定桥会对种植体形成较大扭转力，应尽量避免；需要使用时应控制悬臂的长度，后牙区悬臂还应适当增加种植体数量。

（7）修复体的龈𬌗距离大时，种植体会受到较大扭矩。

（8）种植义齿与天然牙相对时，由于种植体下沉量明显小于天然牙，天然牙也易受到较大负荷。

2. 种植义齿修复的美学　口腔医师与患者对种植义齿的期望已不仅满足于恢复功能以及种植体长期存留率，美学成为日益重要的目标。一些病例失败的原因是患者对种植义齿的美学效果不满意。这种情况往往源于种植手术前医患之间、种植修复时医师与技师之间未能充分交流、制订详实的治疗计划所致。

在上前牙唇侧笑线以下露出的区域与种植义齿的美学效果关系最为密切，因而被称为"美学区域"。影响美学效果的主要因素包括：

（1）牙冠的美学特征：又称为"白色"美学特征，主要包括修复体形态、颜色、排列、质地、纹理等。天然牙冠的个性特点越多，美学风险越大。

（2）种植体周围软、硬组织：又称为"粉红色"美学特征，主要表现为种植体周围软组织的位置、形态、突度、颜色、质地以及对称性和协调性等。软组织的厚度亦可影响龈缘、龈乳头形态以及金属色泽能否露出等美学效果。手术中经常需要采用软、硬组织增量手术来恢复理想的软硬组织量。

个性化愈合基台或过渡修复体有利于穿龈轮廓的"塑形"，有助于增进美学效果。

对于软硬组织大量缺损且无法采用软硬组织增量手术的患者，可利用义齿基托恢复面部丰满度，采用种植覆盖义齿修复往往能取得更好的美学效果。

（3）笑线类型：是种植美学修复中需要考虑的关键因素。高笑线患者的牙颈部和龈缘易暴露，美学风险大。

（4）种植体植入的三维位置：种植体的植入位置需要从垂直、唇舌、近远中3个方向和植入的角度等方面考虑，为了确保尽量准确，可制作手术导板以对植入手术有良好的指示和引导。必要时，制作手术导板前可以先通过"诊断性试排牙"，与患者、技师进行沟通，确认美学效果理想的人工牙位置。

1）垂直向位置：骨水平种植体上缘应分别位于理想龈缘顶点下3～4 mm。

2）唇舌向（颊舌向）位置：种植体唇（颊）侧牙槽骨应该有1.5～2 mm的厚度，以维持长期稳定的修复效果。

3）近远中向位置：种植体应距邻牙牙根1.5 mm，两个相邻种植体的间距应不小于2～3 mm，连续多颗牙齿缺失植入多颗种植体并拟行固定修复时，种植体与牙齿正常位置的良好对应关系尤其重要。

4）种植体植入的角度：也是影响美学效果非常重要的因素。种植体植入角度过于偏唇侧，会出现牙龈退缩，严重影响最终的美学效果；植入角度过于偏腭侧，为了与邻牙龈缘位置保持一致，最终修复体的唇侧往往会出现过突的穿龈形态，不利于自洁及种植体的长期稳定。

3. 种植体数量的确定　采用固定义齿修复方式，负荷全部加于种植体，需要足够数量的种植体提供支持。可摘义齿的负荷一部分通过基托加于牙槽嵴，种植体的数量和植入的位点相对灵活。

（1）种植固定义齿所需的种植体数量：足够数量的种植体是种植固定修复长期成功的保障。

1）在前牙区和前磨牙区用一个种植体支持单个人工牙修复体，磨牙区可选较大直径的种植体修复。

2）在前牙区可采用两个种植体支持三单位固定桥，而两个种植体支持4～6单位固定桥时，则需谨慎地设计覆𬌗、覆盖关系，以控制正中与非正中接触中产生的实际功能负荷。下切牙区一般不宜连续种植，以防种植体间距过小导致失败，单端桥是种植修复常用的设计形式。在后牙区用两个种植体支持3～4单位固定桥需控制𬌗力，在缺隙更大时，则须增加种植体数量。

3）下牙列缺失采用种植支架式固定义齿修复时，需要植入4～8颗种植体，可考虑设计短牙弓（10～12个人工牙）修复体。而在上颌，也可以采取同样的种植体数量和布局，由于上颌尤其是上颌后部骨密度较下颌明显小，对种植体数量的要求高于下颌。

4）如果采用种植体与天然牙联合支持，则采用刚性连接的方式并选择长期粘接，以防止发生天然牙压入问题。

（2）种植覆盖义齿所需的种植体数量：一般下颌采用2个种植体即可通过多种附着体明显地改善义齿的固位；而在上颌，由于其骨质较下颌疏松，因此一般至少需要采用4个种植体制作覆盖义齿。增加种植体数量可进一步改进义齿固位和稳定，减小每个种植体的负荷，增加安全系数，有益于种植覆盖义齿的长期效果。

4. 种植固定义齿固位方式的选择　种植体支持的固定修复体，主要有螺丝固位和粘接固位两种方式。

如果采用螺丝固位，其优点是容易就位，方便拆卸种植修复体。在需要定期取下修复体，或𬌗龈间隙过小、粘接固位不能获得足够固位力的情况下应用。但由于临床操作和加工工艺精度所限，使得种植体各构件之间以及种植体与修复体之间可能存在吻合误差；而固位螺丝的螺纹斜面有很高的机械效率，又没有可让性，因此在吻合面有误差时会产生静负载，并导致修复体、种植体、骨组织长期处于静负载状态；这种静负载的存在，会对种植体内部的螺纹结构、修复基台的螺纹结构等产生很大的破坏力，是导致种植修复失败的重要原因。

种植修复体采用粘接固位的优点：结构简单，操作和加工要求相对较低，能补偿吻合面误差，可封闭基台、修复体之间的微间隙，又能减少修复体面因螺丝孔薄弱环节容易破损的风险。但粘接固位方式的缺点也很明显：粘接剂易残留在修复基台根方，可导致种植体周围软硬组织炎症；若因治疗原因需要摘取修复体，往往不如螺丝固位修复体方便；修复空间不足时，不易获得良好的固位力。

因此，种植修复时无论采取何种固位形式，都需要结合以下的具体情况进行分析，如所植入的种植系统的特点、种植体植入方向、种植体植入的深度、患者的口腔卫生情况、患者的软组织情况、患者的饮食习惯、种植修复的加工精度等。

（二）不同种植修复体的设计原则

1. 种植单冠的修复设计　在后牙区以螺丝固位的单冠作为首选，在前牙区当螺丝孔穿出位置偏唇侧影响美观时可考虑采用粘接固位的方式（图8-2）。同时在修复时要考虑：

（1）减小侧向力的措施

1）减小𬌗面面积，即将𬌗面的颊舌径宽度适当减小。

2）降低牙尖斜度，在𬌗面上形成充分的排溢道形态。

3）牙尖交错𬌗形成轻接触，后牙前伸𬌗、侧方𬌗一般为无接触。

4）可建立1～1.5 mm的窝底咬合平台与对𬌗牙尖接触，利于产生轴向力。

5）必要时可采用树脂类材料，因其对𬌗力有一定缓冲作用。

（2）边缘设计：利于自洁和便于清洁，恢复美观和发音功能，感觉舒适，有足够的强度，

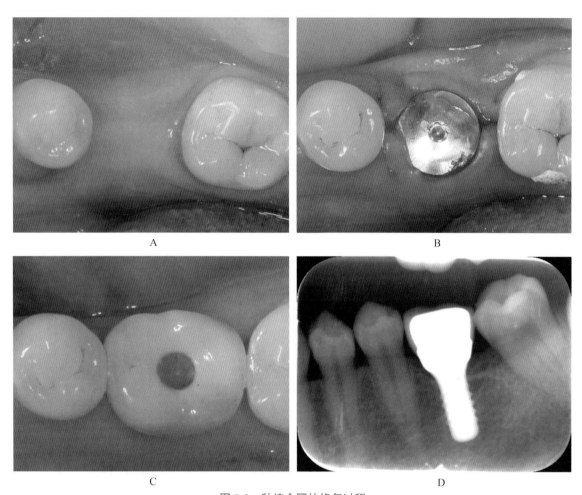

图 8-2　种植全冠的修复过程

A. 种植手术前；**B.** 种植手术拆线后；**C.** 全冠修复（螺丝固位）；**D.** 种植体支持单冠的根尖片

以承受咀嚼及其他外力。

2. 种植固定桥的修复设计　种植修复可以扩大固定修复的适应证范围（图 8-3）。而当固定桥涉及种植体基牙时，除遵照种植体支持的全冠修复原则外，还应参考传统的固定修复原则。

（1）种植体的负荷分配：如果不能正确地估计种植体的负荷能力，则往往造成种植义齿的失败。因此，使种植体合理负担𬌗力仍是种植固定桥首要的考虑。

1）以牙周膜面积决定基牙数量的原则在种植体支持的固定桥修复中仍然可以参考，除此之外还要考虑种植体所在区域牙槽骨的质量问题。下颌骨骨密度高，种植体形成骨结合后，其承受负荷能力强，通过减数种植，以种植体支持的固定桥修复体的成功率高。而在上颌后牙区，种植桥的远期风险相对较高，尤其是经过上颌窦提升后的种植桥修复，在这种情况下，首选等数种植，即在每一个缺牙位点均植入种植体，必要时采用联冠修复。

2）天然牙具有一定的生理动度，而骨结合良好的种植体动度远小于天然牙，种植体与天然牙共同支持固定桥不作为首选设计。

3）选择适应证合适的情况下，也可设计单端固定桥修复。如近远中缺隙变小，利用远中种植体做基牙单端桥修复近中缺失牙；利用磨牙位点的两颗种植体修复第二前磨牙，利用尖牙位点的种植体修复侧切牙等。

（2）桥基牙长轴不平行问题：受多种主客观条件制约，多个种植体长轴不平行的情况是常见的，可以考虑采用角度基台（angled abutment）或多基基台（multi-unit abutment）补偿种植体长轴差异，形成共同就位道；或者制作个性化基台调整共同就位道。

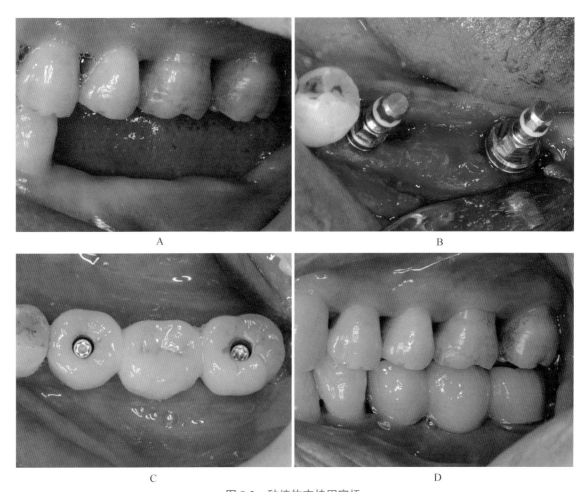

图 8-3　种植体支持固定桥
A. 种植手术前；**B.** 种植手术中；**C.** 修复体就位后𬌗面观；**D.** 修复体就位后颊面观

3. 种植可摘局部义齿修复　当天然牙和种植体的数量不足时，必须由基托承担一部分力量，即成为种植可摘局部义齿（图 8-4），它是覆盖义齿的一种特殊类型。对于游离端缺失的患者，在远中牙齿缺失处植入种植体，发挥种植体良好的支持能力，对于防止义齿的下沉、减小近中基牙的过大扭转力等有着很好的作用。在这种情况下，仍需着重考虑种植体的合理负重，以及种植体颈部周围软组织健康的维护。

4. 种植全口义齿修复　种植义齿修复牙列缺失，可采取固定冠桥式全口义齿、固定复合桥式全口义齿和覆盖式全口义齿三种方式。

（1）固定冠桥式全口义齿：当患者牙槽嵴吸收较少，骨量充足的情况下可选用该修复方式。例如在上颌双侧中切牙、尖牙、第一前磨牙、第一磨牙位置植入 8 颗种植体，下颌双侧尖牙、第一前磨牙、第一磨牙位置植入 6 颗种植体，分别制作成固定桥可以完成全口固定修复。其修复原则与种植固定桥的修复原则相同。

（2）固定复合桥式全口义齿：通过螺丝将金属支架承托的固定修复体固定在种植基台上，患者不能自行摘戴。通常需要 4～6 个种植体来支持上颌或下颌的全口义齿。受颌骨条件限制，这些种植体往往分布在上下颌骨前半部，即上颌窦的近中和下颌颏孔的近中。由于能提供良好的固位和稳定，没有基托，患者的咀嚼效率和舒适感都有明显改善（图 8-5）。

（3）覆盖式全口义齿：一部分无牙颌患者更适合以覆盖义齿方式修复，主要因为颌骨条件差，不能容纳足够数量的种植体；唇侧丰满度不足，需要采用基托帮助恢复唇侧丰满度；患者不能承受长时间外科手术和多次复诊；患者维护口腔卫生的能力差；经济上不能担负固定支架式全口义齿等。覆盖式全口义齿的设计，在上颌须采用至少 4 颗种植体，下颌可以应用

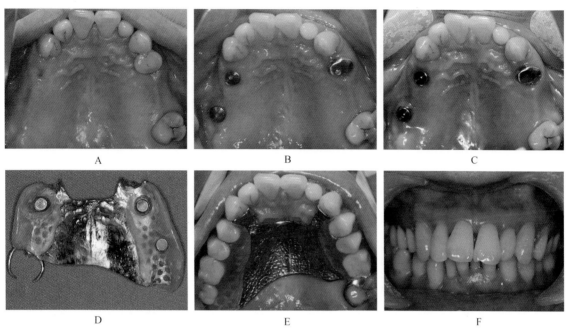

图 8-4　种植体支持的可摘局部义齿

A. 种植手术前；**B.** 正式修复前；**C.** Locator 附着体在口内就位；**D.** 最终修复体
E. 修复体就位后𬌗面观；**F.** 修复体就位后正面观

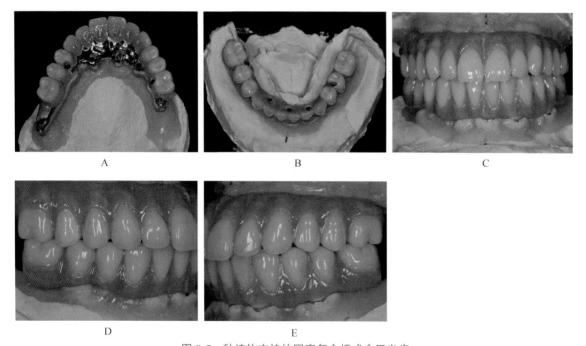

图 8-5　种植体支持的固定复合桥式全口义齿

A. 上颌修复后𬌗面观；**B.** 下颌修复后𬌗面观；**C.** 修复体正面观；**D.** 修复体右侧咬合相；**E.** 修复体左侧咬合相

2～4 颗种植体。以种植体为基础，结合各种附着体（按扣、杆卡、磁性附着体、套筒冠、切削杆等）的上部结构进行覆盖义齿修复（图 8-6）。

种植覆盖义齿与常规全口义齿相比，能够显著提高患者的生活质量和义齿满意度，增加义齿固位与稳定，减少疼痛，提高舒适度，增进咀嚼效率，使患者可选择的食物种类增多，因而增进他们的营养和整体健康。尤其对于下颌无牙颌的修复而言，是一种首选的修复方式。在无牙颌患者的修复治疗中，医师应该向患者介绍这种修复方式，以帮助患者了解和选择。

种植覆盖义齿与固定种植全口义齿相比，对于剩余牙槽嵴重度吸收的患者，以及上下颌颌

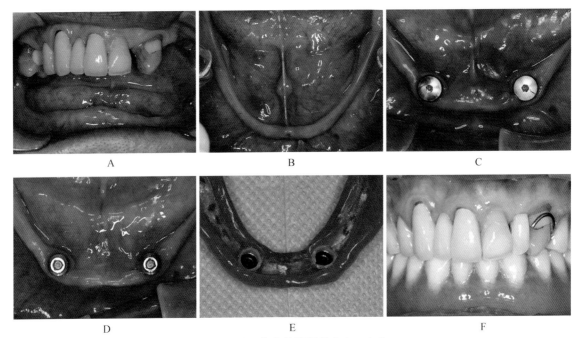

图 8-6　种植体支持的覆盖式全口义齿
A. 种植手术前正面观；**B.** 种植手术后𬌗面观；**C.** 修复后𬌗面观
D. Locator 附着体在口内就位；**E.** 最终修复体；**F.** 修复体在口内就位后

位关系不良的患者，更易于通过基托恢复患者面部的自然美学，修复软硬组织缺损。其次，多颗种植体支持的覆盖义齿能够为患者提供与种植固定义齿基本相当的咀嚼效率，而手术和修复过程却相对简单，费用也相对较低。同时，无牙颌患者多为老年人，手部协调性和灵敏度降低，多无法达到种植固定义齿清洁工作所需要的精确性，种植覆盖义齿的清洁和口腔维护较种植固定义齿更为简便。

第二节　种植固定修复体的制作技术
Manufacture Technique of Implant Supported Fixed Prostheses

一、种植固定修复体的一般工艺流程

1. 单冠　灌注模型→选择基台→研磨基台→制作成形塑料基底→制作蜡型→包埋→铸造→喷砂去包埋→基底冠就位→基底冠烤瓷前处理→堆瓷→烤瓷冠修整形态→上釉完成。

2. 联冠、固定桥　灌注模型→选择基台→研磨基台确定共同就位道→制作二次取模定位装置→二次灌注模型→制作成形塑料基底→制作蜡型→包埋→铸造→喷砂去包埋→基底冠就位→基底冠烤瓷前处理→堆瓷→烤瓷冠修整形态→上釉完成。

二、固位方式

固定种植修复体的固位方式分为粘接固位和螺丝固位两种方式。粘接固位要求基台有一定的固位形，并有一定的粘接面积以利于粘接固位。螺丝固位可利用𬌗向螺丝或横向螺丝将种植修复体固定于种植体上部的基台上。近年来，利用𬌗向螺丝直接将种植修复体固定在种植体上的修复方式应用也较为普遍。

三、粘接固位单冠制作

单个种植体支持烤瓷冠的修复工艺过程较为简单，也是种植修复体制作工艺中最基础的环节，包括种植修复体制作中最基本的取模、翻制模型，基台的选择、调改，金属烤瓷基底冠的制作，以及烤瓷冠的比色、配色等环节。另外，对于种植上部修复体而言，重要的是金属基底冠与种植体上部基台的密合度，精度是种植修复中的第一要素，修复体的精度对种植义齿的远期效果有至关重要的影响，需要在制作每一环节中加以控制。

为了获得良好的修复效果，在种植修复体制作前可先在模型上根据患者缺牙处的间隙大小，参考邻牙或对侧同名牙的轴向、扭转度预排牙，与患者、医生一起观察修复的终末效果。得到患者的认可后，用硅橡胶留取牙位记录，为之后基台的调改、蜡型的制作、烤瓷冠的形态等制作步骤提供参考依据。

粘接固位形式的种植单冠修复工艺过程见图 8-7。

（一）基台的选择

基台（abutment）选择主要有两种方式。如果医师取种植体水平印模，模型中的种植体代型反映患者口内种植体的位置，技师根据具体情况来选择基台。如果医师在患者口内选择基台并调试合适后，将修复基台固定于口腔中，随后取基台水平印模，此时模型上体现的是种植体与基台的状况，类似常规修复中医师备牙后取的模型，在这样的模型上技师不能再对基台做任何改动，因为此时模型上的基台实际是患者口内种植体上部修复基台的替代体。

1. 种植体水平模型基台的选择　技师在模型上选择基台时需要参考种植体的品牌规格型号，依据种植体的直径、种植体上端牙龈的厚度、种植体长轴方向及唇舌向的位置。

（1）基台直径的选择：基台直径由种植体颈部的直径所决定。不同直径的种植体颈部及其上部相匹配的转移杆和基台会以相同的颜色加以标记，直径不同标记的颜色不同。

（2）基台穿龈高度的选择：由于患者存在个体差异，种植体周围牙龈的厚度也是因人而异的，各种植体生产厂家根据患者牙龈深度的不同提供不同穿龈高度的基台，可根据患者牙龈的实际厚度进行选择。

（3）基台角度的选择：由于种植体植入轴向的不同，有可能致使在修复时标准的直基台不能获得满意的修复效果，受颌骨解剖条件的限制，尤其是在上颌前部种植体植入后种植体轴向有可能向唇侧倾斜突出牙列。此时可选择牙冠部高度、穿龈高度与直基台相同的角度基台，其只是在牙冠部有 15° 的倾斜，可将唇侧倾斜的轴向向舌侧进行调整。

2. 基台水平模型上基台的选择　对技师而言，基台水平模型上基台通常无需选择，基台的选择已在临床由医师在患者口内完成。模型上所携带的是口内基台的替代体，即基台代型（abutment analog），只需根据基台代型的高度和直径选择相应的预成塑料帽或金属基底即可。

（二）基台的磨改

种植体上部基台在出厂时是预成的，选择相应的基台也只能大致符合患者情况的需要，具体到每一个病例还需技师对基台进行相应的磨改。基台的磨改是根据模型反映的口腔实际情况，根据美观和功能的需要，为了获得理想的种植修复效果，基台与种植体的连接部分不能进行调改，穿龈部分和修复体连接部分可以进行调改。磨改时参考修复体的尺寸、形状、外形轮廓，咬合及龈𬌗间距离，牙间龈乳头的形态与大小，所要使用的修复材料类型等因素，对基台的高度、颈部形态、唇舌侧厚度等处进行调改。对于基台的修整，如同医师在患者口内制备的基牙预备体，同样要求有合理的固位形和抗力形，肩台清晰，并确保有足够的修复空间。

1. 基台牙冠部高度的调改　根据上下牙的咬合关系，对基台龈𬌗向的高度进行调改，以便

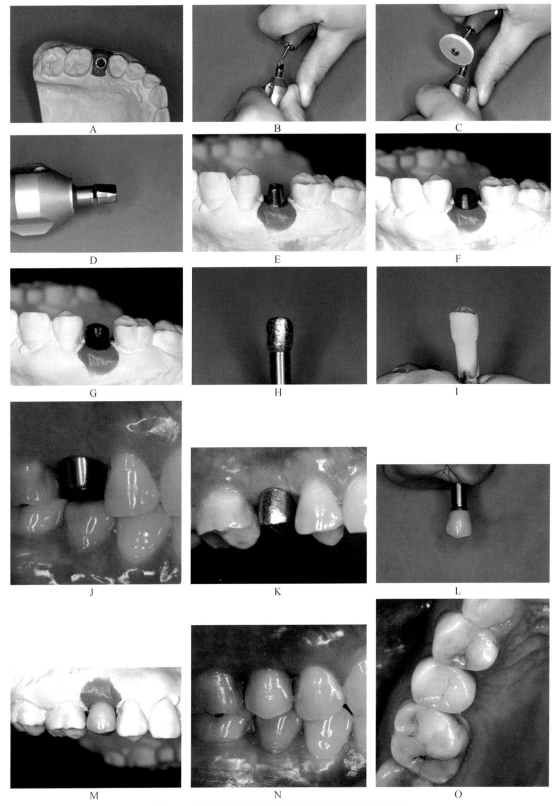

图 8-7　粘接固位形式的种植单冠的修复工艺过程

A. 单颗后牙缺失待修复模型；**B.** 基台修整打磨；**C.** 基台抛光；**D.** 打磨抛光后的基台表面光滑平整无倒凹；**E.** 基台就位在模型上，检查预留冠的修复空间及边缘位置；**F.** 基台外侧直接制作的成型塑料底冠（厚 0.3 ～ 0.5 mm）；**G.** 制作完成的基底冠蜡型；**H.** 铸造完成的金属基底冠在基台上就位；**I.** 指示剂检查基底冠就位效果；**J.** 基台在口内就位；**K.** 金属基底冠在口内就位；**L.** 烤瓷完成后的修复体在基台上就位；**M.** 烤瓷完成后的修复体在模型上就位；**N.** 烤瓷完成后的修复体在口内就位（颊面观）；**O.** 烤瓷完成后的修复体在口内就位（𬌗面观）

留出种植烤瓷修复体金属基底冠与瓷层的殆间间隙，调改后的基台需要有足够的垂直高度来保证粘接式修复体的固位力。

2. 基台牙冠部突度的调改 对于前牙区缺失的种植修复而言，由于前牙唇舌向牙冠较薄，所以此时需要对基台唇侧突度进行磨改，磨除唇侧多余部分，并对腭舌侧妨碍咬合的部分进行调改，预留烤瓷冠唇舌侧间隙。

3. 基台穿龈高度的调改 由于患者牙龈形态的不同，且前牙区对美观的要求较高，需对基台牙龈高度进行磨改，参考患者牙龈形态，将前牙修复体唇侧边缘放置在龈下 0.5 ~ 1 mm 处，后牙区颊侧在龈下 0.5 mm 或在龈上，如果不需要增加固位，一般将舌侧边缘置于龈上，这是为了在保证美观的同时，临床粘接后医师容易清理干净多余的粘接剂。

调改后的基台要完全去除倒凹，以确保修复体的顺利就位；从聚合度、轴壁高度等方面确保固位形，以获得修复体的良好固位；对基台穿龈部分和肩台进行高度抛光，冠边缘高度密合，以减少菌斑的堆积，预防炎症的发生，保证种植体周围组织健康。

（三）金属基底冠的制作

1. 成形塑料冠的制作 在制作金属基底冠蜡型前，先用成形塑料形成蜡型的基层，以确保蜡型在基台上反复摘戴过程中不变形，冠边缘有良好的密合性。在磨改抛光后的基台上堆加成形塑料，为方便从基台上取下可适当加大，从基台上取下后再将厚度均匀磨至 0.3 ~ 0.5 mm，此时其膨胀收缩与蜡最接近，铸造后与基台的密合性好。若厚度过大，在其膨胀过程中会造成包埋材破裂折断而影响铸造效果。

2. 基底冠蜡型的制作 成形塑料冠完成后，在其外侧恢复烤瓷冠蜡型。为保证基底材料对饰面瓷有足够的支持，减少烤瓷修复体的崩瓷风险，应采用回切法制作蜡型，即在恢复烤瓷冠蜡型时，宜先完成全解剖形态的冠，再行回切，在切端、近远中、唇舌侧预留相应的瓷层间隙。

3. 基底冠蜡型的包埋、铸造 完成后的种植体烤瓷基底冠蜡型，按常规方法安插铸道、包埋、烧圈、铸造、喷砂。

金合金在使用时可将新金属和旧金属混合在一起应用，为控制在使用过程中旧金属的用量，在蜡型与铸道安插于铸造底座前，可以先计算出蜡件与铸道的总重量，即可算出所需金属的最低用量。

$$所需金属重量 = （合金密度 \times 蜡型重量） / 蜡密度（平均为 0.93 \text{ g/cm}^3）$$

安插铸道时应注意铸道的直径不宜太细，在铸圈内的安插角度应避开热源中心。在包埋时应避免在铸件蜡型上形成气泡，使用与金合金相匹配的包埋材，根据包埋材的要求调整粉液比例，控制包埋材料的膨胀和收缩，设定茂福炉的烧圈温度。

铸造完成后，待铸模自然冷却至室温，再清除包埋材，切不可将铸模放入冷水中。用机械方法清除包埋材后，用精密喷砂机清除铸件上残留的包埋材。氧化铝喷砂的颗粒不可过大，宜在 100 μm 左右。喷砂压力视金属强度不同而定，一般控制在 2 ~ 4 bar 压力。压力过低很难有效去除包埋材，压力过高易造成砂粒嵌入合金表面而影响后续工作，尤其是饰瓷与金属基底冠之间的结合效果。操作时喷嘴须与合金表面形成 45° 夹角，切勿垂直于合金表面。

4. 金属基底冠的就位 清除包埋材后的基底冠与铸道分离后，将基台从模型上取下，安放在另一个种植体代型上，在基台上试戴基底冠，用冠内高点指示剂喷在基台上或基底冠内侧，检查基底冠是否能顺利就位，检查有无障碍点并磨除障碍点，基底冠在基台上应完全就位。基底冠边缘与基台应紧密接触，无悬突，无可见间隙，制作精度高的修复体冠边缘间隙应小于 50 μm。检查方法可用冠内指示剂喷在冠边缘处，检测冠的密合度。完全密合的边缘应看不到任何缝隙。顺利就位后的基底冠用钨钢车针打磨，磨除基底冠上的锐边、锐角。

（四）烤瓷冠的制作

1. 烤瓷冠的比色　参考《口腔修复学》（第3版）第三章第三节。

2. 烤瓷冠的制作　烤瓷修复体修复效果不仅要满足患者的功能需要，还要满足患者的美观需要。而以种植体作为支持的烤瓷冠修复，在保证患者以上两种需要的同时，更为重要的是保证患者种植修复的长期成功。这就要求种植体支持的烤瓷冠在制作上与常规修复的烤瓷冠在技术处理上有所不同。常规烤瓷冠的边缘多位于龈下 0.5 ～ 1 mm，并且由于烤瓷冠是在天然牙根上部形成的，所以其颈部多与天然牙形态一致，修复后与天然牙相比，在形态上更为接近。而种植体支持的烤瓷冠则不同，由于种植体烤瓷冠颈部的直径往往比天然牙冠颈部的直径小，种植体在骨内的深度多由外科医师确定，并且由于患者缺牙时间的不同，缺牙原因的不同，缺牙处的骨量与牙龈高度都会有所改变。虽然外科医师通过外科手术的方法进行弥补，但终究不如天然牙根存在时的条件理想，这就给技师在制作种植体支持的烤瓷冠时带来一定难度。它要求种植修复体不仅能行使正常的功能，还要通过其工艺加工过程的技巧使其符合组织健康和美观的要求。

将烤瓷冠边缘伸展到龈下时，对牙龈组织略施加压力，其压力大小以戴入烤瓷冠后牙龈受压发白，过 5 ～ 15 分钟后恢复正常为宜。对个别牙龈软组织略显不足的病例有一定的改善作用，可减小因牙龈高度不足时，牙间隙出现的"黑三角"。在制作前牙区种植修复的烤瓷冠时，不仅要考虑到"白色美学"，也要兼顾到"粉色美学"。"粉色美学"虽可通过外科手术进行改善，但对一些个别病例还须技师在制作修复体时加以弥补。在此须强调的是，牙龈部分烤瓷冠边缘一定要与基台非常密合，冠边缘处瓷要光滑，基台要高度抛光，不能对牙龈组织造成任何不良刺激，避免出现一系列不良后果。

而对于后牙而言，烤瓷冠殆面可恢复一定的沟窝尖嵴，与对殆牙的接触形式为点状接触，避免对种植体造成过大的咬合负担。

制作完成后的烤瓷冠，牙冠外形需参考相邻的天然牙外形，尤其是在后牙区颊侧，避免因牙冠外形过突不利自洁，或牙冠外形过于平坦，食团沿牙冠颊侧面直接下滑刺激牙龈引起牙龈不适。不仅应满足患者的美观、功能要求，还应满足种植体修复的各种要求，如种植体的精度要求、种植体的受力要求、种植体周围软组织的易清洁要求，以确保种植体的长期效果。

四、螺丝固位单冠制作

螺丝固定的种植单冠修复体在牙冠上留有固位螺丝孔，牙冠与基台为一整体，修复体被动地放置在种植体上，用固定螺丝固位，医生可定期拆卸检查。基于对美观、功能及种植体轴向受力的考虑，前牙螺丝孔的位置应放在牙冠的舌侧隆凸处，且螺丝孔的长轴延长线也应放在牙冠的舌侧，如果从冠的切端或唇侧穿出，则需采用粘接固位的方式。后牙螺丝孔的位置应在殆面中央。亦有采用横向固位螺丝的设计方式，但目前已较少应用。

螺丝固位的单冠制作与粘接固位的单冠制作相比加工过程较为简单，在基台选择时可供使用的基台类型较少，各厂家用于螺丝固位的基台多为可铸造的金塑基台，即基台下端与种植体连接的部分为金合金，上端用于制作牙冠的部分为塑料，可在塑料部分添加蜡以形成基底冠，之后烤瓷，所以又称之为"基台一体冠"。

在制作螺丝固位的单冠时，首先选择与种植体直径一致的可铸造金塑基台放置在模型缺失牙部位的种植体代型上，并将螺丝拧紧固定，参考与对殆牙的间隙，之后根据缺牙间隙的大小，磨除上端多余的塑料部分，然后用铸造蜡或成形塑料在可铸造金塑基台上恢复缺失牙的外形。同样采用回切法制作蜡型，先完成全解剖形态的冠，恢复正常的殆关系后再进行回切，在切端、近远中、唇舌侧预留相应的瓷层间隙。随后按常规方法安插铸道、包埋、烧圈、铸造。

在铸造过程中需要注意的是可铸造金塑基台金属部分的熔点要高于所选用的铸造合金，以避免在铸造过程中因为金属熔化温度高造成金塑基台下部金属熔化变形。

在喷砂过程中应注意保护好可铸造金塑基台金属部分，尤其是与种植体上端平台对接处，避免被氧化铝砂喷到而形成粗糙面，以确保修复后基台–种植体连接的稳定性。

五、联冠和固定桥制作

种植联冠和固定桥的制作以种植单冠的制作为基础，不仅要考虑单个种植修复中应注意的牙冠颜色、形态，金属烤瓷冠与种植体上部基台的密合度，在此更值得注意的是以多个种植体为支持的固定联冠，当其就位时应为"被动就位"（passive fit）。被动就位是指以不施加应力的方式使得两个部件相匹配。在种植修复中要求修复体为被动就位，即支持固定联冠的任何一个种植体均不应过早、过度负重，以避免因过度负重而引起的某一个种植体处牙槽骨的吸收、种植体的松动甚至脱落。"精度是种植修复中的第一要素"在此更为突出。

（一）确定共同就位道

外科医师在实施手术时，虽然有手术模板的引导，但也只能限定种植体的位置，难以保证种植体的轴向在三维方向的一致。在制作种植体上部修复体时，将各部分基台连接成一整体，能有效地分担各种植体所承担的 力，对种植体的受力、长期成功率影响较大。为确保修复体能顺利就位，此时需要对模型进行观测，对每个基台进行打磨修整，以便形成共同就位道。不同种植系统在确定共同就位道时有不同的方法，如 Brånemark 种植系统、Nobel Replace 种植系统中，用于制作联冠和桥修复的基台，基台上部深入冠内部分较短，只有 1 mm 高，且聚合度较大，不影响修复体就位，Frialit-2 和 IMZ 种植系统中也有类似的设计。另如 Ankylos 种植系统中，Standard 系列基台的设计是直接置于口内，由医师在患者口内选择不同高度、不同角度的基台，来确定共同就位道，取基台水平的印模，此种方法与常规修复固定桥的牙体预备类似，不需要技师在模型上做任何改动。再如，可利用一些种植系统中设计的常规基台，制作多个种植体支持的固定联冠，例如 Frialit-2 和 IMZ 种植系统中的 MH-6 基台、Camlog 种植系统中的大部分基台。选择此种基台的特点：①可避免固定基台的纵向螺丝从 面穿出，影响美观。②基台有一定高度，修复体与其粘接后有足够的固位力。③由技师在模型上确定共同就位道，较口内操作容易，缩短患者占椅位时间。④就位道方向的确定借助精密仪器完成，操作简便、精确。

共同就位道的确定必须在平行研磨仪上完成。研磨仪上的研磨钻针已被固定，在此前提下，将模型在云台上做相应调整，采用均凹法，调整各基台的倾斜角度，以便对每个基台都施以少量磨改，磨除各个基台上的倒凹，但应避免对其中某一个基台大量磨改，而使其丧失大量轴壁，影响固位。可选用聚合角度为 2° 的研磨车针，便于操作，且可获得较大的固位力。在研磨过程中，车针转速不宜过快，一般在 10 000～15 000 转 / 分，或根据所使用车针的要求设定转速，并适量加些研磨油或研磨蜡，降低产热，可保护研磨车针和基台。各基台倒凹磨除干净后，其共同就位道即沿车针方向形成，根据咬合关系、牙龈形态逐个修整基台。修整后的基台要经过高度抛光，此时注意不要破坏已形成的就位道，对基台的轴面不要再加以调改，随后准备制作蜡型。

（二）金属桥架的制作

种植联冠的修复体蜡型制作似种植单冠的修复体蜡型制作，先用成形塑料制作内冠，以确保修复体边缘的精密度。随后将各个基台上的成形塑料冠进行连接，增加整个修复体蜡型的强度，减小变形的可能。因成形塑料在凝固过程中会有收缩，数量越多，变形度越大，可待其完全凝固后，用较薄的切盘将连接体处切开，以释放应力，以少量塑料再次连接，凝固后在其外侧加蜡，制作金属烤瓷冠桥的蜡型。此蜡型的制作方法似常规固定桥蜡型的制作，根据咬合关系预留足够的瓷间隙，注意基台周围应有清洁间隙，利于间隙刷或桥体牙线的通过。随后按常规方法安插铸道、包埋、铸造、喷砂、分离铸道。

铸造完成后的金属桥架，应先在各个基台上逐一就位，方法与单个冠的就位方法相同，要有一定的固位力，每个基台在冠内不应有旋转、松动，边缘有较高的密合性。随后将整个金属桥架按共同就位道方向在模型上就位。

金属桥架在包埋、铸造过程中，金属在熔化、浇注、冷却凝固过程中理化因素有所改变，势必影响金属桥架的精密度，因此当金属桥架在就位时，可能会与一个或几个基台间出现缝隙，产生翘动，不能完全就位，此时应用薄切盘断开金属桥架，以释放其内部应力。或由于在采制印模转移种植体位置时所产生的误差，当金属桥架试戴时在口内不能完全就位，此时也应将其分离，在口内用成形塑料重新连接，重新采制印模，灌制第二个模型，在新的模型上将被分离的金属桥架焊接在一起。因修复体为烤瓷修复，故焊接应采用高熔合金焊接，最好使用激光焊接法。激光焊接法是通过激光束将两断端金属在瞬间熔化后凝固在一起，形成一个整体，不同于普通熔焊，所以焊接面在强度上要明显高于普通熔焊。焊接完成后的金属桥架应达到被动就位，检查方法为对桥架一端施力，检查另一端有无翘动。修复体边缘与各基台间应完全密合，就位后应十分稳定，无丝毫翘动。随后按常规方法在金属桥架上完成烤瓷。

（三）烤瓷桥的完成

根据咬合关系、比色效果，完成金属桥架烤瓷部分的制作。制作过程似常规烤瓷冠桥，但需注意以下几点：①前牙区除考虑牙冠的形态以外，更应考虑其周围软组织的情况，当牙龈软组织有少量缺乏时，需在牙冠颈部稍加瓷，略挤压牙龈，补偿软组织少量缺损。当软组织缺损略多时，可利用牙龈瓷制作出黏膜外观，或仿牙周病患者牙龈退缩状，制作牙根形态。②后牙区牙冠周围应留出清洁间隙，间隙大小可参考患者所使用的间隙刷大小。③牙冠颈缘近远中面应形成凸面，避免形成凹面，以利清洁。④下颌后牙区受下颌骨形状的影响，种植体的位置多偏向舌侧，而下后牙的功能尖为颊尖，为恢复较好的咬合关系，可适当调整牙冠的颊舌径，并注意颊侧外形突度，避免外形过突，颊侧颈缘压迫牙龈，影响清洁，牙颈缘与牙龈之间形成较深的夹角，引起水平食物嵌塞，还需避免牙冠外形过于平坦，在咀嚼时食物无缓冲直接沿牙面下滑，撞击牙龈引起不适。

第三节　可摘种植修复体的制作技术
Manufacture Technique of Implant Supported Removable Prostheses

一、可摘种植修复体的一般工艺流程

灌注模型→选牙排牙→选择基台→制作义齿固位装置→装胶→打磨抛光→义齿完成。

二、固位方式与原理

固定方式修复无牙颌受牙槽骨解剖条件、加工技术要求苛刻等条件限制，难度大、成本高。种植体覆盖义齿的修复形式被越来越多地采用，其良好的美学效果、恢复缺损的软硬组织的能力、良好的固位、咀嚼功能的有效恢复已被众多的患者所接受。

种植覆盖义齿的固位方式有按扣附着体式固位、磁性附着体式固位、套筒冠式固位、杆卡式固位、切削杆式固位。每一种固位类型都有其各自的特点：

1. 按扣附着体式固位　临床常用的产品有球帽附着体、Locator 附着体和太极扣等。似"子母扣"固位方式，种植体上连接附着体的阳性部件，义齿就位后阳性部件嵌入义齿基托内的"卡抱"装置（阴性部件）内，通过两个部件之间所产生的摩擦嵌合作用产生固位力。医师、技师操作简便，患者摘戴容易，修复宽容度大。但义齿基托范围大，舒适度较低，各种植体单独承担𬌗力，适用于对𬌗为全口义齿的老年患者，义齿基托内的"卡抱"装置在使用一段时间后，固位力会明显降低，需定期更换，对医师和患者来讲都不方便。

2. 磁性附着体式固位　利用磁性附着体进行种植修复借鉴了传统修复中利用磁体吸引力固位的原理。种植体上部磁基台与义齿基托内的磁性装置相互吸引，产生固位力。磁性基台连接于种植体上，磁块固定在义齿组织面。磁性附着体固位的覆盖义齿适用范围广，可以确保有利的冠根比例，最大限度地减小施加到种植体上的侧向力，从而保证种植体的长期稳定性。磁性附着体的另一优点是医师、技师操作较为简单，患者摘戴十分方便，易于清洁，尤其是年龄较大且有帕金森病的患者，固位效果满意，种植体受力相对小。但因磁性基台和磁块之间为端端接触，义齿在力的作用下会产生微量水平向移动。

3. 套筒冠式固位　类似于天然牙上做的套筒冠，种植体上部基台经平行研磨后形成内冠，在基台上直接制作外冠与义齿基托相连，加工精度要求高。义齿就位后，固位力好，基托范围小，舒适，似固定义齿，在上颌区也可形成似下颌区的"马蹄"形。

套筒冠固位种植覆盖义齿的固位结构由固定在患者口腔中种植体基台和固定在种植覆盖义齿内的冠式固位体构成。冠式固位体与种植体基台之间精密结合产生摩擦和约束而获得固位力。制作时要求种植体支持的多个基台间形成共同的就位道，基台轴壁的聚合度以 2° 为宜，冠式固位体与基台之间越精密，固位效果越好。

4. 杆卡式固位　杆与基台连接在一起。卡的长度根据杆的长度做相应调整，固定在义齿基托内。义齿就位后，依靠卡与杆之间的卡抱力获得固位。由于各个种植体被连接成一个整体，有利于𬌗力的传导与分散，技工制作较容易，患者摘戴方便。此种固位法较多地应用于下颌，因下颌种植体多位于颏孔间，后牙区义齿多为游离，基托较大，似传统黏膜支持式下颌义齿基托范围，义齿基托如果无金属增强，易出现基托断裂，需用金属网加强义齿基托强度，预成卡在反复摘戴的过程中固位力会降低，需定期更换。

5. 切削杆式固位　固位方式似套筒冠，在基台上制作切削杆，将各个种植体基台连接在一起，形成较大的内冠。外冠与义齿基托连接，各部分外冠经基托连接为一个整体，𬌗力经义齿基托先传导至切削杆上，再传至种植体上。由于几个种植体被切削杆连接在一起，每个种植体在此时承担的𬌗力较种植体单独受力时大大降低。有学者研究指出，若单个种植体承担100% 的𬌗力，直线分布的两个种植体连在一起时，每个种植体承受的𬌗力为 67%，非直线分布（面式分布）的三个种植体连在一起时，每个种植体承受的𬌗力为 33.3%。将几个种植体连接在一起共同承担𬌗力，较种植体单独承担时受力小了很多，可起到保护种植体、延长其使用年限、提高种植成功率的作用，与杆卡式固位的覆盖义齿相比较，切削杆式固位的义齿固位力更大，稳定性更好，但精度要求更高，加工难度较大。

三、不同固位方式修复体的制作

（一）按扣附着体式固位

1. 选择按扣附着体基台。参考模型内种植体代型上缘至牙龈上缘的距离，选择相应高度的按扣附着体基台（阳性部件），固定在石膏模型上，同时将按扣附着体的阴性部件固定在按扣附着体基台上。

2.参考殆记录或颌位记录选牙排牙，制作覆盖义齿蜡型。

3.装盒、装胶及打磨、抛光，完成修复体的制作。注意在装胶时，应先将按扣附着体基台下部的倒凹区填补处理，防止装胶后塑胶材料进入倒凹义齿无法取下。开盒打磨工序中注意防止损伤按扣附着体的阴性部件。根据修复体的结构可制作金属加强支架，以增加修复体的强度。

（二）磁性附着体式固位

1.选择磁性基台。根据模型内种植体代型上缘至人工牙龈上缘的距离，选择相应高度的磁性基台，固定在石膏模型上，同时将磁块放置在磁性基台上。

2.依据殆记录选牙排牙，制作覆盖义齿蜡型。

3.装盒、装胶及打磨、抛光，完成修复体的制作。注意在装胶时，控制塑胶的软硬度，防止磁块与基台之间发生移位。必要时可将磁块加以固定。开盒打磨工序中注意保护磁基台及磁块，防止损伤。根据修复体的结构可制作金属加强支架，以增加修复体的强度。

（三）套筒冠式固位

1.试排牙　依据临床制取的殆关系，选择与牙弓形态及垂直距离相适的牙列进行排牙，并完成修复体基托蜡型制作。

2.制作排牙指示模板（index）　用硅橡胶包绕在义齿蜡型周围，待硅橡胶凝固后取下，使其能够准确反映牙列殆面、颊侧、唇侧各方面延展范围，为基台的切削和随后的排牙提供依据。

3.基台的选择　以模型上种植体代型上缘至人工牙龈缘的距离确定基台的穿龈高度。由于种植体植入方向的不同，可能导致各基台在轴向上产生很大的差别，可根据厂商提供的角度基台或选用可铸造基台，调整到理想的角度。

4.基台的切削　基台固定于石膏模型的种植体代型上，将排牙指示模板放置在模型上观测基台在龈殆向以及颊舌侧向与其的距离，基台周围距排牙指示模板应不小于3.5 mm，空间小于3.5 mm时应将基台进行切削，以保证修复体有足够的强度，并有足够的空间放置人工牙。基台龈边缘应位于龈上或齐龈，减少修复体在戴入时对黏膜的刺激。

5.基台就位道的确定　基台的高度及角度经过修整后，用观测杆对基台逐一进行观测，调整云台的角度，使各基台的轴向与水平面角度呈最小平均值，即以每一个基台最小的切削量达到共同就位道为准，将云台固定，切削基台。

6.基台就位道的研磨　选择聚合度为2°的车针对基台进行研磨，调整研磨仪至合适的转速，避免研磨时对基台产热过高，使钛基台变性。为增强固位冠与基台的固位力，防止固位冠与基台间发生旋转，在切削研磨基台的过程中，可在每个基台上研磨出有共同角度的纵向凹槽。研磨后的基台高度抛光后无倒凹及粗糙面，无妨碍外冠被动就位的因素，肩台清晰。

7.固位外冠的制作　与种植体支持单冠蜡型的制作方法相同，为保证外冠的精密度、强度及与基台的密合度，先使用成形塑料制作固位外冠的内层，厚度约0.3 mm。用蜡在成形塑料冠外侧少量添加至整个固位外冠厚度为0.5 mm。外冠蜡型经过包埋、煅烧、铸造、开圈、喷砂等工序后，逐个与基台就位，使基台与固位冠精密吻合，同时获得良好固位力。

8.加固支架的制作　为增加义齿强度，更好地抵抗、传导、分散殆力，需在固位外冠完成后制作义齿加固支架。将携带基台及固位外冠的模型翻制成耐高温模型，雕刻加固支架蜡型并铸造成形。

以上步骤完成后，将牙列蜡型、基台、固位外冠、加固支架转交医师。医师在患者口内利用金属粘接剂将固位外冠和加强支架粘接在一起，确保准确、无应力，之后制取第二个印模。

9. 灌制及完成　印模转回技工室后完成灌制，参考之前留取的排牙指示模板完成支架上的排牙及基托蜡型的制作。必要时行第二次口内试戴。随后完成装盒、装胶、打磨、抛光等工序。

（四）杆卡式固位

1. 试排牙　参考医师制取的𬌗记录在𬌗架上完成人工牙的排牙及基托蜡型的制作。以此为安装杆卡固位体提供依据。

2. 制作排牙指示模板　硅橡胶包绕于牙列基托周围，待凝固后取下。记录牙列各牙齿位置及形态，基托唇、颊、舌向的延展范围。

3. 连接杆支架　参考排牙指示模板，将用于连接杆的金柱固定在种植体上，测量两个金柱之间的距离，截取适当的杆，将杆的两端通过铸造或焊接的方法连接在金柱上，注意中线两侧部位的杆的走向须平行于双侧髁状突连线。在义齿受力时，杆与双侧髁状突连线相平行的情况下，对种植体产生的扭转力较小。杆的下面与黏膜之间留 1 ～ 2 mm 间隙，方便患者清洁。

4. 试戴支架　将连接好的连接杆和金柱、试排牙的蜡型转交临床，由医师在患者口内进行试戴，检查连接杆有无翘动，是否完全被动就位。若出现变形，超薄切盘分割后用成形塑料连接，安装焊接代型后转回技工室。

5. 连接杆再焊接　可以采用激光焊接或火焰熔接焊接方法将分割后的杆再进行二次连接，并检查在新模型上完全就位。

6. 卡的固定　参考两种植体之间杆的长度截取预成卡，并固定在杆上。卡的材料有金属和非金属两类，金属卡因较耐磨和固位力可以调节而应用较多。

7. 完成排牙蜡型的制作　将排牙指示模板放置在石膏模型上，按排牙指示模板所记录的各牙位位置恢复牙列，完成蜡型的制作。必要时口内再行试戴。之后完成装盒、装胶、打磨、抛光，完成修复体的制作。

（五）切削杆式固位

1. 试排牙　参考医师制取的𬌗记录在𬌗架上完成人工牙的排牙及基托蜡型的制作。以此检查牙列𬌗关系是否准确、患者对修复后效果是否满意，同时为制作切削杆固位体提供依据。

2. 制作排牙指示模板　硅橡胶包绕于牙列基托周围，待凝固后取下。记录牙列各牙齿位置及形态，基托唇、颊、舌向的延展范围。

3. 基台的选择　以模型上种植体代型上缘至人工牙龈缘的距离确定基台的穿龈高度。在基台上方选择与基台相匹配的可铸造塑料套管，用螺丝固定在基台上。将排牙指示模板放置在石膏模型上，观测各塑料套管与排牙指示模板之间的位置关系。基台距排牙指示模板之间的距离是切削杆、切削杆外冠、加固支架、修复体人工牙列及基托所占用的空间总和。用笔在塑料套管上记录切削的范围，对塑料套管进行切削。

4. 蜡型切削杆的制作　将各基台上塑料套管用成形塑料或专用切削蜡（milling wax）进行相连，依据排牙指示模板的唇、颊、舌、𬌗向位置制作出切削杆的大致形态，随后在平行切削仪以 2° 专用切削钻针对切削杆蜡型进行切削研磨。切削杆与排牙指示模板在𬌗向、唇颊向及舌向的距离应不小于 3.5 mm。切削杆龈端可与黏膜轻轻接触，在种植体周围预留不小于 1 mm 的间隙，以可通过间隙刷为宜，便于患者清洁。切削杆的厚度为 2.0 ～ 2.5 mm，过宽占用空间，过窄影响切削杆强度，切削杆的高度在不影响外冠放置及人工牙排列的前提下可尽量增高，以增强对𬌗力的抵抗作用。

5. 切削杆就位 对研磨完成后的切削杆蜡型进行包埋、煅烧、铸造。铸造完成后的切削杆在模型上检查是否与各种植体基台顺利就位。通常情况下，由于制取印模时弹性印模材的变形、灌制模型时石膏凝固过程中的膨胀引起的种植体代型的变位、切削杆蜡型制作过程中的蜡型变形、包埋铸造过程中的包埋材料膨胀收缩引起的切削杆铸件的变形等因素的存在，切削杆很难与患者口内的各种植体达到很好的被动就位。为避免种植体有不良受力，保障种植体与骨的良好结合，克服以上因素引起的误差，用 0.2 mm 超薄切盘在切削杆与基台连接处分割切削杆，以矫正切削杆与口腔中种植体代型位置的偏差。

完成以上工序后将试排牙的蜡型、分割后的切削杆铸件、固位螺栓、基台、个别托盘及石膏模型送交医师进行试牙、切削杆口内连接定位、制取第二个印模。

6. 切削杆焊接 第二个印模转回技工室后完成灌制，依据第二印模各种植体代型的位置对切削杆进行焊接。可以采用激光焊接或火焰熔接焊接方法。焊接后切削杆应无变形，与第二模型各种植体代型达到被动就位，焊接点无虚焊，焊接点光洁、无缺损，焊接处以外切削杆无损伤。

7. 切削杆的研磨 将焊接后的切削杆固定在第二个模型上，按制作切削杆蜡型时的云台角度，用 2° 切削钻针在平行切削仪上对切削杆进行研磨，适当选择转速与研磨压力。研磨后切削杆各面应高度抛光，无划痕，无缺损及倒凹，从龈向至殆面 2° 聚合，与排牙指示模板唇、舌、颊向距离不小于 3.5 mm，与黏膜轻接触，种植体周围不小于 1.0 mm 间隙，间隙刷可通过。切削杆上部边缘为 45° 倾斜，引导切削杆外冠就位。

8. 切削杆外冠的制作 用成形塑料涂布在抛光后的切削杆上，待凝固后取下，用钻针将成形塑料外冠均匀磨至 0.3 mm 厚，用嵌体蜡将外冠固位雕刻成形，厚度不超过 0.5 mm，并在冠的外壁制作固位体，以利于修复体塑料基托的固定，随后包埋铸造。由于材料等因素的制约，切削杆外冠在制作成形后，与切削杆就位时会有误差。因此，调整切削杆外冠的内壁，使其与切削杆精密吻合是十分重要的。用冠内指示剂喷涂于切削杆外冠内壁，并轻轻就位于切削杆上，取下后观测划痕位置，用钻针磨除。如此反复多次，直至切削杆外冠与切削杆顺利被动就位。

9. 加固支架的制作 为增加修复体强度，制作加固支架。将切削杆及外冠就位于石膏模型的种植体代型上，在牙槽嵴及切削杆外冠上均匀覆盖 0.5 mm 厚薄蜡片，翻制耐高温材料模型制作支架模型，并用钴铬合金铸造打磨成形。

10. 完成排牙蜡型的制作 将排牙指示模板放置在石膏模型上，按排牙指示模板各牙位恢复牙列，完成蜡型的制作。必要时口内再行试戴。之后完成装盒、装胶、打磨、抛光，完成修复体的制作。

第四节　种植修复后的机械并发症
Mechanical Complications Related to Implant Prosthesis

机械并发症指由于受力和机械强度等因素导致的并发症，是发生率较高的种植治疗后并发症，需要引起足够的重视。种植修复后机械并发症主要包括种植体折断、螺丝松动或折断、饰面崩裂或剥脱、修复体支架折断、修复体松动或脱落等类型，均可从三方面进行原因综合分析：外力过大，强度不足，内部应力过大。

1. 种植体折断（implant fracture） 是种植修复治疗后可能发生的最严重的机械并发症，临床往往表现为种植体松动、局部的炎症反应，X 线片常表现为种植体上的折裂纹和种植体折裂纹周围骨吸收影像，部分患者在种植体折断前经常有固位螺丝松动或折断的病史。早期钛种植体折断率甚至达 5% ~ 10% 以上，在早期关于 Brånemark 种植体和 ITI 空心种植体的研究中，此方面的报道较多，种植体在口腔内行使功能的时间越长，由于金属疲劳的原因种植体折断率也越高。随着种植体设计水平和加工工艺的提高，种植体折断的发生率已明显降低，相关的报道也逐渐减少。

（1）种植体折断的原因

1）修复体没有被动就位：由于修复体加工精度不足，没有达到被动就位，在行使功能过程中会产生过大的应力，随着时间的推移可能造成种植体的疲劳破坏。修复体缺乏被动就位常引起的问题是固位螺丝松动，更严重的问题是螺丝松动可能是种植体折断的前兆。

2）种植体承受过大载荷：磨牙症、悬臂梁设计容易产生过度负载，是种植体发生折断的主要原因之一。以单冠修复的种植体折断率为 0.14%，而有悬臂梁设计的种植体折断率则为 1.3%。对于后牙区使用细种植体、种植体周围明显骨吸收等情况，负载也可能会超出种植体正常可承受的范围，而导致种植体折裂。

3）种植体设计和加工因素：早期的钛种植体由于设计、材料和加工等因素，折裂发生率较现在高很多。

（2）种植体折断的预防

1）确保修复体加工精度，应达到被动就位。采用 CAD/CAM 技术、使用贵金属铸造、非贵金属结合激光焊接或电火花蚀刻技术，能明显提高修复体加工精度，减少就位不良的发生率。

2）对于磨牙症的患者，种植修复后应辅助粭垫治疗，在预防天然牙过度磨耗的同时，也可降低种植体发生折裂的风险。

3）尽量避免悬臂梁设计，特别是后牙区的悬臂设计。当必须设计悬臂梁结构时，尽量减小悬臂的长度，以减小对末端种植体的杠杆力。单个种植体支持的单端固定桥悬臂区长度一般以不超过一个前磨牙的宽度为宜，有多个种植体支持的悬臂梁最长不宜超过 15 mm，且注意调整咬合，在 ICO 时悬臂区应与对粭牙之间保留 100 μm 的间隙。

4）对于发生固位螺丝松动或折断的患者，要仔细分析原因，判断是否是由于没有实现被动就位或其他因素所致，及早采取措施以防止种植体发生折断。

5）钛种植体应用于后牙区时，其直径一般不应小于 3.5 mm。

2. 螺丝松动、折断　从力学角度看，螺丝是种植体-修复体整体结构中最为薄弱的部件之一。螺丝松动（screw loosening）在种植修复治疗发展的早期阶段较为多见，随着螺丝设计和螺丝材料的改良、表面涂层技术以及内连接种植系统的应用逐渐增多，螺丝松动发生率已明显降低。螺丝松动常为螺丝折断前的阶段，螺丝松动后没有及时发现和处理，会产生金属疲劳而进一步导致螺丝折断，过大的扭矩、过度负载、没有被动就位也会直接引起螺丝折断（screw fracture）。

螺丝松动是种植修复后一种较为常见的并发症，5 年松动率多在 5%～10%，螺丝折断率多在 1%～2%。基台螺丝的松动和折断率高于修复体固位螺丝，因为基台螺丝较修复体螺丝受到更大的杠杆力作用。牙列缺损的患者螺丝松动和折断发生率高于牙列缺失的患者，主要发生于后牙区。

（1）螺丝松动、折断的原因：螺丝松动的根本原因在于，与螺丝相关的各部件之间结合界面存在微动现象（micro-movement），微动会引起微观沉降效应（settling movement），进而产生嵌入松弛（embedment relaxation），破坏预加载（preload）的效力，长期使用过程中的腐蚀和磨损也会破坏螺丝结构，最终可能导致螺丝松动。

1）种植体设计：外连接种植体容易产生螺丝松动和折断问题，这是因为外连接没有内连接所产生的冷焊接效应，对预防微动的作用明显不足。内连接的种植系统在螺丝拧紧之后，基台和种植体接触界面之间能够产生冷焊接效应，表现为旋出扭矩较旋紧扭矩大 10%～20%，而没有此结构时旋出扭矩较旋紧扭矩小约 10%。

2）加工精度不足：基台或修复体加工精度不足，没有达到被动就位，不能产生良好的抗旋转作用和冷焊接效应。对于非预成的铸造基台，由于其精密程度较预成的基台低，使用后容易产生下沉现象，这会导致螺丝预加载状态受到破坏，从而引起螺丝松动。

此外，在铸造过程中，铸造基台或修复体内螺丝通道可能产生金属小瘤子，不容易发现，如果没有经过合理的处理，则容易导致螺丝无法完全良好就位，戴用后容易出现螺丝松动、折断。

3）螺丝旋紧扭矩不合要求：扭矩过小会导致预加载不足，抵抗微动的能力不足。扭矩过大，可能导致螺丝结构的直接损伤。

4）载荷过重：种植体支持的修复体承担过重的载荷，如具有单端悬臂梁设计、患者存在口腔副功能、修复后产生早接触、𬌗干扰等问题。

（2）螺丝松动、折断的预防

1）合理选择种植体和修复体设计：尽量选择具有内连接结构的种植体。如果选择外连接种植体，多颗种植体植入时应形成三角形排列（tripodization），并通过联冠修复，以减小微动的可能性，从而降低螺丝松动概率。

2）确保种植体植入后具有合理的位置和方向，并采取适当的控制𬌗力的措施，尤其是对非轴向力的控制。

3）保证种植修复体的加工精度，防止加工缺陷，是预防螺丝松动、折断的重要保障。

4）合理地施加扭矩。

5）进行良好的术后医嘱，并定期复查，发现问题及时处理。

3. 饰面崩裂、剥脱、修复体支架折裂　种植修复后饰面瓷崩裂5年发生率一般在10%左右，但也有研究报道甚至可高达30%。种植修复体支架折裂发生率不高，文献报道发生率多在1%左右。

（1）饰面瓷或树脂崩裂及剥脱、修复体支架折裂的原因

1）缓冲作用缺乏，对力的感知敏感度下降：这是种植修复体饰面瓷崩裂发生率较天然牙修复体高的生物力学和生理学机制。由于种植体周没有牙周膜的缓冲作用，同时又缺乏牙周膜本体感受器，对咬合力的感觉迟钝，这会导致机体对于种植修复体受到的咬合力缺乏有效的预防和反馈性的保护机制，特别是当咬合力较大或咬到硬物时，种植修复体上下相对咬合时表现尤其明显。

2）技工加工缺陷：这与常规修复体可能在技工加工环节出现的问题基本相同，可能的原因有金瓷不匹配、瓷层过薄或过厚、铸造缺陷、焊接缺陷、支架三维尺寸不符合规范等。对于种植修复体加工，较容易出现的是烤瓷金属基底的制作不符合规范要求，尤其是使用金合金材料时，技师有可能出于节省材料的角度，金属基底或支架做得较小，而导致瓷层过厚（>2 mm），金属对瓷层支持不足，这样修复体戴用后容易发生崩瓷。

3）修复空间不足：由于患者牙冠垂直向高度较短、对𬌗牙过长、牙槽骨过于丰满等原因，可能会导致种植体植入后𬌗龈向修复空间不足，此时设计烤瓷或烤塑修复体，不能确保饰面层或支架足够的厚度，从而导致戴用后发生饰面部分崩裂、剥脱或支架折裂问题。

4）负荷过重：原因主要有修复体戴用后咬合调整不到位，存在咬合高点；患者有口腔副功能；患者咬合力过大或有咬硬物习惯。

（2）饰面瓷或树脂崩裂及剥脱、修复体支架折裂的处理

1）对于后牙区面积较小的崩瓷，不影响功能和美观，应检查正中及非正中咬合接触关系，必要时做调𬌗处理，将粗糙面仔细抛光，一般不需要做加瓷修理。

2）对于前牙区崩瓷面积较小但是影响美观的病例，可以瓷修理技术用树脂修补（关键之处在于对瓷或金属表面的处理以确保与树脂的粘接强度），或将修复体取下由技师在口外做加瓷处理。需要注意的是，由于瓷修复体长时间在口内戴用，瓷层会吸收一定的水分，加瓷前，

需要将修复体内外表面的粘接剂去净，在烘干器内采用低温充分烘干，去除瓷层内水分后，再加瓷烧结，否则容易导致在烧烤时瓷层崩裂。

3）对于较大面积的崩瓷，需将修复体取下，在口外重新加瓷。

4）如果经过检查确认修复体支架设计有问题，例如支架过小导致瓷层过厚，则应重新设计并制作支架后，再烤瓷制作新的修复体。

5）如果修复体戴用后反复多次发生崩瓷现象或者由于修复空间不足无法确保足够的瓷层厚度，则需要采用金属或氧化锆𬌗面。

6）如果修复体支架发生折裂，则需要明确原因，重新制作修复体的过程中要有针对性地采取相应措施。

7）对于崩瓷的患者需要明确其有无口腔副功能、咬硬物习惯或对𬌗牙过长等问题，如有则应采取相应措施。

（3）饰面瓷或树脂崩裂及剥脱、修复体支架折裂的预防

1）分析临床特点做针对性的材料选择和结构设计，必要时采用金属或氧化锆𬌗面，避免或缩短悬臂设计，采用悬臂设计时确保悬臂区在 ICO 保留与对𬌗牙之间有 $100\ \mu m$ 间隙。

2）技工加工确保支架对饰面的支持，确保支架足够的强度，避免金属内部气泡、焊接不良等加工缺陷，严格抛光、上釉程序，减少由于表面结构缺陷导致饰面层崩脱或支架折裂问题。

3）临床仔细检查并调整咬合，防止不良载荷。

4）有口腔副功能的患者，种植修复后应为其制作𬌗垫，防止种植修复体受到过大的载荷。

5）给予详尽的术后医嘱。

4. 种植固定修复体松动、脱落　种植固定修复体松动是一种较为常见的种植修复后机械并发症，5 年发生率在 5% 左右。

（1）种植固定修复体松动、脱落的原因

1）基台𬌗龈向高度不足，无法提供良好的固位力。

2）冠与基台的密合度不良。

3）粘接剂粘接强度不足，或者粘接前没有清洁冠和基台的粘接面而影响粘接强度。

4）患者𬌗力大，或者存在侧方𬌗干扰或牙尖交错𬌗早接触。

（2）种植固定修复体松动、脱落的处理

1）如果是初次脱落，没有种植体、基台、冠加工等方面的原因，应仔细清理干净粘接剂，遵照粘接的技术规范重新粘接。

2）如果有基台、冠加工方面的原因或反复发生脱落，则需要做针对性的处理。如果是基台的问题，可以通过表面增加固位形态、基台粘接部分喷砂粗化、选择粘接力强的粘接剂甚至更换基台等方法处理。如果是冠的问题，可以通过更换粘接剂、调整咬合接触关系或重新制作修复体来解决。

3）辅助采取冠减径、降低牙尖斜度、减少接触面积等减轻𬌗力的措施，以降低脱位力，尤其是对𬌗力较大的患者。

5. 种植体支持的覆盖义齿相关并发症　除了种植体折断、螺丝松动折断、树脂崩脱等与种植固定修复相类似的机械并发症外，种植体支持的覆盖义齿的常见机械并发症主要有义齿固位力下降需要调整、义齿基托组织面不贴合需要重衬、附着体结构磨损或折断需要更换、覆盖义齿折断需要修理或重做等。应从合理地选择适应证、良好的设计、确保种植体良好的植入位置和方向、保证良好的技工加工质量等多个环节入手降低种植体支持的覆盖义齿并发症的发生率。

进展与趋势

　　近年来，随着种植体加工工艺、材料学、诊疗技术的迅速进步，种植修复朝着技术和流程简化、精确、微创、美学等多个方向发展。以面部和口内扫描技术、多种种植手术和修复设计软件系统、多种三维打印技术、氧化锆切削基台等为代表的 CAD/CAM 技术迅猛发展，各种数字化技术在种植修复中得到越来越广泛的应用，有望进一步简化治疗流程，降低对医师和技师操作技能的要求，提高种植修复治疗的精确程度和美学效果。

　　无牙颌种植修复在固位效果、美观性、咀嚼功能上明显优于黏膜支持的传统全口义齿修复方式，提高了临床修复的效果及患者的满意度，未来越来越多的无牙颌患者在修复时将会首选种植修复。

小　结

　　本章介绍了种植修复治疗的简要发展史、设计原则、种植义齿的制作过程及其基本技术和技巧。和传统天然牙的修复一样，种植义齿也包括固定修复和可摘修复两种基本类型。无论采用何种修复方式，在种植修复体制作时均应遵循"精度第一"的原则，确保修复体的加工精度，做到修复体戴入时的被动就位是保证种植修复长期成功的重要因素。要做好种植修复，技师不仅要了解种植修复各零部件的结构和组成，熟悉义齿制作的相关知识技能，同时还要了解与口腔种植相关的其他学科，才能胜任种植修复工作的要求。

Summary

This chapter introduces the manufacture procedures of implant prostheses, its basic techniques and skills. Similar to the conventional prostheses, implant prostheses include two basic restorative means: fixed prostheses and removable prostheses. No matter which restorative means is used, the manufacture accuracy, precision, and the final passive fit of the prostheses are the most important factors in terms of the long-term successes of implant prostheses. To be qualified, the technicians should not only grasp the structures and components of implant prostheses, grasp the techniques and skills, but also master the knowledge of other fields relative to implant dentistry.

Definition and Terminology

　　骨结合（osseointegration）: Direct structural and functional connection between ordered, living bone and the surface of a load-carrying titanium implant. Osseointegration is considered to be the phenomenon of direct apposition of bone on an implant surface, which subsequently undergoes structural adaptation in response to a mechanical load.

　　种植修复体或种植义齿（implant prosthesis, implant denture）: The prostheses such as crown and other fixed dental prostheses, removable dental prostheses, and maxillofacial prostheses can be supported and retained in part or whole by oral implants.

　　植入体（implant body）: The portion of a dental implant that provides support for the abutment through adaptation upon（eposteal），within（endosteal），or through（transosteal）the bone.

基台（abutment）：The portion of a dental implant that serves to support and/or retain a prosthesis.

上部结构（superstructure）：Framework skeleton for the attachment of a matrix holding artificial teeth comprising the prosthesis，which is connected directly to dental implants，an infrastructure，and/ or as mesostructure. Also called suprastructure.

被动就位（passive fit）：Adaptation of one component to another in a manner that does not impart strain. In dental implant prosthodontics，the creation of passively fitting prostheses is desirable.

（崔宏燕　周建锋　张　磊　彭　东）

第九章 颌面缺损修复工艺

Prosthodontic Technologies in Maxillofacial Rehabilitation

第一节 颌面缺损修复的基础理论
Basic Theories in Maxillofacial Rehabilitation

一、颌面缺损修复的概念与内容

颌面缺损（maxillofacial defect）是指颌面部软硬组织或器官的缺损或缺失，包括颌骨缺损、面部缺损、软腭缺损和舌缺损等，其中颌骨缺损最为常见（图9-1）。颌面缺损修复就是在口腔修复学基本原理和方法的基础上，结合颌面部缺损的特点，用人工材料修复难以用自体组织和外科手术方法修复的颌面部软硬组织缺损。另外，颌面缺损修复还包括辅助口腔颌面部放射治疗的赝复体或人工器具的制作。在颌面缺损修复中制作的修复体通常称为赝复体（maxillofacial prosthesis）（图9-2）；面部缺损修复中制作的赝复体根据修复的缺损器官不同还可分别称为义眼、义耳等。

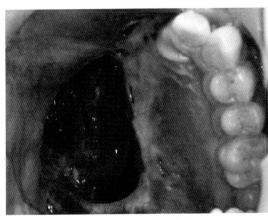

图 9-1 上颌骨缺损

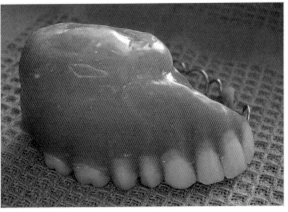

图 9-2 上颌赝复体

造成颌骨缺损的原因和缺损程度相似度高，修复方法相对成熟，是本章学习的重点。而对于面部不同部位的缺损，由于缺损的原因不同，每个患者的缺损表现都不尽相同，而且其修复比较困难，修复方法差异大，本章只是简单地介绍常见的缺损类型及修复要点。

二、颌面缺损的影响

上下颌骨及面部器官在口腔颌面部占有非常显著的位置，行使非常重要的功能，这一部位组织器官的缺损对患者口腔及其他功能造成非常严重的影响，包括功能的损害和心理的创伤。具体表现在以下几个方面：

1. 对咀嚼功能的影响 咀嚼功能是口腔最重要的功能之一。咀嚼是在唇、颊和舌的协同配合下，将食物反复运送到上下牙列之间，由牙齿进行咀嚼，将食物磨碎形成食团的过程。这一过程需要口腔部位所有组织器官的配合才能完成。当以上所涉及的任何组织、器官缺损/缺失或运动障碍时，都会影响患者的咀嚼功能。颌骨缺损通常都伴随着相应部位牙齿的缺失，且一般都波及相邻的组织器官，因此颌骨缺损会严重影响咀嚼功能。

2. 对语音功能的影响 语音功能也是口腔的一个重要功能。发音过程同样需要唇、颊、舌和牙齿的相互配合才能完成，特别是有些语音发音时需要腭咽闭合封闭口鼻腔。颌骨缺损的患者，由于以上涉及的组织器官的缺损或运动障碍，特别是上颌骨缺损造成的口鼻腔穿通，破坏了口腔的封闭和共鸣腔的形成，语音功能会受到极大的影响。

3. 对吞咽功能的影响 吞咽功能也是口腔的一个重要功能。吞咽时需要口腔的闭合才会产生压力将食物或水送入食管。颌骨缺损特别是上颌骨缺损伴有口鼻腔穿通的患者，其口腔的闭合功能往往受到影响，口腔内不能形成足够的压力，经常会发生吞咽困难的情况。

4. 对吸吮功能的影响 吸吮是需要口腔完全闭合并形成负压才能完成的动作，颌骨缺损特别是上颌骨缺损伴有口鼻腔穿通的患者，其口腔的闭合功能受到影响，口腔内不能形成足够的负压，经常发生吸吮困难。

5. 对呼吸功能的影响 健康人呼吸时，空气经过鼻腔的过滤、润湿和加温后才进入肺部。颌骨缺损特别是上颌骨缺损伴有口鼻腔穿通的患者呼吸时，吸入的冷空气和空气中的杂物得不到过滤、润湿和加温而直接进入肺部，会造成患者呼吸系统的继发病患。

6. 对面部容貌的影响 上下颌骨位于面部的中央，是形成面部外形的重要支撑部分，面部还有眼、耳、鼻等一些非常重要的功能器官。因此，颌面部的缺损通常会造成患者面部的塌陷和重要组织器官的损伤，进而影响患者的容颜。

7. 对心理精神的影响 颌面缺损的患者，缺损一般是在短时间内造成的，患者对此没有足够的心理准备，很难在短时间内接受缺损的现实以及由于颌面缺损造成的口腔功能的缺损和面容的缺陷；即使对于先天性的缺损，患者从小就会笼罩在自卑和心理缺陷中。因此，颌面缺损往往会给患者造成心理精神方面的影响。

三、颌面缺损的原因

造成颌面缺损的原因有很多种，归纳起来可以分为先天性因素和获得性因素两种。

1. 先天性因素（congenital factors） 即患者的颌面缺损是由于先天原因造成的，包括先天性唇裂、先天性腭裂、先天性面裂，以及先天性眼、耳、鼻缺损等。

2. 获得性因素（acquired factors） 即患者的颌面缺损是由于患者后天获得性原因造成的，这类颌面缺损是修复临床中患者颌面缺损的主要原因。后天造成患者颌面缺损的原因很多，归纳起来有两类：

（1）外伤：包括颌面部创伤、战伤、交通事故伤等。

（2）疾病：包括因颌面部囊肿和肿瘤切除造成的颌面缺损，因放射性软硬组织坏死造成的颌面缺损，因颌面部炎症造成的软硬组织缺损等；其中第一种情况最多见。

四、颌面缺损的分类

颌面缺损有多种形式，分类方法也有很多种，但有些分类方法因为比较繁琐而较少在临床使用，临床常用的分类方法有两种。

（一）根据造成颌面缺损的原因分类

1. 先天性缺损（congenital defects） 即由先天性因素造成的颌面缺损。如先天性唇裂、先天性腭裂、先天性面裂，以及先天性眼、耳、鼻缺损等。

2. 获得性缺损（acquired defects） 即由后天获得性因素造成的颌面缺损。临床上由于外伤、疾病造成的颌面缺损都属于此类缺损。

（二）根据颌面缺损所在的部位分类

1. 颌骨缺损 即患者的上或下颌骨及其相应部位的牙齿和牙周组织的缺损。根据缺损的部位又可以分为上颌骨缺损和下颌骨缺损。

2. 面部缺损 即患者面部的软硬组织和器官的缺损。根据缺损的部位又可以将面部缺损分为耳缺损、鼻缺损、眼缺损、眼眶缺损和其他面部组织缺损等。

3. 软腭缺损 即先天或后天因素造成的软腭全部或部分缺损。

4. 舌缺损 主要是因舌部肿瘤等行舌部分切除和舌再造术后形成的缺损。

5. 联合缺损 即患者颌面部多个器官或多个部位的缺损。如上下颌骨联合缺损或既有颌骨缺损，又有面部组织、器官的缺损等。

在颌面缺损中，临床最常见的还是上下颌骨缺损，针对颌骨缺损患者的修复工艺是本章的重点内容。

五、颌面缺损修复对技师的要求

由于颌面缺损的情况复杂，赝复体的形式各不相同，每一个赝复体的制作对技师来讲都是一次新的挑战。因此，对从事颌面缺损赝复体制作的技师有以下要求。

1. 有良好的医德和同情心。
2. 具有丰富的制作常规修复体的技术和经验。
3. 掌握常规修复体制作的各种材料的性能并能灵活应用。
4. 与临床医师有很好的沟通能力，对颌面部解剖结构有很好的了解。
5. 对颌面缺损赝复体的制作有一定的经验。
6. 有不断学习新技术、新方法的能力和愿望，并能把学习到的知识应用于赝复体的制作中。

第二节　颌骨缺损修复的制作工艺
Prosthodontic Technologies in Maxillary and Mandibular Rehabilitation

一、颌骨缺损修复的概述

（一）颌骨缺损赝复体的分类

颌骨缺损的赝复体有多种形式，在临床上，通常根据颌骨缺损赝复体的制作时间与缺损获得时间的关系将颌骨缺损赝复体分为三种：

1. 即刻赝复体 又称为术前赝复体，一般用于因肿瘤或囊肿需切除上下颌骨的患者。它是在患者手术前制取模型并制作完成，在手术中使用或在手术后立即戴入的赝复体。

2. 暂时性赝复体 又称为过渡性赝复体。颌骨缺损患者在手术后需要静养一段时间，待手术部位稳定后再制作正式赝复体。为使患者在这段时间内能够尽量少地受到缺损的影响，在正式赝复体制作前为患者制作的，能暂时性修复颌骨一部分功能的赝复体称为暂时性赝复体。

3. 正式赝复体 又称为长期性赝复体。患者因手术或外伤造成的颌骨缺损在经过一段时间的休养后，缺损部位趋于稳定，此时制作的赝复体将戴用较长时间，这类赝复体即为正式赝复体。

（二）颌骨缺损修复工艺的特点

上下颌骨的缺损经常在颌骨缺损的同时伴有缺损相应部位多数牙齿、牙周组织和牙槽骨的丧失，由于缺损范围比较大，通常采用可摘式赝复体进行修复，这些赝复体的制作与常规牙列缺损和牙列缺失可摘义齿的制作相比，有一些不同的特点：

1. 赝复体不易获得良好的固位 颌骨缺损患者缺损范围大，赝复体体积较大，重量也较重，相应地，赝复体固位需要的固位体的固位力也较大；而颌骨缺损由于缺损范围大，缺失的牙齿等组织也较多，没有足够的牙齿等为赝复体提供足够的固位，也不能为赝复体提供足够的支持；因此，在进行颌骨缺损修复时应考虑尽可能地采用一切有利于赝复体固位的因素，在充分运用传统固位方式的同时，也要适当采用附着体、种植体等固位方式，还要运用好组织倒凹固位方式。

2. 不易进行牙体预备和取得合适的印模 对于颌骨缺损的患者，往往同时伴有口鼻腔的穿通。另外，手术带来的瘢痕挛缩也可导致患者张口度变小。因此，在牙体预备和制取印模时会给医师带来操作困难，不易获得良好的印模，导致用来制作赝复体的模型也不够理想。

3. 赝复体制作需要特殊的器械和工具 由于大多数的颌骨缺损赝复体体积都比较大，有些还要做特殊的处理。因此，需要一些特定的技工用器械、工具和材料。

4. 赝复体很难恢复缺损带来的功能丧失 颌骨缺损患者丧失了重要的组织和器官，也就丧失了相应的功能，赝复体只能部分修复患者丧失的组织器官形态和功能。

（三）增强颌骨缺损赝复体固位的技术

由于颌骨缺损的特点，在修复时需要运用一些修复技术尽力增强赝复体的固位，主要包括以下几种方法：

1. 组织倒凹（tissue undercut）的利用 患者在颌骨缺损的同时，也伴随着多数牙齿的缺失，且剩余的牙齿的分布也不利于赝复体的固位，造成赝复体固位不良。对于上颌骨缺损的患者，在手术后缺损侧往往存在一些组织倒凹，在修复时，可以让颌骨缺损赝复体的基托部分进入这些组织倒凹中，利用这些倒凹辅助赝复体的固位。

2. 中空（hollow）赝复体技术的使用 颌骨缺损患者组织缺损的范围通常较大，用来修复组织缺损的赝复体的体积也较大，这部分缺损通常用赝复体基托部分（阻塞器部分）来修复。如果这部分基托为实心基托，则赝复体重量偏重，此时既不利于赝复体的固位和稳定，也不利于基牙的保护，这些基牙会因为长期受到较大的外力作用而易发生松动或脱落。因此，在进行修复时，经常将赝复体过大的基托部分制作成空腔的形式，以减轻赝复体重量，这一技术称为赝复体中空技术；应用中空技术制作的赝复体称为中空赝复体。形成中空的方法有多种，从传统的"砂心"法，到充气式（inflatable）中空赝复体，也有完全开顶式的颊翼上颌赝复体。

3. 弹性基托树脂的使用 颌骨缺损患者缺损腔的周围往往是薄弱的黏膜组织，不抗压也不耐磨，如果颌骨缺损赝复体为硬质材料，经常会造成赝复体周围部位的黏膜压痛，而且使用硬质树脂材料也不便利用组织倒凹固位。将有弹性的修复材料应用于颌骨缺损修复中，在颌骨缺损赝复体接触黏膜的部位用弹性材料覆盖在硬质树脂表面，既可尽量多地利用倒凹固位，也可以减少赝复体造成的黏膜压痛。

（四）颌骨缺损的修复原则

在修复临床，对于颌骨缺损修复，一般遵循如下的修复原则，它对颌骨缺损的修复工艺也具有一定的指导意义。

1. 早期修复 由于颌骨缺损对患者造成很大的生理和心理影响，因此早期修复利于功能的早期恢复，利于减少瘢痕挛缩，利于减少患者心理的不良影响等。因此，医技应良好配合，尽早为患者完成赝复体的制作。

2. 以恢复生理功能为主 技师在为颌骨缺损患者制作赝复体时，首先应考虑患者生理功能的恢复。

3. 尽量保护余留组织 技师在赝复体制作时也应考虑对患者余留组织的保护，如在为患者排牙时，患侧人工牙应排成轻接触；赝复体患侧基托应采取中空方式等，以避免赝复体给患者余留基牙施加过大的力量，保护余留基牙的健康。

4. 要有足够的固位与承托力 技师在赝复体固位体制作和基托范围确定时，也要认真考虑赝复体的固位和承托力。

5. 轻巧、使用方便、舒适耐用 技师制作的赝复体应尽量轻巧、坚固、便于摘戴，达到舒适耐用的目的。

（五）颌骨缺损赝复体的制作工艺流程

颌骨缺损常规修复的工艺流程描述如下：

临床医师进行赝复体设计→牙体预备和软硬组织准备→制取工作印模→灌制工作模型→模型消毒→技师制作金属支架和恒基托（包括铸造、基托制作工艺等常规程序）→医师在临床为患者试戴支架及基托，制取咬合记录，并再次制取印模（包含恒基托）、灌制模型→技师弯制卡环和排牙→二次装盒、装胶、热处理→开盒、打磨、抛光→赝复体清洁消毒、包装→完成的赝复体在临床戴入。

二、即刻和暂时性赝复体的制作

即刻赝复体是颌骨缺损系列治疗的重要内容。它是在患者手术前根据患者的手术方案，预估患者手术后的缺损范围，修复医师在患者手术前设计、牙体预备、制取印模，技师在患者手术前制作完成，颌面外科医师在患者手术中使用或在手术后立即为患者戴入的赝复体。即刻赝复体的主要作用是辅助颌面外科医师完成手术、减少手术给患者造成的影响以配合颌面外科医师的手术治疗。即刻赝复体主要包括用于上颌的腭护板（palatal stent）和用于下颌的颊翼下颌导（buccal flange guidance）等。

（一）腭护板的制作

腭护板（图9-3，图9-4）主要用于因肿瘤或囊肿预定进行上颌骨部分或全部切除的患者。它是在患者进行上颌骨切除手术前，颌面外科医师根据手术方案，预估患者手术后的上颌骨缺损范围，然后修复医师为患者设计修复方案、进行牙体预备、制取印模、灌制模型，技师在模型上刮除预定切除的牙齿和牙槽骨后，用热凝或自凝树脂制作颌托，再经打磨抛光后消毒备用。待颌骨切除手术完成后，由颌面外科医师立即给患者戴入。

1. 腭护板的功能

（1）承托敷料和减少感染机会。患者上颌骨切除后会形成创面，需要敷料保护，腭护板可以很好地起到承托敷料的功能，减少患者伤口术后感染的机会。同时可以缩减患者的住院时间。

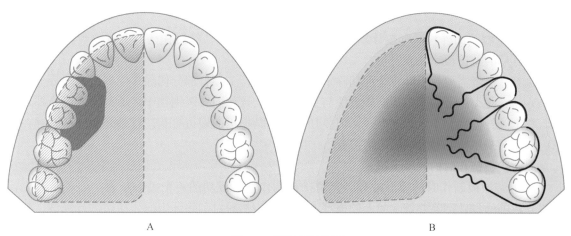

图 9-3　腭护板示意图
A. 右上双尖牙舌侧实线阴影部分为肿瘤所在部位，虚线内为预定手术切除部位；**B.** 制作的腭护板盖住手术切除部位

（2）分隔口鼻腔。上颌骨部分或全部切除后，常常会造成口鼻腔的穿通。腭护板可以将患者口鼻腔分隔开来，使患者能够比较正常地进食，并减少口腔内食物残渣、唾液等对伤口的影响，减少感染机会。

（3）减少手术后面部轮廓的改变和瘢痕挛缩。患者上颌骨切除后，面部软组织失去支撑会形成塌陷，腭护板可以支撑面部软组织并减少软组织的塌陷，减少患者面容的改变；另外，腭护板对面部软组织的支撑还会减少患者手术后的瘢痕挛缩，减少术后患者面容的变化，并为以后的修复留出空间。

（4）形成正常的腭轮廓。患者上颌骨切除后会失去正常的腭轮廓，腭护板可以形成正常的腭轮廓，使患者能够比较正常地行使进食、吞咽、发音等功能。此外，正常的腭轮廓还会减少手术对患者的心理冲击，有助于患者顺利地度过手术后的心理不良影响期。

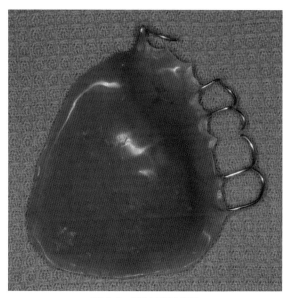

图 9-4　腭护板赝复体

2. 腭护板的制作方法　因患者上颌骨切除后口腔内的情况不同而异。在上颌骨切除手术中，大多数是上颌骨部分切除，口腔内保留有部分上颌骨和部分牙齿，这种情况下的腭护板制作方法描述如下：

（1）临床上修复医师和颌面外科医师一起会诊，预定出手术切除的上颌骨范围，在剩余上颌骨的牙齿上设计固位体（卡环）的位置并设计基托伸展范围，修复医师按设计进行牙体预备，制取印模，灌制石膏模型，对石膏模型进行消毒处理。

（2）技师在模型上按照修复医师的设计，刮除手术中设计切除的牙齿和牙槽骨，然后按设计图画出基托的范围，并在剩余牙齿上设计安放卡环的位置，弯制卡环，并固定卡环。

（3）如腭护板使用自凝树脂制作，则可在基托范围内使用自凝树脂铺制基托，完成腭护板的制作；如腭护板使用热凝树脂制作，则可在基托范围内用蜡片铺制基托蜡型，常规装盒、装胶、开盒，完成腭护板的制作。

（4）对完成的腭护板打磨、抛光，在打磨腭护板时，要求表面光滑、边缘圆钝，以免对手术后柔弱的口腔黏膜造成创伤，然后对腭护板进行消毒处理，转送口腔颌面外科以备手术后为患者戴入。

（5）口腔颌面外科医师按计划施行上颌骨部分切除术，然后在伤口上置放敷料，为患者戴入消毒后的腭护板。

也有些患者需要行上颌骨全部切除术，或患者虽行上颌骨部分切除术但剩余上颌骨上没有剩余牙齿，此类患者的腭护板制作方法与上述方法大致相同，区别在于需要刮除患者全部牙齿并修整上颌骨模型，不再弯制卡环，但要在完成的腭护板的周边打孔，以备颌面外科医师在手术后安放时采用拴扎的方法固定腭护板。

3.腭护板制作时的注意事项

（1）腭护板制作时的模型处理：是腭护板制作是否成功的一个关键步骤。处理时首先按照修复医师的设计刮除要切除的上颌模型上的牙齿，然后对刮除牙齿的牙槽嵴进行修整，要将牙槽嵴在高度上减低2/3，宽度上刮除1/2，并修整平滑以备用（图9-5）。

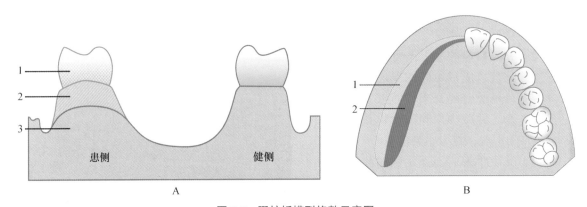

图9-5　腭护板模型修整示意图
A. 高度修整示意图（1为刮除的牙齿，2为刮除的牙槽嵴，3为修整后的牙槽嵴）
B. 宽度修整示意图（1为原牙槽嵴宽度，2为刮除后牙槽嵴宽度）

（2）腭护板制作的二次处理法：腭护板制作完成后的戴入是由颌面外科医师进行的，如制作不合适又不能返工处理。为避免此种情况发生，在手术准备时间允许的情况下，也可先按照设计进行腭护板健侧部分的制作，然后在修复临床试戴此部分，合适后再制取印模，灌制模型，对患侧模型进行修整后，在模型上完成患侧部分的制作，这样的处理会使颌面外科医师为患者戴入腭护板的过程更加顺利，缩短颌面外科医师的操作时间，减少出现腭护板戴入困难的机会。

（二）颊翼下颌导的制作

下颌骨位于面部下方中央，有唇（颊）舌两个面，正常情况下附着在下颌骨唇（颊）舌侧的肌肉维持着平衡，使下颌骨位于正常的位置。当因外伤或肿瘤切除等造成下颌骨缺损，并使下颌骨失去连续性时，附着在下颌骨唇（颊）舌侧的肌肉失去了平衡，由于肌肉的牵拉，会使离断的下颌骨向舌侧发生移位，致使患者咬合错乱或无咬合。因此，在进行可导致下颌骨丧失连续性的手术时，应尽量避免发生残存下颌骨舌侧移位的现象。如一旦发生了残留下颌骨舌侧移位的现象，需要及时进行下颌导（mandibular guide plane prosthesis，mandibular resection prosthesis）治疗使下颌骨复位，以免因下颌骨上附着的肌肉失去功能而发生挛缩和萎缩，并造成咬合紊乱和下颌畸形。由于残留的下颌骨会向舌侧偏斜移位，致使上颌牙齿咬在下颌牙齿的唇、颊侧，同时还会造成颞下颌关节内髁突对关节凹相对位置的改变。如此种情况维持的时间较长，即使以后要进行骨瓣移植恢复下颌骨的连续性，也会发生困难。因此，因下颌骨肿瘤计划进行下颌骨部分切除术且不能维持其连续性时，应在手术前为患者制作一个装置维持剩余下颌骨的位置；在发生了下颌骨移位的情况下，也要制作一个装置来进行矫正，使剩余的下颌骨回复到原来的位置，这个装置即是下颌导（图9-6）。它一般用于剩余的下颌后牙位置，在下颌剩余牙齿上制备隙卡沟，卡环横过隙卡沟，卡环连接体部分埋于剩余下颌骨颊舌侧起固定作用的基托内，基托的颊侧部分还要向上延伸于正确咬合的上颌牙齿和牙槽骨的颊侧。颊翼下颌导可以用热凝树脂或自凝树脂制作。

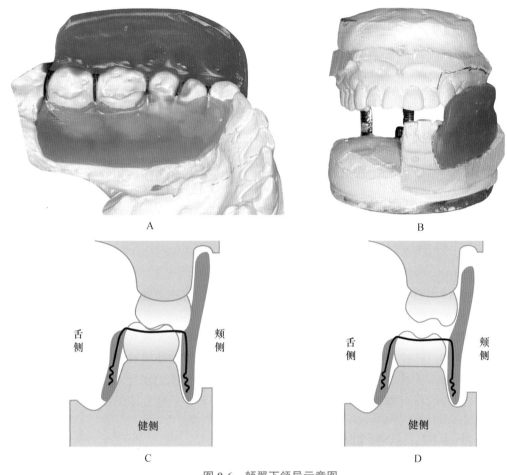

图 9-6　颊翼下颌导示意图

A. 颊翼下颌导在下颌模型上；**B.** 制作颊翼下颌导的模型固定在𬌗架上

C. 颊翼下颌导在咬合状态下的示意图；**D.** 颊翼下颌导在开口状态下的示意图

1. 颊翼下颌导的功能　就是在下颌骨离断后使剩余的下颌骨保持在原有的位置而不向舌侧偏斜，以利于维持上下颌牙齿正确的咬合关系，利于以后的修复，利于颞下颌关节的健康。

此外，近来下颌骨切除后的骨瓣修复已经成为了常规。当下颌骨离断后，医师即刻为患者戴用颊翼下颌导，可维持剩余牙齿正确的咬合关系，在此基础上进行移植骨瓣长度的修整和确定，可使骨瓣修复后上下颌骨具有正确的咬合关系，利于以后的修复治疗。

2. 颊翼下颌导的制作方法

（1）口腔修复医师和口腔颌面外科医师一起会诊，预定出手术切除的下颌骨范围，在剩余下颌骨的牙齿上设计固位体（卡环）的部位，口腔修复医师按设计进行牙体预备，制取印模，灌制石膏模型，对石膏模型进行消毒处理。

（2）技师在上颌模型颊侧及下颌模型舌侧和颊侧按修复设计画出基托的范围，并在剩余牙齿上设计安放卡环的部位，弯制卡环，并固定卡环。

（3）如颊翼下颌导使用自凝树脂制作，则首先使用自凝树脂在下颌模型舌侧铺制基托，待树脂凝固后，将上下颌模型按正确位置咬合并固定后再使用自凝树脂在上下颌模型颊侧铺制基托，待自凝树脂完全凝固后完成颊翼下颌导的制作。如颊翼下颌导使用热凝树脂制作，模型必须使用硬石膏灌制；首先使用蜡片在下颌模型舌侧铺制基托，并把卡环颊侧部分用自凝树脂固定，进行装盒、装胶、热处理，然后开盒，开盒时注意不要损坏下颌模型，然后将上下颌模型按正确位置咬合并固定，再用蜡片在上下颌模型颊侧铺制基托，再次装盒、装胶、热处理，开盒后完成颊翼下颌导的制作。

（4）对完成的颊翼下颌导打磨、抛光，在打磨时下颌导的表面和边缘必须光滑、圆钝，以免对患者手术后柔弱的口腔黏膜造成创伤。然后对颊翼下颌导进行消毒处理，转送临床，由口腔修复医师为患者戴入颊翼下颌导并进行必要的修改。抛光、消毒后再转送至口腔颌面外科，以备手术时戴入。

3. 颊翼下颌导制作时的注意事项　颊翼下颌导在使用时因要抵抗下颌骨舌侧肌肉的牵拉并使下颌骨保持在稳定的位置，承受的力量较大。因此，在设计时应在健康牙齿之间尽量多地设计卡环，在制作时基托不宜过薄，厚度应在 2.0 mm 以上。

患者在戴用颊翼下颌导后可以进行咀嚼运动，但只限于垂直方向，且开口度不宜过大，在颊翼下颌导制作时上颌颊侧的基托不宜过短，应盖过整个上颌牙齿颊面并盖过一部分牙槽骨。

（三）暂时性赝复体的制作

颌骨缺损患者在手术后需要静养一段时间，以等待手术部位组织完全愈合稳定后再制作赝复体，这段时间一般为 2～3 个月。为使患者在这段时间内能够尽量少地受到缺损的影响，在正式赝复体制作前，可以为患者制作暂时性赝复体。

暂时性赝复体主要是为了恢复患者最主要的缺失功能和解决患者最急迫的需求。一般只应用于上颌骨缺损的患者。通常有两种方法：

1. 对上颌腭护板进行修改。可以对腭护板过长的部分进行缓冲或对过短的基托部分进行加长，以封闭穿通的口鼻腔。也可在腭护板上排列上前牙，以减少缺损对患者美观的影响。

2. 对术前未做腭护板的上颌骨缺损患者，可以按正式赝复体的修复方法进行修复，待患者手术部位完全愈合后再对暂时性赝复体进行修改或重新进行正式赝复体的制作。

三、上颌骨缺损正式赝复体的制作工艺

上颌骨缺损（maxillary defect）是指部分或全部上颌骨及其相应部位的牙齿、牙周和黏膜组织的缺损，有些严重的病例甚至包括一部分面颊部软组织的缺损。这类缺损是颌面缺损中的主要类型，占颌面缺损患者的一半以上。由于上颌骨在颌面部占据主要的部位，行使的功能非常多，口腔的几乎所有功能都有上颌骨的参与。因此，上颌骨的缺损对口腔功能的影响非常大，特别是大范围的、有口鼻腔穿通的上颌骨缺损造成的影响更突出。

上颌骨缺损的形式多样，其修复方法也不尽相同，且受许多因素的影响，一般来说，影响上颌骨缺损修复方法和效果的因素有以下几个方面：

1. 有无口鼻腔的穿通　对没有口鼻腔穿通的上颌骨缺损的患者，一般都是缺损腔范围相对比较小的患者，对口腔功能影响比较小，剩余牙齿也相对较多，还可以形成比较好的边缘封闭，赝复体体积较小，重量较轻，修复效果一般比较好；反之，有口鼻腔穿通的患者，缺损腔范围大，剩余牙齿少，对口腔功能影响大，不易获得边缘封闭，赝复体体积大，重量重，修复效果比较差。

2. 缺损范围的大小　患者缺损范围不仅仅指的是患者上颌骨的缺损范围，还包括软组织的缺损范围，如有没有软腭的缺损；如涉及软腭缺损，软腭后方是否保存连续性等；如果患者缺损的范围比较大，尤其是有软腭缺损，且后方失去了连续性，则修复效果较差，反之亦然。

3. 余留牙齿的数目和分布　对于余留牙齿较多的上颌骨缺损患者，赝复体能够获得良好的固位，修复效果相对较好。另外，余留牙齿的分布也非常重要，如果是非游离端缺损的形式，修复效果相对较好，反之亦然。

4. 患者的咬合关系　咬合关系影响各类修复治疗的效果，对上颌骨缺损患者而言更是如此，当咬合关系不佳时，修复效果较差，难度更高。

5. 患者的开口度　其大小直接影响患者牙体预备及印模制取的难易度，特别是对上颌骨缺损的患者，制取的印模较大；如患者开口度小，牙体预备不完善，不能获得完整的印模，将直接影响修复效果。

6. 患者余留组织的状况　余留组织是否能提供一定的支持或固位作用，余留组织有无神经损伤，患者是否进行了放射治疗，余留的骨和软组织有没有受到放射治疗的影响，这些因素也直接关系修复效果的好坏。

7. 是单纯的上颌骨缺损还是联合缺损　一般来讲，若合并有下颌骨或面部的缺损，整体修复难度显著增大，修复效果将更差。

在以上因素中，有无口鼻腔的穿通对上颌骨缺损修复工艺的难度和制作原则影响较大。因此，本节将根据有无口鼻腔的穿通，对上颌骨缺损修复工艺进行分类讲解。

（一）没有口鼻腔穿通的上颌骨缺损的修复

对没有口鼻腔穿通的上颌骨缺损患者，一般可按照常规牙列缺损修复的方法和原则进行。在赝复体设计和制作时，既要合理设计赝复体的固位体，又要尽量减轻赝复体的重量，这样可以最大限度地获得赝复体的固位，并最大程度满足患者对舒适度和功能恢复的要求。

赝复体的制作程序和制作注意事项包括：

1. 首先由口腔修复医师进行赝复体的设计，在设计时应尽量增加固位体。然后再按设计进行牙体预备，制取印模，灌制模型，进行模型消毒处理。

2. 技师在模型上按设计图画出赝复体的基托范围，按设计完成金属支架制作，然后在模型上铺制蜡基托，装盒、装胶、热处理，制作出赝复体基托，打磨完成。

3. 临床试戴基托，合适后制取𬌗记录或颌位关系；然后将基托戴入口腔内再次制取印模，灌制模型。

4. 将模型上𬌗架，排牙，做蜡型。由于上颌骨缺损区的基托蜡型较厚，如赝复体完成后该部位为实心树脂，则赝复体重量较大，不利于基牙的保护，患者也不舒适。为减轻赝复体的重量，在进行蜡型制作时可以采用中空赝复体技术。具体方法为：在制作蜡型时使蜡型的颊侧部分厚度为 3 mm 左右，去除人工牙下方的蜡，要直达赝复体基托，但要保持靠近人工牙下方部位蜡型厚度为 3 mm 左右，这时在人工牙下方会形成一个空间，在此空间内填入调拌好的掺有石英砂的石膏糊（按石英砂 3 份、石膏 1 份的比例调配），待石膏凝固后，修整石膏的形状，使其舌侧部分形成腭穹窿的形状，并留出一层蜡片（约 2 mm）的厚度，用蜡封闭石膏，形成完整蜡型，常规装盒、装胶、热处理，开盒取出赝复体进行打磨，然后在赝复体中空部位附近开一个小孔，直达中空部位的石膏所在处，掏出全部石膏与石英砂混合物，清洗干净，吹干中空腔，封闭小孔，充分打磨、抛光，完成赝复体的制作。该赝复体即是采用了中空技术的赝复体。在采用中空技术时需要注意，为尽可能地减小赝复体重量，中空部位一定要尽可能地大些；并且一定要按照比例调拌石英砂和石膏，如石英砂过多则混合物难以成形，如石膏过多则混合物难以取出。另外，开孔部位应选择对赝复体功能和美观影响最小的部位。

5. 临床试戴赝复体。

（二）存在口鼻腔穿通的半侧上颌骨缺损的修复

存在口鼻腔穿通的半侧上颌骨缺损，是上颌骨缺损中最常见的形式。由于颌骨缺损范围大，上颌赝复体体积大、重量大，再加上患者上颌骨剩余牙齿较少。因此，赝复体较难获得良好的固位和稳定，应适当地多地设计固位体。此类患者修复的一个重要的内容是封闭穿通的口鼻腔，采用的方法是在赝复体的基托部分制作出一个突入缺损腔并与缺损腔各壁紧密贴合的结构，该结构即被称为阻塞器（obturator）。根据阻塞器突入缺损腔的高度，可分为高位阻塞器、中位阻塞器和低位阻塞器。高位阻塞器是指顶部几乎达到缺损腔最高处的阻塞器，这种阻塞器可能会影响患者的呼吸和舒适度，一般只在配合外科治疗时使用；中位阻塞器是指顶部进入缺损腔约二分之一高度的阻塞器，它对支撑面部组织，减少面部塌陷有一定作用，但会部分影响患者的呼吸；低位阻塞器是指顶部进入缺损腔约一厘米高度的阻塞器，它几乎不影响患者的呼吸和舒适度，但不能很好地支撑面部软组织。为减小赝复体的重量，阻塞器一般采用中空形式，也有将中空阻塞器的顶部去除，制作成开顶形式的，这样会进一步减少赝复体的重量（图9-7）。技师应根据医师的设计完成阻塞器的制作。此外，赝复体还应修复缺失的上颌骨和牙齿。综上，此类赝复体设计和制作的要点包括：①用阻塞器封闭穿通的口鼻腔；②采用中空技术减小赝复体的重量；③适当增加赝复体的固位体数量以增强固位。

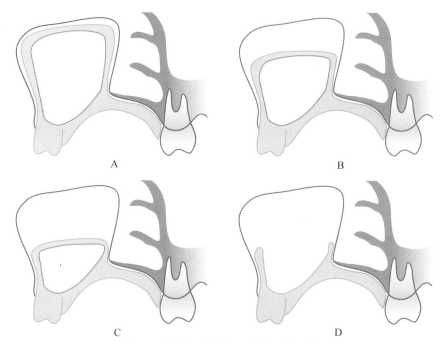

图 9-7　中空阻塞器在口内情况的示意图
A. 高位阻塞器；**B.** 中位阻塞器；**C.** 低位阻塞器；**D.** 开顶式阻塞器

具体工艺制作方法及程序（图9-8）如下：

1. 口腔修复医师在临床进行赝复体设计，并根据设计进行牙体预备，制取印模，灌制模型，进行模型消毒。

2. 技师在模型上按设计图画出赝复体基托范围，弯制卡环（如设计有金属支架则完成金属支架制作），在模型上铺制蜡基托，装盒、装胶、热处理，制作出赝复体基托，打磨完成。此基托包括突入缺损腔的阻塞器部分，技师需根据医师设计来决定阻塞器高度的制作。

3. 修复医师在临床为患者试戴基托，合适后制取殆记录或颌位关系，将基托戴入口腔内再次制取印模，将基托放入印模内复位，然后灌制模型。

4. 将灌制好的模型与对颌模型按照殆记录对合好，然后上殆架并完成排牙。排牙时应注意：如缺牙部分为非游离端，人工牙要排成紧密咬合方式；如缺牙部分为游离端，人工牙要排成轻接触咬合方式。

5. 完成阻塞器和基托部分中空形式的制作。具体方法为在阻塞缺损腔的基托咬合面内的空间里，填放按照石膏和石英砂1∶3比例调拌的石膏糊，并形成腭侧部分形状，腭侧形状形成后，在表面均匀刮除2mm，然后将一层蜡片烤软后敷在刮除的石膏上，形成赝复体的腭侧部分。

6. 选择较大且合适的型盒进行装盒、装胶，制作出赝复体。

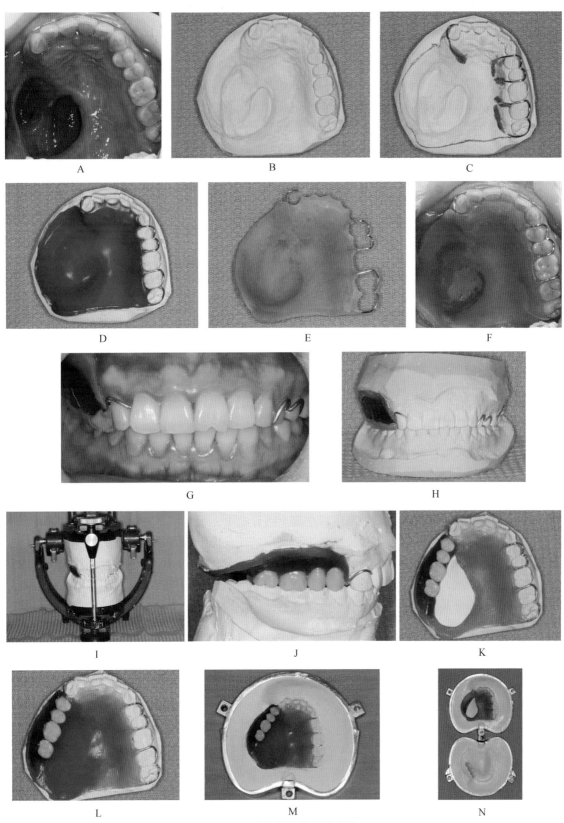

图 9-8　上颌赝复体制作程序

A. 右上颌骨缺损；B. 制取的模型；C. 画出基托范围并弯制卡环；D. 铺制蜡基托；E. 完成的树脂基托；F. 树脂基托在口内试戴；G. 制取咬合记录；H. 模型咬合情况；I. 模型上𬌗架；J. 排牙；K. 中空部分填充石膏膏糊；L. 铺制蜡基托；M. 赝复体装盒；N. 冲蜡后的上下型盒

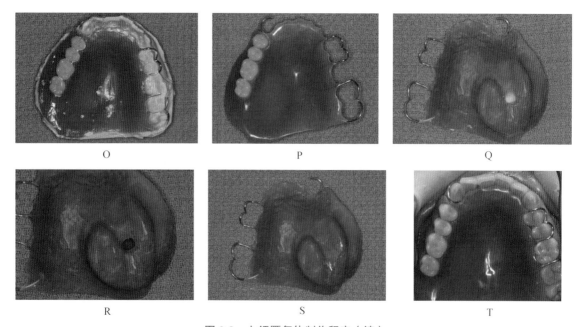

图 9-8　上颌赝复体制作程序（续）

O. 赝复体热处理完成；**P.** 赝复体打磨、抛光完成；**Q.** 阻塞器组织面开孔
R. 中空腔清洗干净；**S.** 完成的赝复体；**T.** 赝复体戴入

7.进行打磨、抛光，并在阻塞器顶部不与黏膜组织贴合的部位磨开一个小洞，将阻塞器中空腔内的石膏与石英砂混合物掏出，冲洗、吹干中空腔，再用树脂封闭洞口，形成阻塞器部分的中空腔，打磨、抛光，消毒后转送临床。

8.赝复体临床试戴、完成。

（三）存在口鼻腔穿通的全上颌骨缺损的修复

存在口鼻腔穿通的全上颌骨缺损，是上颌骨缺损修复中最困难的形式。由于颌骨缺损范围大，赝复体体积大、重量大，再加上患者全部上颌骨缺失，极难获得赝复体的固位，修复非常困难，但其修复程序与半侧上颌骨缺损是大致相同的。此类上颌骨缺损修复的关键是尽量利用组织倒凹、鼻底组织等增加赝复体的固位。由于缺损腔大，制取的印模体积也比较大，再加上开口度受限。因此，在制取印模时，甚至需要采用分区或分层印模技术，然后在口腔外再将分别取出的印模拼合并固定到一起灌制模型。在赝复体制作程序上与上颌骨半侧缺损赝复体制作程序大致相同，但应注意以下几点：

1.要充分利用组织倒凹，尤其在赝复体完成后打磨时，不要轻易缓冲。

2.要尽量减轻赝复体重量，扩大中空范围。

3.要尽可能地保护黏膜组织，必要时可以在赝复体阻塞器部分制作中采用弹性树脂或硅橡胶，也可以制作充气式中空阻塞器。

4.因上颌骨全部缺损，患者的上颌空间会缩小，排列人工牙时可以排成反𬌗以适合患者的口腔情况。

5.临床设计时，如患者下颌牙列完整，应调改𬌗曲线，如下颌有牙列缺损，应同时修复，其目的是尽量达到平衡𬌗，以增加上颌赝复体的稳定性，从而利于固位。

（四）软腭缺损的修复

软腭组织的缺损可以是单纯的，也可以与上颌骨缺损合并发生。软腭组织的一个重要功能就是形成腭咽闭合。一旦软腭组织缺损，将直接影响患者的腭咽闭合功能，且由于其柔软和活动度大的特点，目前的修复材料和修复工艺都难以达到修复要求。

首选的软腭缺损修复方法还是外科手术修补的方法，这对单纯性的软腭缺损尤其重要；即使对于合并有上颌骨缺损的患者，如能通过外科手术的方法使软腭组织恢复连续性，仍然有利于提高赝复体的修复效果。

对于不能通过外科手术方法解决的患者，需要采用赝复体进行修复。软腭缺损修复的注意事项包括：

1. 为了避免发生印模材的误吞、误吸，在为患者制取印模时，要使患者保持上身直立的坐位，且患者保持低头体位。

2. 软腭部位的赝复体一般都需要固定在上颌前部的基托或赝复体上。

3. 由于软腭是活动的，因此软腭部分的赝复体应有一定的高度以适合软腭的运动；为了减小赝复体的重量，软腭部位的赝复体应采用中空开顶式。

4. 为减少赝复体对软腭周围组织的损伤，赝复体的软腭部分可以采用弹性树脂制作或弹性树脂外衬的方法。

5. 为减少患者的不适感，软腭部位的赝复体应在恢复功能的前提下尽量小巧。

总之，软腭缺损的修复既困难又没有特定的有效方法，有关它的工艺技术，需要技师在工作中不断探索和总结。

（五）上颌骨联合缺损的修复

如合并了下颌骨缺损或面部其他部位的组织缺损，上颌骨缺损修复难度将显著增加。对合并有下颌骨缺损的患者，可以考虑上下颌骨缺损一起修复；对合并有面部其他组织器官缺损的患者，如两个缺损没有连在一起则分别修复，对连在一起的缺损则应综合考虑修复方案。联合修复一般应遵循以下原则：

1. 如患者为上下颌骨缺损，在考虑各自的固位和稳定的前提下，需特别注意人工牙的排列位置设计，要考虑咬合关系对功能恢复及辅助赝复体固位和稳定方面的影响；可在缺损侧将人工牙排成轻接触，也可以根据上下颌骨的水平关系，必要时将人工牙排成反𬌗或双牙列。

2. 如患者上颌骨缺损合并鼻或眼及眼眶的缺损且缺损连接在一起，在修复时可将面部缺损赝复体和上颌骨缺损赝复体用磁性附着体等固位装置连接在一起，这样可以充分利用两赝复体位置关系解决彼此的固位和稳定问题。

上颌骨缺损的形式是多种多样的，本节讲述的只是临床上有代表性的缺损种类的常规可摘式上颌赝复体修复。有关上颌骨缺损种植修复的原则，请参考《口腔修复学》第3版第十一章。

但不管上颌骨缺损的形式如何，基本的修复原则都是相同的，就是要封闭穿通的口鼻腔，保持赝复体的固位和稳定，尽量恢复患者失去的功能。

四、下颌骨缺损的赝复体制作工艺

下颌骨缺损（mandibular defect）是指部分或全部下颌骨及附着在其上的牙齿、牙周组织、黏膜组织的缺损。有些病例甚至包括一部分面颊部软组织或舌的缺损。

与上颌骨缺损一样，下颌骨缺损的修复效果也受许多因素的影响。一般来说，影响下颌骨缺损修复方法和效果的因素有以下几个方面：

1. 下颌骨是否保持连续性　下颌骨保持连续性，则保持了下颌骨对上颌骨关系的相对稳定，保持了髁突在颞下颌关节窝中的适宜位置，修复效果相对较好；反之，下颌骨失去了连续性，则下颌骨将失去对上颌骨的稳定关系，髁突在颞下颌关节窝中的适宜位置也将失去，下颌骨的功能将很难得到恢复，修复效果较差。

2. 缺损范围的大小　缺损范围不仅仅指的是患者下颌骨的缺损范围，还包括软组织的缺损范围，如有没有涉及舌的联合缺损，以及舌缺损的范围；颊部组织有无缺损，颊部组织与舌之间有没有足够的修复空间等。这些都影响下颌骨缺损的修复效果。

3. 余留牙齿的数目和分布　对于余留牙齿较多的下颌骨缺损患者，下颌赝复体能够获得良好的固位，修复效果相对较好。另外，余留牙齿的分布也非常重要，如果是非游离端缺失的形式，修复效果相对较好。

4. 咬合关系　下颌骨缺损患者，咬合关系不佳时修复效果比较差。

5. 开口度　患者开口度的大小直接影响牙体预备及印模制取的难易度并影响修复效果。

6. 余留组织的状况　患者余留组织有无神经损伤，患者是否进行了放射治疗，余留的骨和软组织有没有受到放射治疗的影响，剩余软组织的柔软程度和瘢痕挛缩状态也直接关系修复效果的好坏。

7. 是单纯的下颌骨缺损还是联合缺损　下颌骨缺损联合上颌骨或面部的缺损，修复效果将更差。

下颌骨是否保持连续性影响下颌骨缺损修复的难度和效果，也影响其修复原则及方法的选择。因此，本部分将根据这一区别，对下颌骨缺损修复工艺进行分类介绍。本章节讲述下颌骨缺损的常规可摘式下颌赝复体修复工艺；有关下颌骨缺损种植修复的原则，请参考《口腔修复学》第3版第十一章。

（一）保持或已重建连续性的下颌骨缺损的修复

1. 保持连续性的下颌骨缺损的修复

对手术仅去除部分牙槽骨和下颌骨，下颌骨天然连续性仍保持的患者，其修复方法包括：①剩余下颌骨有余留牙，可直接用可摘局部义齿的方法进行修复；若颌骨为无牙颌，也可直接用全口义齿修复，但固位比较困难。②对缺损区先行植骨，增加骨量后再进行种植修复，这样的病例常常也需要行软组织手术；对于无牙颌骨，可按照种植全口义齿的原则进行设计。该方法获得的功能最佳，应为首选。

以下颌骨尚有余留牙的情况为例，保持连续性的下颌骨缺损患者大多保留了原有的咬合关系，修复时以修复缺损的下颌骨和缺失的牙齿为主，类似于下颌牙列缺损的修复。此种修复在下颌骨缺损修复中是比较简单的，它的修复程序如下：

口腔修复医师在临床上完成赝复体设计后，用印模膏制取下颌骨缺损患者初印模，然后用弹性印模材制取终印模，灌制模型，模型消毒后转入技工室制作。

（1）技师在模型上按医师的设计完成金属支架部分的制作，用蜡片制作基托蜡型，基托蜡型完成后按常规方法完成装盒、装胶，形成树脂基托，树脂基托打磨、抛光、消毒后，送修复临床试戴。

（2）修复医师在临床上为患者试戴基托，检查、调整压痛点及基托范围，待基托完全合适后，制取𬌗记录，在基托就位于口内的情况下，再次制取下颌印模，灌制模型，模型消毒后转入技工室制作。

（3）技师按照𬌗记录将模型上𬌗架，然后在基托上排列人工牙。在排牙时，技师需要注意，如缺损部位为非游离端，人工牙可与对颌牙紧密接触；如缺损部位为游离端，人工牙与对颌牙要排成轻接触。

（4）完成赝复体蜡型制作后，按常规方法进行装盒、装胶，制作出赝复体，打磨、抛光，完成赝复体制作，消毒后，送修复临床给患者试戴。

（5）口腔修复医师在临床为患者试戴赝复体，进行缓冲、调磨、抛光，完成赝复体试戴。

2. 已重建连续性的下颌骨缺损的修复　该方法是在下颌骨切除的同时或二期手术时，将患者身体其他部位的游离骨瓣移植到患者手术中切除的下颌骨的部位，借以恢复下颌骨的连续性，然后再进行修复的方法（图9-9）。患者进行了游离骨瓣手术后，下颌骨的连续性得到了恢复，上下颌骨获得了相对稳定的关系，髁突在颞下颌关节窝中也保持了稳定的位置，患者的咀嚼及其他口腔功能得到了一定的恢复，修复变得相对容易，修复效果也得到了很大的改善。

目前，外科游离骨瓣移植手术开展得非常广泛，移植骨瓣存活成功率很高，是一种有效地恢复下颌骨连续性的方法。因此，现在在修复临床对下颌骨缺损失去连续性的病例首先是建议患者到口腔颌面外科进行游离骨瓣移植手术，待恢复了下颌骨连续性后再进行赝复体修复。

尽管经过外科游离骨瓣移植手术后，下颌骨获得了连续性，但由于移植骨瓣的形态和长度都不能和原有的下颌骨体完全一致。因此，这类缺损患者的咬合关系与健康时的咬合关系相比往往是不一致的，经常会出现反𬌗或正锁𬌗的情况，患者的开口型和开口度与手术前也不相同，在修复时首先要考虑患者的咬合关系和修复间隙，然后再考虑修复缺损的下颌骨和缺失的牙齿。尽管它的修复程序基本与本节前述的保持连续性的下颌骨缺损的修复程序相同，但在具体修复时，在修复临床及赝复体制作中情况要更复杂，具体操作时需注意以下几个方面：

（1）修复临床应充分注意患者的咬合关系，对影响咬合关系的天然牙齿应进行适当的调𬌗，使患者天然牙齿的咬合能达到尽可能多的接触；在设计固位体时，应尽量多地在天然牙齿上设计固位体，以保证赝复体的固位。

（2）技师在进行人工牙排列时，应尽量将人工牙排成正常𬌗关系，如不能排成正常𬌗关系，可以排成反𬌗或双牙列，对咬合接触点较少的天然牙齿应用𬌗垫恢复咬合关系。

（3）由于游离骨瓣上附着的软组织较天然牙槽骨黏骨膜厚，承担咬合力的能力较正常牙槽骨要小。因此，骨瓣上的人工牙要排成轻接触，以减小骨瓣承担的咬合力。此外，移植骨瓣上较厚的黏膜使赝复体在受力时发生的位移变大，使基牙的负荷加大。因此，可采用人工牙减径、排成轻咬合等措施来保护基牙。

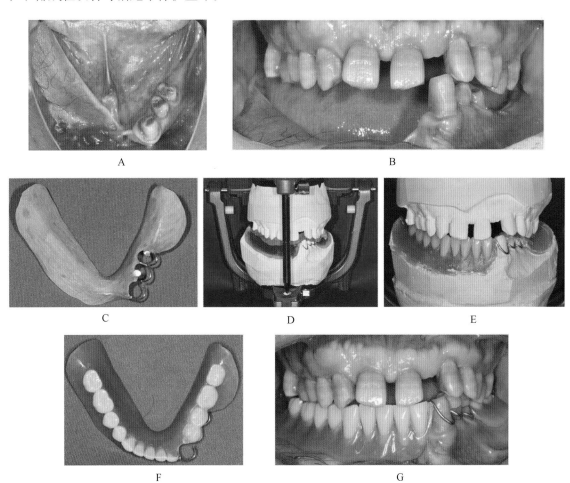

图 9-9 下颌赝复体制作程序

A. 下颌骨缺损（右侧）骨瓣修复后；B. 健侧牙齿咬合不良；C. 制作完成的下颌赝复体基托；D. 基托试戴合适后制取咬合记录并上𬌗架；E. 排人工牙（咬合不良处制做𬌗垫）；F. 完成的下颌赝复体；G. 赝复体的咬合情况

（二）无连续性的下颌骨缺损的修复

由于现代口腔颌面外科技术的进步，一般患者都能在手术同期进行骨瓣（如腓骨、髂骨瓣等）修复以重建下颌骨的连续性；对于不能同期移植骨瓣的病例，口腔颌面外科也往往会采用个性化钛板固定下颌骨并保持其连续性。因此，无连续性的下颌骨缺损情况越来越少见。

但是，也有少量患者因某些原因未及时建立下颌骨连续性，此种情况下，下颌骨的残留部分是可移动的，上下颌牙齿不能保持稳定的咬合，上下颌骨的关系也不稳定，髁突在颞下颌关节窝中的位置也发生了改变且不能保持稳定的位置，患者的口腔功能受到了极大影响。该类缺损修复困难且效果欠佳。临床上一般用下颌导进行过渡性修复，等待时机进行下一步的骨瓣移植。颊翼下颌导的制作方法和制作时的注意事项已讲述（图9-6）。修复后，得到保留的一侧下颌骨仅能进行小范围的铰链运动，只能恢复很小部分的咀嚼功能；患者丧失的其他功能不能得到恢复，修复效果不理想。目前，该方法仅用于一些没有开展游离骨瓣移植手术的医院，以及患者的情况不能进行游离骨瓣移植手术的病例。另外，该修复方法仅适用于下颌骨半侧切除且残留下颌骨与同侧上颌骨有牙齿咬合关系的病例，如下颌骨全部或大部切除或者下颌骨半侧切除但残留下颌骨与同侧上颌没有咬合关系的病例，也不适合进行颊翼下颌导修复。

下颌骨缺损的形式也是多种多样的，本节讲述的只是临床上有代表性的缺损种类的修复。要掌握下颌骨缺损的修复，需要在临床工作中不断学习和实践。但下颌骨缺损修复的基本原则是共同的，既要尽量恢复下颌骨的连续性，保持赝复体的固位和稳定，又要尽量恢复患者失去的功能。

五、附着体在颌骨缺损修复中的应用

颌骨缺损的患者往往伴随牙齿的大量缺失，致使赝复体不易获得良好的固位和稳定。因此，如何获得赝复体的固位是修复医师和技师需要着重考虑的问题。除利用卡环、基托等传统固位方式以外，附着体也是一种可选择的固位方式，它可以应用于残根、残冠和种植体上，是颌骨缺损赝复体修复的一种重要的固位方式。

（一）颌骨缺损患者附着体基牙的特点

1. 基牙情况往往不佳　在常规修复中，为了使修复体能够尽量长期使用，患者口内的一些不宜长期保留的残根、残冠和松动牙齿需要在修复前拔除。而对于颌骨缺损的患者，患牙的保留更趋保守，医师要尽量保留患者口内的残根、残冠和松动牙齿，在经过必要的根管治疗和牙周治疗后，可适当应用附着体修复。

2. 基牙负担较重　颌骨缺损患者赝复体周围支持组织的支持能力不佳，同时，赝复体要修复的组织较多。因此，其体积较大、重量较大，上述因素均会加重赝复体基牙的负担，包括使用附着体修复的基牙。

3. 种植体的种植条件较差　颌骨缺损修复时由于基牙条件不佳及数量不足，往往要借助种植体辅助固位。但是颌骨缺损患者口腔的剩余牙槽骨或颌骨情况往往不佳，一些患者还可能经过了放、化疗，造成颌骨情况的进一步恶化，因此颌骨缺损患者的种植条件一般欠理想。当应用种植体为附着体提供支持时，其预后及长期效果会受到影响。

（二）附着体在颌骨缺损修复中的应用要点

由于颌骨缺损患者基牙的特点，且颌骨缺损行赝复体修复时，附着体固位方式经常要和传统的卡环固位方式一同使用，因此在使用附着体时要注意如下应用要点：

1. 根据基牙情况选择使用附着体　不同种类附着体的固位力不同，对基牙的要求以及加在基牙上的负担也不同，在选择附着体时需要注意，患者基牙条件好则可选择使用固位力大的附着体，反之则应选择使用固位力较小的附着体，且可以比常规局部义齿设计更多数量的附着体。

2. 根据赝复体的支持方式选择使用附着体　如支持方式是基牙支持式，则可选择使用任何种类的附着体，如为混合支持式，则应选择有一定缓冲作用的附着体，如球帽式附着体（图9-10）或磁性附着体（图9-11）等，以减少基牙受力。

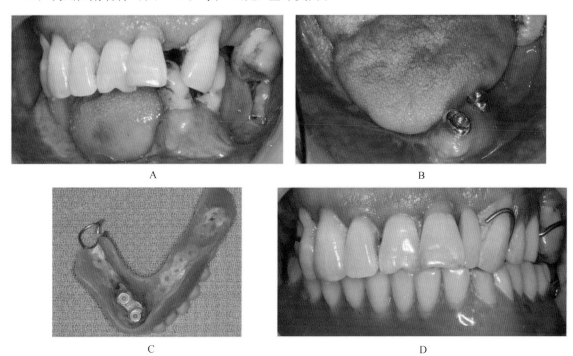

图 9-10　球帽式附着体在颌骨缺损修复中的应用

A. 修复前口内情况；**B.** 下颌左侧设计两个球帽式附着体；**C.** 赝复体组织面观；**D.** 赝复体戴入口腔内

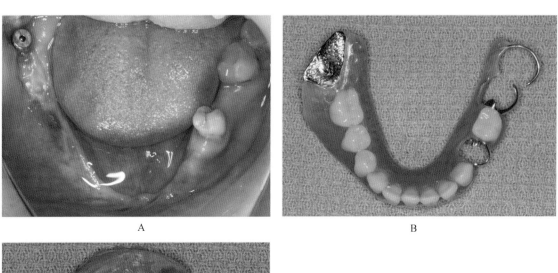

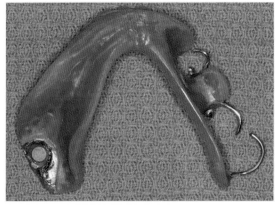

图 9-11　磁性附着体在颌骨缺损修复中的应用

A. 下颌右侧设计一个种植体用磁性附着体
B. 赝复体磨光面观；**C.** 赝复体组织面观

3. 应考虑附着体的安放位置　在设计附着体位置时，应考虑固位体安放的几何原则，尽量分散安放。最好在缺损部位的近远中都使用附着体。

第三节　面部缺损修复的制作工艺
Prosthodontic Technologies in Facial Rehabilitation

一、面部缺损修复概述

（一）面部缺损修复的特点和原则

1. 面部缺损修复的特点

面部缺损（facial defect）是指颜面部软硬组织和器官的缺损。常见的有眼缺损、眼眶缺损、鼻缺损、耳缺损等。由于这些组织和器官具有重要的生理功能，因此其缺损和缺失给患者的生活带来了极大的影响。尽管这些组织和器官的形态和功能各不相同，但它们的缺损和修复都具有一些共同的特点。一般来说，面部缺损具有以下的共同特点：

（1）造成重要组织器官的功能丧失。面部的这些组织和器官在正常情况下都具有各自的特有功能，其缺损会造成患者相应的功能丧失。

（2）缺损的形式和形状各异。由于它们缺损或缺失的原因不同，因此在缺损的形式和形状上各不相同，可以是部分组织器官的缺损，也可以是全部组织器官的缺失，还可以是联合缺损。

（3）面部缺损缺少固位形态。除单纯眼缺失以外，面部其他的组织器官如耳、鼻等缺损或缺失时，在缺损部位往往缺少可以辅助赝复体固位的组织形态。

（4）面部的颜色会发生变化。人的面部颜色是经常发生变化的，如冬天会浅一些而夏天会深一些；有些人在激动和酒后面部颜色会变红等。这些会给赝复体的配色带来困难。

（5）给患者造成非常大的心理影响。这些组织和器官都占据着面部的重要位置，因此它们的缺损和缺失会严重影响患者的面容，在给患者造成生理功能影响的同时，也会造成非常大的心理影响。患者修复的要求更迫切，对赝复体的要求也比较高。

面部缺损具有的这些特点，也决定了面部缺损修复是非常困难的，它们相应地表现在以下几个方面：

（1）面部赝复体（facial prosthesis）不能恢复患者丧失的功能。颌骨缺损修复的赝复体能够部分恢复患者丧失的功能，而面部缺损的赝复体只能恢复外形而不能恢复功能。

（2）面部缺损的形式和形状各异，使每一种缺损没有特定的修复程序可遵循，每一位患者都是一个新的挑战。

（3）赝复体不易获得足够的固位和稳定。由于面部缺损部位缺乏可以辅助赝复体固位的组织形态，而且面部组织是经常活动的，这给赝复体的固位和稳定带来困难。

（4）缺乏适合面部缺损修复的赝复材料。面部缺损的赝复体最重要的是要恢复患者的美观功能，而人体面部的颜色和皮纹是很难模拟的，且同一患者面部的不同区域，以及随着不同的季节、不同的场合其颜色也会经常发生变化，目前为止还没有一种赝复体的制作材料可以完善地模拟出患者皮肤的颜色，并能够随患者面部颜色的变化而发生变化。

（5）患者的心理影响很难随赝复体的完成而去除，需要辅以心理治疗。

2. 面部缺损修复的原则

由于不同种类的面部缺损具有一些相同的特点，修复时也有共同的难点，同样在修复的要求和原则上也存在共同的地方：

（1）尽量早期进行修复。这样可以尽早地恢复患者的面容，减少患者的心理影响。

（2）以修复患者失去的外形为主。由于面部缺损的组织和器官的功能是无法用赝复体来恢复的，因此在修复时要重点考虑修复患者失去的外形。

（3）尽量选择种植体固位方式。由于面部缺损的部位缺乏可以辅助赝复体固位的组织形态，这给赝复体的固位和稳定带来困难，因此在修复时，在尽量地利用患者缺损部位的组织倒凹进行固位的同时，要尽可能地采取种植体来作为主要的固位方式。在设计种植方案时需要注意，缺损器官的周围并不都是适宜种植的组织结构，要妥善选择种植体的位置和方向。

（4）要尽量选择有弹性的修复材料来进行面部赝复体的制作。这是因为弹性材料更容易与缺损部位的面部组织贴合且能够随面部组织的运动发生少量的形变，不至于因面部的运动而在面部组织和赝复体之间产生缝隙。另外，选择的材料还要能够形成薄片，以便赝复体边缘形成薄片与面部组织用粘接材料粘接以辅助固位。此外，选择的材料要能够自由地调色，以便赝复体能够与周围的皮肤颜色尽量协调。

（5）要有辅助固位的装置。赝复体完成后，还需要利用眼镜、发卡等装置戴在赝复体外侧以辅助赝复体的固位。

（6）赝复体要尽量达到轻巧、舒适耐用、配戴方便的要求。

（二）附着体在面部缺损修复中的应用要点

对于面部缺损的修复，除无法获得功能重建以外，存在的另外两大难题就是颜色和固位。颜色的问题将随着材料学的进步逐渐得到解决，剩下的一大难题就是如何获得赝复体的固位。在种植技术出现以前，面部缺损修复除采用倒凹等传统固位方式外，还经常采用眼镜、发卡等装置来辅助固位，但固位效果都比较差。种植技术的出现为面部缺损的修复带来了革命性的变化，极大地丰富了面部缺损的修复手段。现在，面部缺损修复采用的常规方法是在缺损部位附近或缺损下方合适的位置种植数个种植体，然后在种植体上使用附着体实现固位。

附着体应用于面部缺损赝复体固位时，可供选择的种类是比较多的。因为赝复空间相对充分，一般来说所有种类的附着体都可以采用（参见第七章）；修复时只要根据空间位置、患者需求、医技水平和习惯，再结合利于患者摘戴、固位力尽量长久保持、利于赝复体制作等因素，选择使用合适种类的附着体进行修复即可。

二、面部缺损修复的分类制作工艺

面部缺损有共同的特点，在修复时总体上要遵循上述的原则，但在具体组织器官和具体部位的缺损修复时各有其特殊的地方。

（一）眼缺损赝复体的制作

眼缺损（eye defect，ocular defect）是指单侧或双侧眼球组织的缺损或缺失，是面部缺损中对患者影响比较大的一种，一般由肿瘤切除或外伤造成。由于丧失的眼功能不可能得到修复，因此修复时以恢复患者的美观为主。

通常情况下，单纯眼球组织的缺失在眼球摘除后，会在眼球原在的部位形成一个凹陷，这个凹陷可以辅助义眼或眼赝复体（ocular prosthesis）的固位，在眼睑等组织存在的情况下，修复时按照以下步骤进行：

1. 制作个别托盘。首先选择合适的硬质材料制作一个与眼球缺失部位适合的个别托盘。

2. 制取印模和灌制模型。使用个别托盘，选择硅橡胶或其他弹性印模材料制取缺损部位的印模，采用围模法灌制模型。

3. 在模型上用蜡制作一个与缺损腔适合的眼球蜡型放入缺损腔中试戴，嘱患者目视前方，在蜡型上标注出瞳孔等重要标志点的位置，取出蜡型放回到模型中，选择一个形态、颜色、大小与对侧眼球相似的成品义眼，按照标出的标志点的位置将成品义眼安放在眼球蜡型上，再放入缺损腔中试戴，调整至合适。

4. 将眼球蜡型装盒，用弹性树脂或硬质硅橡胶替代蜡型，开盒、打磨、抛光，完成义眼。

如患者为眼球萎缩，视力完全丧失，为美观而制作义眼，义眼的制作方法与上述方法大致相同，但在印模制取时要用物理隔离的方法保护好萎缩的眼球，在义眼戴入时也要离开角膜部位 1～2 mm，以保护存留的眼组织。

如患者伴有眼睑等眼周组织的缺损，但缺损腔的底部为皮肤组织时，则在用上述方法制作眼球的同时，需用硅橡胶同时修复缺损的眼睑等眼周组织。如患者的缺损腔没有足够的倒凹固位，须考虑采用种植等手段辅助赝复体的固位。

（二）耳缺损赝复体的制作

耳缺损（ear defect，auricular defect）是指患者单侧或双侧外耳组织的全部缺失或部分缺损。可以是先天性缺损，也可以由肿瘤或外伤引起，患者的听力可以丧失或保存，修复时以恢复患者的耳部形状为目的。

耳赝复体（ear prosthesis，auricular prosthesis）或义耳的固位很难用常规方法完成，一般采用种植的手段来实现固位。赝复体制作须在种植体完全稳定后进行。在制作时也要考虑利用患者的外耳道辅助固位，并可以用眼镜、发卡等装置辅助耳赝复体的固位。

耳缺损修复的一般程序为：

1. 根据耳缺损的位置，以及缺损部位下方骨的情况设计种植体的数目和位置，选择合适的种植系统，完成种植体的植入及二期手术。

2. 制作个别托盘。选择合适的硬质材料制作一个与耳缺损部位适合的个别托盘。

3. 制取印模和灌制模型。使用个别托盘，选择硅橡胶或其他弹性印模材料制取耳缺损部位的印模，采用围模法灌制模型。在制取印模时，须注意保护患者的外耳道，在制取印模时可以选择棉球等填塞外耳道，制取印模前应剃除缺损耳周围的毛发。

4. 在模型上制作耳赝复体蜡型。一般的方法是先制作一个金属支架，使这个金属支架能与种植体适合以用于耳赝复体的固位。然后用蜡等材料在支架上雕刻一个耳的蜡型。如患者为全耳缺失则雕刻一个全耳蜡型，如为部分耳缺损则雕刻部分耳蜡型。在雕刻时应参考患者对侧耳的外形。当然，雕刻耳等面部器官外形对技师的要求较高。现在，利用三维扫描、数字化设计和数字化制作技术可以获得与患者对侧耳完全对称的耳蜡型或阴模；如患者为双侧耳缺失，也可选择一个与患者适合的其他人的耳形状或利用数据库完成此步骤；也可以数字化设计和制作出耳赝复体的阴模后直接装胶。制作时需为种植体配件的安放留出通道和空间，并要在外耳道的部位制作通道，以不影响患者的听觉。

5. 将耳蜡型装盒，用特殊的可调色或可染色的硅橡胶装胶、凝固处理、开盒、打磨、抛光，完成耳赝复体。

在制作耳赝复体时须注意，如患者为部分耳缺损，一定要非常注意颜色的调配，使其与存留的耳组织协调，并制作一定宽度的菲薄的边缘与周围组织粘接，减少美观方面的缺陷，避免突兀的边缘。

（三）鼻缺损赝复体的制作

鼻缺损（nasal defect）是指患者鼻组织的全部缺失或部分缺损，可以由肿瘤或外伤引起，患者的嗅觉可以保留，修复时以恢复患者的鼻部形状为目的。

鼻缺损可以是单纯的鼻缺损，也可以是与上颌骨等组织的联合缺损，对单纯的鼻缺损，在设计固位时要充分考虑鼻缺损后的鼻腔倒凹固位，也要在条件允许时考虑种植体固位。在联合缺损情况下，要考虑同时修复鼻缺损及其他相邻组织的缺损，可以考虑把两部分缺损修复的赝复体用一定的方式结合起来，以增加鼻赝复体（nasal prosthesis）或义鼻的固位。

单纯鼻缺损修复的一般程序：

1. 根据鼻缺损的位置，以及缺损部位下方或附近骨组织的情况考虑是否需要利用种植体来进行固位，如需要，则设计种植体的数目和位置，选择合适的种植系统，完成种植体的植入及二期手术。

2. 制作个别托盘。选择合适的硬质材料制作一个与鼻缺损部位适合的个别托盘。

3. 制取印模和灌制模型。使用个别托盘，选择硅橡胶或其他弹性印模材料制取鼻缺损部位的印模，采用围模法灌制模型。在制取印模时，须注意保护患者的鼻腔和鼻道，可以选择与患者鼻道协调的塑料管等固定于患者鼻道内，再制取印模。

4. 在模型上制作鼻赝复体蜡型。一般的方法是先制作一个金属支架，使这个支架能与种植体适合以用于鼻赝复体的固位。然后用蜡等材料在支架上雕刻鼻缺损部位的蜡型。如患者为全鼻缺失则雕制一个全鼻蜡型，鼻蜡型制作完成后需要为患者试戴，以预判完成的鼻赝复体是否适合患者。现在，利用三维扫描、数字化设计和数字化制作技术并结合鼻数据库，可以为患者选择一个与其适合的其他人的鼻形状并打印出鼻赝复体蜡型为患者试戴；也可以数字化设计和制作出鼻赝复体的阴模后直接装胶。制作时需为种植体配件的安放留出通道和空间，并要在鼻道的部位制作通道，以不影响患者的嗅觉。

5. 将鼻赝复体蜡型装盒，用特殊的可调色或可染色的硅橡胶装胶、凝固处理、开盒、打磨、抛光，完成鼻赝复体。

在制作鼻赝复体时须注意颜色的调配以使其与存留的组织协调，并制作一定的菲薄的边缘与周围组织粘接，减少美观方面的缺陷，避免突兀的边缘。

如患者为联合鼻缺损，在按照上述方法完成鼻赝复体时，应考虑使鼻赝复体与其他部位缺损的赝复体结合到一起（如使用磁性附着体等），以增加鼻赝复体的固位与稳定。

（四）眼眶缺损的修复制作

眼眶缺损（orbital defect）是指患者在眼缺损的同时伴有眼周围软硬组织的缺损。一般由肿瘤切除或外伤造成。可以发生在单侧或双侧，可以是单纯眼眶组织缺损，也可以是与相邻组织器官联合缺损，通常是与上颌骨联合缺损。对单纯的眼眶缺损，采取常规固位方式极难获得赝复体的固位，在条件允许的情况下多考虑种植体固位。在联合缺损情况下，要考虑同时修复眼眶缺损及其他相邻组织的缺损，可以考虑把两部分缺损修复的赝复体用一定的方式结合起来，以增加眼眶赝复体（orbital prosthesis）的固位。

单纯眼眶缺损修复的一般程序：

1. 根据眼眶缺损部位以及缺损部位下方或附近骨组织的情况考虑是否需要利用种植体来进行固位，如需要，则设计种植体的数目和位置，选择合适的种植系统，完成种植体的植入及二期手术。

2. 制作个别托盘。选择合适的硬质材料制作一个与眼眶缺损部位适合的个别托盘。

3. 制取印模和灌制模型。使用个别托盘，选择硅橡胶或其他弹性印模材料制取眼眶缺损部位的印模，采用围模法灌制模型。

4. 在模型上制作眼眶缺损赝复体蜡型。一般的方法是先制作一个金属支架，使这个金属支架能与种植体适合以用于眼眶缺损赝复体的固位。然后用蜡等材料在支架上雕刻一个眼眶赝复体的蜡型，同时安放成品义眼。如为单侧缺损，在雕刻时应参考患者对侧眼眶及眼的外形。现在，利用三维扫描、数字化设计和数字化制作技术可以获得与患者对侧眼及眼眶完全对称的眼眶赝复体的蜡型，如患者为双侧眼眶缺损，也可在数据库中选择一个与患者适合的其他人的眼眶形状完成此步骤。制作时需为种植体配件的安放留出通道和空间。

5. 将眼眶蜡型装盒，用特殊的可调色或可染色的硅橡胶装胶、凝固处理、开盒、打磨、抛光，最后植入眼睫毛，完成眼眶赝复体。

在制作眼眶赝复体时须注意颜色的调配以使其与存留的组织协调，并制作一定的菲薄的边缘与周围组织粘接，减少美观方面的缺陷，避免突兀的边缘。

如患者为联合眼眶缺损，在按照上述方法完成眼眶赝复体时，应考虑使眼眶赝复体与其他部位缺损的赝复体结合到一起（如使用磁性附着体等），以增加眼眶赝复体的固位与稳定。在眼眶赝复体戴入后，应为患者佩戴眼镜，以辅助眼眶赝复体的固位。

由于面部缺损形式不定，尚无统一的修复方法，且不易获得赝复体的固位和稳定，缺乏合适的修复材料，赝复体也不能恢复缺损组织和器官的功能，因此修复非常困难，效果不易理想，是颌面缺损修复中最困难的种类。此外，各个面部组织和器官缺损具体的修复方法还需要根据患者的具体情况来确定，修复技师需要有丰富的经验和足够的耐心，制作时还要与临床医师密切配合，方能为患者制作出合适的面部赝复体。

第四节　数字化制作工艺在颌面缺损修复中的应用
Digital Technology in Maxillofacial Rehabilitation

使用传统方法修复颌面缺损难度较大，原因包括：①缺损区一般形状不规则；②缺损区尤其是颌骨缺损通常比较深，加上术后瘢痕常常导致的张口受限，使患者的缺损腔印模制取困难；③口鼻腔穿通以及多个部位的穿通，不仅导致印模制取困难，还易造成误吸误咽，有时还导致印模材存留在缺损腔倒凹区而不易取出；④缺损腔倒凹大，印模不易复制出合适的固位倒凹区，有时，还会因取出印模困难导致倒凹区的组织损伤、出血；⑤面部器官的立体感和生动感，使用传统方法雕刻时不易复制，完全依赖医师和技师的经验和操作技能。因此，越来越多的口腔修复医师和技师借助于数字化技术来改善修复和工艺流程和效果。基于数字化技术的特点和独特优势，传统方法存在的诸多困难较容易被克服，具体表现在：①数字化技术可以依赖大数据，为数字化修复提供大量的颌面修复模板，包括可以建立各种颌面部器官形态或结构的修复模板、数据库，供设计时参考；②经过配准融合处理，多种来源的三维缺损区数据（如CT、面部扫描和口内扫描数据）可应用于建立缺损区精准的数字化印模，发挥各自来源数据的优势，弥补单一数据来源不够全面和精准的不足，可避免常规印模制取时遇到的张口受限及印模不易取出、印模材误吸误咽等风险；③无论是立体对称形状缺损还是不规则形状的颌面部缺损，甚至是多器官联合缺损，数字化设计可以充分利用镜像、数据库法等手段，使设计准确、快捷，而不依赖医师/技师的经验和操作技能；④ 3D 打印技术可根据数字化设计直接加工出任意复杂结构和形态的三维几何实体（包括赝复体蜡型、阴模型盒等），未来还有望直接加工出赝复体。因此，数字化颌面缺损修复工艺具有良好的应用前景。下面，主要以面部赝复体的数字化设计和制作为例，讲述其应用流程。

面部缺损的数字化修复工艺主要包括四个流程（图 9-12）。

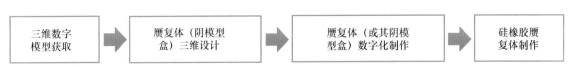

图 9-12　面部缺损数字化修复工艺流程图

1. 三维数字模型获取　获取颌面部三维数字化模型主要通过两种扫描技术：表面扫描技术和断层扫描技术。表面扫描技术包括激光扫描技术（laser scanning）、结构光扫描（structured light）和立体摄影扫描技术（stereo photography）等；断层扫描技术包括 CT、MRI 等。应根据颌面部缺损的部位和形态特征等选择不同的扫描技术，以获得精确、完整的三维数据。对于复杂的颌面部缺损（如既有颌骨缺损又有面部缺损），可将面部的表面扫描数据和断层扫描数据融合、配准，结合两种不同扫描技术各自的优点，获得完整的颌面部缺损三维数据。由于多源数据配准融合技术能够发挥多种扫描技术的各自优势，是未来口腔颌面部数据获取技术发展的方向之一。

2. 赝复体（或赝复体阴模）的三维设计　根据计算机辅助设计（CAD）方案，颌面缺损赝复体设计可分为两大类。一类是缺损的组织器官局限于面中线一侧，即具有对称性特征，如眼眶和耳缺损。此类患者主要是通过镜像对称的方法，将健侧的健康组织器官对称到缺损侧，从而完成赝复体的设计。另一类是缺损组织器官跨过面中线，不具有对称性，如鼻缺损等（图9-13A），此时需要通过建立数据库或从健康人获得该缺损组织器官的外形数据，再经过修改，完成不对称赝复体的设计。通过镜像对称或数据库的方法，用三维设计软件（如Geomagic Studio）设计面部赝复体的三维形态（图9-13B）。赝复体的组织面，需与患者缺损部位内陷部分形态相匹配（图9-13C），同时注意缓冲不能压迫的黏膜处。对于需形成中空赝复体的情况，可通过偏移数据的方法形成赝复体的中空式结构以减小重量；对于鼻赝复体，组织面需形成通

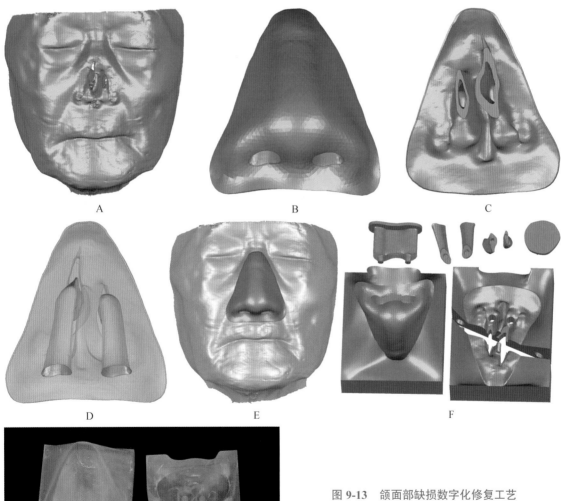

图 9-13　颌面部缺损数字化修复工艺
A. 三维数字模型；**B.** 赝复体外表面设计；**C.** 赝复体组织面设计；**D.** 赝复体中空设计或鼻赝复体的通气道设计；**E.** 数字化赝复体就位；**F.** 赝复体阴模型盒设计；**G.** 三维打印技术制作的树脂阴模型盒

气道（图 9-13D）。数字化赝复体设计完成后，可与数字化模型完全匹配（图 9-13E）。

通常，制作赝复体的材料为硅橡胶。然而，目前尚没有能通过数字化制作技术直接制作的赝复体硅橡胶材料。因此，可采用数字化技术直接设计出赝复体阴模型盒数据（图 9-13F），通过三维打印技术（3D printing）制作出赝复体型盒（图 9-13G），再填充硅橡胶形成赝复体。

3. 赝复体或其阴模型盒的数字化制作 赝复体形态结构复杂，用数控切削技术难以达到良好的加工效果，目前多采用三维打印技术制作赝复体的蜡型或树脂阴模型盒。

4. 制作硅橡胶赝复体 对于三维打印技术制作的赝复体蜡型，通过包埋装胶的方法制作最终硅橡胶赝复体。如果直接用三维打印方法制作出赝复体阴模型盒，则可直接填充硅橡胶形成硅橡胶赝复体。

进展与趋势

颌面缺损修复工艺是口腔颌面缺损修复学的重要组成部分。它的任务是利用人工材料制作各类颌面赝复体以修复或重建颌面部软硬组织的缺损。成功开展颌面缺损修复，依赖口腔修复学、口腔修复工艺学、口腔颌面外科学、材料学、数字化医学等多学科、多专业的协作，未来，这种密切的合作关系将更加重要，贯穿于口腔颌面缺损修复从外科手术到术后功能恢复的序列治疗过程中。首先，传统的附着体技术、套筒冠技术以及其他利于为颌面缺损修复提供固位支持的技术会继续得到发展和应用。其次，随着医学技术的发展，口腔颌面缺损修复工艺的发展也日新月异：基于 CAD/CAM 的数字化修复技术将为颌面修复工艺带来重要的革命性改变，数字化技术在未来颌面缺损修复应用中将具有广阔的前景；基于种植体固位或支持的颌面缺损修复技术可在一定程度上解决赝复体固位困难、支持力不够等不足，因此种植技术在颌面缺损修复工艺中的应用将日益广泛。再次，颌面缺损修复工艺的发展也依赖颌面部仿生修复材料的发展，如何研发更加仿生的颌面部修复材料是一个挑战，但其突破将为口腔修复工艺带来重要进步。因此，随着种植技术、数字化技术以及材料学的不断进步，颌面缺损修复工艺的发展将会迈上新的台阶。

小 结

本章介绍了颌面缺损的分类以及对患者的影响，并详细介绍了腭护板、阻塞器、下颌导及各类颌面部赝复体传统的制作方法，以及数字化制作方法、种植支持或固位的赝复体制作等新技术、新方法，同时，本章还展望了颌面缺损修复工艺的发展趋势。

Summary

This chapter not only describes the scope, classification of maxillofacial defects, but also introduces their influence on the patients. However, the optimal rehabilitation of maxillofacial defects is hard to accomplish because the support and retention for the prosthesis is normally poor and difficult to achieve. In this chapter, the principles for rehabilitation are firstly introduced. The traditional technologies in making obturator prosthesis, mandibular guidance, eye prosthesis, ear prosthesis, and nasal prosthesis, etc. are detailedly described as well. Along with the advancing of material science and technology, the implant prostheses, computer-aided design and computer-aided manufacturing, biomimetic materials and prostheses will gradually be applied in maxillofacial rehabilitation and finally contribute greatly to the improved health and life quality of patients.

Definition and Terminology

阻塞器（obturator, obturator prosthesis）: A maxillofacial prosthesis applied to close and cover the tissue opening or maintain the integrity of the oral and nasal compartments resulting from a congenital or development disease, or acquired situations like cancer, inflammation, trauma of the palate. Obturator prosthesis is classified as three types: immediate surgical, interim or definitive according to the intervention time period used in the maxillofacial rehabilitation for a patient. The prosthesis facilitates speech and deglutition by close or replacing lost tissues resulting from a disease or trauma and can as a result, reduce nasal regurgitation and hypernasal speech, improve deglutition, articulation, and mastication.

即刻外科阻塞器（immediate surgical obturator）: A temporary maxillofacial prosthesis inserted during or immediately following surgical or traumatic loss of a portion or all of one or both maxillae and contiguous alveolar structures. Frequent modifications of this prosthesis are indispensable during the ensuing healing phase. Further revisions of the surgical fields（e.g. enlargement）may require fabrication of a new one.

暂时性阻塞器（interim obturator）: A provisional maxillofacial prosthesis which is fabricated after completion of the initial healing following surgical resection of a portion or all of one or both maxillae. This prosthesis replaces the surgical obturator which is usually inserted immediately following the surgery. This prosthesis normally needs further revising during the subsequent treatment procedures and it can compensate for further tissue shrinkage before a definitive obturator is manufactured.

正式阻塞器（definitive obturator）: A definitive or long-term maxillofacial prosthesis which replaces part or all of the maxillae and associated teeth lost due to surgery or trauma（including the concurrent restoration of the lost teeth before a surgery or trauma）. This prosthesis is usually made when it is deemed that further tissue changes or recurrence of the disease are unlikely to happen and a more permanent effects of prosthetic rehabilitation can be achieved.

下颌导（mandibular guide plane prosthesis, mandibular resection prosthesis）: A maxillofacial prosthesis applied to maintain a functional position or relationship between the maxilla and mandible, and improve speech and deglutition following surgery or trauma to the mandibles and/or adjacent structures. It can be used to correct the displacement of the remaining mandibles as well. It includes buccal flange guidance, elastic flange palatal plate guidance, etc.

面部赝复体（facial prosthesis）: A maxillofacial prosthesis that artificially replaces a deficient anatomy of the face as a result of surgery, trauma, or congenital absence.

（佟 岱 周永胜 徐 宏 叶红强）

第十章　数字化口腔修复工艺

Digital Technology in Prosthodontics

数字化口腔修复工艺，即计算机辅助设计与计算机辅助制作（computer-aided design & computer-aided manufacturing）口腔修复工艺技术，简称 CAD/CAM 技术，是一种源自现代工业领域的集计算机辅助设计、工程制造技术及先进材料应用于一体的综合技术。传统口腔修复工艺对最终修复体的形态、功能目标的预期比较模糊，通常要采用"试错与纠错"的方式，技工和临床医生依靠经验手工操作蜡或其他材料的"增加"或"消减"完成修复体的设计制作。这种修复工艺模式对技师、医师的经验依赖性较大，操作过程也复杂繁琐，修复体制作质量的稳定性不易保证。应用数字化口腔修复工艺技术设计和制作口腔修复体，可在计算机软件中精确设计调整修复体的功能形态，再通过高精度的数控"切削"或"堆积"方式完成修复体制作，可以大大提高修复体的制作效率、降低人工成本、缩短制作周期，可实现对口腔修复体设计和制作工艺流程整体精度（即工艺精度）的精确控制。相较传统修复工艺，数字化修复工艺是口腔修复工艺史上的一次革命性飞跃。

第一节　数字印模工艺
Digital Impression Technology

数字印模技术是一种将口腔软、硬组织表面三维形貌信息转化为计算机数字模型的技术。光学扫描是目前的主流技术，也称作"光学印模"技术。数字印模技术根据扫描对象的不同，可分为牙颌模型三维扫描技术（间接扫描技术）和口内三维扫描技术（直接扫描技术）。

一、牙颌模型三维扫描技术

牙颌模型三维扫描技术为间接扫描技术，其扫描对象主要为牙颌石膏模型、蜡型、牙颌印模（藻酸盐、硅橡胶、红膏等材料），从而间接获得口腔软、硬组织表面三维形貌信息。根据其光源类型，可分为点光源、线光源和面结构光（光栅）扫描技术，扫描原理均为光学三角测量原理。

（一）光学三角测量原理

三角测量的成像原理如图 10-1 所示：光源发出的光束与图像传感器（charge coupled device，CCD）相机透镜的主光轴相交成 θ 角，光束投射到参考平面上 O 点时，O 点

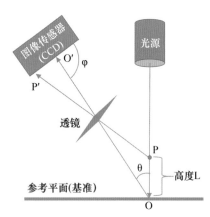

图 10-1　三角测量原理示意图
（O 点和 O′ 点：参考物点和像点；P 点和 P′ 点：实际物点和像点；φ 角：主光轴与 CCD 成像平面夹角；θ 角：光束与光路透镜主光轴的夹角）

光斑经透镜成像在 CCD 上的 O′ 点处（基准点）。当被测点移动到被测物体表面 P 点的高度时，P 点光斑在 CCD 上的成像为 P′ 点。当主光轴上的物距、像距、主光轴与 CCD 成像平面夹角 φ 及上述 θ 角已知时，通过读取 CCD 上 O′ P′ 距离，求解光路构成的对顶角三角形的夹角和边长，即可推导出被测物体表面 P 点的高度 L，从而获得被测点 P 的三维空间坐标。

三角测量原理是工业光学测量领域的成熟技术，具有原理简单、技术成熟、测量精度高的特点。光学系统的光源类型目前也比较丰富，可采用白光、红光、蓝光等激光或 LED 光源。因蓝光具有波长短、抗干扰能力强、扫描精度高的特点，口腔医学三维扫描设备目前多采用蓝光光源。

（二）点光源 / 线光源扫描技术

光源投射到物体表面的光束形成一点状光斑时，称为点光源扫描；投射光束形成带状光束（也称光刀）时，称为线光源扫描。点 / 线光源扫描的过程为：点或线状光束投射到被测物体表面，其反射光斑或光带被 CCD 拍摄获得高度信息，伴随光源或被测物体的移动与转动，光点或光线遍历物体表面，即可获得物体表面的三维形态数据。根据扫描仪机械部件运动轴的自由度，可分为三轴、四轴、五轴等扫描设备，自由度越多可实现的扫描轨迹越复杂，扫描盲区也就越小。

点光源扫描技术噪点少、精度高，但由于遍历时间长、扫描效率较低，目前口腔医学应用较少。线光源扫描技术兼顾了扫描精度和扫描效率的优点，在口腔技工扫描设备中应用较多。部分应用该技术的商业化产品，如图 10-2 所示。

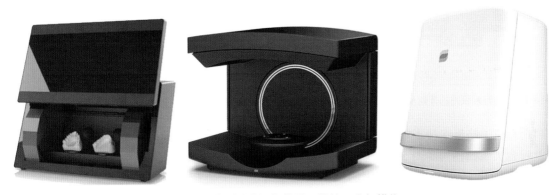

图 10-2　典型线光源扫描原理的技工室扫描仪

（三）面结构光（光栅）扫描技术

面结构光扫描技术也称为光栅扫描技术，是目前口腔修复技工室扫描设备中应用较多的技术。光栅扫描的过程为：由光栅组件形成的面状物理光栅或是由计算机编程生成的面状数字光栅（具有特定的编码）投照到被测物体表面，形成随时间变换的明暗相间的变形条纹，CCD 相机拍摄这一系列变形条纹图像后，通过计算机解码和相位运算，可获得物体表面条纹覆盖区域的三维深度信息，即物体表面三维形貌数据。多角度投射的重叠区域数据可通过软件算法进行拼接和融合，拍摄角度越多，表面数据获取的完整性越好，但相应会增加图像拼合计算的时间。

光栅扫描技术在大范围扫描时速度较快，数据点密度较高，可根据用户的需要自定义角度扫描（灵活性较好），从而扫描盲区相对较少。不足之处是扫描数据的冗余量较大，数据后处理时间较长。应用该技术的商业化产品较多，如图 10-3 所列。

目前，口腔技工室三维扫描设备（线光源及面结构光技术）的平均扫描速度约为单牙位扫描 20 秒，全牙列及咬合关系扫描 1 ～ 2 分钟，扫描精度为 5 ～ 10 μm，适用于口腔各类固定、活动修复体数字化设计及制作的需求，大多可输出 STL 格式的开放数据。

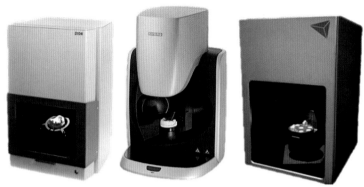

图 10-3　典型光栅扫描原理的技工室扫描仪

二、口内三维扫描技术

口内三维扫描技术为直接扫描技术，是近年来发展较快的一种数字化印模技术。它通过将

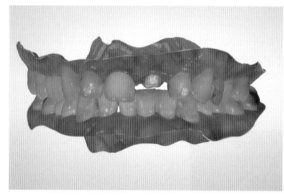

图 10-4　口内扫描获得的牙列及黏膜三维形貌和颜色数据

小型的光学扫描头伸入患者口腔内，直接对牙齿、黏膜等口腔软硬组织进行扫描，通过连续摄像式的扫描，实时重建扫描区域的三维数字模型，并可获得相应的纹理及颜色信息（图 10-4）。

直接口内扫描可有效避免传统印模制取过程中咽反射敏感患者的不适及患者误吸印模材料的风险，省略了临床制取印模、翻制石膏模型的过程，不存在印模变形、脱模、缺陷等问题，无需消耗印模材料、经济环保，简化了操作流程。但口内扫描技术的精度表现目前总体上略逊于技工室模型扫描技术，为 20～50 μm，扫描速度单牙位约为 30 秒，全牙列及咬合关系扫描为 3～5 分钟。

迄今为止，国际国内商业化的口内扫描系统已有十余套，技术原理各不相同，主流技术包括：主动或被动三角测量技术、共聚焦成像技术、主动波阵面采样技术、光学相干断层扫描技术、干涉及相移测量技术等。相关技术内容因主要涉及临床椅旁应用，本书不做详细介绍。

口内扫描技术临床与技工室对接工作流程一般为：临床完成患者口内扫描后，将扫描数据发至技工室，技师接收扫描数据后可加工出树脂牙颌模型代替传统石膏模型，也可直接基于口内扫描数据数字化设计和制作修复体。

第二节　口腔修复体数字化设计工艺
Denture CAD Technology

口腔修复体数字化设计软件（简称"口腔修复 CAD 软件"），作为数字化工艺流程中至关重要的环节，它的工作原理是：基于三维扫描设备获得三维数字模型，借助高度自动化、智能化的软件及相关医学图形数据库的支持，采用人机交互式的操作模式，实现精确、量化的口腔修复体设计。由于修复体形态设计的个性化需求，口腔技师在修复体制作的传统工艺中发挥着至关重要的作用，在雕蜡塑形的制作工艺中，技师人为因素对义齿的影响不可避免。口腔修复 CAD 软件的一大突出特点是可实现定量、参数化控制下的修复体三维精确设计，可最大限度的降低人为因素的不稳定性，控制修复体设计环节中各项关键指标精度。此外，口腔修复 CAD 软件还具有强大的个性化参数设置能力和人机交互的灵活操作方式，给予技师充分发挥经验与创造力的空间，从而实现兼顾精度控制与个性化特征表达的修复体 CAD 设计。

与传统修复体蜡型制作工艺相比，口腔修复体 CAD 设计的优势在于：口腔修复 CAD 软件是一种凝结了修复体形态设计知识与经验的计算机程序，它的各种设计功能算法背后蕴含了大量的医学经验，可有效帮助年轻技师快速提高修复体设计水平和设计效率，保证修复体设计质量，缩短技师学习周期。

目前，商业化的口腔修复 CAD 软件，可分为椅旁 CAD 软件和技工室 CAD 软件。椅旁 CAD 软件主要面向医师或椅旁技师使用，其设计流程相对简单，设计功能较少，设计参数多为预置化，交互操作较少，典型系统如 CEREC SW 软件（Dentsply Sirona）。技工室 CAD 软件主要面向修复技师，设计功能全面，提供了较多可供使用者调整的参数和编辑工具，典型系统如 Dental System 软件（3Shape）、DentalCAD 软件（Exocad）和 Inlab 软件（Dentsply Sirona）等。上述系统中，固定义齿的数字化设计工艺发展比较成熟，应用比较广泛，其中又以冠、桥、冠桥基底、嵌体、贴面和种植上部修复体的应用为主。活动义齿中，以可摘局部义齿金属支架的数字化设计工艺较为常用。

本节主要介绍几类典型修复体的设计工艺流程，桩核、贴面、赝复体的 CAD 设计流程不做介绍，可参考相关口腔修复学教材和本书第九章第四节等。

一、全冠和嵌体的数字化设计工艺

全冠是口腔固定修复中最常用的修复体种类，它的数字化设计是口腔修复 CAD 软件的基本功能，应用也最为广泛，其他类型的固定修复体设计，大多在全冠的设计基础上加以增减和调整。因此，全冠的数字化设计是学习数字化设计的基础，下面详细讲述它的设计流程和要点。目前，各种商业化的口腔修复 CAD 软件全冠设计流程较为接近，主要区别在于向导顺序、参数设定和设计工具等（设计流程见图 10-5）。

1. 创建订单 首先，根据患者信息和临床医生的设计创建订单，它应包含患者基本信息、医生信息、模型信息和修复体设计信息等。模型信息包括数字模型的来源和类型、是否分割、是否包含对殆牙等。修复体设计信息包含修复体类型、牙位等。

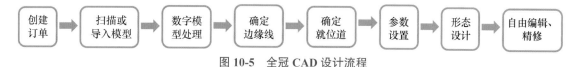

图 10-5 全冠 CAD 设计流程

2. 扫描或导入数字模型 如果扫描设备和设计软件是配套系统，创建订单后即直接进入模型扫描流程，分别完成工作模型、对殆模型及模型咬合关系等的扫描，然后进入下一步骤。

如采用第三方扫描数据（非配套牙颌模型扫描数据或临床口内扫描数据），可在订单中选择"导入扫描数据"，按照软件提示的顺序分别导入工作模型、对殆模型和模型咬合关系。一般情况下，可支持导入的第三方数据格式为 STL 格式。

3. 数字模型处理 扫描或导入的数字牙颌模型需进行模型修整、分割、标记修复牙位等操作。部分软件还可创建带有简单殆架功能的底座，将预备体设计成可插拔的代型（图 10-6），

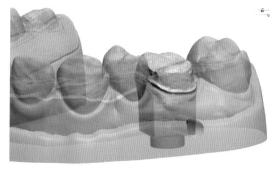

图 10-6 插拔式代型模型

后期可通过3D打印制作树脂工作模型，以便进行修复体的模型试戴和修改等。

4. 确定边缘线 修复体边缘线的生成有自动和手动两种方式，也可以采用两种方法结合的方式，即自动生成后再手动调整。边缘线的绘制是修复体数字化设计的关键步骤，技师需要从不同的角度观察工作模型，使确定的边缘线能准确地位于预备体边缘，并且尽量连续平滑无折角，以保证设计和制作出的修复体边缘密合（图10-7）。

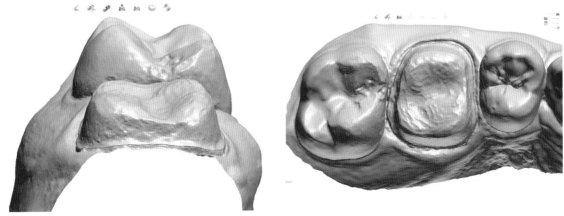

图 10-7　确定边缘线

（左图：邻面观；右图：𬌗面观）

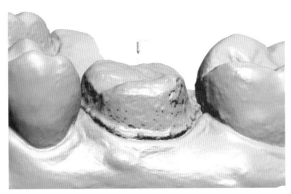

图 10-8　就位道设置

（箭头方向为就位道方向）

5. 确定就位道 CAD软件可根据预备体和邻牙情况自动计算出一个推荐的就位道方向，此方向是软件计算出的倒凹面积最小的方向（图10-8），大部分情况推荐的就位道方向都比较合适。当软件自动确定的就位道和临床所需的就位道不一致时，可进行手工调整。如在就位道方向下存在少许倒凹时，软件可以自动填倒凹。

6. 设计参数设置 全冠的设计参数主要包括不同部位预留的粘接剂厚度、最小厚度、边缘厚度、边缘补偿、咬合补偿等。不同CAD软件会预置不同的推荐参数，需要综合考虑工艺流程中使用的扫描仪、加工设备、修复材料的特性进行相应调整。

7. 修复体形态设计 现有修复CAD软件可根据预备体形态、选定的设计模式和设置好的参数进行修复体形态的初步设计，其中可选的设计模式主要有三种：数据库法、复制法和镜像法。不同的CAD软件可包含以上三种设计模式中的一种或多种，均可自动、快速地生成全冠形态，具有高度的自动化和智能化。

（1）数据库法：是指在修复CAD软件中储存有一定数量牙冠形态的数据，可根据所修复牙齿的位置和大小、邻牙和对𬌗牙的形态等信息，通过人工或智能算法匹配最为合适的牙齿形态，并根据边缘位置、邻牙和对𬌗牙形态进行自动调整，初步生成修复体形态（图10-9）。

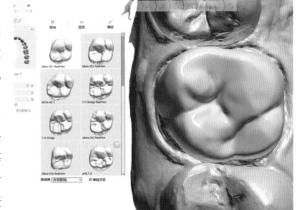

图 10-9　全冠设计的数据库法

采用智能算法匹配数据库牙齿形态，相较人工选取自动化程度更高、设计效率也更高，但对牙冠数据库的规模有一定要求；人工选取方式可根据技师习惯选择所需类型的牙冠数据库，或在数据库中加入自定义的定制牙冠形态数据，也可一定程度提高设计效率。

（2）复制法：需要将牙齿牙体预备前的完整形态、诊断蜡型或诊断饰面形态进行扫描，再将上述扫描的牙齿形态复制到牙体预备后的修复牙上生成修复体形态。这种设计方式需要在被复制牙齿模型上标记复制范围，可用于各种类型修复体的设计（图10-10）。复制法比较适用于𬌗面形态完整的后牙、多颗前牙以及多颗前后牙、多颗后牙复杂设计等的修复设计。

（3）镜像法：是将同颌对侧的同名牙的形态通过镜像翻转的方法复制到修复牙位上，快速生成与对侧同名牙具有相似解剖特征的个性化修复体形态（图10-11）。这种设计模式多用于参考的对侧同名牙相对完好的情况，可生成与其形态对称、协调的修复体外形。镜像法也需要在对侧同名牙上标记复制范围，比较适合于前牙单侧修复体的设计。

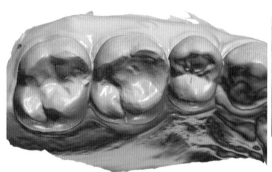

图 10-10　全冠设计的复制法

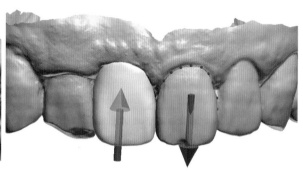

图 10-11　全冠设计的镜像法

8. 修复体形态调整　上述三种方式直接生成的全冠，绝大部分都还需进行调整和修改。CAD 软件中可采用自由编辑工具，由操作者进行交互式设计，相当于传统修复体制作工艺中技师修整蜡型或加饰瓷的过程。不同的 CAD 软件提供的编辑工具不完全相同，常用工具包括对整体的平移、缩放、旋转工具，对局部的变形、加减、平滑工具，以及对咬合间隙、接触区的智能调整工具等（图10-12）。

随着设计软件的发展，交互设计编辑工具的智能化不断提高，有些软件已实现对牙冠外形的自适应调整功能，大大简化了软件操作。在设计过程中，应通过选择合适的全冠生成模式和设计参数，尽可能减少自由编辑的操作以提高设计效率。在全冠形态修改的最后，要注意咬合面和邻面的接触情况。

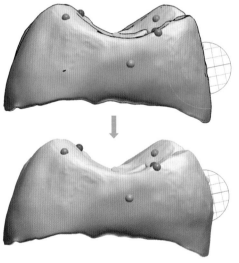

图 10-12　全冠形态修改

嵌体的数字化设计流程同全冠的设计流程相似，且因要修复的牙齿仍保留了部分牙体组织，软件自动生成的修复体形态适合性较好，需要调整的咬合面接触和邻面接触更少，因此较全冠的数字化设计更简单一些。

二、固定桥的数字化设计工艺

固定桥的 CAD 设计包括全冠设计、桥体设计和连接体设计。基牙部位的全冠设计与全冠

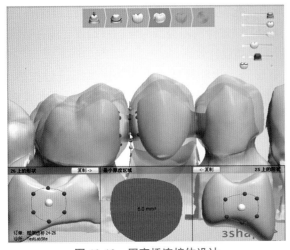

图 10-13　固定桥连接体设计

设计基本相似，不同之处在于就位道需要根据所有基牙共同确定。桥体部分的设计需要考虑桥体组织面与牙槽嵴的接触方式。连接体设计时可定量显示连接体的截面面积，以保证连接体的强度（图 10-13）。

有些 CAD 软件可以设计叠层固定桥，即将固定桥设计成内、外两层，内层采用强度高、半透明性差的材料（如氧化锆）制作，外层采用强度适宜、半透明性好的材料（如二硅酸锂增强玻璃陶瓷）制作，试戴合适后在体外通过特殊的方式粘接成一体。

三、全冠和固定桥基底的数字化设计工艺

全冠和固定桥基底的设计流程分别与全冠和固定桥的设计流程基本相似，设计方法可分为均厚法和回切法。

均厚法是对预备体边缘线以上形态进行整体或部分均匀增厚，使得基底在轴面和（或）𬌗面的厚度均匀一致的设计方法（图 10-14A）。这种方法设计时没有咬合和邻接关系的精确设计，所需的交互式操作少、流程较为简单。

回切法需要先完成全冠或固定桥设计流程，再根据设计好的全冠或固定桥形态，根据设置好的各表面法向回切参数进行形态回切或所有表面均匀回切，并去除倒凹后生成解剖式基底（图 10-14B）。该方法需要在解剖式全冠和固定桥设计的基础上再进行形态回切，可以保证瓷层空间相对均匀，设计流程较均厚法复杂。

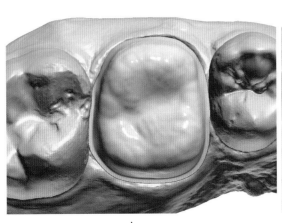

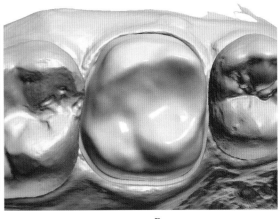

图 10-14　全冠基底设计
A. 均厚法；**B.** 回切法

四、可摘局部义齿支架的数字化设计工艺

可摘局部义齿支架的设计流程相对复杂，现有修复 CAD 软件多按照支架结构拆分成不同组件分别设计，最后再将各组件通过连接体组合起来的设计流程（图 10-15）。

具体设计步骤如下：

1. 创建订单和导入数字模型　与全冠设计流程中创建订单和导入数字模型步骤相似，区别

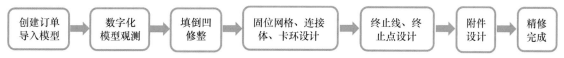

图 10-15　可摘局部义齿支架设计流程

之处在于修复体设计信息需要选择缺失牙牙位、固位体放置牙位和连接体。

2. 数字化模型观测　选择合适的就位道，自动进行模型观测，以不同的颜色表示倒凹的深度（图 10-16A）。

3. 虚拟填倒凹和修整　根据模型观测结果，自动化虚拟填倒凹，并手工修整卡环托台，留出卡臂尖等需要进入倒凹的组件位置（图 10-16B）。

4. 支架组件设计　分别设计固位网格、连接体和卡环等组件，每个组件在数据库中有不同的类型可选择，并可通过自由编辑模式进行修改，不同组件的设计参数也可进行调整（图 10-16C、D）。

5. 终止线和组织终止点设计　设计内外终止线，游离端缺失时设计组织终止点（图 10-16E）。

6. 附件设计　根据需要设计固位钉和大连接体花纹，也可添加辅助支撑杆防止制作过程中的变形（图 10-16F）。

7. 精修完成　精细修整支架形态，使支架整体光滑连续，最后各组件自动融合生成可摘局部义齿支架完整模型。

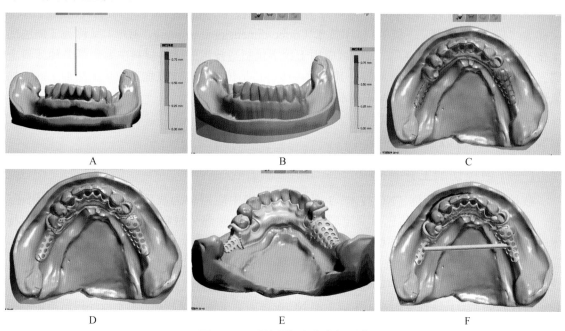

图 10-16　可摘局部义齿支架设计
A. 数字化模型观测；**B.** 填倒凹；**C.** 固位网格设计；**D.** 连接体和固位体设计；**E.** 终止线设计；**F.** 支撑杆设计

五、全口义齿的数字化设计工艺

当前，全口义齿主流的数字化设计方法是牙列与基托分体式设计。其中，牙列部分多基于三维扫描重建的无牙颌及颌位关系的数字模型，逐牙配准式设计平衡𬌗；基托部分的组织面可复制经过缓冲与填倒凹后的无牙颌模型表面数据，而磨光面则基于设计完成的牙列与基托边缘线之间的曲率关系自动生成。目前，国际上有十余套数字化全口义齿系统在临床应用。2017 年孙玉春等提出了功能易适数字全口义齿（Functionally Suitable Denture，FSD）系统，使用自主研发的全口义齿人工智能设计软件，采用专家设计模板搜索匹配法进行设计，可对既往专家级全口义齿的功能美学设计结果进行批量保存与参数化，形成义齿整体的参数化模板，在新患者设

计时可实现智能化自动匹配。然后将设计好的义齿数字模型三维打印作为"蜡型"，使用装盒 /
注塑工艺完成最终义齿的制作，其步骤包括：交互式创建殆平面、正中矢状面，绘制上下颌牙
槽嵴顶线与基托边缘线，口角线等标志线，定义颌间距离；从模板数据库中自动筛选模板并匹配
出合适的平衡殆牙列，微调上下颌牙列的空间姿态，连接牙列与基托边缘线生成基托，完成义齿
设计。此方案显著提高了数字全口义齿设计的效率及牙龈美学形态效果，并具有良好的可扩展性。
随着模板库的不断扩充，该软件的设计功能将更加高效。

第三节 口腔修复体数字化制作工艺
Denture CAM Technology

口腔修复体的数字化制作是数字化修复工艺的最终环节，通常由口腔修复 CAM 设备完
成。口腔修复 CAM 设备的主要功能是将 CAD 软件设计出的修复体数字模型，通过工艺规划
软件生成加工设备可识别的工艺文件，并通过数控程序精确控制相应的加工设备，完成满足临
床精度要求的口腔修复体制作。传统修复体手工制作工艺加工周期较长，精度和稳定性不易保
证。以计算机技术为核心的数字化修复体制作技术（CAM 技术）具有高效、精确和质量可控
的特点，材料应用也很广泛，正逐渐成为技工室 / 义齿加工中心主流的修复体制作技术。

口腔修复 CAM 技术按技术原理可分为数控切削技术（numerical control processing，NC）
又称为"减法加工技术"，和 3D 打印技术（three-dimensional printing，3DP）又称为"加法加
工技术"或"增材制造技术"。目前可应用于数字化制造技术的牙科材料主要包括各种牙科金
属、牙科陶瓷以及复合树脂材料等。其中的一些材料是传统工艺难以加工或是无法加工的，如
氧化锆陶瓷，目前只能采用 CAM 技术进行加工。

一、修复体的数控切削技术

（一）数控切削工艺基础

数控切削技术（简称"NC 技术"）是 CAM 技术中应用较为成熟的一类，它是指用车、
铣、磨等机械加工方式，将已具一定形状的固体坯料去除部分材料而形成所需形状的加工技
术。实现这种加工技术的设备称为 NC 设备。

NC 设备需要读取一种由修复体设计的数字模型转换成的加工工艺文件才能实现修复体制作，
这个过程是通过 NC 工艺软件实现的。NC 工艺软件可以根据修复体类型、加工材料特性、加工
设备特性和加工刀具特性等因素，生成控制 NC 设备加工主轴（安装有刀具）或坯料做指定机械
运动的程序代码，从而精确控制 NC 设备实现修复体的制作。目前常用的专业 NC 工艺软件包括
Powermill、Hyperdent、WorkNC 等通用软件，或设备内置的专用 NC 工艺软件。主流 NC 工艺软件
可实现的功能包括坯料选择、修复体排布调整、连接柄设计、加工工艺规划、加工代码生成等。

NC 设备是执行切削工艺程序的载体，现有商品化的口腔修复 NC 设备种类和规格较多，
根据其切削单元运动轴（包含刀具主轴与坯料夹持轴）的自由度数，可分为 3 轴、4 轴、5 轴
等设备类型。轴数（自由度）越多，加工的灵活性越好，可加工模型的复杂程度也就越高。
3 轴、4 轴 NC 设备适合加工无倒凹、形态相对简单的基底冠桥；较先进的 5 轴 NC 设备（图
10-17）可达到 5 ~ 10 μm 的加工精度，适合加工形态精度要求较高、形态复杂或是有一定倒
凹的解剖形态冠桥、种植基台、可摘局部义齿支架、种植桥架等修复体。

NC 设备的加工对象通常为预制的块状、饼状或棒状的牙科材料，针对不同牙科材料的
加工特性和制作精度要求，常采用铣削或磨削的加工方式。现有 NC 技术可加工的牙科材料
包括牙科金属（贵金属合金、非贵金属合金、纯钛）、陶瓷（长石瓷、二硅酸锂陶瓷、软质氧

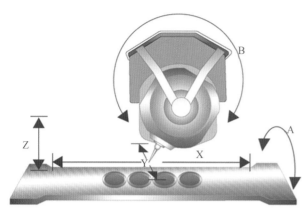

图 10-17　5 轴 NC 设备原理图
X、Y、Z 为平移轴，A、B 为旋转轴

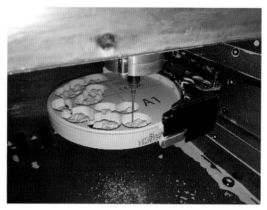

图 10-18　技工室 NC 设备加工氧化锆饼料

化锆陶瓷等）、复合树脂和可铸造"蜡"材等。在金属及其合金材料方面，NC 技术可用来制作金属基底冠桥、种植杆卡、覆盖义齿连接杆等。在陶瓷材料方面，近年来应用广泛的二次烧结软质氧化锆材料是其主要的应用领域（图 10-18），可制作基底冠桥、个性化种植基台、一体化桩核、一体化全瓷冠桥等；对于牙科椅旁 CAD/CAM 系统，NC 技术是目前唯一的加工方式，它通过切削长石瓷、玻璃陶瓷和二硅酸锂陶瓷等材料，可制作嵌体、贴面和全冠等。应用椅旁 NC 技术制作修复体，可实现个性化的即刻修复体制作。

　　修复体 NC 制作工艺的优势在于技术成熟、加工精度高、材料适用范围广，几乎可直接加工各种口腔常用牙科材料，并适用于绝大部分类型口腔修复体制作。其不足在于，这种技术对加工材料的浪费较多，坯料被切除掉的材料通常无法重复利用，会带来义齿制作成本的提高和环境影响。现今主流的技工室 NC 设备常采用圆饼形坯料进行批量集中加工，虽可通过 NC 工艺软件对饼料上修复体的摆放进行合理布局和规划，尽可能提高材料的利用率，但材料浪费仍然是不可避免的。另外，对于一些形态较为复杂的修复体或牙科模型（如复杂支架、全口义齿蜡型、种植导板等），NC 加工对设备性能和工艺要求都较高，加工效率较低，实现难度较大。

（二）数控切削后处理技术

1. 去支撑　在工艺设计阶段，NC 加工需要给修复体添加必要的连接柄，以保证切削过程中修复体不会从坯料上脱落。加工完成后，需严格按材料厂家的要求，采用专用技工车针规范去除连接柄等支撑结构，尽可能减少这一步骤对修复体形态的影响。

2. 烧结或再结晶　数控切削软质氧化锆材料，其切削时为密度疏松的石膏状材料，切削成形后需按不同厂家的材料要求进行烧结。在烧结过程中，软质氧化锆修复体将产生一定的收缩量，此收缩量应在 NC 工艺软件中依据材料厂商提供的收缩比率加以参数矫正。烧结之后的氧化锆修复体呈现高强度、高密度的最终形态，抗压强度可提升到 1000 MPa 左右，后续需要进行打磨并根据临床需求进行加瓷、染色、上釉或抛光处理。

　　数控切削的二硅酸锂玻璃陶瓷切削阶段为蓝紫色未结晶坯料，强度较低、便于研磨。切削完成后，需在烤瓷炉中经过 850℃、30 分钟的简单结晶处理，修复体便能达到约 400 MPa 的强度。此后仍需使用配套的染色剂进行染色和上釉等处理（图 10-19）。

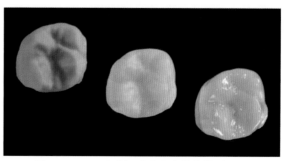

图 10-19　二硅酸锂玻璃陶瓷修复体后处理
左侧：结晶前；中间：结晶后；右侧：染色和上釉处理后

3.研磨、抛光、上饰瓷及染色　金属修复体切削加工完成后，采用常规研磨抛光。切削加工并烧结完成的氧化锆修复体（一般针对解剖形氧化锆全冠），使用抛光轮由粗到细进行抛光，最后使用棕刷配合抛光膏进行高度抛光。还可辅助上釉和外染色工艺，使修复体更加逼真自然。

二、修复体的 3D 打印技术

（一）3D 打印工艺基础

三维打印技术（也称"3D 打印技术"）是一种基于离散堆积成形的加工技术，原理是将三维数字模型离散成一定厚度的连续的二维片层模型，再由计算机控制按顺序将材料逐层打印并堆积成型（图 10-20）。

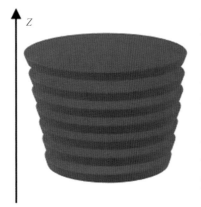

图 10-20　3D 打印技术原理

口腔修复领域常用的金属 3D 打印技术主要为选择性激光熔化技术（selective laser melting，SLM），该技术是利用金属粉末在激光束的热作用下可完全熔化，再经散热冷却凝固，实现与固体金属冶金焊合成型，层层累积成型出三维实体的技术（图 10-21）。为了完全熔化金属粉末，要求激光能量密度超过 106 W/cm²，目前用 SLM 技术的激光器主要有 Nd：YAG 激光器、CO_2 激光器、光纤激光器。这些激光器产生的激光波长分别为 1064 nm、10640 nm、1090 nm。目前，金属 3D 打印技术可用于加工钴铬合金、钛合金和纯钛金属材料，可制作出致密度较高的金属修复体（图 10-21），有效解决了金属合金的铸造缺陷问题。金属 3D 打印技术的口腔医学应用包括金属基底冠桥、可摘局部义齿支架、个性化种植体等。目前，金属 3D 打印的成型精度可达 20 ～ 30 μm。

口腔领域常用的树脂 3D 打印技术品类较多，主要技术包括：立体光固化技术（stereolithography apparatus，SLA）、数字光处理器固化技术（digital light processing，DLP）、熔融沉积制造技术（fused deposition modeling，FDM）和聚合物喷射技术（polyjet）等。树脂 3D 打印技术的主要应用包括：基底冠桥蜡型、铸造蜡型、赝复体蜡型、修复工作模型及代型、临时修复体、个别托盘、𬌗垫、种植导板等（图 10-22），应用十分广泛，成型精度可达到

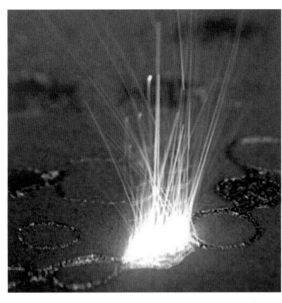
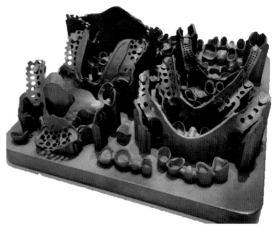

图 10-21　金属修复体 3D 打印制作
左图：SLM 技术 3D 打印原理；右图：3D 打印制作的金属修复体

$10 \sim 20 \ \mu m$。随着近年来 3D 打印技术的不断发展，陶瓷 3D 打印技术已逐渐开始走向实际应用，或将为全瓷修复体的制作提供新的技术手段。

同 NC 技术一样，3D 打印技术同样需要 3D 打印工艺软件的支持。3D 打印工艺软件的主要功能是实现模型排版、支撑设计和模型切片等功能。模型排版功能可以针对不同打印基板尺寸进行修复体布局的优化调整，大多数工艺软件具有自动排版功能，可实现修复体模型的批量布局。支撑设计是 3D 打印工艺软件的一个重要功能，为修复体添加打印支撑的目的是要把修复体牢固地固定在打印基板的一定位置，保证打印过程中模型结构的稳定和均衡，防止打印过程中因缺少支撑而产生的坍塌。不同类型的打印原理需要设计不同类型和密度的支撑结构，这对技师的操作经验有一定要求。模型切片功能可将添加好支撑结构的修复体及支撑三维模型换成二维片层数据，

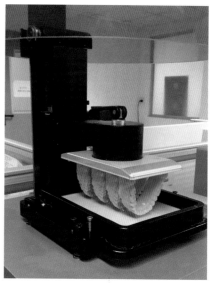

图 10-22 树脂工作模型 3D 打印制作

传输给 3D 打印机进行模型打印。目前口腔医学常用的 3D 打印工艺软件包括 Magics、3Shape Cambridge、Cura 等通用软件，或设备内置的专用 3D 打印工艺软件。

3D 打印技术的优点是能够在较短的时间内批量制作出各种复杂形态的修复体，特别是在一些 NC 技术无法制作的情况下（如复杂 RPD 支架、全口义齿蜡型、种植导板等），3D 打印技术是较好的解决方案。此外，3D 打印技术从原理上实现了对原材料的最小消耗，未经成型处理的原材料（树脂液、金属粉等）可重复再利用，大大降低了修复体制作的材料成本，环境友好也是其一大亮点。3D 打印技术的上述特性很好地适应了技工室修复体制作的需求，现今已成为金属基底冠桥数字化批量制作的主流手段。3D 打印技术的不足在于材料应用有一定的局限性，目前可直接应用于临床的义齿 3D 打印材料主要应用在钛合金、镍铬合金、钴铬合金金属基底冠桥的制作。此外，目前 3D 打印技术的成形精度还无法达到 NC 加工的水平。

（二）3D 打印后处理技术

1. 金属 3D 打印后处理   包括喷砂、应力释放、再喷砂和去支撑。

（1）喷砂：在将修复体从打印基板上切割下来之前，首先需要进行表面喷砂处理，把残留在修复体表面的金属粉末去除干净，使表面更加光滑。喷砂完成后，可以把不需要应力释放的修复体从基板上切割下来。

（2）应力释放：是指去除修复体中的内应力（残余应力）。在激光烧结成形时，金属粉末在激光束的能量作用下发生熔融，由于存在冷却收缩现象，修复体内部会产生一定的内应力，但由于支撑结构的存在，内应力短时间内无法有效的释放出来。在多单位修复体特别是长桥模型打印时，内应力问题尤为突出，如不进行应力释放就切割支撑，修复体会因内应力的自然释放而产生变形。

应力释放一般是通过对修复体进行加热处理，使金属内在的原子结构重新排列，从而消除内应力，防止变形现象。不同品牌金属材料的后处理温度略有不同，建议按金属粉末厂家提供的后处理温度进行操作，一般热处理过程需要惰性气体保护（如氩气保护）以防止氧化。

（3）再次喷砂和去支撑：将基板从应力释放炉中取出后，可放入喷砂机内进行第二次喷砂，去掉加热过程中修复体表面产生的氧化物。使用线切割机沿着基板平面切断大面积的支撑结构，取下修复体之后再用技工车针仔细磨除修复体表面的支撑（图 10-23）。

2. 树脂 3D 打印后处理   包括去除支撑结构、光固化定型。

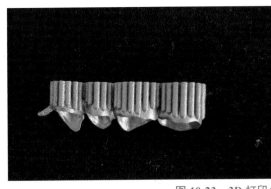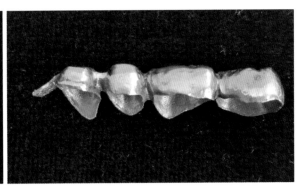

图 10-23　3D 打印金属基底冠桥去支撑工艺

左图：去支撑前，右图：去支撑后

（1）去除支撑

对于水溶性支撑材料，可通过清水清洗（辅助高压水枪）与主体模型大致分离，之后将模型浸泡在专用清洗液中浸泡去除残余支撑材料即可。

对于非水溶性支撑材料，一般为支撑和模型一体化结构的打印技术，首先需要进行必要表面清理，建议使用厂家推荐的清洗液（如无水乙醇等）超声振荡清洗，去除表面未固化的残余树脂液体，再使用技工车针小心将支撑从主体模型上切除，并对连接部分进行打磨处理。

（2）光固化定型：根据使用的打印材料特性，使用厂家推荐的光固化灯照强度和照射时间对去除支撑后的模型进行固化定型，以保证模型在一定时间内不再发生较大变形。

第四节　数字化口腔修复材料
Digital Materials for Prosthodontics

数字化口腔修复材料是指用于数字化制作各类义齿、赝复体以及手术辅助导板等医疗辅助器具的可数控切削材料或可 3D 打印材料，是数字化工艺技术的重要组成部分。数字化口腔修复材料从成分方面可分为陶瓷、树脂陶瓷复合材料、树脂、金属四大类别。材料与加工方式密切相关，在第三节数字化修复制作工艺部分已提及相关材料的应用。本节从口腔材料学角度进一步展开阐述，更深入的内容可参考《口腔材料学》和《口腔修复学》（第 3 版）相关内容。

一、陶瓷

陶瓷材料是修复体制作的主要材料品种，目前主要以 NC 加工为主。可切削口腔陶瓷材料主要包括长石质瓷、玻璃陶瓷和氧化锆多晶陶瓷（见《口腔修复学》第 3 版第三章）。

近年来，氧化锆陶瓷发展迅速，可基于 NC 工艺直接加工出全解剖形态（单层结构）的全瓷（full contour zirconia 或 monolithic）修复体，具有鲜明的技术特点。NC 工艺加工氧化锆修复体有两种方式：一是切削完全烧结氧化锆；二是切削部分烧结氧化锆，再进行二次终烧结。两种工艺路径各有长处：完全烧结氧化锆质硬，直接切削加工成本很高；部分烧结氧化锆质软，切削后再二次烧结会有 20% 左右的收缩（此收缩量可在修复体工艺设计阶段加以矫正），烧结之后的氧化锆修复体呈现高强度、高密度的特点，挠曲强度可达 1000 MPa，目前是氧化锆陶瓷数字化制作的主流工艺技术。牙科陶瓷材料的 3D 打印加工工艺目前还在探索研究之中。

可切削玻璃陶瓷由玻璃基质和不同晶体物质共同组成，具有透光性好、美学性能好、利于树脂粘接等优点，但强度较氧化锆陶瓷差，多用于嵌体、贴面和单冠等修复方式，是椅旁数字化修复的主要陶瓷材料。可切削陶瓷主要为白榴石增强的长石质瓷（挠曲强度为 $160 \sim 200\,MPa$）和二硅酸锂玻璃陶瓷（挠曲强度为 $360 \sim 420\,MPa$）等。

二、树脂陶瓷复合材料

有学者把该类材料称为树脂基陶瓷（resin-matrix ceramics），并归类于特殊全瓷材料。虽然该类材料的力学和美学性能、适应证等与玻璃陶瓷相似，但其本质应归类为树脂基复合材料，不属于陶瓷材料。它是由树脂基质和高比例含量的无机陶瓷材料复合而成，其中一类为树脂基质中加入无机陶瓷颗粒填料，另一类为陶瓷网络结构中渗入树脂基质。此类材料具有与牙本质相近的弹性模量，具有易于加工和修理等特点。

三、树脂

它是由树脂基质和（或）少量的填料组成的，如可切削 PMMA 树脂块，其优点是具有优异的可切削性能，不存在聚合收缩问题等；目前该类材料主要用于临时修复体、各类手术导板、义齿基托等。用于 3D 打印技术的光固化树脂是一种含有光敏材料的树脂液体，可用于制作诊断模型、诊断义齿、个别托盘或铸造熔模等。

四、金属

口腔修复体制作用的金属材料（Metal）主要包括镍铬合金、钴铬合金、金合金、含钛合金以及纯钛等。金属材料的 NC 加工技术较为成熟，精度较高。纯钛是适宜口腔修复要求的一种金属材料，其 NC 加工需要考虑散热和氧化。金属材料的 3D 打印是发展较快的一个重要方向，直接对金属粉末进行加法加工成形获得各类口腔修复体或部件，优点是效率极高、精度较高、稳定性高、材料理化性能好、远期成本低，单次可加工多达 200 颗金属冠类修复体。选择性激光熔化制造（selective laser melting，简称 SLM）是主要的金属 3D 打印技术之一，能制成非常致密的各类金属部件，其强度达到甚至超过常规铸造或锻造方法生产的部件，尤其是形状复杂的部件，如可摘局部义齿支架等。

五、其他

聚醚醚酮（poly-ether-ether-ketone，PEEK）是口腔领域近年来备受关注的新型树脂材料。PEEK 材料具有较优异的性能：耐高温、耐腐蚀、耐磨、耐酸蚀，不易变形，NC 加工性能好，亦可用于 3D 打印加工。PEEK 材料是半结晶性聚合物，具有和人体骨组织相近的机械强度和较好的生物相容性，已被用于各种骨科植入物（髋关节、椎间盘、股骨等），在口腔领域也可用于修复体制作，其重量较轻，有一定弹性的特性弥补了其他材料的缺点。

上述数字化加工的口腔材料都具有各自的优点和不足，如在美学方面的表现还有待改进，目前仍需辅助技师的手工工艺实现完美的美学表现和功能。

数字化口腔修复材料是数字化口腔修复工艺的重要组成部分，针对修复体制作材料的工艺优化体现在数字化设计和制作的多个环节（详见第二节、第三节内容）。口腔技师需要不断学习新知识，掌握最新的修复工艺技术和口腔材料特点，和口腔修复医师一起为患者提供最适合的口腔修复体。

进展与趋势

　　近年来，口腔修复领域数字化技术的应用已越来越广泛，应用层次越来越深入，已逐渐成为本领域的主流技术，"全数字化"已成为口腔修复工艺的一个趋势。这种需求和发展趋势对口腔修复技师提出了新的要求，需要熟练掌握和使用本章所讲述的多种数字化技术（扫描、设计、加工），并可将其灵活组合应用，这是成为一名优秀技师的基本技能。

　　本章讲述的各节内容是目前数字化口腔修复工艺中的常用技术（种植修复设计和制作见本书口腔种植修复章节），基本可满足口腔修复临床大部分的数字化修复体设计和制作需求。数字化修复体工艺技术目前逐步完善，但还无法达到高年资技师对修复体个性化形态、色彩、透明层次等美学艺术效果方面的呈现。随着高透明度可切削氧化锆材料技术、颜色及功能梯度材料技术和多色3D打印技术的不断发展，相信数字化口腔修复工艺在修复体美学呈现方面会有新的突破。

　　近年来，数字化全口义齿技术成为关注的热点。全口义齿是口腔修复中最为复杂的一类修复体，传统制作工艺对临床医生和技师的操作技术要求较高，存在修复体返工率高、制作效率低的问题。随着老龄化社会的到来，无牙颌患者的数量还会保持着一个较高的水平，受全身健康、经济和心理因素等影响，传统黏膜支持的全口义齿在较长一段时间仍是无牙颌患者的主要修复方式，实现全口义齿的数字化设计和制作是口腔修复数字化的一个发展趋势。数字𬌗架、虚拟𬌗架技术与口腔修复体设计软件的结合，也是一个重要的发展方向，将大大提高口腔修复体咬合面的适合性，减少临床调𬌗，缩短临床诊疗时间。此外，可摘义齿、赝复体的一体化数字化设计制造和全流程数字化修复技术也必将成为未来重要的研发方向，达到简化修复工艺流程、提高修复效果的目标。

小　结

　　口腔修复计算机辅助设计与计算机辅助制作（computer-aided design & computer-aided manufacturing，CAD/CAM）技术是一种借助工业领域先进的计算机软件技术、工程制造技术和材料技术等，用于设计和制作口腔修复体的综合技术。数字化口腔修复工艺则是应用口腔修复CAD/CAM技术设计和制作各类口腔修复体的工艺过程。本章主要介绍了数字化口腔修复工艺的基础知识，包括数字印模工艺、数字化修复体设计工艺和数字化修复体制作工艺（含后处理技术）。这三个工艺环节构成了口腔修复体CAD/CAM制作的基本流程，是口腔技师必须掌握和熟练应用的技术。本章还介绍了与数字化口腔修复工艺相关的数字化修复材料，学习这些内容将有助于技师更加全面地认识和应用口腔修复CAD/CAM技术。

Summary

　　CAD/CAM（computer-aided design & computer-aided manufacturing）is a comprehensive technology for the design and manufacture of dental prosthesis by virtue of advanced computer software technology，engineering manufacturing technology，and material technology in the industrial engineering. Digital technology in prosthodontics is a process of designing and manufacturing various dentures using CAD/CAM technology of prosthodontics. This chapter mainly introduces the basic knowledge of digital technology in prosthodontics, including digital impression technology, denture CAD technology, and denture CAM technology (including post-processing). These three processes constitute the basic processes of denture CAD/CAM, which are essential technologies for dental technicians. This chapter also introduces some auxiliary technologies related to digital prosthodontics, mainly including digital material. Learning these contents will help technicians to have a more comprehensive understanding of CAD/CAM technology in prosthodontics.

Definition and Terminology

计算机辅助设计（computer aided design）: The use of computer programs to create two- or three-dimensional (2D or 3D) graphical representations of physical objects. CAD software may be specialized for specific applications.

计算机辅助制造（computer aided manufacturing）: The use of computer software to control machine tools and related machinery in the manufacturing of work pieces. Its primary purpose is to create a faster production process and components and tooling with more precise dimensions and material consistency. In some cases, it uses only the required amount of raw material (thus minimizing waste), while simultaneously reducing energy consumption.

三维扫描（3D scanning）: The process of 3D scanning to record digital information about the shape of an object with equipment that uses a laser or light to measure the distance between the scanner and the object.

STL 格式（stereolithography/standard triangulation language/standard tessellation language）: File format native to the stereolithography CAD software created by 3D Systems. This file format is supported by many other software packages; it is widely used for rapid prototyping and computer-aided manufacturing. An STL file describes only the surface geometry of a 3D object without any representation of color, texture, or other common CAD model attributes.

数控切削（numerical control processing）: The machining process of using rotary cutters to remove material from a workpiece by advancing (or feeding) in a direction at an angle with the axis of the tool. It covers a wide variety of different operations and machines, on scales from small individual parts to large, heavy-duty milling operations. It is one of the most commonly used processes to fabricate dental restorations with high precision. Mills have multiple axis (e.g., 3-axis, 4-axis, 5-axis) that determine the ability of the milling process to create final detail and complex geometries with undercuts, concave contours, and holes.

三维打印（three-dimensional printing）: A general term describing additive manufacturing processes that build three-dimensional structures by depositing layers of material on top of each other until the final structure is achieved. 3D printing can produce objects made of single or multiple materials without being limited by undercuts or complexity.

（王　勇　赵一姣　叶红强　孙玉春　周永胜　浦婷婷　衡墨笛　呼延天意）

第十一章 义齿加工单位的管理

Management of Dental Laboratory

第一节 概 述
Overview

一、管理的定义及义齿加工单位管理的主要内容

管理是管理者按照客观规律的要求，为了实现特定的目标，对组织所拥有的资源进行计划、组织、领导和控制等活动的过程。管理的目的是实现特定的目标，它的基本措施是计划、组织、领导、控制这四项基本活动。

义齿加工单位是专门负责为修复临床进行修复体（通常称义齿）加工制作的部门，管理的目标和中心任务就是为患者制作出合适、精美的修复体。目前，义齿加工单位有两种存在模式，一种是专科医院内的义齿加工中心，也有的单位称修复工艺科或技工室，它们一般除负责本单位修复专业的修复体加工外，还要承担医院的教学和科研工作；另一种模式是社会上的义齿加工厂，它们一般以运营公司的形式存在，面向本单位没有义齿加工能力的中小医院口腔科和口腔门诊，负责为这些单位加工修复体。尽管这两种模式的义齿加工单位服务对象不同、经营理念不同，但都是以义齿加工作为其主要工作内容，因此在管理上存在着相同的成分。一般来说，义齿加工单位的管理主要包括两方面的内容，即生产过程的管理和义齿加工单位的运营。

二、义齿加工单位的主要任务和组织部门

对一个义齿加工单位来讲，修复体的生产是其主要任务。为保证生产的顺利进行，义齿加工单位一般要设立一些相应的部门，这些部门各司其职、互相配合，是义齿加工单位修复体生产顺利进行的组织保证。

1. 中心管理部门 是义齿加工单位的管理部门，通过制订详细的计划、进行周密的组织和严格的控制来保证整个加工单位的顺利运行。具体内容包括制订单位长期的发展目标和近期的工作指标，工作人员的招聘、培训、岗位分配及档案管理，工作人员的奖励，工作流程的制订和督促执行，单位固定资产的管理，库房的管理，生产器械、工具及材料的采购和管理，义齿加工单位的正常运转，客户的服务和维护，生产成本的控制，单位各项规章制度的制订及监督执行，以及安全生产等。

2. 生产部门 是义齿加工单位的主体部门，负责修复体的制作。根据义齿加工模式和加工种类的不同，该部门可以分为不同的生产班组，各班组间明确分工、密切配合，保证义齿加工生产的顺利进行。在这个部门里，各班组除保质保量地完成各自的生产任务外，各班组间工作的配合是至关重要的。各班组应在中心管理部门的指导和配合下，做好修复体制作各步骤间的

交接和核对，避免出现不必要的差错。各班组还要认真执行各项规章制度，做好员工的培训，通过学习新技术、新方法，不断提高工艺水平，保证修复体的质量不断得到提高。在保证生产的同时，还要杜绝原材料的浪费，控制和降低生产成本，提高工作效率和效益。

3. 生产辅助部门　该部门在中心管理部门的直接领导下，完成为保证本单位的正常生产而必需的一些辅助工作。包括模型从门诊的转接，以及按照本单位的操作规范做好模型的消毒，做好模型的分类和统计、登记，将消毒后的模型与设计单一起派送到生产部门，在生产部门按时完成修复体的制作后，按时将完成的修复体从生产部门取回并依照本单位的质量标准进行修复体的质量检验，将不合格的修复体退回到生产部门。对检验合格的修复体进行消毒、封装、送回到修复门诊，并做好与修复门诊的交接登记。另外，该部门还要负责与修复门诊的沟通，包括修复体制作时限是否合理、是否需要改约、义齿加工费用的核算、修复体的返工登记及返工原因的分析，此外义齿加工机械的维修与保养、工作场所的清洁维护、义齿加工材料的保管与分发等也是生产辅助部门的工作内容。

第二节　义齿加工生产过程管理
Management of Manufacturing Process in Dental Laboratory

一、义齿生产过程及生产模式

义齿加工生产过程，指的是义齿加工部门自从修复门诊接受模型及附带的修复体设计单（简称设计单，又称义齿加工设计单、工作授权书等）开始，按设计制作完成义齿，将义齿成品再转送回修复门诊的整个过程。因此，义齿加工生产过程管理贯穿义齿加工生产的始终。

目前，义齿加工存在两种生产模式。一种是传统的义齿加工模式，即义齿在义齿加工部门是由一个技师从头到尾加工完成的。这种生产模式的优点包括，第一，很容易分清义齿质量问题的责任，而且技师对整个修复体的制作情况有一个完整的认识，因此技师的工作会更认真，更容易保证义齿加工的质量；第二，由于义齿加工过程中很少存在交接环节，管理成本也比较低；第三，这种生产模式更利于修复医师与技师的沟通交流，修复医生只需要将设计思想向一个技师传达即可，更利于技师按照修复医师的设计制作义齿。但在这种生产模式下，义齿加工的每一步骤都需要技师自己去完成，所以生产效率较低，而且这种生产模式要求技师对义齿加工的每一步骤都要掌握，因此对技师的要求比较高。由此可见，这种生产模式适用于以下两种情况：

第一种是规模不大的义齿加工单位。由于这些单位规模较小，技术人员较少，义齿加工量不大，管理人员不多，配合的修复医师也相对稳定，医技双方比较了解，相互的沟通比较顺畅，技师更容易按照医师的要求为患者制作出合适的修复体。

第二种是有特殊要求的义齿加工种类。如种植修复、附着体义齿修复、特殊要求的美学修复、特殊𬌗型的总义齿修复及赝复体修复等。由于这些种类的义齿制作各环节衔接严密，对技师的技术要求比较高，需要更密切的医技交流，因此更适合采用这种义齿由一个技师从头到尾加工完成的生产模式。

义齿加工存在的第二种生产模式是流水线式的单元生产模式。这种生产模式是借鉴工业生产方式，根据义齿加工的流程，将义齿加工的整个过程分解为几个步骤，同时将义齿加工技师也分为不同的生产组，每个生产组完成义齿加工的一个步骤，各个生产组相互衔接，完成义齿的制作。这种方式类似于工业上的流水生产线，因此又称作流水线式生产模式。它有别于传统的由一个技师从头至尾完成一个义齿制作的义齿加工方式，每个义齿是由各个生产组的不同技师协作完成的。

这种流水线式的义齿加工模式每个技师只完成义齿加工的一个步骤，对技师的技术要求相对较低，技师比较容易掌握本步骤的操作要领，可以很快地熟练完成本步骤的工作；而且这种生产模式的工作效率较高。但这种生产模式要求各个生产组之间的交接要紧密、流畅，质量控制要严格、规范，因此管理投入人力较多，管理成本较高。这种生产模式更适合于大规模的义齿加工生产，因而广泛被大型的义齿加工厂所采用。需要指出的是，由于这种流水线式的生产模式中义齿是由多个技师制作的，每个技师对其他的制作环节不很清楚，再加上这种生产模式下的医技沟通存在一定的不便，因此不易制作出个性化的修复体。

由于这两种生产模式各存在优缺点，目前，各个义齿加工单位更多地把这两种生产模式相结合，各取其优点，弥补其不足。原来采用一个技师从头至尾完成一个义齿制作生产模式的义齿加工单位，会把一些重复性高的工作集中出来由专门人员完成，提高了工作效率；各个义齿加工厂也都成立了精品义齿生产组或工作室，将一些技术水平高的技师集中在这里，将一些技术含量高的义齿加工项目安排在这些精品组或工作室来完成。这样使技师能够对每一义齿的制作有一个整体的规划，也有利于医技交流的顺畅进行，提高了义齿的制作质量。

二、义齿加工生产过程的管理

义齿加工单位对本单位义齿加工生产过程的管理，主要体现在工作程序设定、人员安排和各生产组的工作交接上。

（一）工作程序

义齿加工单位首先应根据本单位的工作面积、义齿加工量、管理水平、技术人员的技术水平来确定采取什么样的加工模式。生产面积大、义齿加工量大、管理能力强的单位可以采用流水线式的义齿加工模式。如单位规模较小、工作人员技术水平高、门诊医生要求高且加工种类以复杂义齿加工为主，则不宜采用流水线式加工模式。对采用流水线式工作模式的单位，首先应确定设立几条生产线、在每一生产线上分成几个生产组，在各生产组位置安排时，应充分考虑方便工作交接的原则，将义齿加工的上下工序生产组安排在相邻的位置，努力使本单位能够达到设计时的加工生产能力，实现义齿在加工过程中各工序的连接像流水一样顺畅。

（二）人员安排

义齿加工单位应根据本单位工作面积、义齿加工量和加工种类确定工作人员的数量和对聘用人员技术水平的要求，再根据人员的具体情况确定采取的生产模式和分组，并分配各生产组的工作内容。在安排各组人员时应考虑每组人员的数量以及技术人员的搭配。

（三）加工任务的分派

义齿加工单位的任务就是按照修复医师在设计单上的设计在工作模型上完成义齿的加工生产。加工任务的分派就是把模型与设计单一起分派给技师进行修复体的制作。这一工作由生产辅助部门完成。

生产辅助部门由专人将工作模型及附带的设计单从修复门诊取回到义齿加工单位。在从修复门诊接受模型和设计单时，要与修复门诊工作人员对照工作模型仔细核对设计单上的设计，并核对修复种类、使用材料、预定完成时间、加工费用等项目是否明确、清晰，以及附带品是否齐全并进行清晰记录。模型取到义齿加工部门并进行了消毒后，生产辅助人员按照加工种类将模型进行分类、登记、编号、贴条形码，在此过程中，工作人员一定要认真、细致核对模型和设计单，要确保每一患者的模型和设计单编号相同，避免发生差错。条形码的使用对采用流水线式生产模式的义齿加工单位非常重要，它有利于每一修复体的追踪和快速交接，也从一个方面反映了一个义齿加工单位的管理水平。然后，质检人员要检查模型的质量，确定模型是否符合修复体制作要求，要检查咬合记录是否准确，修复种类、选择材料、牙齿颜色、形状等信息是否标注齐全，设计是否明确，如有随模型转入义齿加工中心的其他附带品如患者照片、旧义齿、附着体部件、种植基台及部件等，要检查其是否明确标明、是否齐全，还要检查收费是否合适等。另外，还有一项非常重要的工作就是检查医生预约的完成时间是否足够，在发现问题时要及时与医生沟通、确认，待以上工作完成无误后，将模型及设计单放在模型盒内，每一模型盒内应只摆放一个患者的模型、设计单及附带品，然后按加工种类将模型盒分发到各生产组。为防止发生差错，应使用不同颜色的模型盒盛放模型。每一生产线使用一种颜色的模型盒，对时间紧迫或有特殊要求的模型应盛放在颜色醒目的模型盒内，以引起技师的注意，并应当面向技师指明、核对。

（四）工作的交接

义齿加工单位要按照修复门诊医生的要求按时、正确地完成义齿制作，工作的交接是非常重要的。对于不采用流水线模式的义齿加工单位，也要根据工作种类将人员分为固定义齿加工、可摘义齿加工、种植义齿加工等生产组。各组组长从生产辅助部门领取模型和义齿加工设计单并做好登记，然后将制作工作分配给组内的技师完成，待义齿按时完成后，各组组长将完成的义齿与设计单一起收回，转送回生产辅助部门并完成交接登记，生产辅助部门再完成与修复门诊（义齿加工委托单位）的交接。这种义齿加工模式，工作的交接程序比较简单，发生交接错误的情况较少见。对于采用流水线式生产模式的义齿加工单位而言，工作的交接是非常重要的环节，它关系整个生产线能否顺畅地工作。必须设计和执行好工作交接程序，它包括以下几个方面内容。

1. 决定设立几条生产线 义齿加工单位在设立之初就应设计好要设立几条生产线，这要根据预计的义齿加工量来决定。一般来讲，至少应设计两条生产线，即固定义齿加工和可摘义齿加工生产线。但生产线的设定不是固定不变的，它需要随着义齿加工量和加工种类的变化来进行调整，如还可以设计种植义齿生产线和数字化加工义齿生产线等。

2. 确定生产组 在每一条生产线上需要确定设计几个生产组，也就是将每一种类义齿的生产分为几个制作步骤，这可以根据义齿的加工程序和技术人员的技术水平来决定。一般来讲，可摘义齿生产线可分为金属支架蜡型制作、蜡型包埋、精密铸造、金属支架打磨、可摘义齿排牙、装盒装胶、可摘义齿打磨等几个生产组；固定义齿生产线可分为模型修整、蜡型制作、蜡型包埋、精密铸造、铸件打磨、烤瓷等几个生产组。具体设立几个生产组可以根据各个义齿加工单位的情况来定。对同一个义齿加工单位而言，也可以将固定和可摘义齿生产线上的一些相同的步骤如蜡型包埋、精密铸造等合并在一个生产组内，以利于人员调配和控制成本。目前，种植义齿修复工作也越来越多，再加上附着体义齿的制作以及前牙美学修复。这些加工项目加工工序复杂，加工费用高，对加工技师要求高，与门诊的医技交流内容多，修复医生和患者的要求也比较高，可以将这些加工内容单独成立一个或几个生产组以适应这些特殊要求，一般称为精品义齿加工组或精品工作室。

3. 确定各生产组人员 每一生产组的人员多少可根据该组的工作量来决定，通常情况下，每一生产组内应至少有一名该步骤工作的业务骨干来负责该组工作的质量控制；生产组长要负责本组加工任务的交接。

4. 严格交接程序 各生产组应按时完成本组的工作并做好加工产品的交接。交接的程序在各个义齿加工单位略有不同。通常情况是，每一义齿加工单位的每一加工步骤有确定的完成时间，在确定的时间内保质保量完成本步骤工作后，操作技师要签字盖章，质量控制人员检验合格后由组长转入下一步骤的生产组，下一生产组在确认模型、设计单和完成时间无误，工作质量合格后签字接受，在本组按时保质完成工作后再签字盖章、质检，按交接程序转入到下一生产组。现在，绝大多数义齿加工单位已经实现了数字化管理，当模型和设计单进入义齿加工单位后，生产辅助部门会在设计单上粘贴条形码，每一模型和设计单拥有一个共同的条形码，生产辅助人员与各生产组，以及各生产组之间的交接只需扫描条形码即可，这样既简化了交接手续，又避免了人工操作的失误，还可以使生产辅助部门随时追踪修复体的加工情况。在交接程序中，各生产组长不仅要确保工作交接无误，还要负责对上道工序的质量验收和对本道工序的质量检验，杜绝不合格产品进入生产线。

（五）完成义齿的派送

当模型在生产线上经过一道道制作工序，最后按时完成义齿后，最后工序的生产组将义齿成品和设计单一起交给生产辅助人员，并完成在义齿加工单位的最后一道质量检验。产品检验人员应对照设计单检查义齿是否是按照修复医生的设计进行的加工制作。检验项目包括使用材料、义齿设计、牙齿颜色、牙齿形态及完成时间等。另外，还要检验义齿的质量是否符合本义齿加工单位的质量标准、是否能满足临床要求，发现不符合以上标准和要求的产品应进行返工处理，由于返工导致的时间不足要及时与修复临床进行沟通联系。如产品质量符合标准，则将完成的义齿消毒、封装、精细包装后转送回加工委托单位（修复临床）。在与临床进行交接时，也要仔细核对相关项目，并完成必要的交接登记手续。

第三节　义齿加工产品质量管理
Management of Manufacturing Quality of Prostheses

义齿加工单位的中心工作是为修复门诊制作义齿，因此产品的质量是一个义齿加工单位生存的基础，受到了各义齿加工单位充分的重视。各个义齿加工单位都根据自己单位的实际情况建立了其质量管理体系，通过质量检验来实现其质量管理的目的。这些措施对保证义齿加工产品的质量起到了积极的作用。

一、修复体质量检验的目的

修复体完成后，应由技师将完成的修复体送到生产辅助部门，生产辅助部门的质检人员要对修复体进行质量检验。修复体检验的目的是保证修复体的质量，找出修复体制作方面的不足，以改进义齿加工单位的工作。

二、修复体质量检验的程序

修复体质量管理贯穿于义齿加工过程的始终，从临床修复医生为患者进行修复体设计和牙体预备开始直到为患者佩戴完成修复体为止。在实际操作中，义齿加工单位的质量检验是在具体节点上完成的。这些具体节点包括：模型的接受、每一工序的完成、义齿整体完成以及义齿在修复临床为患者的戴入。可见，修复体质量检验的最后程序和最终目的是修复体得到临床医生和患者的认可。因此，修复门诊和义齿加工单位之间良好的医技交流对修复体质量的保证和提高是非常重要的。

三、修复体质量检验的具体内容

修复体质量的控制是通过在修复体加工的各个节点上的质量检验来实现的，那么，在各节点上的修复体质量检验都检验哪些项目呢？

（一）模型接受环节的质量检验

这一环节指的是当工作模型和设计单到达义齿加工单位后，义齿加工单位的质量检验人员对模型质量进行的检验。模型的质量是义齿质量的基础，关系到在其上制作完成的修复体的质量，因此这一节点的质量检验是非常重要的。主要包括以下内容：

1. 修复体的设计是否符合修复原则 不管是固定修复、可摘修复，还是种植、附着体等其他修复，都有其固有的修复原则，这是修复医生和技师都应该遵守的，如果违反了这些原则，就可能造成最终修复的失败。当义齿加工单位的质检人员发现有这些问题存在时，应主动与修复门诊医生联系，确认修复设计。

2. 模型是否清晰、完整 修复体工作模型的质量也直接关系到最后修复体的质量，义齿加工单位的质检人员应做好工作模型的检查工作。包括可摘义齿的模型是否光滑完整、基托范围是否足够、边缘是否合适、基牙是否清晰、牙体预备是否合适等；对固定修复的模型要检查牙体预备是否合适、预备体边缘是否清晰、固定桥预备体有无共同就位道等；对种植修复、附着体修复等修复项目的模型也要按照工作模型标准进行检查。

3. 咬合记录是否稳定 工作模型的咬合记录也关系到最终修复体的质量。不管是什么种类的修复，咬合记录必须稳定，并且要做到上下颌关系正确，能清晰明确地反映𬌗平面、上前牙丰满度、标志线等。

4. 设计单上的其他指示是否明确 除以上项目外，修复医生还应该在设计单上标记出有助于修复体质量的其他内容，如患者的性别、年龄、脸型、牙齿颜色及形态、修复体使用的材料、预定完成时间等项目，有些特殊的病例，修复医生还应在设计单空白处书写出对技师的医嘱。

（二）义齿加工单位修复体制作节点上的质量检验

义齿加工单位修复体制作节点指的是每一生产组的工序交接及修复体最终完成交付到生产辅助部门的质量检验人员的各个环节。在这些节点上的修复体质量检验关系到义齿加工单位的加工生产质量及水平，是义齿加工单位质量检验的重点。主要包括以下内容：

1. 检验修复体是否按照医生的设计制作，使用材料是否符合设计要求，如为特殊材料如贵金属，使用数量及价格是否标明。

2. 修复体质量是否符合义齿加工单位质量标准，能否满足临床医生要求，修复体是否清洗干净，打磨、抛光是否达到义齿加工质量标准，有无石膏残渣等存留；对特殊种类的修复体，是否有技师对修复医生的提示。

3. 修复体是否按义齿加工单位与修复临床约定的制作时限完成。

4. 义齿制作过程中各步骤的制作技师是否在制作人处签名或盖章。这一程序可以保证义齿质量的可追踪性，将义齿制作的质量落实到制作者个人。

以上内容检查无误后，质量检验人员在设计单上加盖检验合格章，完成修复体的质量检验工作。质量检验是义齿加工中心质量管理的一个重要环节，工作人员不仅要检验确认每一件修复体都达到本单位的制作标准，还有一项重要的任务就是要发现修复体质量有无下降的趋势，及时发现本单位加工生产工作的缺陷，及时反馈给管理部门，及时找出影响质量的原因，及时纠正，避免发生不良后果，保证产品的质量。同时，质量检验人员还可以对改进义齿加工质量提出合理化建议，促进义齿加工质量的提高。

（三）修复临床的修复体质量反馈

修复体的临床戴入也是修复体质量检验的一个重要环节。医生在义齿戴入过程中会直接感受出义齿的制作质量，发现义齿的问题，修复医生把在这一过程中发现的问题及时反馈给义齿加工单位的负责人和技师，以便义齿加工单位找出义齿加工过程中存在的问题，有助于义齿加工单位的质量管理。

四、义齿加工单位的质量管理体系

质量是义齿加工单位的命脉，应有一个完整的质量管理体系来保证修复体加工的产品质量。每一义齿加工单位可以根据本单位的具体情况建立适合本单位的质量管理体系。质量管理应由该单位的主要负责人负责，通常义齿加工单位的质量管理由四个级别构成。

1. 质量管理组　每个义齿加工单位应建立由主要负责人负责的质量管理组，其主要作用是管理本单位的义齿加工产品质量，建立、健全控制本单位义齿加工生产质量的各项规章制度，确定本单位的质量控制指标，对发生的质量问题应及时进行干预，将发生的质量问题的责任落实到生产组和技师个人，并督促其改正。同时，质量管理组还要采取有效的措施，来不断提高产品质量。

2. 单位的专职质量检验人员　在义齿完成后转送到修复门诊之前，义齿加工单位应有专职质量检验人员对转送前的义齿质量进行检查。检查内容包括上述的义齿是否按照修复医生的设计进行制作、使用的材料是否按照修复医生的设计来使用、制作完成的义齿是否符合修复原则和本单位的质量标准，同时还要检查义齿完成的时间是否在约定时限内、各生产环节制作人是否按照规定进行签字盖章等。如发现存在质量问题的成品，能在义齿加工单位内解决的要及时返回生产组处理并与修复门诊商定完成时间，如不能在本单位内解决的应与修复临床及时沟通，争取门诊单位的谅解与配合。

3. 生产组之间的质量检查　义齿在生产过程中需要在各个生产组间按工序先后进行交接。下一工序在接受工作时，需要对上一工序的产品进行验收，同时对产品质量进行检验，如发现上一工序的产品质量有问题，应及时将有问题的产品转回上一工序进行返工处理，以杜绝不合格产品进入本步骤制作，避免在最后发生产品质量问题。这一环节的质量检验将大大减少出现因最后产品返工影响义齿完成工期的不良事件。在下一生产组将不合格产品返回上一生产组的同时，下一生产组应同时将这一事件汇报给质量管理组以找出出现该问题的原因。

4. 生产组内的质量检验　生产线上的每一生产组的组内应有专门人员在产品转入下一工序前检验本组产品的质量，将有问题的产品在此环节阻断，以杜绝不合格产品进入生产线，并在发现有问题产品后在组内找出出现问题的原因并尽早解决。生产组内的质量管理环节是本单位质量控制的基础，对提高产品质量是最重要的。

五、不断提高产品质量的方法——PDCA 循环

PDCA 循环是"策划-实施-检查-改进"工作循环的简称，也称戴明环，是国内外普遍采用的一种提高产品质量的工作方法。PDCA 循环模式可简述为：

P（plan）——策划：经过认真的分析，提出需要改进的工作，定出切实的目标。

D（do）——实施：实施目标，改进工作的过程。

C（check）——检查：根据确定的目标，对改进工作过程进行评判，提出报告。

A（action）——改进：采取措施，改进工作。

针对义齿加工工作的具体情况，可以把 PDCA 工作程序具体化，划分为几个步骤，以利

于实际工作中进行操作：

1. 分析义齿加工单位现状，找出存在的质量问题，应尽可能用数据说明。

2. 分析产生质量问题的各种因素。

3. 在影响质量问题的各个因素中，找出主要的影响因素。

4. 针对影响质量问题的主要因素，制订措施，提出改进计划，并尽量预计成果。

5. 按照制订的计划组织具体工作实施。

6. 根据计划的要求，检查工作实施的效果，确认是否达到了预期结果。

7. 根据结果进行总结，找出成功的经验，对工作进行改进。

8. 提出这一循环没有解决的问题，将其转入下一个 PDCA 循环。

PDCA 循环的特点：

1. 大环套小环，相互衔接，互相促进。整个单位的工作改进是一个大环，各部门的工作改进是一个个小环，整个单位和各个部门的工作改进是相互联系、相互促进的。

2. 螺旋式上升。PDCA 循环周而复始地进行，每循环一次工作就有了一定的改进，使产品质量犹如上台阶一样不断提高。

3. 推动 PDCA 循环的关键在于 A（action，改进），对于质量管理而言，经验固然可贵，教训也有用途，可以通过总结教训，避免以后出现错误，也有利于工作的改进。

PDCA 循环是质量管理和质量提高的一个方法，其简单、实用、有效，对这种方法的学习掌握和应用，将有助于义齿加工产品质量的改进。

第四节　义齿加工单位的医院感染管理
Management of Nosocomial Infections in Dental Laboratory

医院感染（nosocomial infection），简称院感，原意是指任何人员在医院活动期间遭受病原体侵袭而引起的任何诊断明确的感染或疾病。其对象人群涵盖门诊患者和医院各类工作人员等。医院感染的预防与控制不仅关系医疗质量和医疗安全，还关系医务人员的职业健康。因此，有效预防和控制医院感染是各级各类医疗单位医疗质量管理的重要内容，同时也必须引起医院和义齿加工单位管理和工作人员的重视。

一、医院感染管理的概念

1. 医源性感染。主要是指因其他疾病入院的患者或医务人员，在进行正常的疾病诊疗过程中，因种种难以预料的原因而造成的感染。

易引起医源性感染的因素包括多次进行侵袭性操作；使用未经完全灭菌的各种医疗器械；环境污染严重，如医疗用具、空气、医务人员的手等；输入易被污染的药品、血液及血液制品等；以及医务人员的职业暴露等。与义齿加工单位有关的医源性感染因素主要是进入义齿加工单位的模型和从义齿加工单位送到修复临床的各类完成的修复体。

医院感染和医源性感染既有相同点，也有不同点，前者强调的是在医院这个场所发生的感染，后者强调的是患者接受医疗服务过程中由病原体引起的患者或医务人员的感染。在医院感染管理内涵界定中，包括了医院感染和医源性感染两方面的内容。

2. 医院感染管理是各级卫生行政部门、医疗机构及医务人员针对诊疗活动中存在的医院感染及相关的危险因素进行的预防、诊断和控制的活动。

3. 消毒（disinfection），是指用化学、物理、生物的方法杀灭或清除传播媒介上的病原微生物，使之达到无传播感染水平的处理过程。对义齿加工单位来说，传播媒介就是工作模型和完成的修复体。

二、义齿加工单位的感染途径

义齿加工单位并不直接接触患者，仅仅通过模型和修复体与临床患者发生间接接触。因此，义齿加工单位的医源性感染途径是模型和修复体，义齿加工单位的院感管理的主要任务就是切断医源性感染的这两个途径。

模型是医生在临床进行修复诊疗时，为患者制取印模后，用石膏在印模中灌制而成的阳模，技师将在模型上为患者制作修复体。印模从患者口腔内取出后，印模表面会黏附很多患者的唾液、脱落的黏膜上皮，有时甚至会有血液。印模在用石膏灌制前会用自来水冲洗，这一过程可以去除印模上肉眼可见的唾液、血液和其他杂物，但仍很难避免还有少量的残留物。这些残留物中包含有细菌、真菌、病毒等微生物，如果印模没有经过认真的消毒就灌制模型，这些病原微生物会附着在模型表面，通过模型传播到义齿加工部门。

义齿在义齿加工部门制作过程中，特别是在义齿成形后，经过打磨、抛光等制作步骤，义齿表面会附着一些污染物，这些污染物中可能包含有细菌、病毒等病原微生物，如果义齿没有经过认真的消毒，这些病原微生物会附着在义齿表面，通过义齿传播到修复临床。

另外，义齿加工单位的技师中的带菌者、污染的空气和技工器械，也可以将病原体传播到义齿加工单位的空气中，给其他技师和义齿带来污染。

三、义齿加工单位的感染病原体

（一）细菌

在修复患者的口腔中，存在大量的细菌和细菌芽孢。它们有些是致病菌；有些是条件致病菌，在条件适合时可以成为致病菌；而细菌芽孢在合适的条件下被激活也可以成为新的感染源。而患者的血液中也可能存在致病的细菌，它们可以在制取印模时附着在印模表面，通过灌制的石膏模型引起义齿加工单位的医源性感染。

（二）真菌

在修复患者的口腔中，也可能存在大量的真菌，口腔真菌的主要种类是白念珠菌。它是一种致病真菌，此外还可能有其他种类的真菌。另外，真菌孢子在一些不利的环境中也可以存活。它们也可以附着在印模表面，通过灌制的石膏模型引起义齿加工单位的医源性感染。

（三）病毒

在修复患者的口腔中，特别是在患者的血液中可能存在一些病毒，比较常见的是各种肝炎病毒和艾滋病病毒。病毒引起的感染比细菌和真菌引起的感染严重，但病毒更容易被消毒措施消灭掉。病毒也可以通过石膏模型引起义齿加工单位的医源性感染。

四、义齿加工单位的消毒方法

义齿加工单位常采用以下几种方法进行工作模型和义齿的消毒。

1. 热蒸汽清洗 即利用热蒸汽清洗机产生的高温热蒸汽喷洗物体表面，清除物体表面的污垢和微生物，以使物体表面清洁，达到消毒目的的方法。

2. 消毒剂消毒 是使用消毒剂浸泡物品或将消毒剂喷洒在物体表面，达到对物体进行消毒目的的方法。

3. 紫外线消毒　是利用紫外线发出的光波照射被消毒物，以杀死物体表面病原体，达到消毒目的的方法。

4. 臭氧消毒　是利用臭氧熏蒸被消毒物，以杀灭细菌、病毒等有害微生物，对被熏蒸物起到消毒目的的方法。

5. 臭氧水消毒　是用富含臭氧离子的臭氧水冲洗被消毒物表面，臭氧水中的氧离子杀死被消毒物表面的病原微生物，达到消毒目的的方法。

五、印模的消毒

口腔修复使用的印模是患者口腔情况的阴模，它是使用印模材料从患者口腔内制取出来的，其表面与患者牙齿和口腔黏膜紧密接触，因此患者的唾液、脱落上皮组织、牙龈沟液，有时还有一些血液会黏附在印模表面，这些黏附物中含有大量的细菌、真菌和病毒等致病微生物，如不能对印模表面进行彻底的消毒，在灌制模型后，这些附着在印模表面的致病微生物会黏附在模型表面，并随着模型进入义齿加工单位，会给技师带来致病的危险，因此印模在灌制模型前应进行消毒处理。

对印模的消毒是有其特殊要求的。这是因为印模是修复体制作的基础，它的稳定和准确对修复体制作是至关重要的，所以在印模消毒时首先要保证印模在消毒后不能产生变形，因此必须选择合适的方法来进行印模消毒。在实际工作中，印模的消毒一般采用以下方法：

（一）流动水冲洗

印模在口腔内取出后，应使用流动水对印模表面进行充分的冲洗，将印模表面可见的唾液、血液等附着物冲洗干净，同时也将附着物内包含的病原微生物清除掉。这一过程大大地减低了印模表面致病微生物的含量，起到了清洁消毒的作用。

（二）消毒液消毒

消毒液消毒分为浸泡和喷淋两种方法。

1. 浸泡消毒法　印模在用流动水冲洗后吹干，然后放入一定浓度的消毒液中浸泡一定的时间以达到消毒灭菌的作用。使用的消毒剂为一定浓度的聚维酮碘（碘伏）、次氯酸钠、戊二醛等。这一方法的优点是消毒比较彻底，效果可靠。缺点是可能引起印模变形；此外，消毒液中的成分也可能与印模材发生反应，影响印模表面的精细结构，影响印模的清晰度；另外，消毒液可能会腐蚀金属托盘，影响金属托盘的使用寿命。在使用浸泡法消毒时，为使消毒液的有效浓度保持稳定，印模在浸泡前要吹干以避免多余的水分进入消毒液内。在使用一段时间后，消毒液会受到污染而降低消毒效果，必须要及时更换。

2. 喷淋消毒法　印模在用流动水冲洗吹干后，悬挂在喷淋消毒机中，消毒剂会从被悬挂的印模周围喷出到印模表面起到消毒作用。使用的消毒剂为一定浓度的碘伏、次氯酸钠、戊二醛等。这一方法的优点是使用方便，消毒效果可靠。缺点和使用注意事项与浸泡法相同。另外，此方法也可以是不使用消毒机器，而是将消毒剂用喷雾装置喷洒到印模表面，维持一段时间而起到消毒作用。该方法使用的消毒液较多，会造成费用的增加和污染物排放的增加。

不管是使用浸泡法还是喷淋法，如果消毒时间过长都会影响印模材的性质，进而影响印模的清晰度，而消毒时间过短又不能达到消毒的目的，因此需要认真研究，选择适宜的消毒时间。另外，还需要进一步研究更合适的消毒剂种类和消毒液浓度，以尽量减少消毒过程对印模精度的影响。

（三）臭氧水消毒

现在，臭氧水的消毒作用越来越引起人们的重视，因此有人将臭氧水引进到印模的消毒中。方法是用臭氧水冲洗印模表面，臭氧水中的氧离子杀死印模表面的微生物而起到消毒作用。这种方法的优点是使用方便，时间短，不影响印模表面精度，也不用处理消毒剂，减少了环境污染。但消毒效果还在进一步验证中。而且，臭氧水发生机的机器和耗材的费用会造成消毒费用的增加，也是一个需要考虑的问题。

六、模型的消毒

（一）模型消毒的必要性

模型是技师制作修复体的基础。模型是在修复医生从患者口内取出的阴模中用模型石膏灌制而成的，然后模型会被转运到义齿加工单位。尽管在模型灌制前印模已经经过了消毒，但是，考虑到印模消毒的效果是否理想、石膏内是否含有病原微生物、模型在转运过程中是否会再次受到污染等因素，为了防止发生医源性感染、保证技师的健康，义齿加工单位还是要对模型进行消毒处理。需要指出的是，这里所说的模型消毒是一个笼统的总称，指的不仅仅是针对模型的消毒，还包括患者咬合记录、临床试戴的修复体半成品的消毒。

对模型消毒是比较困难的，主要是因为模型消毒有其特定的要求：首先，模型经消毒后不能造成模型形态的变化，也不能造成模型精度的改变；其次，模型经消毒后不能造成模型的物理化学性质的变化，即模型不能有松脆、变性等改变，同时要求消毒剂不能与模型石膏发生化学反应；再次，模型的质地坚硬、形状各异，要想做到彻底消毒非常困难，目前还没有哪种方法是绝对有效的。因此，为避免发生医源性感染，最根本的方法还是需要门诊单位加强医院感染管理，从源头上对印模进行有效的消毒，减少通过模型可能造成的交叉感染，再辅以义齿加工部门对模型的消毒，彻底杜绝交叉感染的发生。

（二）模型消毒的常用方法

尽管没有特异性的方法可以对模型进行彻底的消毒，但仍有很多的模型消毒方法在使用着，这些消毒方法虽各有其不足，但使用得当还是能够对模型起到很好的消毒作用。目前，模型消毒的常用方法归纳起来有以下几种。

1. 紫外线消毒　这是最常用的模型消毒方法。紫外线（ultraviolet rays，UV）是德国科学家里特 1801 年发现的，波长介于 X 线和可见光之间，为 100 ～ 380 nm，其 240 ～ 280 nm 是最佳杀菌波段，其中 253.7 nm 的 UV 杀菌能力最强，是消毒用灯源的波长。

应用紫外线进行模型消毒的具体方法是：在一个密闭的箱体内安放一定数量的紫外线灯管，在紫外线有效距离内摆放模型。紫外线灯管发出的紫外光对模型进行照射，利用紫外线对细菌、病毒的杀伤作用，杀伤模型表面及一定深度内的细菌和病毒等有害微生物，达到对模型消毒的目的。

应用紫外线进行物体表面消毒时，要求灯管距离被消毒物表面不超过 1 米，用 30 W 紫外线灯消毒时，照射时间不应短于 30 分钟。但是，紫外线消毒的效果也取决于被照射物的表面性质和光洁度，越光洁的表面消毒效果越好，而模型表面光洁度是较差的，为保证消毒效果，一般照射时间不应短于 1 小时。

这种方法的优点是简便、可靠、经典。模型经紫外线照射后，物理、化学性质都没有任何改变，也不会引起模型变形，不会影响义齿制作的精度。而且，紫外线消毒柜还可以自行制作，简单实用。

这种方法的缺点是由于模型形状各异，在紫外线照射时有些表面因为阻挡而无法照射到，会影响消毒效果，且因照射需要一定的时间，会给义齿制作周期带来一定的影响。

紫外线消毒灯是有一定寿命的，当照射 1000 小时以上或辐射强度低于每平方厘米 70 μW

时需要更换新灯管。

2. 臭氧消毒　这也是较常用的模型消毒方法，是在一个密封的箱体内安装一个臭氧发生器，在箱体内摆放模型，工作时臭氧发生器发出臭氧。臭氧是一种广谱消毒剂，利用臭氧杀灭细菌、病毒等有害微生物，对模型起到消毒的目的。

这种方法的优点是可靠、经典。模型经臭氧熏蒸后，物理、化学性质都没有任何改变，也不会引起模型变形，不会影响义齿制作的精度，且不会存在消毒死角。但是，由于这种方法需要臭氧保持一定的浓度，因此对箱体的密封度要求较高，一般不宜自行制作，而且，臭氧本身对环境也是一种污染。现在，成品的消毒柜往往是合并使用紫外线和臭氧，以增加消毒效果。

3. 浸泡消毒　是将模型浸泡在化学消毒剂中进行模型消毒的方法，由于模型在被浸泡过程中，消毒剂可能会和模型石膏发生化学反应，且模型在浸泡时石膏会吸水膨胀，影响修复体的精度，故这种方法一般很少被使用。

4. 熏蒸消毒　是在一个密闭的容器内，用可挥发消毒剂对模型进行熏蒸，以达到消毒目的的方法。这种方法要求盛放模型的容器要高度密封，且挥发性消毒剂会对操作人员和环境都造成危害，一般很少被采用。

七、修复体的清洁消毒

（一）修复体消毒的必要性

修复体的制作过程比较复杂，工序繁多，完成后不能保证修复体的完全无菌。而修复体转入临床后要戴入患者口中，如不进行彻底的清洁消毒则存在造成交叉感染的可能。为保证患者的安全，需要对修复体进行必要的清洁消毒。尽管修复临床医护人员在为患者佩戴修复体前也会对修复体进行消毒，但义齿加工部门仍需要在修复体转送临床前对修复体进行清洁消毒处理。

（二）修复体清洁消毒的常用方法

不同种类的修复体是由不同的材料制作而成的，这些材料包括合金、瓷、树脂等，由于不同修复材料的理化性质不同，因此针对不同的修复体使用的清洁消毒的方法也不同。义齿加工部门常用的清洁消毒方法有以下几种，在针对不同修复体时可选择使用。

1. 肥皂水清洗　这是最常用的修复体清洁方法，可用于所有修复体。在修复体完成后，技师都要将完成的修复体用肥皂水彻底刷洗，去除修复体表面的油渍、污迹和细菌等微生物。方法是用软毛刷蘸肥皂水对修复体进行刷洗，用清洁流动水冲洗干净。这种方法的优点是简便、易行、费用少。但不能将细菌等微生物完全消除。

2. 高温蒸汽冲洗　这也是较常用的修复体清洁方法。即利用热蒸汽清洗机发出的高温热蒸汽对修复体表面进行彻底的冲洗，以去除修复体表面的油渍、污迹以及细菌等微生物。这种方法简便、易行、费用少。但用于胶连树脂修复体可能会引起义齿的变形。

3. 臭氧消毒　这也是较常用的修复体消毒方法，是在一个密封的箱体内安装一个臭氧发生器，在箱体内摆放完成后及工序中需要到临床试戴的修复体，利用臭氧杀灭细菌、病毒等有害微生物，达到对修复体消毒的目的。

这种方法的优点是可靠、经典。修复体经臭氧熏蒸后，物理、化学性质基本没有改变，一般不会引起修复体变形，不会影响义齿的精度，且不会存在消毒死角，是目前最常用的修复体消毒方法。

4. 紫外线消毒　这也是较常用的修复体消毒方式，是在一个密闭的箱体内安放一定数量的紫外线灯管，在有效的距离内摆放完成后及工序中需要到临床试戴的修复体，利用紫外线灯管发出的紫外光对修复体进行照射，达到对修复体消毒的目的。

这种方法的优点是简便、可靠、经典、经济。但修复体经紫外线照射后，物理、化学性质有可能发生改变，也可能引起修复体变形，影响修复体的精度，且由于修复体形状各异，在紫外线照射时会有些表面因为阻挡而无法照射到，这些是使用紫外线消毒方法的不足之处。

（三）不同种类修复体的清洁消毒方法

一般根据高热是否会对修复体的理化性能造成影响将修复体分为热敏感性修复体和热不敏感性修复体，并采用不同的清洁消毒方法。

1. 热不敏感类修复体的消毒方法　适用于合金类修复体及瓷类修复体，100℃左右的高温不会引起该类修复体发生物理和化学变化，因此对该类修复体可采取高热消毒的方法。该类修复体采用的具体消毒方法为：

（1）修复体完成后首先用肥皂水刷洗修复体表面，去除表面油渍、污迹及细菌等微生物，用流动水冲洗干净。

（2）使用热蒸汽对修复体各个表面进行冲洗，每个部位不少于 5 秒钟。

（3）将修复体置于臭氧消毒柜中用臭氧熏蒸 30 分钟。

（4）彻底干燥后真空包装。

2. 热敏感且化学药品敏感类修复体的消毒方法　适用于塑胶类修复体，包括可摘局部义齿、总义齿、赝复体等，100℃左右的高温可能引起该类修复体发生物理和化学变化，且化学类消毒剂也可能引起该类修复体的物理和化学性质的变化。因此对该类修复体不能采取高热消毒和化学药品消毒的方法。该类修复体采用的具体消毒方法为：

（1）修复体完成后首先用肥皂水刷洗修复体表面，去除表面的油渍、污迹及细菌等微生物，用流动水冲洗干净。

（2）将修复体置于臭氧消毒柜中用臭氧熏蒸 30 分钟。

（3）彻底干燥后真空包装。

八、修复体的封装、转送

修复体在清洁消毒、干燥后，需要转送到修复门诊，这就需要对修复体进行包装。具体方法为：将清洁消毒后的修复体装入无菌塑料袋中，抽真空后进行封装，然后粘贴"已消毒"标签，进行保护包装后，与设计单订在一起由专人送到修复门诊。

第五节　义齿加工中心的布局设计
Layout of Dental Laboratory

一、义齿加工中心的设计要素

义齿加工中心的设计需要考虑多方面的因素，这些因素主要分为两大方面：一般性设计和具体细节设计。一般性设计内容包括加工的修复体的来源、加工中心规模的大小、加工场地的选择、预期要达到的水平、员工来源、资金等因素。在通常情况下，首先要考虑的是加工的修复体的来源，根据修复体的来源和大概的修复体加工量来确定义齿加工中心的规模，这个规模包括场地的大小和人员的组成。在选择场地时还要考虑选择合适的位置：医院附属的加工中心应在医院内，有利于修复体的转送和医技交流；商业义齿加工企业应选择交通便利的地址。根据修复体的来源考虑义齿加工中心预期要达到的水平，这个水平要与修复体的来源相匹配，根据要达到的水平来招聘技师等工作人员。

在以上的因素决定了以后，就要考虑义齿加工中心的具体细节设计。目前，义齿加工中心的设计还没有其他建筑设计那么成熟，没有成形的设计方案来选择。国内的义齿加工单位有些是建筑设计师设计的，但多数都是义齿加工中心的工作人员自行设计的，因此设计方案各具特色、不尽相同，但仍有一些设计要素是所有义齿加工单位都需要注意的。

二、义齿加工中心的设计要点

1. 电力系统的设计要点　电力系统的设计是义齿加工单位设计中最优先考虑的因素。目前的义齿加工使用的设备，很多都是高耗电设备，如茂福炉、铸造机、烤瓷炉、喷砂机、CAD/CAM系统、吸尘装置等。如果义齿加工中心的电力供应不足，义齿加工中心是不能正常进行加工生产的。因此，在电力设计时要保证供应充足，进场电缆、配电箱、电线、开关、插座等都要考虑这一因素，做到电力供应足够、保证使用安全。在各工作间电力配置时，也要考虑各工作间不同的功能，保证高耗电工位的电力供应。在具体工位电力设计时，电源插座要安全、方便、充足，另外要避免使用接线板，以保证用电安全。

2. 给排水系统的设计要点　给排水系统的设计也是义齿加工单位设计中需要优先考虑的因素。义齿加工过程需要使用较多的水，尤其在装盒装胶、模型修整、包埋等工位，用水量更大，要使义齿加工中心能够正常生产必须要保证义齿加工中心的给水量。此外，在具体水点位置设计时，要考虑方便工作中技师的使用。义齿加工中心的排水设计有其特殊的地方必须加以注意：义齿加工中心的一些工位如模型灌制、模型修整、装盒装胶、包埋等工位，废水中会含有一些石膏和包埋材悬浮颗粒，如不经处理直接排入管道，这些悬浮的石膏和包埋材颗粒会沉积在管道内造成排水管道的堵塞，因此必须将这些废水经特制沉淀装置处理后才能排入下水管道；另外，装盒装胶工位会产生含蜡热水，如不经处理排入管道可能在蜡冷凝后吸附在管壁上，久而久之就会造成下水管道的堵塞，因此用过的废水也必须在经过冷凝过滤后才排入下水管道。

3. 正压气系统的设计要点　现在的义齿加工很多工位都需要正压气体，它们被用来驱动加工设备和工具、清洁加工产品。义齿加工中心应采用中央供气系统来供应正压气体，这样一方面方便技师使用，另一方面还可以减少能源消耗。中央供气系统的供气压力应能满足中心所有用气设备和器械的使用，并在不同的工位上安装减压阀门以使正压气体适合不同工位的使用。正压气系统应安放在独立的空间内以减少噪声对工作人员的影响。空气压缩机工作时会产生大量的热量，安放空间要宽敞以利于通风。高压气体存在一定的危险，因此必须选择使用正规厂家的合格产品，并保证正压气系统的正常维护和配件更换。

4. 吸尘系统的设计要点　义齿加工的很多工位在工作时都会产生粉尘，尤其是模型修整、喷砂、打磨、抛光等工位产生的粉尘量较大，在义齿加工中心设计时一定要考虑吸尘系统的设计。在有条件时，应尽量考虑采用中央吸尘系统，这样会减少工位上的噪声、减少工作间的粉尘二次污染、减少能源消耗。中央吸尘系统应安放在独立的房间内以减少噪声对其他工作人员的影响，房间位置的选择应尽量靠近高粉尘工作间，以尽量发挥中央吸尘系统的效能。吸尘系统应定期清理以保持良好的功能，在清理时要注意避免造成二次污染。另外，中央吸尘系统在工作时会产生大量的热量，安放的空间要宽敞以利于通风。如没有条件采用中央吸尘系统，也要考虑采用区域吸尘系统，即设计一个或几个工作间采用一个较大的吸尘器来进行吸尘。区域吸尘系统的吸尘装置也应安放在一个封闭的空间内，以做到降噪、清洁、通风。如没条件安放中央吸尘系统或区域吸尘系统，也要在产生粉尘的工位上配置吸尘器，为减少工作间噪声，应尽量选择静音吸尘器。

5. 各工作间的设计要点　义齿加工中心的主要任务是进行义齿的加工生产，要根据生产要求设计行使不同功能的部门，并按需要进行各个部门工作间的设计。

（1）各生产组的设计：义齿加工中心要根据本单位的义齿生产模式（是否采用流水线式生产模式）设计不同的生产组，确定不同生产组的技师人数和技工台数量，根据技工台数量确定各生产组工作间的大小。在确定各生产组工作间位置时应将粉尘产生较多的工作间设计在靠近中央吸尘系统所在的位置以利于粉尘的处理，如采用流水线式的生产模式，在考虑各相关生产组的安排时应本着便于各组间工作交接的原则。

（2）生产辅助组的设计：生产辅助组，有的公司又称外联部，其主要工作任务是与门诊联系接受模型及设计单，对模型消毒后进行登记、分发模型及设计单、从各生产组取回完成的义齿并进行检验、消毒、包装，送回到修复门诊。由于生产辅助组工作的特点，因此应尽量将它设计在义齿加工中心靠近门口的区域；模型的进入和完成后义齿的流出应在不同的区域进行以避免发生工作误差；对模型和修复体的消毒和包装应在专门的房间以减少紫外线和臭氧对工作人员的影响。

（3）中心管理组的设计：义齿加工中心的管理组负责中心的管理以及接待工作，要根据义齿加工中心的规模和义齿加工生产模式设计管理组的规模。办公室位置应设计在靠近门口的区域，以避免到管理组联系工作的外来人员出入时影响义齿加工中心的正常生产。

（4）库房等其他工作间的设计：义齿加工中心的工作随时都有材料的使用，因此不论义齿加工中心规模大小，都有器械及材料库房。由于各生产组经常与库房联系，因此库房应设计在靠近生产组的位置；如义齿加工中心有财务室，应设计在中心相对隐秘安全的位置；中心的器械维修和保洁组可根据中心的具体情况设计。

6. 义齿加工中心设计的其他因素　义齿加工中心在设计时还有一些其他因素需要考虑，如为了保证加工机器的正常运转和工作人员的健康，要考虑工作间的通风，要维持工作间的适宜温度，要设计好暖气和空调系统；由于有些工位粉尘较大，要考虑工作人员的洗澡方便；为了做好消防工作，应设计好消防通道和消防器械的摆放位置；为了在发生烫伤、烧伤时减少对员工的损伤，应设计应急喷淋装置等。

总之，义齿加工中心的设计要考虑的因素很多，以上只是一些基本原则。不同的体制和管理模式重视的内容不尽相同，因此设计的方案和着重点也不同，在具体设计时，还需要考虑义齿加工中心的具体情况。

第六节　技师的劳动保护
Labor Protection for Technician

口腔修复体的制作需要使用必要的机械和技工器具来完成，机械和工具的使用是存在一定的危险性的，另外，在义齿加工过程中也会产生一些不利于工作人员身体健康的因素，如粉尘、噪声、高温等。为了工作人员的健康，也是安全生产的需要，义齿加工中心需要为工作人员提供安全的工作场所和必要的防护设备及工具，技师也要具有正确的安全意识，掌握安全生产和劳动保护知识，在工作中要使用必要的保护措施来保护自身的健康。

一、技师劳动保护的内容及措施

义齿加工用机械和技工器具在使用过程中会产生噪声、热量、粉尘，个别器具还会产生强光，这些对工作人员的身体都有一定危害；另外，加工用机械和工具如操作不当也会给操作者带来不必要的伤害。义齿加工单位在工作场所布局上要充分考虑这些因素，做到布局合理；同时要为技师准备必要的劳动保护用品；并建立相关的工作规范和规章制度。技师本人也要遵守这些规章制度，认真戴用劳动保护用品，避免工作中可能造成的身体损伤。

（一）技师工作中需要防护的内容

1.噪声　义齿加工用机械和工具很多都是用电和有一定压力的压缩空气作为动力源的，它们在运转和使用时可能会发出噪声，当这些噪声超过一定的分贝时会对操作技师的听力造成一定的损伤，还会影响技师的心境。

2.热量　任何机械和工具的运转都会产生一定的热量，带来工作环境温度的上升，在天气炎热的季节，热量造成的影响会更明显；另外，义齿加工的生产环节也有一些步骤使用高温设备，如装盒装胶环节、铸造支架复模环节、铸造环节、金属打磨环节等使用一些产生高热的机械和工具。环境温度过高会造成技师身体的不适，过热的机械和工具还会造成技师的烫伤。

3.粉尘　义齿加工过程中需要使用石膏、包埋材料、塑料、合金、烤瓷粉等材料，这些材料在使用和磨削过程中会产生一定的粉尘，另外，修复体制作过程中的喷砂环节也会产生一定的粉尘。操作技师如吸入过量的粉尘，会对呼吸系统造成伤害，引起呼吸系统疾病。

4.强光　在光固化树脂硬固过程中，以及在进行焊接操作时，机器会产生一定的强光，强光会对操作技师的眼睛造成伤害。

5.其他　义齿加工用机械和工具很多是用电和压缩空气来驱动的，它们在高速运转过程中如发生故障或操作不当，可以发生操作者受外伤的意外；另外，压缩空气的气路和电线会因老化等原因发生破损，存在漏气、漏电的风险。使用的酒精灯也可能因使用不当发生爆裂，技师工作中使用的锐利器械也会造成技师手部的切割伤等。

（二）技师工作中需要防护内容的特点

技师在工作中要面对噪声、高热、粉尘、强光、外伤等可能造成身体伤害的因素，虽然这些因素存在于不同的工位，但它们都具有一些相同的特点：

1.这些情况并不是每时每刻都会发生的，它们的特点是间断的、个别的，即使对身体有损伤，造成的损伤也是不严重的。

2.这些伤害因素是可防护的，如防护得当，就不会对技师的身体造成永久损害。

鉴于这些损伤因素具有如上特点，因此只要义齿加工单位和技师本身都能够在思想上重视这些问题，在工作中做好劳动保护，认真抓好安全生产工作，就能够避免技师身体损伤的发生。

（三）义齿加工中心的劳动保护措施

1.在义齿加工中心布局上要考虑生产安全和防护。整个单位应尽量采取集中供应正压气，尽量采用中央吸尘系统或区域吸尘系统。对可能产生噪声、高热、粉尘的器械应集中在特定的空间内安放，并做好防护措施。如对压缩空气装置和中央吸尘主机装置应安放在特定的房间里，并做好隔音及通风处理；对铸造、装盒装胶、复模等高温工位，应做好降温工作，配置足够的空调装置；对模型修整、打磨、喷砂室等应做好吸尘和通风，应尽量采用自动喷砂机等无人操作的机械；配置必要的消防用具；另外，在条件允许的情况下，应对不同工位进行硬质隔断，以减少不同工位间噪声、粉尘、高热等不良因素的相互影响。

2.操作台要有吸尘设施，可将技师操作时产生的粉尘吸走，要提供合适和足够的技师个人劳动保护用具，如口罩、面屏、手套、耳塞、防护眼镜等，并指导和督促技师正确使用。

3.要制定严格的义齿加工机械和加工工具的正确使用流程和制度，并定期对技师进行操作流程和制度的培训，增强技师的防护意识，减少意外伤害的发生。

4.要有工作场所环境管理制度并定期对义齿加工场所进行职业防护检测，及时处理不利于安全生产的因素。义齿加工单位应指定人员作为安全员巡视工作场所，及时发现安全生产隐患，及时上报和排除。

　　5. 对特殊岗位的工作人员，应定期进行职业病身体检查。

　　6. 制定对突发事件的应急处理流程，并组织单位人员进行突发事件处理的演练，一旦发生火灾或安全生产不良事件，管理人员和技师要能够迅速、合理处理，减少造成的损失。

（四）技师的自我防护

在义齿加工单位做好劳动保护措施的同时，技师也应该做好个人的劳动保护。

　　1. 技师要有风险和防护意识，在工作中严格遵守工作场所和机械的操作规范和各项防护规章制度，认真掌握和执行各个机械和工具的使用方法，减少发生意外伤害的概率。

　　2. 在工作中认真佩戴口罩、眼镜、耳塞等各种防护用具，减少不良因素可能对技师本人造成的损害。

　　3. 特殊岗位的工作人员，应配合单位，按规定进行定期职业病身体检查。

　　4. 技师要随时对自己使用的机械和工具进行保养和检查，一旦发现它们状态不良应及时报告给相关人员进行检查和修理，避免机械和工具带病运行；如出现不良事件应会应急处理。

二、技师劳动保护的相关规定

关于技师的劳动保护，国家有明确的规定。2018 年 12 月 29 日，中华人民共和国第十三届全国人民代表大会常务委员会第七次会议通过了修改的《中华人民共和国职业病防治法》，这是国家对中华人民共和国境内所有劳动者进行劳动保护和职业病防治的指导法规，必须严格遵守。

第七节　义齿加工单位的运营管理
Operation Management of Dental Laboratory

一、义齿加工单位运营的概念

义齿加工单位的运营是指管理者对义齿加工生产过程的计划、组织、实施和控制，是与义齿加工生产和服务密切相关的各项管理工作的总称。运营管理包括对义齿加工生产进行设计、运行、评价、改进等各项工作。它涵盖义齿加工单位工作过程中的各个方面，包括门诊服务、安全生产、产品质量控制、环境保护等内容。它要求义齿加工单位在对本单位的实际情况进行科学分析的基础上，制订出合适的方案和措施，并认真地执行并进行定期检测，最终使工作能够顺利地开展并得到不断地改进。

二、义齿加工单位运营管理的具体内容

（一）人员管理

义齿加工单位的人员管理包括以下内容：

　　1. 合法聘用人员　义齿加工单位应遵守国家的相关法律、法规，依法聘用工作人员。被聘用人员应身体健康，经过面试、试工等考核合格后，依法签订工作协议，用人单位应为被聘用人员依法缴纳保险金等费用。用人单位应为员工建立工作档案，按时发放并按规定不断增加被聘人员的工资，要保障员工带薪休假等应享受的权利。在聘用从事义齿加工生产的技术人员时，被聘用人员应为国家正规院校口腔医学技术专业毕业生。

2. 加强对工作人员的培训　义齿加工单位应有计划地对员工进行培训。包括对全体人员的法律法规培训及本单位各项规章制度的学习。对技术人员还要经常进行行业业务学习，还可以将技师选送到国内外其他义齿加工单位和院校进行学习，以不断提高技术人员的业务水平。

（二）加工机械和工具的管理

义齿加工是需要使用加工器械和工具来完成的。从一开始的手工制作，到越来越多的工艺都有了专用的工具和机械，随着工业技术的进步，许多精密的机械如激光焊接机、金属和瓷铸造机、烤瓷炉等专业化高精度的机械设备进入了义齿加工领域。尤其是近年来，随着计算机技术的不断进步，计算机辅助设计和计算机辅助制作（CAD/CAM）技术被引进到义齿加工行业，更是给义齿加工技术带来了一次革命性的进步，许多以前需要技师手工完成的工作都被CAD/CAM设备所取代。现代的义齿加工已经越来越依靠各种先进的技术和机械。因此，对各种加工机械和工具的管理是义齿加工单位一项重要的管理工作。

对加工机械和工具的管理主要包括以下内容：

1. 在加工机械采购环节，应根据本单位的义齿加工量和加工种类的需要采购必要的机器设备，还需要考虑本单位是否具有机器设备安装的条件，如场地、电容量、电压，如机器设备为气压驱动，应考虑本单位正压气系统是否满足该设备要求等。还要考虑设备的兼容性能。对于事业单位的义齿加工中心还需要注意招标采购等必要程序。

2. 在设备的管理上，应做到统一管理、专人负责、按时保养。义齿加工单位的设备应统一登记、编号、造册。每一设备应有专人负责观察使用状态，并按时进行保养，一旦发现设备出现异常，应立即停止工作，对设备进行检查，必要时请设备生产厂家进行维修服务。

3. 在设备的使用上，应尽量做到每一个设备有专人使用。为避免出现操作错误，每一个设备的使用程序和注意事项应做成卡片与设备摆放在一起或张贴在设备旁的墙壁上。如设备确为需要数位技师共同使用，应指定一人作为该设备的负责人，负责该设备的正常使用，一旦发现异常情况，应立即停机、报修。

（三）原材料的管理

义齿加工过程中需要使用大量的原材料，这些原材料的种类很多，但都可以分为两类，一类为在义齿加工过程中消耗掉的，一类为存在于最后的义齿成品中的。

材料应选择正规厂家的合格产品，尤其对于存在于最后义齿成品中的材料，选购时更需注意。国家食品药品监督管理局2003年12月23日印发的关于《定制式义齿注册暂行规定》，将义齿命名为"定制式义齿"并归类为"医疗器械Ⅱ类产品"，要求使用的材料必须具有中华人民共和国医疗器械注册证，义齿加工单位必须遵守这些规定。

（四）与义齿加工单位相关的法律法规及单位规章制度

义齿加工单位的正常运营需要遵守国家的相关法律法规；义齿加工单位本身的管理也需要建立相关的规章制度。

目前，国内的义齿加工单位有两种不同的存在模式，一种是公立专科口腔医院内的义齿加工中心，也有的单位称修复工艺科或技工中心，也包括一些大型综合医院口腔科的技工室，它们一般除负责本单位修复专业的修复体加工外，还要承担医院的教学和科研工作；公立医院具有国家医疗机构执业许可证，其诊疗项目包含口腔修复专业，口腔修复专业又包括修复体制作。另一种模式是社会上的义齿加工厂，它们以运营公司的形式存在，通常面向中小医院口腔科和口腔门诊，负责为这些单位加工修复体。开办义齿加工公司除需要当地工商行政管理部门发放的企业法人营业执照外，还需要当地药品监督管理部门核发的医疗器械生产企业许可证和义齿的医疗器械注册证。

义齿加工单位的正常运营还需要建立一些本单位的规章制度。由于每个单位的要求不同，建立的规章制度也不同。但基本都包括人事管理制度，财务管理制度，考勤制度，奖惩制度，库房管理制度，设备的采购、维护、使用、报废制度，材料的采购、废物的处理制度，生产流程管理制度，安全生产防护制度，返工登记制度等。

（五）环境管理和消防工作

义齿加工单位的正常运营需要一个安全、适宜的环境，这既有利于义齿的加工生产，也有利于工作人员的健康。很多的义齿加工设备对环境的温度、湿度、空气洁净度都有一定的要求；而且义齿加工的很多环节也需要合适的环境温度、湿度和清洁的环境；另外，工作人员的安心生产也需要清新的空气、适宜的温度。

因此，义齿加工单位应该为生产提供适宜的环境条件。

义齿加工过程中也会产生一些废弃物，义齿加工单位需要对其进行无害化处理后再排放或对其进行集中处理，以避免环境污染事件的发生。

消防工作也是义齿加工单位需要特别注意的工作。义齿加工工序中需要一些高温、高耗电设备，存在一定的火灾隐患，义齿加工单位应经常对员工进行消防工作培训，有条件的单位还可以进行火灾消防演练。真正使本单位员工达到"具有检查消除火灾隐患的能力、组织扑救初起火灾的能力、组织人员疏散逃生的能力、消防宣传教育培训的能力"这四个消防工作基本能力。

综上所述，义齿加工单位运营的中心目的是为患者制作出合适的修复体，满足患者和修复临床的需要。为了做好这项工作，义齿加工单位应该在人员、设备、材料和环境上加强管理，还要遵守国家相关的法律法规，以保证义齿加工单位的正常运转。

发展与趋势

义齿加工中心现存在两种模式，一种为从属于口腔医院、综合医院等医疗机构的义齿加工中心（或技工室），另一种为民营（企业型）商业性运营的义齿加工公司。尽管这两种模式的义齿加工中心在服务对象、经营理念、经营方式等方面有一些不同，但它们的目标都是相同的，都是要为患者制作出合格的修复体。为了实现上述目标，义齿加工中心都需要做好本单位的生产管理、院感管理、质量管理和运营管理等工作。目前，义齿的加工项目越来越多，加工的设备也越来越精密，对技师的要求也越来越高，患者和修复医师的要求也越来越高，要使义齿加工达到一个更高的水平，需要更科学、更精细的管理。目前本行业的管理者多是技术人员出身，经验性的管理方式较多，迫切需要会业务、懂管理的人员充实该行业。随着此类人才进入到管理行列，义齿加工行业将得到更好的发展。

同时，随着义齿加工行业的发展及先进加工设备及管理理念的引进，义齿加工单位或行业的管理将达到一个更高的水平。

小　结

本章内容为义齿加工中心的管理，包括流程管理、质量管理、医院感染管理、运营管理和劳动保护等具体事项的管理。对于现代义齿加工单位或行业的管理，上述内容的理解和应用都是必不可少的。

Summary

This chapter describes the management in prostheses manufacturing, quality control and management in dental laboratory, management of nosocomial infections, layout of dental laboratory, operation management of dental laboratory, labor protection, and so on. To understand these contents is beneficial to the management of dental laboratory, and technician career in future.

Definition and Terminology

医院感染（nosocomial infection）：It is hospital-acquired infection whose development is favored by a hospital environment, such as one acquired by a patient during a hospital visit or one developing among hospital staff.

（佟　岱　和　义）

中英文专业词汇索引

主要参考文献

［1］周永胜.口腔修复学.3版.北京：北京大学医学出版社，2020.

［2］赵信义.口腔材料学.6版.北京：人民卫生出版社，2020.

［3］赵铱民.口腔修复学.8版.北京：人民卫生出版社，2020.

［4］孙玉春，王勇，邓珂慧，等.功能易适数字化全口义齿的自主创新研发.北京大学学报（医学版），2020，52（2）：390-394.

［5］王冠博，叶红强，陈虎，等.无牙颌印模用个别托盘椅旁计算机辅助设计和三维打印系统建立与临床初步评价.北京大学学报（医学版），2019，51（2）：349-355.

［6］孙玉春，孙儒，邓珂慧，等.全口义齿数字化修复技术的研发和应用进展.中华口腔医学杂志，2018，53（1）：60-65.

［7］冯海兰.全口义齿修复学.北京：人民卫生出版社，2018.

［8］王兴.第四次全国口腔健康流行病学调查报告.北京：人民卫生出版社，2018.

［9］孙玉春，李榕，周永胜，等.三维打印在口腔修复领域中的应用.中华口腔医学杂志，2017，52（6）：381-385.

［10］于海洋.口腔固定修复学.北京：人民卫生出版社，2016.

［11］张震康，俞光岩，徐韬.实用口腔科学.4版.北京：人民卫生出版社，2016.

［12］周永胜，佟岱.口腔修复工艺学.北京：北京大学医学出版社，2014.

［13］曾旗，胡延松.管理学原理.武汉：武汉理工大学出版社，2014.

［14］冯海兰，徐军.口腔修复学.2版.北京：北京大学医学出版社，2013.

［15］林红.口腔材料学.2版.北京：北京大学医学出版社，2013.

［16］姜真.现代企业管理.北京：清华大学出版社，2013.

［17］吕培军，王勇.口腔数字化医疗技术相关问题的思考.中华口腔医学杂志，2012，47（8）：449-452.

［18］吴葭.管理学基础.北京：高等教育出版社，2012.

［19］赵一姣，王勇.口腔医学与数字化制造技术.中国实用口腔科杂志，2012，5（5）：257-260.

［20］杨坚，冯海兰，魏秀霞，等.CEREC 3D全瓷冠在前牙修复中的美学效果观察.中华医学杂志，2012，92（12）：845-847.

［21］Rahn AO，IvanhoeJR，Plummer KD.全口义齿教科书.6版.冯海兰，译.北京：人民卫生出版社，2011.

［22］姚江武.冠内冠外精密附着体.北京：人民卫生出版社，2011.

［23］孙玉春，赵一姣，王勇，等.上颌中切牙种植体全瓷基台的计算机辅助设计.中华口腔医学杂志，2010，45（10）：631- 634.

［24］韩科，彭东.口腔修复工艺学.北京：北京大学医学出版社，2009.

［25］徐军.总义齿的𬌗接触——五种不同𬌗型的设计要点.北京：人民卫生出版社，2008.

［26］张志君.口腔设备学.3版.成都：四川大学出版社，2008.

［27］于海洋.现代牙科技师手册.北京：科学技术文献出版社，2007.

［28］Carr AB，McGivney GP，Brown DT.可摘局部义齿修复学.11版.张富强，译.北京：人民军医出版社，2007.

[29] 王羽. 医院感染管理办法. 北京：中国法制出版社，2006.

[30] 姚江武. 口腔技工工艺学. 北京：北京科学技术出版社，2006.

[31] 于海洋. 口腔固定修复工艺学. 北京：人民卫生出版社，2006.

[32] 孙玉春，吕培军，王勇. 基于逆向工程技术的烤瓷固定义齿基底支架计算机辅助设计. 中华口腔医学杂志，2006，41（3）：175-177.

[33] Caesar HH. 牙科技术工艺学. 林文元，译. 北京：北京大学医学出版社，2005.

[34] 徐军. 总义齿与可摘局部义齿的设计. 北京：大百科全书出版社，2005.

[35] 张富强. 附着体义齿. 上海：上海科学技术文献出版社，2005.

[36] McGivney GP，Carr AB. 可摘局部义齿修复学. 10 版. 杨亚东，姜婷，译. 北京：科学出版社，2003.

[37]（日）全国齿科技工士教育协会. 可摘局部义齿学. 赵军，张宁宁，钟伟，译. 上海：上海教育出版社，2002.

[38] 张文福. 医学消毒学. 北京：军事医学科学出版社，2002.

[39] 吕培军. 数学与计算机技术在口腔医学中的应用. 北京：中国科学技术出版社，2001.

[40] 周永胜，周书敏，徐军，等. 无牙颌剩余牙槽嵴丰满组与非丰满组间下颌骨和髋部骨密度的比较. 北京医科大学学报，2000，32（1）：57-60.

[41] 周永胜，周书敏. 有牙颌与无牙颌老年人颌及髋部骨密度的比较研究. 中华口腔医学杂志，1999，34（6）：361-363.

[42] 周永胜，周书敏，薛延，等. 老年正常人与老年骨质疏松症患者下颌角骨密度的比较研究. 北京医科大学学报，1998，30（5）：433-434，442.

[43] 久野富雄，佐佐木雅史，陆诚，等. 技工に强くなゐ本. 东京：クインテッセンス出版株式会社，2012.

[44] 山本真. カラ_アトラスザ・メタルセラミックス. 东京：クインテッセンス出版株式会社，1982.

[45] Ye H，Wang Z，Sun Y，et al. Fully digital workflow for the design and manufacture of prostheses formaxillectomy defects. J Prosthet Dent. 2020. DOI：10.1016/j.prosdent.2020.05.026.

[46] Deng K，Wang Y，Zhou Y，et al. Functionally suitable digital removable complete dentures：A dental technique. J Prosthet Dent，2020，123（6）：795-799.

[47] Ye H，Wang KP，Liu Y，et al. Four-dimensional digital prediction of the esthetic outcome and digital implementation for rehabilitation in the esthetic zone. J Prosthet Dent，2020，123（4）：557-563.

[48] Chen H，Li H，Zhao Y，et al. Adaptation of removable partial denture frameworks fabricated by selective laser melting. J Prosthet Dent，2019，122（3）：316-324.

[49] Ye H，Li X，Wang K，et al. A novel computer-aided design/computer-assisted manufacture method for one-piece removable partial denture and evaluation of fit. Int J Prosthodont，2018，31（2）：149-151.

[50] The glossary of prosthodontic terms. 9th ed. J Prosthet Dent，2017，117（5s）：e1-e105.

[51] Ye H，Ma Q，Hou Y，et al. Generation and evaluation of 3D digital casts of maxillary defects based on multisource data registration：A pilot clinical study. J Prosthet Dent，2017，118（6）：790-795.

[52] Rosenstiel SF，Land MF，Fujimoto J，et al. Contemporary fixed prosthodontics. 5th ed. St. Louis：Elseiver，2016.

[53] Huang Z，Wang X，Hou Y. Novel method of fabricating individual trays for maxillectomy patients by computer-aided design and rapid prototyping. J Prosthodont，2015，24（2）：115-120.

[54] Gildo Coelho Santos Jr，Maria Jacinta Moraes Coelho Santos Jr，Amin S Rizkalla，et al. Overview of CEREC CAD/CAM chairside system. Gen Dent，2013，61（1）：36-40.

[55] Shillingburg HT，Sather DA，Wilson EL，et al. Fundamentals of fixed prosthodontics. 4th ed. Chicago：Quintessence Publising Co.，2012.

[56] Hou Y，Huang Z，Ye H，et al. Inflatable hollow obturator prostheses for patients undergoing an extensive maxillectomy：a case report. Int J Oral Sci，2012，4（2）：114-118.

[57] Miyazaki T，Hotta Y. CAD/CAM systems available for the fabrication of crown and bridge restorations. Aust

Dent J, 2011, 56（Suppl 1）: 97-106.

［58］Mosby's Medical Dictionary. 8th ed. St. Louis: Elsevier, 2009.

［59］Sun Y, Lyu P, Wang Y. Study on CAD&RP for removable complete denture. Comput Methods Programs Biomed, 2009, 93（3）: 266-272.

［60］Beuer F, Schweiger J, Edelhoff D. Digital dentistry: an overview of recent developments for CAD/CAM generated restorations. Br Dent J, 2008, 204（9）: 505-11.

［61］Allen KL, Schenkel AB, Estafan D. An overview of the CEREC 3D CAD/CAM system. Gen Dent, 2004, 52（3）: 234-235.

［62］Zarb GA, Bolender CL, Eckert SE, et al. Prosthodontic treatment for edentulous patients. 12th ed. St. Louis: Elseiver, 2004.

［63］Ender A, Wiedhahn K, Mormann WH. Chairside multi-unit restoration of a quadrant using the new Cerec 3D software. Int J Comput Dent, 2003, 6（1）: 89-94.

［64］Goodacre CJ, Bernal G, Rungcharassaeng K, et al. Clinical complications with implants and implant prostheses. J Prosthet Dent, 2003, 90（2）: 121-132.

［65］Hehn S. The evolution of a chairside CAD/CAM system for dental restorations. Compend Contin Educ Dent, 2001, 22（6 Suppl）: 4-6.

［66］Wirz J, Hoffmann A. Electroforming in Restorative Dentistry. Chicago: Quintessence Publishing Co., 2000.

［67］Renouard F, Rangert B. Risk factors in implant dentistry. Chicago: Quintessence Publishing Co., 1999.

［68］Gunne J, Rangert B, GlantzPO, et al. Functional loads on freestanding and connected implants in three-unit mandibular prostheses opposing complete dentures: an in vivo study. Int J Oral Maxillofac Implants, 1997, 12（3）: 335-341.

［69］Rangert B, Gunne J, Glantz PO, et al. Vertical load distribution on a three-unit prosthesis supported by a natural tooth and a single Brånemark implant. An in vivo study. Clin Oral Implants Res, 1995, 6（1）: 40-46.

［70］Naylor WP, Kessler JC, King AH. Introduction to metal ceramic technology. Chicago: Quintessence Publising Co., 1992.

［71］Gregory M, MurphyWM, Scott J, et al. A clinical study of the Brånemark dental implant system. Br Dent J, 1990, 168（1）: 18-23.

［72］Johansson G, Palmqvist S. Complications, supplementary treatment, and maintenance in edentulous arches with implant-supported fixed prostheses. Int J Prosthodont, 1990, 3（1）: 89-92.

［73］Albrektsson T. A multicenter report on osseointegrated oral implants. J Prosthet Dent, 1988, 60（1）: 75-84.

［74］Cox JF, ZarbGA. The longitudinal clinical efficacy of osseointegrated dental implants: a 3-year report. Int J Oral Maxillofac Implants, 1987, 2（2）: 91-100.

［75］Lindquist LW, Carlsson GE, Glantz PO. Rehabilitation of the edentulous mandible with a tissue-integrated fixed prosthesis: a six-year longitudinal study. Quintessence Int, 1987, 18（2）: 89-96.

［76］Adell R, Lekholm U, Rockler B, et al. A 15-year study of osseointegrated implants in the treatment of the edentulous jaw. Int J Oral Surg, 1981, 10（6）: 387-416.

［77］Johnson DL, Stratton RJ. Fundamentals of removable prosthodontics. Chicago: Quintessence Publishing Co., 1980.